一九八二國家中醫古籍整理出版規劃

中醫古籍整理叢書重刊

醫碥

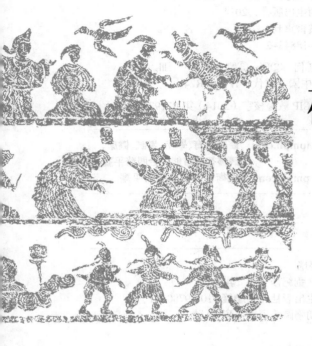

清·何夢瑤　撰

鄧鐵濤　劉紀莎　鄭洪　點校

人民衛生出版社

圖書在版編目（CIP）數據

醫碥 /（清）何夢瑤撰；鄧鐵濤，劉紀莎，鄭洪點校．—北京：人民衛生出版社，2014

（中醫古籍整理叢書重刊）

ISBN 978-7-117-18843-2

Ⅰ.①醫… Ⅱ.①何…②鄧…③劉…④鄭… Ⅲ.①中醫學 – 臨床醫學 – 中國 – 清代 Ⅳ.①R24

中國版本圖書館 CIP 數據核字（2014）第 071973 號

人衛智網	www.ipmph.com	醫學教育、學術、考試、健康，購書智慧智能綜合服務平臺
人衛官網	www.pmph.com	人衛官方資訊發布平臺

醫　碥

撰　　者：清·何夢瑤

點　　校：鄧鐵濤　劉紀莎　鄭　洪

出版發行：人民衛生出版社（中繼綫 010-59780011）

地　　址：北京市朝陽區潘家園南裏 19 號

郵　　編：100021

E - mail：pmph @ pmph.com

購書熱綫：010-59787592　010-59787584　010-65264830

印　　刷：北京盛通數碼印刷有限公司

經　　銷：新華書店

開　　本：850×1168　1/32　印張：16

字　　數：430 千字

版　　次：2015 年 8 月第 1 版

印　　次：2025 年 3 月第 2 次印刷

標準書號：ISBN 978-7-117-18843-2

定　　價：55.00 元

打擊盜版舉報電話：**010-59787491**　E-mail：**WQ @ pmph.com**

質量問題聯系電話：**010-59787234**　E-mail：**zhiliang @ pmph.com**

數字融合服務電話：**4001118166**　E-mail：**zengzhi @ pmph.com**

内
容
提
要

《醫碥》系清代醫家何夢瑤所撰。碥,是古代上馬上車的脚踏石。何氏借碥石喻爲習醫之階梯,故以《醫碥》爲名。

全書共分七卷,以雜病証治爲主要内容。卷一,略述臟腑、經絡、陰陽、水火等概論;卷二至卷四,分述内科雜病証治,其論綜合張仲景、朱丹溪、李東垣諸家學説,對病証分析透徹,説理明白暢曉,並有頗多個人見解;卷五,詳述四診;卷六至卷七,常用成方輯録。總之,該書是一部基礎與臨床結合的醫學門徑書,在中醫學史上占有重要地位。

此次由廣州中醫學院鄧鐵濤教授等經過多年研究,對全書進行全面、詳細的校勘整理,這在全國尚屬首次,校勘後的全書更臻完善,亦宜於今人閱讀領會。

此書可供中醫工作者、在校師生參考使用。

3

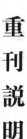

重刊說明

《中醫古籍整理叢書》是我社 1982 年爲落實中共中央和國務院關於加强古籍整理的指示精神,在衛生部、國家中醫藥管理局領導下,組織全國知名中醫專家和學者,歷經近 10 年時間編撰完成。這是一次新中國成立 60 年以來規模最大、水準最高、品質最好的中醫古籍整理,是中醫理論研究和中醫文獻研究成果的全面總結。本叢書出版後,《神農本草經輯注》獲得國家科技進步三等獎、國家中醫藥管理局科技進步一等獎,《黄帝内經素問校注》《黄帝内經素問語譯》《傷寒論校注》《傷寒論語譯》等分別獲得國家中醫藥管理局科技进步一等獎、二等獎和三等獎。

本次所選整理書目,涵蓋面廣,多爲歷代醫家所推崇,向被尊爲必讀經典著作。特別是在《中醫古籍整理出版規劃》中《黄帝内經素問校注》《傷寒論校注》等重點中醫古籍整理出版,集中反映了當代中醫文獻理論研究成果,具有較高的學術價值,在中醫學術發展的歷史長河中,將佔有重要的歷史地位。

30 年過去了,這些著作一直受到廣大讀者的歡迎,在中醫界產生了很大的影響。他們的著作多成於他們的垂暮之年,是他們畢生孜孜以求、嘔心瀝血研究所得,不僅反映了他們較高的中醫文獻水準,也體現了他們畢生所學和臨床經驗之精華。諸位先賢治學嚴謹,厚積薄發,引用文獻,豐富翔實,訓詁解難,校勘嚴謹,探微索奧,注釋精當,所述按語,彰顯大家功底,是不可多得的傳世之作。

中醫古籍浩如煙海,内容廣博,年代久遠,版本在

重刊説明

漫長的歷史流傳中，散佚、缺殘、衍誤等爲古籍的研究整理帶來很大困難。《中醫古籍整理叢書》作爲國家項目，得到了衛生部和國家中醫藥管理局的大力支持，不僅爲組織工作的實施和科研經費的保障提供了有力支援，而且爲珍本、善本版本的調閲、複製、使用等創造了便利條件。因此，本叢書的版本價值和文獻價值隨着時間的推移日益凸顯。爲保持原書原貌，我們只作了版式調整，原繁體字豎排（校注本）現改爲繁體字橫排，以適應讀者閲讀習慣。

由於原版書出版時間已久，圖書市場上今已很難見到，部分著作甚至已成爲中醫讀者的收藏珍品。爲便於讀者研習，我社決定精選部分具有較大影響力的名家名著，編爲《中醫古籍整理叢書重刊》出版，以饗讀者。

人民衛生出版社
二〇一三年三月

出版者的話

　　在浩如烟海的古醫籍中,保存了中國醫藥學精湛的醫學理論和豐富的臨證經驗。爲繼承發揚祖國醫藥學遺産,過去,我社影印、排印出版了一批古醫籍,以應急需。根據中共中央和國務院關於加强古籍整理的指示精神,以及衛生部一九八二年製定的《中醫古籍整理出版規劃》的要求,今後,我社將經過中醫專家、學者和研究人員在最佳版本基礎上整理的古醫籍,做到有計劃、有系統地陸續出版。以滿足廣大讀者和中醫藥人員的需要。

　　這次中醫古籍整理出版,力求保持原書原貌,並注意吸收中醫文史研究的新發現、新考證;有些醫籍經過整理後,可反映出當代學術研究的水平。然而,歷代中醫古籍所涉及的內容是極其廣博的,所跨越的年代也是極其久遠的。由於歷史條件所限,有些醫籍夾雜一些不當之説,或迷信色彩,或現代科學尚不能解釋的內容等,希望讀者以辯證唯物主義的觀點加以分析,正確對待,認真研究,從中吸取精華,以推動中醫學術的進一步發展。

一

《醫碥》，清代何夢瑤撰。何夢瑤字報之，號西池，又自稱研農，廣東南海雲津堡人（今廣東省南海縣西樵大沙村），生活於清代康熙至乾隆年間（公元一六九三年至一七六四年）。

何氏自幼聰穎，十歲能文，十三歲工詩，三十八歲始成進士。除詩、文與醫學之外，對音律、數學、歷法都有研究。縱觀何氏畢生之成就與貢獻，對後世影響最大的仍爲醫學。

何氏歷任廣西陽朔、義寧、岑溪、思恩等縣縣官和遼陽州官。任職期間經常爲人治病，并寫成《醫碥》一書。當思恩縣癘疫流行時，"西池廣施方藥，飲者輒起。制府策公，下其方於郡邑，存活甚衆"。何氏於宦途並不稱心，後離職歸鄉，懸壺自給。何氏在醫學教育方面卓有成效，學生分佈兩省四縣，有些學生成爲名醫，爲當地縣誌所收載。

何氏著有醫學與文學著作共二十餘種。其中醫學著作計有《醫碥》《人子須知》《傷寒近言》《婦科輯要》《嬰科輯要》《痘疹輯要》《針灸吹雲》等，《醫碥》是其代表作。

二

何氏醫學宗王肯堂。辛序説："王金壇先生《證治準繩》膾炙人口，予友何西池稱爲近代醫書之冠。慮其奧博難讀，因作《醫碥》以羽翼之。其書文約而義賅，深入而顯出,當與《準繩》併傳無疑。"王肯堂對金元四大家無所偏倚,何夢瑶繼承王氏的主張,又針對當時的醫家偏於温補的流風,而立意寫《醫碥》的,所以他取名《醫碥》的 "碥" 字,既作醫學的 "階梯" 講,又含針砭時醫之 "砭石" 之意。

《醫碥》全書貫穿着何氏的獨特見解及豐富經驗,兹就何氏學術經驗的主要特點試述如後:

1. 重視基礎理論　《醫碥》首論藏腑,用簡括之筆敍述了五藏六府的解剖位置,説得具體清楚而大致不差,二三百年前能作如此描述實屬難得。

《醫碥》對醫學基本理論的介紹,除了作爲入門簡介外,有些地方提出了他獨特的見解。生理上何氏十分重視水與火的關係,他説:"總之人身中潤澤之氣即水也,温暖之氣即火也,一有偏勝,其致自飲食者,調之甚易,其禀於胎氣者,治之甚難,故先天爲重。然不以畏難而廢治,全賴飲食以救弊補偏,故後天爲要也。"何氏對陰陽、運氣、虛實寒熱、標本、表裏、氣血、補瀉等論,文字簡要而寓意深,可以説都是經過他在實踐中加以運用提煉而成。當然,由於歷史條件的限制,何氏對基本理論的介紹還不夠全面,甚至有牽強附會的地方,如以八卦配五藏五行之説就屬牽強而不切實際者。

2. 重視基本功　《醫碥》卷五專談四診,足見何氏十分重視醫療技術的基本功。《醫碥》是一本專研雜病的臨床醫學著作,而另立一卷專談四診,這是針對當時醫生基本功不足而設的。如果四診功夫不能熟練掌握,前四卷的經驗與理論就不易掌握,《醫碥》這樣編排,可謂獨具匠心。從《醫碥》印行的情況來看,本書作爲入門的階梯,對中醫的普及教育曾經起過良好的作用,得到後人的推崇。何氏被稱爲 "南海明珠" 實非過譽。

3. 治瘟疫有豐富的經驗　據史料記載,清初,南方諸省曾暴發幾次大的瘟疫流行。何氏生當其時,對瘟疫之研究,實爲重要之課題。何氏之《瘟疫病論》論瘟特詳。他根據自己的經驗與體會,對瘟疫的汗、斑、苔、脈的變化及臨床意義,都加以精確的論述。治療方面主張立法應重在"逐邪",介紹了瘟疫的汗法、下法、下後變証、兼証、婦人小兒瘟疫、瘟疫後遺證等經驗。對如何使用白虎、舉斑、黃龍等湯,從臨床症狀、辨証要點都作了分析和闡述,其中許多內容,確實是經驗閱歷之談,值得重視和鑽研。

4. 對瘟病與發熱病方面的貢獻　《醫碥》卷二有:傷風寒、傷暑、傷濕、傷燥、春溫等篇,上述各篇及溫疫病論,對其後溫病學派之發展不無影響。

卷一發熱之論,專論雜病之發熱,認爲雜証之發熱不外"氣乖"與"氣鬱"二端。在治療上還要分藏府、經絡、三焦、晝夜血氣、虛實等等。比較詳細地論述內傷之發熱,這是對於傷寒、溫病辨証論治發熱病之外的不可缺少的補充。

當然,由於歷史條件的限制,書中有些內容帶有時代的痕迹,有其局限性。總之,何夢瑤《醫碥》的成就,是在總結前人學術經驗的基礎上,用自己畢生的實踐,經過理論上的探討鑽研而取得的。

三

乾隆十六年(公元一七五一年),《醫碥》首版之時,著者尚在,自當親自校閱審定,故編排有序,錯漏極少。兼之印刻清晰,字跡優美,堪稱上品。然而几經滄桑,非但原印版早已失傳,且原版之書也已碩果僅存,遍尋海內,僅得一套,惜乎缺損多處,實爲本書傳世之憾。二百年來,曾多次翻刻印行,計有:(一)同文堂刻巾箱本(簡稱同文堂本)、光緒年間刻本;(二)廣東書局一九一八年出版《醫方全書》收《醫碥》七卷;(三)一九二二年上海千頃堂石印本(簡稱千頃堂本);(四)一九八二年上海科技出版社刊行《醫碥》橫排本。

乾隆本爲本書最好版本,但缺損較多。鑒於同文堂本年代較早,書無殘缺,刻印大體清楚,故此次校勘,以該本作底本,乾隆本爲主校本并選用其底圖,后世各版爲旁校本,并參攷其他有關醫籍。個別地方諸本皆同且文理不通者,則用理校,以補正錯漏。

　本書以往各版,均未加注,爲方便讀者閲讀,對文中一些古僻字,如"弋"、"趲"、"歓"、"愨"等,及通借字,如"訖"通"迄"、"繇"通"由"、"濃"借爲"膿"等,均加以注釋。對一些常用通借字,如"傅"通"敷"等,則不再加注。對文中異體字、俗體字均前後律齊,如"疎"均寫爲"疏"、"熱"均寫爲"熱"。至於一些顯系刻印錯誤,如"干"作"千"、"灸"作"炙"、"术"作"木"等,則徑改之,不再加注。有的在同一章節中多次出現的錯字,則在第一次見到時加注説明,以後再見到時則直接改正,不再加注,如《卷四·狂癲癎》篇中"癎"作"癇",只在該字首見加注。

　亦有諸本皆同,而不合文理者,則據上下文意予以補正,如《卷一·水火説》篇中"……是何異因金銀之缺少,而鑿平馬以相就,必致並傷其火而後已……"其中"就"、"必"二字原缺,據上下文意補之。又如《卷二·傷濕》篇中"……氣鬱成濕則升肝……"原"肝"誤作"旺",據上下文有"清心"、"滋腎",故此處當爲"升肝",凡此種種,則加注説明。

　原書目録過於簡括,此次整理則根據文中各篇名目,標題層次,予以補充完備,以便查閲。如原目録《血》篇下"吐血"、"咳嗽血"、"咯唾血"、"鼻衄"等各分目均未列出,此次編排,則全部補上。

　本書六、七兩卷爲方藥,各方目次,已列於書首目録,故不再開列分卷目録。原書中之"門目、方目",因無實際意義,則删去。

　由於點校者分在廣東、河北兩地,交流不便,加之工作繁忙,書中疏漏之處在所難免,尚希讀者指正。

文以載道,醫雖小道,亦道也,則醫書亦載道之車也。顧其文繁而義晦,讀者卒未易得其指歸,初學苦之。瑤少多病失學,於聖賢大道無所得,雅[1]不欲爲浮靡之辭,以貽虛車誚。因念道之大者以治心,其次以治身。莊子曰:哀莫大於心死,而身死次之。醫,所以治身也,身死則心無所寄,固小道中之大者。爰取少日所誦岐黃家言,芟[2]其繁蕪,疏其湮鬱[3],參以己見,泐[4]爲一書,用以階梯初學,非敢謂是載道之車,欲使升車者藉此以登,如履碼石云耳,故以"碼"名編。或曰:方今《景岳全書》盛行,桂、附之烈,等於崐岡[5],子作焦頭爛額客數矣。人咸謂:子非醫病,實醫醫[6],是書出,其時醫之藥石歟!"碼"當作"砭"。予笑而不敢言。

乾隆十六年歲次辛未季春望日
南海何夢瑤書於樂只堂

---

[1]雅　極也,甚也。《後漢書·竇后記》:"及見,雅以爲美。"

[2]芟(shān 山)《淮南子·本經》:"芟野菼,長苗秀。"引申爲刪除。

[3]湮鬱　艱濇不通。《左傳》:"鬱湮不育。"杜預注:"湮,塞也。"

[4]泐(lè 樂)　通"勒"。《釋名·釋言語》:"勒,刻也,刻識之也。"

[5]崐岡　《尚書》:"火炎崐岡,玉石俱焚。"孔安國傳:"崐猶高也,山脊曰岡,崐山出玉,言火逸而害玉。"

[6]醫　原無,據乾隆本補。

自

序

予友何君西池，年三十八始成進士，其成晚，故得博通諸藝。能醫，尤其篤嗜而專精者也。然自其爲諸生時，即文名藉甚，學士惠公稱爲南海明珠。於是，西池之見知於人者，獨著於詩文，餘技遂爲所掩。己酉選拔策詢水利，西池以醫喻，娓娓且千言，學士顧公亟賞之，拔置第一。予亦與選，得讀其文，然後知西池之旁通於醫，而猶未悉其妙也。西池聯捷後，尋觀政西粵，歷宰義寧、陽朔、岑溪、思恩諸邑，遷牧遼陽，則又但以善政聞。然其在思恩也，癘疫流行，西池廣施方藥，飲者輒起。制府策公下其方於諸邑，存活甚衆。遼陽民王洪，病風年餘，狂易多力，投入秋火中，焦爛無完膚，傅以藥，數日愈。於是西池坐廳事，呼伍伯縛王洪庭柱間，洪且罵且歌，州人聚觀如堵。西池先威以刑令怖懾，旋予湯液，兩人持耳灌之，有頃，暴吐下，其病遽失，人咸驚爲神。嗣是，西池之醫遂稍稍著矣。庚午夏，予内子病，兩月不少間，諸醫皆束手，已治木矣。適西池請告歸里，亟延診。先後處大承氣、白虎、小柴胡數十劑，效若桴鼓。予謂西池：諸醫皆言陽虛宜扶陽，非參、附勿用，子獨反之，何也？曰：此非粗工所知，且此輩妄引《易》義，動言扶陽抑陰。夫《易》陽，君子；陰，小人，故當扶抑。醫言陰陽，俱氣耳。氣非正則邪，正虛無論陰陽均當扶，邪勝無論寒熱均當抑，何得牽西補東耶？人以溫補爲起死回生，而不識熱伏於内而妄投桂、附，竟不明其誤服殺人。而承氣湯，大黃、朴、硝即回陽之上品，故能扶。補瀉初無定名，蓋視病之寒熱以爲去留。今不問何証，概從溫補，何異懲[1]溺，而[2]水趨火滅，不亦惑乎？又曰：醫有所偏黠[3]，庸醫不知溫補之能殺人也，以爲平穩而用之；黠醫知溫補之能殺人，而人不怨，以爲可以藏拙而用之。於是，景岳書徒遍天下，而河間、丹溪之學絶矣。距[4]邪閑[5]正，吾能已乎？西池之言若此，然則西池之醫、之著，於天下也所繫固不少矣。西池所輯醫書凡數種，向欲梓以問世，而不名一錢。此編乃朋好所醵刻先行者。工竣，命予弁其端。予惟西池自序簡括精妙，無可復益。聊綴拾其言論、案驗之未著於篇者告諸世，使知西池之所長，不獨在文章政事間，而象[6]著之，以嘉惠天下也，是爲序。

賜進士出身截選知縣年眷同學弟趙林臨拜識[7]

----

〔1〕懲　苦於。《列子》："懲山北之塞，出入之迂也。"
〔2〕而　原作"一"，諸本同，據上下文意改。《醫籍考》作"羣"。
〔3〕黠（xiá 霞）《説文》："堅黑也。"段玉裁注："引申爲奸巧之稱。"
〔4〕距　抗拒。《詩·大雅》："密人不恭，敢距大邦。"
〔5〕閑　捍衛。《孟子·滕文公》："吾爲此懼，閑先聖之道，距楊墨，放淫辭，邪説者不得作。"
〔6〕象　原作"衆"，據《醫籍考》改。《禮樂記注》："象，光耀也。"
〔7〕識　《醫籍考》作"序"。

辛

序

　　王金壇先生《證治準繩》膾炙人口，予友何西池稱
爲近代醫書之冠，慮其奧博難讀，因作《醫碥》以羽翼
之。其書文約而義該[1]，深入而顯出，當與《準繩》併
傳無疑。蓋皆以文學名儒，而發軒岐之秘，宜其足以
行遠也。獨是金壇之作《準繩》也以罷黜[2]，而西池之
作《醫碥》也以幽憂之疾，倘所謂窮愁著書者，非耶？
因念西池少時，妻子僕婢財十數人，有田數十畝，足供
饘[3]粥。意興甚豪，酒後耳熱，縱談古今世事，燭屢跋
不肯休。又嘗與予極論西曆、平弧、三角、八線等法，
及填詞度曲之理，片言印合，欣然起舞，初不知人世有
窮愁事。一行作吏，田園荒蕪，而食指且半干，於是引
疾里居，懸壺自給，曩[4]時豪興索然矣。予嘗過其家，
老屋數椽，僅蔽風雨，琴囊藥裹，外無長物。有數歲兒，
破衣木履，得得晴階間，遽前揖人，婉孌[5]可愛。問之，
則其孫阿黃也。予謂西池，同年中惟君與孔兼容能醫，
又皆工詩，而其窮亦相若。兼容自宜春解組歸，爲小
兒醫，日獲百錢，即彈琴歌商，浩浩自得。豈醫與詩皆

〔1〕該　具備。《穀梁傳》：“此該之變而道之也。”范甯注：“該，
　　備也。”
〔2〕黜(chù 處)　貶斥。《論語·微子》：“柳下惠爲士師，三黜。”
〔3〕饘(zhān 沾)　稠粥。《禮記·內則》：“饘……鄭玄注：“饘，
　　厚粥也。”
〔4〕曩(náng 攘)　從前。《列子·黃帝》：“曩者以汝爲達，今汝
　　之鄙至此乎？”張湛注：“曩，昔也。”
〔5〕婉孌(luán 鑾)　美好貌。《詩經·南山》：“婉兮孌兮。”
　　《毛亨傳》：“少好貌。”

能窮人耶？抑廉吏固不可爲耶？今兼容補官有日矣，西池尚高臥
不起，窺其意，似欲以醫終老者。然則貧固其所甘，而窮愁著書，又
其所樂者矣。或曰：多文爲富。西池嘗舉鴻博，著述追步金壇，何
富如之？是編又繼《準繩》行世，可以不朽，視富貴利達朝榮夕萎
者，所得孰多？宜西池不以彼易此也。噫，知言哉！

賜進士出身翰林院檢討加一級前翰林院漢書庶吉士壬子科
鄉試福建文闈同考官己酉科解元年眷弟辛昌五頓首拜撰

一論證須明其所以然，則所當然者不言而喻。茲集務窮其源，故論証詳而繫方略如怒、太息等篇，併不繫一方，但明其理，則方在其中，如必欲考古人成法，於《準繩》等書檢求可也。

一論中所引古人成説，欲令讀者易曉，不無修飾之處，即非古人原文，故多不著其名氏，非掠美也，諒之。

一議論多出臆見，間與古人牴牾[1]，不避不敏，求正有道，幸恕狂瞽[2]。

一河間言暑火，乃與仲景論風寒對講；丹溪言陰虛，乃與東垣論陽虛對講，皆以補前人所未備，非偏執也。後人動議劉、朱偏用寒涼，矯以溫補，立論過當，遂開酷烈之門。今日桂、附之毒，等於刀鋸。夢瑤目覩時弊，不得不救正其失，初非偏執，讀者幸勿以辭害意。

一是集宦遊所作，自粵西而遼左，十餘年來，風鷁[3]烟江，霜輪沙磧[4]，偶有所得，隨付小史錄之，以故體裁無定，亦欲改從畫一，而多事倉卒，未能也。

凡

例

---

〔1〕牴（dǐ 底）牾（wǔ 五）　抵觸，衝突。《説文》："牴，觸也。"牾同"啎"，《説文》："啎，逆也。"

〔2〕瞽（gǔ 鼓）《尚書·堯典》："瞽子。"孔安國傳："無目曰瞽。舜父有目不能分別好惡，故時人謂之瞽。"

〔3〕鷁（yì 益）《説文解字注》："薛綜曰：鷁首者，船頭象鷁鳥，厭水神。"鷁，在此指船。古畫鷁首於船頭，故亦稱船爲鷁或鷁首。

〔4〕磧（qì 器）　沙漠，不生草木的沙石地。《北史·魏紀》："北徵蠕蠕，追破之於大磧南山下。"

19

一論目、方目各下注頁數，而方目之前，復冠以門目兩頁，下注方目頁數，使先得方目頁數，而後查諸方頁數，皆以便檢尋也。

一諸方有在論外者，如《關格門》方全在論外，《蟲門》取蟲積，二方在論外是也。檢方目即得。

一論中主治諸方，隷別門者，注明見某門字樣。其不注者，即本門方。或雖隷別門，而一篇之中重出數見，亦但於首見者注之，餘不復注。

一方下例繫主治，以著本方之功，即以明用藥之理。知某藥爲某病設也。凡品味厖雜者，必所治之証不一，丹溪所謂雜合之病，須用雜合之藥治之也。本宜備錄，以鋟[1]板力絀[2]删之，用方者當因病加減，更詳考原方主治爲佳。諸方多從《準繩》錄入，按門索之。

一藥品分兩輕重古今不同，炮製亦異，當酌宜用之。

一此書祇論雜證，尚有《傷寒論近言》《婦科輯要》《幼科輯要》《痘疹輯要》《本草韻語》《針灸吹雲集》等書，俟續刻呈教。

一五卷四診，宰思恩時輯以教邑醫者，本自爲一書，今附《醫碥》之末，頗多改竄，與舊本歧出，當以今刻爲定。

---

〔1〕鋟（qīn 侵）　雕刻，刻版。《公羊傳·定八年》：“睋而鋟其板。”何休注：“以爪刻其饋歠板。”

〔2〕絀（chù 處）　不足。《荀子·非相》：“緩急嬴絀。”

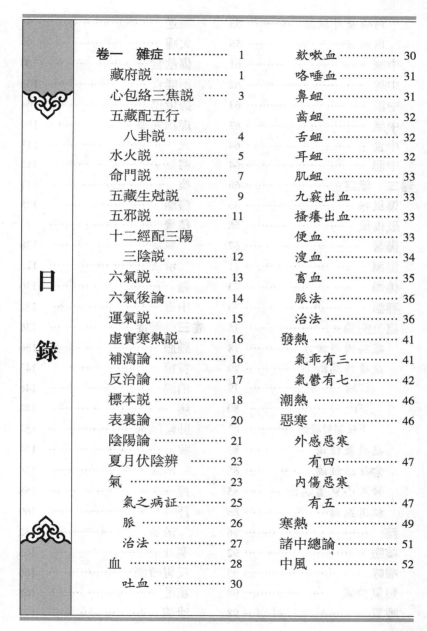

目錄

25

目　錄

27

目　錄

目　錄

36

醫碥卷之一　雜症

南海何夢瑤報之輯

藏府説

喉在咽前,其系堅空,連接肺本,爲氣息之路。呼吸出入,由肺橐籥[1]。肺居胸上,覆諸藏府,故稱華蓋。虚如蜂窠,下無透竅,吸氣則滿,呼氣則虚。肺氣上通鼻竅,故謂[2]肺開竅於鼻也。肺下爲心,心[3]有系絡,上系於肺。心中有竅,與肺[4]不同。心氣上通於舌,故謂心開竅於舌。按舌之腠理,即竅也。《原[5]病式》注云:舌知味,不可云無竅,但細微,不似耳目等竅[6]之大耳。故守真曰:玄府者,玄微府也。藏府皮毛骨肉筋膜,無處不有,乃氣出入升降之門路。以此推之,則心竅在舌,可默會矣。若泥耳目等竅求之,固矣。心外有心包絡,即膻中也。形如仰盂,以包裹此心,使邪不能犯。犯者,包絡當之。若犯至心即死矣。脾、胃、肝、胆、腎、膀胱各有一系,系於包絡之旁,以通於心。此三者,皆在膈上。膈者,隔[7]也。有膜與脊脇周迴相着,遮蔽[8]膈下濁氣,使不得上薰心肺。膈膜之下爲肝,肝氣上通於目,故謂[9]肝開竅於目。肝葉中有胆,胆中有汁,藏而不瀉。以上肺、心、心包絡、肝、胆,皆

---

[1] 橐(tuó 佗)籥(yuè 月)　橐同橐。《廣雅·釋器》:"橐,囊也。"《説文》:"籥,書僮竹笘也。"在此爲囊括之意。

[2] 故謂　原作"諸請",據乾隆本改。

[3] 心　原作"匕",據乾隆本改。

[4] 與肺　原作"名肺",據千頃堂本改。乾隆本作"多寡"。

[5] 原　原作"此",據乾隆本改。

[6] 竅　原作"藏",據乾隆本改。

[7] 隔　原作"膈",據乾隆本改。

[8] 蔽　原作"藏",據乾隆本改。

[9] 謂　原作"諸",據乾隆本改。

從喉之一路而下者也。咽在喉後，咽系柔空，下接胃本，爲飲食之路，水穀由此入胃，與喉之氣道不相犯。蓋喉竅有一會厭覆之，如皮如膜，發聲則開，嚥[1]食則閉。故水穀下咽，了不犯喉。若當食而發聲，則會厭忽開，食錯入喉，喉不容物，遂嗆而出矣。胃在膈膜之下，其上之左有脾，形如刀鐮，能動而磨食使消化。脾氣上通於口，故謂脾開竅於口也。胃之下口連小腸，小腸後附脊臍，前附臍之上，左環周迴叠積，共盤[2]十六曲。小腸之下口，右[3]接大腸，亦名迴腸。當臍左迴周叠積，亦盤十六曲。其下爲廣腸，附脊左環叠積。其下名直腸，出肛門，爲糞道。廣腸，即大腸下節之更大者。直腸，又廣腸之末節耳。廣腸之左側爲膀胱，膀胱上無竅，祇有下口出尿。飲食入胃，得脾消運，其精華之氣，上升於肺。肺布之周身，以充血液，其餘下入小腸。小腸受三焦之氣化，泌別清濁，糟粕趨大腸以出，水飲滲入膀胱，小腸與膀胱，雖皆無竅相通，而得氣運化，腠理可以滲灌[4]。爲尿以出。此全賴三焦氣化施行，若氣不施化，則閉塞不通而病矣。已上脾、胃、小腸、大腸、膀胱，皆從咽之一路而下者也。腎有兩，形如豆，左右相對，而附於脊，各有二系，上繫繫於心，下繫繫於脊。腎氣上通於耳，故謂腎開竅於耳也。心、肺、脾、肝、腎爲五藏。藏者，藏也，所藏惟精氣，藏而不瀉者也。胆、胃、大小腸、膀胱爲府，府如庫之貯物。胆所貯者汁，亦藏而不瀉。餘所貯者水穀，則瀉而不藏。雖有瀉、不瀉之殊，而均有所貯，則均謂之府。但[5]胆所貯者乃精汁，與水穀之滓[6]穢不同，故胆獨名爲清净之府也。心屬火，腎屬水，肝屬木[7]，肺屬金，脾屬土。而小腸與心經脈相連，故從心屬火；膀胱與腎經脈相連，故從腎屬水；胆與肝經脈相連，故從肝屬木；大

---

〔1〕嚥　原作“薰”，據乾隆本改。
〔2〕盤　此字下原衍“二”字，據乾隆本改。
〔3〕右　原作“左”，據乾隆本改。
〔4〕灌　原作“產”，據乾隆本改。
〔5〕但　原作“俱”，據乾隆本改。
〔6〕滓　原作“滓”，據乾隆本改。
〔7〕木　原作“本”，據乾隆本改。

腸與肺經脈相連,故從肺屬金;胃與脾經脈相連,故從脾屬土。而藏屬陰,則配乙、丁、己、癸、辛之陰干。故肝稱乙木,心稱丁[1]火,脾稱己土,腎稱癸水,肺稱辛金。府爲陽,則配甲[2]、丙、戊[3]、庚、壬之陽干。故胆稱甲木,小腸稱丙火,胃稱戊土,大腸稱庚金,膀胱稱壬水也。五藏五府,兩其五行而爲十干止矣。而益以心包絡與三焦爲十二,何也? 此千古所未明,而不可不言者,説見後篇。

心包絡三焦説

　　心包絡,《難經》謂其無形。然考《內經》論十二官,無心包絡之名,而有膻中之號。蓋膻中乃心之窩,心藏窩中,若包裹然,則膻中固即心包絡,非無形也。三焦,《經》謂上焦如霧,上焦,膈已上也。清陽之分,其氣如霧。中焦如漚,中焦,膈下臍上也。水穀之區,停留如漚。下焦如瀆,下焦,臍已下也。便溺所出,如決瀆。亦未言其形狀。論者紛紛,皆如捕風捉影,毫無實指。惟張景岳謂即腔子,藏府如物,腔子如囊之括物,人但知物之爲物,而不知囊之亦爲一物。其説甚通。古謂三焦,有名無形者,蓋指腔子內、藏府外之空際言,乃三焦火氣遊行之處也。予因是而思,人之藏府祇有十,而以心爲君,餘爲臣。三焦即腔子,竊謂"焦"當作"椎",人身脊骨二十一椎,上焦乃上七椎,中焦乃中七椎,下焦乃下七椎也。"椎"別作"焦"耳。觀《靈樞·背腧篇》五、七、九、十一、十四各[4]椎俱[5]作焦可見。如京城,君臣所同居也。心包絡即膻中,如宮城,君所獨居也。宮城在內,京城在外,內爲陰,外爲陽,故三焦亦稱府,而心包絡亦稱藏耳。三焦既即腔子,則爲有形,有形則有經脉。凡腔子中之經脉,皆三焦之經脉[6],但不分地立名,難於指稱。故將其與各

〔1〕丁　原作"了",據乾隆本改。
〔2〕甲　原作"旱",據乾隆本改。
〔3〕戊　原作"戎",據乾隆本改。
〔4〕各　原作"名",據乾隆本改。
〔5〕俱　原作"供",據乾隆本改。
〔6〕皆三焦之經脉　此句原脱,據乾隆本補。

藏府絡系者,分屬所絡系之藏府,名曰某藏某府經脉。而以其無所繫[1]屬者,名三焦經脉。猶之九州之地皆王土,而除分封諸侯[2]外,餘爲王畿[3]耳。心包經脉,亦三焦經脉之絡繫於膻[4]中者所分屬,爲十二經也。奇經八脉,亦即三焦經脉另立名目分出,如王畿内[5]有公卿大夫采地也。

五藏配五行八卦説

心肺位居膈上,而肺尤高,天之分也,故屬乾金。肝腎位下,而腎尤下,爲黄泉之分,故屬坎水。坎外陰而内陽,陽氣潛藏於黄泉之中。静極復動,故冬至而一陽生,驚蟄而雷出於地。腎水得命門之火所蒸,化氣以上,肝受之而升騰,故肝於時爲春,於象爲木,於卦爲震雷、巽風。肝之怒而氣盛如之。陽氣上升,至心而盛,陽盛則爲火,故心屬火。於卦爲離。離,南方之卦也。聖人向明而治,心居肺下,乾卦之九五[6]也。實爲君主,神明出焉。離,乾中畫之變也。兑,乾上畫之變也。肺居心上,乾之上畫也。上畫變而爲兑,於時爲秋,於象爲金,金性沉降,秋氣歛肅,陽氣升極而降,由肺而降,故肺又屬兑金。心火上炎,腎水下潤,坎離之定位也。火在上而下降,水在下而上升,坎離之交媾也。腎水上升,由肝木之汲引,地道左旋而上於天也。心火下降,由肺金之歛抑,天道右旋而入於地也。脾藏居中,爲上下升降之樞紐。飲食入胃,脾爲行運其氣於上下内外,猶土之佈化於四時,故屬土。於卦爲坤、爲艮。金、木、土皆配兩卦,而水、火各主一卦,故五行惟水火之用爲獨專也。

---

〔1〕繫　原作"采",據乾隆本改。

〔2〕侯　原作"俟",據乾隆本改。

〔3〕畿(jī 肌)　京城所轄之地。《周禮·野廬氏》:"至于四畿。"《注》:"去王城五百里曰畿。"

〔4〕膻　原作"胎",據乾隆本改。

〔5〕内　原作"丙",據乾隆本改。

〔6〕九五　天子之位。《易》卦從下向上數,陽爻居第五位,謂之九五。《易·乾第一》:"九五,飛龍在天,利見大人。"

水火説

男女媾精以成胎,精即水也,精中之氣即火也。水火精氣,妙合而凝,是爲胎元。精以成形,氣以成神,以其原於父母,故曰先天。然五官百骸,皆本此精以爲質,而無非此水所灌充也。呼吸運動,皆本此氣以爲機,而無非此火所流行也。其獨指腎爲先天者,則以精氣先結胞胎,中起一莖,形如蓮蕊。一莖,即臍帶也。蓮蕚,即兩腎也。兩腎爲水,命門之火寓焉。一陽藏於二陰之中,於卦爲坎,以藏府之始結在此,故獨以腎中水火爲先天也。先天水足,則兒肥盛而潤澤;火足,則兒強健而精明。水得火,則氣常溫而不至於寒,火得水,則形常潤而不至於槁[1]。苟先天水火一有偏勝,則禀受失其中和,而後天培養之功,爲不可少矣。人生一日不再食則飢,故有資于飲食,則脾胃[2]司之。胃主進納,脾主運化,飲食之氣味精華,由脾胃以灌輸周身。氣日盛而體日充,先天之水火賴此滋養以生生不息,故以脾胃爲後天之本也。總之,人身中潤澤之氣即水也,溫燠之氣即火也。一有偏勝,其致自飲食者,調之甚易,其禀於胎氣者,治之甚難,故先天爲重。然不以畏難而廢治,全賴飲食以救弊補偏,故後天爲要也。

火根於腎,而屬諸心,何也?曰:腎於卦爲坎,於令爲冬,於位爲北,本水之宅也。而陽根於陰,則火生焉,下潛而上升。心於卦爲離,於令爲夏,於位爲南,則火之宅也。至其宅而後旺,故從其旺而屬之心也。其曰:心爲君火,腎爲相火。又曰:君火以明,相火以位,何也?曰:君者主也,向明以治。心爲一身之主,神明出焉,故稱君。相者竭其才能以奉君出治者也。腎位于下,輸其火於心,以爲神明之用,猶相臣竭其才力以奉君出治,故稱相。位以職掌言,明以功能言也。火者,人身溫和之氣也。五藏六府,皆有此溫和之

〔1〕槁　原作"稿",據千頃堂本改。
〔2〕脾胃　原作"飢故",據乾隆本改。

氣,各歸其部,則各有其位,各效[1]其能,則各有其明。腎中相火,非無明也,陽方潛藏,光未被[2]乎四表[3],職司封蟄,龍不離於深淵,故不言明而言位。失其位,則有飛揚僭越之患矣。心中君火,非無位也,君主無爲,不與臣下較職守,神明有覺,獨從方寸著虛靈,故不言位而言明也。失其明,則有昏惑晦昧之憂矣。然則君火、相火,皆吾身陽和之正氣,而不可無者。而或指之爲邪,謂君火可直折,相火不可直折,何也? 曰:失其正則爲邪,失其和則爲熱。故謂君、相火爲邪火者,乃指君火、相火之邪熱者言,非君火、相火之本爲邪也。直折猶云正治,治熱以寒,治之正也。君火屬心,居於上焦,其病無與於下。無與於下,則根本之真陽無恙,特炎於上者過乎赫曦[4],故可以寒涼治其有餘之邪,使歸於正,無所損於本[5]原也。若腎中相火,居於下焦,病則必干乎上,無論下焦爲寒爲熱,熱固上僭,寒亦上浮。蓋腎中水火同根,本無偏勝,若熱盛而水虧,則火必致上炎;寒盛而火虛,亦必火因寒逼,不安其宅而上浮也。故言相火爲病者,乃因其在上之熱,而直探其在下之根言之。病既根於下,則不可以治上者治之矣,何也? 火虛而治以寒涼,是益助其下焦之寒,火愈被逼而上浮矣。且爲寒所逼之火,本無根之殘燄,而又以寒折之,有不消滅者乎? 水虛而火炎,若無妨於寒涼,不知火炎本乎水虛,不用平潤之劑以補水,而徒用苦寒以制火,是何異因金銀之缺少,而鑿平馬[6]以相就,必[7]致並傷其火而後已,故曰

---

〔1〕效　乾隆本作"有"。

〔2〕被　原作"破",據千頃堂本改。

〔3〕四表　《尚書·堯典》:"光被四表,格於上下。"孔安國傳:"故其名聞充溢四外,至於天地。"

〔4〕赫(hè 賀)曦(xī 西)　《素問·五常政大論》:"火曰赫曦。"王冰注:"盛明也。"

〔5〕本　千頃堂本作"水"。

〔6〕平馬　平,舊衡量標準之一,如指庫平、漕平。馬,籌碼。《禮·投壺》:"請爲勝者立馬。"鄭玄注:"馬,勝筭也。"

〔7〕相就,必　相,隨也。《左傳·昭公三年》:"鄭伯如晉,公孫段相。"就、必,此二字原缺,據前後文意補。

不可直折也。相火静而藏則屬腎，動而發則屬肝胆，此火布濩[1]於三[2]焦，而心包絡爲三焦之藏，若肝之配胆，故又曰：肝、胆、三焦、心包絡相火也。

命門説

《難經》謂：腎有兩枚，非皆腎也，左爲腎，屬水，右爲命門，屬火。後人非之，謂兩腎皆屬水，命門在兩腎之中，當脊骨自上數下第十四椎陷中；若自下數上，則爲第七椎，正與臍對。引《內經》：鬲肓[3]之上，中有父母，謂心也。七節即第七椎之旁，中有小心爲証。謂兩腎在七節之旁，兩腎中間，即七節之陷中也，小心即命門。《醫貫[4]》又以中字爲解，以太極[5]形容。謂一中分太極，中篆作 φ[6]，○，太極也；丨，分太極爲ㄩ[7]者。丨，象人之脊骨；ㄩ[8]，象人之兩腎；兩腎ㄩ[9]相合，仍爲一太極○。其中空白處，象命門。又兩腎既分爲兩儀[10]，則左腎爲陰水，右腎爲陽水。陽水者，氣之液也，坎水也。坎以一陽陷於二陰，水氣潛行地中，爲萬物受命根本。《月令》於仲秋云：殺氣如盛，陽氣衰，水始涸[11]。是水之涸，地之死也。於仲冬云：水泉動。是月一陽生，是水之動，地之生也。陰水者，

---

〔1〕布濩(hù户)　濩：布濩，猶散布之意。《史記·司馬相如列傳》："布濩閎澤，延曼太原。"

〔2〕三　原作"二"，據乾隆本改。

〔3〕肓　原作"盲"，據乾隆本改。

〔4〕貫　原作"貴"，據乾隆本改。

〔5〕太極　太極圖。《醫貫》："太極者，區分之陰陽也。一中分太極，中字之象形，正太極之形也。"

〔6〕φ　原作"一"，據乾隆本改。

〔7〕ㄩ　原作"○"，據乾隆本改。

〔8〕ㄩ　原作"○"，據乾隆本改。

〔9〕ㄩ　原作"○"，據乾隆本改。

〔10〕兩儀　《易·繫辭》："兩儀生四象。"虞翻注："兩儀謂乾坤也。"陰陽也。

〔11〕涸　原作"泅"，據乾隆本改。

形也，兌澤也。一陰上徹於二陽之上，兌以有形之水，普施萬物，下降爲資生之利澤，其説甚有理。然與《難經》所言，大致亦自無殊。蓋皆言腎雖屬水，而水中有火耳。所用補火之藥，總屬一樣，豈有分別此味則入右腎，彼[1]味則入七節？憂其岐誤，致煩辨正哉。至趙氏[2]謂命火乃先天之元陽，腎水乃先天之元陰，爲生命之根本，治病必須求本。故凡寒之不寒，用寒藥以治熱，而熱不退。是無水也。無水者，壯水之主主水者腎。以制陽光，當主六味丸。熱之不熱，是無火也。無火者，益火之原以消陰翳，當主八味丸。並見虛損。遵其説而用之敗証，效誠如神。若初起遽以此投之，則謬矣。何則？初病止傷其後天之血氣，未遽累及先天之水火，故但熱之則寒消，寒之則熱退，隨手立應，何必他求。乃不去其邪，而遽補其正，有不遷延時日，坐失事機者哉？何今之爲醫者，泥於《醫貫》之説，不論新病久病，非六味則八味，非補中見氣。則歸脾，見血。竟若歷古方書，皆可删却，亦惑之甚矣。或問：氣即火也，血即水也，兒在胎中，氣血已具，是氣血亦先天所生；六味補水，八味補火，是水火亦後天所養。今謂氣血爲後天，水火爲先天，毋乃輕氣血而重水火乎？曰：氣血者，水火之大綱也。人身呼吸運動，知覺神明，皆此火之爲之也。氣可以言呼吸運動，不可以言知覺神明，是氣雖即火，而不足以盡火。人身之血液精髓，皆此水之爲之也。血特水中之赤者耳，不可以概其餘，故血雖即水，而不足以盡水。有生之初，胎孕始結，形如露珠，父母之精氣也。是水火乃先天之先天，數月形成，而後血氣具，是血氣爲先天之後天。若夫既生之後，飲食所長養之氣血，其爲後天，又不待言矣。此水火、氣血，先後天之分如此。先天實爲後天之根，故水火爲氣血之原，而下焦又爲中上之根，故腎命爲水火之本。其輕重之分，固不能以無別也。先天水火，又互相爲根，如噓氣成水，陰根於陽也；蒸水成氣，陽根於陰也。

────────────

〔1〕彼　原作“六”，據乾隆本改。
〔2〕趙氏　趙獻可，字養葵，明末醫學家。著《醫貫》一書。

五藏生尅説

五藏生尅，須實從氣機病情講明，若徒作五行套語，茫然不知的，實多致錯誤。今略著其概如左。飲食入胃，脾爲運行其精英之氣，雖曰周布諸藏，實先上輸於肺，氣親上[1]也。肺先受其益，是爲脾土生肺金。肺受脾之益，則氣愈旺，化水下降，澤及百體，是爲肺金生腎水。腎受肺之生，則水愈足，爲命門之火所蒸，化氣上升，肝先受其益，是爲腎水生肝木。肝受腎之益，則氣愈旺，上資心陽，發爲光明，是爲肝木生心火。脾之所以能運化飲食者，氣也。氣寒則凝滯而不行，得心火以溫之，乃健運而不息，是爲心火生脾土。此五藏相生之氣機也。肺在心上，心火上炎，肺受其傷，此爲心火尅肺金也。若由脾胃積熱，或由肝腎相火，或由本經鬱熱，皆與心無涉。腎陰太盛，寒氣上衝，心爲之悸；或腎寒甚，而逼其龍火上乘，心爲之煩，皆腎水尅心火也。若飲水過多，停畜不行，心火被逼不安而悸者，與腎無涉。脾氣過燥，則腎水爲其所涸而失潤；或過濕，則腎水爲其所壅而不流，皆脾土尅腎水也。若他藏之燥，外感之濕，與脾無涉。肝木疏泄太過，則脾胃因之而氣虛；或肝氣鬱結太甚，則脾胃因之而氣滯，皆肝木尅脾土也。若自致耗散，自致凝滯，及由他藏府所致者，與肝無涉。氣有降則有升，無降則無升，純降則不升，何則？濁陰從肺右降，則胸中曠若太虛，無有窒塞，清陽得以從肝左升，是謂有降有升。若濁陰壅滿[2]胸中，不肯下降，則肝氣被遏，欲升不能，是謂無降無升。東垣謂食填太陰，爲金尅木，即此説。詳見傷飲食門。肺金肅斂太過，有秋無春，是謂純降不升。無降無升，純降不升，皆肺金尅肝木[3]也。若肝木自沉，或因他藏之寒鬱，與肺無涉。此五藏相尅之病情也。不足，則欲其生；太過，則欲其尅。

---

〔1〕上　原作"土"，據乾隆本改。
〔2〕滿　千頃堂本作"塞"。
〔3〕木　原作"本"，據乾隆本改。

9

故木疏土而脾滯以行，金得火而肺寒以解，腎得脾之健運而水無泛濫之虞，肝得金之斂抑而木無疏散之患。人但知生之爲生，而不知尅之爲生。心火偏勝，則尅肺金，若腎水充足，則火有所制，不但不尅金，且溫脾以生金，餘藏同此論之。此平人之無病，實由五藏互相尅制，故不至偏勝爲災。即《經》所謂：亢則害，亢，太盛也；害，尅也。承乃制，承，相承也。水之承金，如子之承父，火來尅金，水乃制之也。制[1]生化。火受水制，則不特不尅金，且益土以生金。化，猶生也。若已病之人，則火盛者不但刑金，且復涸水，肝脾皆被焚灼矣。不治之，而望[2]其自然承制，有此理乎？乃醫者見其熱極血瘀而舌黑也，熱伏於內而外反寒慄也，謂黑爲水色，寒慄爲水象，是火極而反兼水化，乃金之子水，爲母報火之仇，即亢害承制之理。其說雖本前人，終欠的當。《醫貫》曰：人皆曰水尅火，予獨曰水養火。蓋水尅火者，後天有形之水火也。水養火者，先天無形之水火也。先天水火，互相爲根，故水養火，如燈得油而愈明也。人皆曰金生水，予獨曰水生金。蓋肺氣，夜臥則歸藏於腎水之中，腎中火炎，則金爲火刑而不能歸；無火則水冷金寒，亦不能歸。凡氣從臍下逆奔而上者，腎虛不能納氣歸元也。毋徒治肺，或壯水之主，此即承制之理，腎水[3]心火一也。或益火之元，所謂水冷金寒用丙丁也，即制生化以尅爲生之理。金向水中生矣。人皆曰土尅水，予獨於水中補土。八味丸從水中補火，以蒸腐水穀是也。尋常土寒，止須補脾胃之陽，若命門火衰，猶釜底無薪，必須八味丸。人皆曰木尅土，予獨升木以培土。蓋木者，春生之氣也，與胃氣同出異名。當遂其發生之性，木氣升發，即胃氣升發也。及其發達既久，生意已竭，又當斂歸水土之中，以爲來春發生之本，明此則金之尅木，正所以斂聚其生意，不使散也，亦以尅爲生之理。焉有伐之之理？此東垣《脾胃論》用升、柴以升木氣，諄諄言之詳也。土性中和，有升有降。鬱而不升，雖曰木病，亦即土病，故升木即是培土。由是言之，若有升無降，則降金亦未始非培土

---

〔1〕制　原作"刑"，據乾隆本改。《素問·六微旨大論》："制則生化。"

〔2〕望　原作"治"，據乾隆本改。

〔3〕水　乾隆本作"火"。

矣。愚按趙氏之説甚有理，誠能觸類引伸，則五藏互相關係之故，無不了然矣。趙氏又論五行各有五，其説頗鑿[1]，未甚的當。予謂五藏無一藏無血液，是皆有水也；無一藏無氣，是皆有火也；無一藏不發生，是皆有木也；無一藏不藏歛，是皆有金也。有氣、有血、有發、有歛，是無一藏不和平，則皆有土也。知五藏各具五行，則其互相關涉之故，愈推愈覺無窮，而生尅之妙，不愈可見哉。

五邪説

五藏互相關涉，則五藏皆得爲一藏之病，故有本藏自病者，有他藏傳來者，何以別[2]之？以証之先後見者別[3]之。如止見腰熱、足心熱，尺脉沉數，是腎水虛而熱也。若先見目赤脇痛，左關脉數，而後見前脉証，是子病及母也。若先見咳嗽喘滿，右寸脉數，而後見前脉証，是母病及子也。若先見腹痛肚熱，大便秘結，右關脉數，而後見前脉証，是夫病傳妻也。若先見心煩舌赤，小便赤濇，左寸脉數，而後見前脉証，是妻病傳夫也。他藏倣此。《難經》論五邪，謂假令心病，因傷暑得之，爲正邪。暑屬心火，本經自病。因中風得之，爲虛邪，乃從後來者也。木向前[4]生火，是火在木前，木在火後，心病自肝傳來，故曰從後來也。因飲食勞倦得之，爲實邪，從前來者也。因傷寒猶言因肺受寒。得之，爲微[5]邪，從所勝來者也。因中濕《難經》以濕屬腎，以濕即水也。得之，爲賊邪，從所不勝來者也。《脉訣》又以脉言之，謂心火當夏令時，反見肝脉，爲虛邪，虛則補其母，難愈。反見脾脉，爲實邪，實則瀉其子，易愈。反見肺脉，爲微邪，雖不治，自愈。蓋以夏令心火當權，脉應洪大，今猶見春脉，是至而不至，不得乘時正

---

〔1〕鑿　穿鑿附會。《孟子·離婁》：“所惡於智者，爲其鑿矣。”趙歧注：“惡人欲智，而妄穿鑿不順物之性，而改道以養之。”
〔2〕別　原作“刖”，據乾隆本改。
〔3〕別　校改同〔2〕。
〔4〕前　原作“苜”，據乾隆本改。
〔5〕微　原作“微”，據乾隆本改。

位，爲火氣不足，故見傷風殨[1]泄之証，須用辛溫之品以補肝，使木氣上升以生火，而補正難於速效也。又脾脉未及長夏而先見，爲土氣有餘，故見飲食停滯，大便燥結等証[2]，須用苦寒以瀉其子，一瀉而邪即去，易於爲力也。又火令當權，金偶來乘，立即避去，不逐自退。如夏月偶然感寒咳嗽，即不發表，而暑月多汗，邪隨汗散，不藥而愈也。然《脉訣》又謂：春得脾而難療，冬見心而不治，反以微邪爲可畏者。何也？解者謂：本脉得令[3]，而兼帶妻脉，則爲微[4]邪，不治自愈。如夏令[5]見洪脉，略帶濡也。若本脉全無，而獨見妻脉，則不可以微[6]邪論也。如夏令脉濡而不洪，是全見妻脉也，恐金生水，來尅火，故不治。當細察之。

十二經配三陽三陰說

心經脈名手少陰經，小腸經脈名手太陽經，肺經脈[7]名手太陰經，大腸經脈名手陽明經，心包絡經脈名手厥陰經，三焦經脈名手少陽經，以各脈俱行於手，故言手，以別於足經也。腎經脈名足少陰經，膀胱經脈名足太陽經，脾經脈名足太陰經，胃經脈名足陽明經，肝經脈名足厥陰經，膽經脈名足少陽經，以各經俱行於足，故言足，以別於手經也。陰陽之分，則從其所系之藏府而命之耳。然太陽、少陽、太陰、少陰，四象也。四象之外，又增陽明、厥陰名色，非蛇足乎？則何不直以心經、小[8]腸經等稱稱之之爲得乎？又《內經》嘗以厥陰爲一陰，少陰爲二陰，太陰爲三陰；少陽爲一陽，陽明

---

〔1〕殨　原作"餐"，諸本同，爲誤。
〔2〕証　原作"延"，據乾隆本改。千頃堂本作"症"。
〔3〕令　原作"合"，據乾隆本改。
〔4〕微　原作"微"，據乾隆本改。
〔5〕令　校改同〔3〕。
〔6〕微　校改同〔4〕。
〔7〕脈　原作"肺"，據乾隆本、千頃堂本改。
〔8〕小　原作"水"，據乾隆本改。千頃堂本作"大"。

爲二陽，太陽爲三陽矣。則又何不以一陰、二陰等稱稱之乎？竊謂五藏配五行，六經配六爻。三陰經，坤之三畫也；三陽經，乾之三畫也。以一、二、三爲序命之，似爲妥當。而必立此太、少、厥等名色，且泥此生解，支離牽強，無當病情，千古相沿[1]不改。此莊生所謂，呼牛者姑應以牛，呼馬姑[2]應以馬耳。

六氣説

六氣，風、熱、暑、濕、燥、寒也。風屬木；暑、熱皆屬火，而分熱爲君火，暑爲相火；此與心爲君火，腎爲相火之説各別。濕屬土；燥屬金；寒屬水，此《內經》之説也。夫四時之氣，春則溫，夏則熱，秋則涼，冬則寒。然溫熱蒸而爲濕，涼寒肅而爲燥，此四氣之外，又添燥、濕二氣也。濕極於夏，燥始於秋，故繫濕於長夏，繫燥於秋。一以終言，一以始言，乃互文以見意，非謂春無濕而冬無燥也。又四時皆有風，而屬巽木，故繫之春，豈夏秋冬無風乎？不言溫涼者，以寒熱爲舉隅，非謂春必當以風易溫，秋必當以燥易涼也。此等最宜活看，倘若執運氣之説，則於理難通矣。何則？陰陽水火，相爲對待，本無偏勝，故四序不愆[3]。若泥分大寒、立春、雨水、驚蟄屬風木，則混冬月之節令入於春矣。分[4]春分、清明、穀雨、立夏屬熱火，小滿、芒種、夏至、小暑屬暑火，則春夏混亂，火令過多矣。分大暑、立秋、處暑、白露屬濕土，則秋氣反多於夏，而土[5]爲失位矣。九秋皆屬燥氣，而割三節以與相反之濕，止存秋分、寒露、霜降三節，反取立冬一節以益之，牽混破碎，節序皆愆，尚可信乎？雖云陽有餘陰不足，亦何至火二而水一。因分火爲熱暑二氣，以致此盈彼縮，而四序皆愆，亦何爲乎？竊謂溫涼寒熱四氣，分布四時，鐵板不易。燥濕二

---

[1] 沿 原作"治"，據乾隆本改。

[2] 姑 原作"始"，據乾隆本、千頃堂本改。

[3] 愆（qiān 千）《左傳·昭公廿六年》："用愆厥位。"杜預注："愆，失也。"

[4] 分 原作"公"，據乾隆本改。

[5] 土 原作"上"，據乾隆本改。

氣，皆屬之土，有寒濕，有熱濕，有寒燥，有熱燥，分布四季[1]月，辰未[2]爲濕土，温熱之所蒸也；戌丑爲燥土，寒凉之所肅也，是爲熱濕寒燥。又火在地中而土燥，坤土次於離火之後是也。水在地中而土濕，艮土次於坎水之後是也。是爲熱燥寒濕。蓋土德兼該，有如是也。風則無時不有，而秋冬更爲凜烈，合之爲七氣，夫何不[3]可之有哉。昔人謂《内經》非岐黄書，乃後人之假託，要未必出於[4]一手，故有醇有疵，分別觀之可耳。

六氣後論

有在天之六氣，有在人之六氣。上篇所言，天之六氣也。此篇所言，人身之六氣也。《經》曰：人身之氣，以天地之疾風名之，是人身之氣，可名之爲風也。各藏府皆有氣，皆可名風，而屬之肝者，以風爲動物，肝主動也。《經》曰：在天爲風，在地爲木，在人爲肝。故古人於肝，或名之爲木，或名之爲風。凡醫書中所言風証，作外感風寒看不合者，作肝氣看則合，初學之士，不可不知也。若誤作外邪治，妄行發散，則非矣。然内風亦有當發散者，以肝氣鬱抑于中，則與之升發，或服藥後，温覆以取微汗，令之外發，或但服藥令之内升，不用温覆取汗，酌之可也。外感之風多屬寒，雖夏月得風亦凉，可見也。内生之風則多屬熱。何者？人身之氣，有寒有熱，氣寒則微，氣熱則盛，盛則鼓盪飄忽而風生焉，所謂熱極生風。又謂風從火斷，汗之宜也。風既爲熱氣所生，則其氣必熱。而亦有寒者，以火氣暴盛者，元氣被其冲激，煽而爲風，風動而生凉也。驗之焚燎，火起則風發，風即虚空之氣耳，不煽不動，火之衝激，與用扇搧之無異也。習習生凉可見。故丹溪謂：寒氣自下上衝爲火。即此義也。火在天爲熱氣、《經》以屬之春分後四氣。暑氣，《經》以屬之小滿後四氣。在地爲

---

[1] 季　原作"黍"，據乾隆本改。

[2] 未　原作"去"，據乾隆本改。

[3] 不　原作"家"，據乾隆本改。

[4] 於　原作"行"，據乾隆本改。

五行之火,在人身爲君相之火,已詳水火論。濕,在天爲濕氣,在地爲土,在人爲脾胃,故古人言脾胃,往往以土名之,或以濕名之。然脾胃居中,兼該六氣,六氣皆能爲之病,不獨主[1]濕惡濕也。燥,在天爲清氣,在地爲金,在人爲肺,故古人言肺,往往以金名之,以燥名之。而或主寒燥言,或主熱燥言,則當細與辨別,庶不致錯誤。寒,在天爲寒氣,在地爲水,在人爲腎,故古人言腎,往往以水名之,以寒名之。《經》曰:冬傷於寒。寒字即腎字之替身,非言時令之寒也。人身六氣爲病,有自生者,有與天之六氣相感應而生者,故外感內傷,大端最宜分晰也。

運氣説

運氣之説,拘牽不通,固爲有識者所不信。然其大指,在詳舉六氣有許多變幻,寒中有熱,熱中有寒,邪正交錯,蕃變紛紜,莫可紀極[2]。一以明人之病源,一以例人之病情耳。明人之病源者,言人感六氣而生病,欲人細推所感之氣,其中有無夾雜他[3]氣,當兼治也。例人之病情者,天地之氣變幻無定,則人身之氣亦變幻無定,而病情不可以一律拘也。如冬月固屬寒氣司令,然亦有客熱加臨,故冬月亦有溫時,所謂非時之煖也。人於冬月病外感,則未知爲感寒而病歟?抑感非時之溫而病歟?是其源所當察也。寒氣在上[4],則陽伏地中,故土上凜烈,而井泉溫煖。以驗人身,則外感於寒,而內鬱爲熱也,是其情之有可例也。此言運氣者之大指。取其大者,畧其煩碎,棄其紕謬,而實實體驗於人身,是在善讀書者耳。

---

〔1〕主　千頃堂本作"生"。

〔2〕紀極　終極,限度。《後漢書·楊震傳》:"無厭之心,不知紀極。"

〔3〕他　原作"也",據乾隆本改。

〔4〕上　原作"土",據乾隆本改。

虛實寒熱説

虛者,正虛也,謂其人氣血虛衰也。實者,邪實也,一切內外寒熱諸邪,不論有形無形,但着滯[1]爲患,亟宜消散者,皆爲實邪。非謂其人氣血壯實也。故曰虛中有實,實中有虛。所謂正自虛,而邪自實也。虛而不實者,祇用補。虛而實者,必攻補兼施。若實而不虛,則直攻之而已。如虛人傷食,輕則於補劑中加消導之品,重則加下利之藥,頃刻收功矣。庸醫乃謂須與純補,俟其氣旺,則食自運。遷延時日,坐失事機,往往變生他証。即幸而奏效,病者受苦久矣,未有久苦於病,而元氣不傷者也。名曰補之,實以傷之,亦何爲哉?有虛寒,有實寒,如多食生冷,及寒痰停滯之類。有虛熱,有實熱,知實熱而不知虛熱,與知虛寒而不知實寒,皆庸醫也。

補瀉論

瀉此即補彼,如瀉火即是補水。補此即瀉彼,如補火即是驅寒。故瀉即補也,補即瀉也。寒以補陰,故夏月飲水,熱以補陽,故冬日飲湯。必以溫熱爲補,寒涼爲瀉者,謬也。張子和謂:良工治病,先治其實[2],後治其虛,亦有不治其虛時。庸工治病,純補其虛,不敢治其實。以爲先固其氣,元氣實,邪自去。不知邪之中人,輕則傳久而自盡,頗甚則傳久而難已,更甚則暴死。補之,真氣未勝,邪已交馳橫騖[3],而不可制矣。惟脉虛下脱,無邪無積之人,方可議補。其餘有邪積之人,必以吐、汗、下三法,先攻其邪,邪去而元氣自復也。又曰:汗、吐、下,以藥石草木治病者也,猶君之刑罰。補者,以穀肉果菜養口體者也,猶君之德教。故曰:德教,興平之粱肉;刑罰,治亂之藥石。若人無病,粱肉而已,及其有病,當先誅伐,病之去

---

[1] 滯　原作“渧”,據乾隆本改。

[2] 實　原作“寔”,據乾隆本改。

[3] 騖(wù 務)　原作“鶩”,據乾隆本改。《説文》:“騖,亂馳也。”

也,梁肉補之。如世已治矣,刑措而不用,豈可以藥石爲補哉！又曰:胸已上[1]大滿大實,病如膠粥,微丸微散,皆兒戲也,非吐,病安能出? 又曰:風寒暑濕之氣,入於皮膚之間而未深,欲亟去之,莫如發汗。又曰:人知下之爲瀉,而不知下[2]之爲補,陳莝去而腸胃潔,癥[3]瘕盡而榮衛昌,不補之中有真補者存焉。又曰:人之食飲,酸鹹甘[4]苦,百味皆聚於胃,壅而不行,蕩其舊而新之,亦脾胃之所望也。其言可謂名通。按子和治病,不論何証,皆以吐、汗、下三法取效,此有至理存焉。蓋萬病非熱則寒,寒者氣不運而滯,熱者氣亦壅而不運,氣不運則熱鬱痰生,血停食積,種種阻塞於中矣。人身氣血,貴通而不貴塞,非三法何由通乎? 又去邪即所以補正,邪去則正復,但以平淡之飲食調之,不數日而精神勃發矣。故婦人不孕者,此法行後即孕,陰陽和暢也。男子亦陽道驟興,子和云:病久否閉,忽得涌泄,血氣冲和,心腎交媾,陽事必舉,宜切戒房室。非其明驗乎? 丹溪倒倉法,實於此得悟。後人不明其理,而不敢用,但以溫補爲穩,殺人如麻,可歎也。

反治論

以熱治寒,以寒治熱,謂之正治,又謂之逆治。逆其性也。以熱治熱,以寒治寒,謂之反治,又謂之從治。從其性也。而有真反假反之分。假反[5]者,如熱邪內陷,陽氣不達於外,故身冷肢厥,戰慄惡寒,以大承氣湯下之而愈。不識者,見其外証似寒,用寒訝其相反。識者謂其內証真熱,用寒實爲正治,乃假反而非真反也。真反者,如風火暴盛,痰涎上湧,閉塞[6]咽喉,非辛熱之品不能開散,不得

---

〔1〕上　原作"土",據乾隆本改。
〔2〕下　原作"不",據乾隆本改。
〔3〕癥　原作"病",據乾隆本改。
〔4〕甘　原作"苦",據乾隆本改。
〔5〕反　原作"戍",據乾隆本改。
〔6〕塞　原作"寒",據乾隆本改。

已，暫用星、半、烏、附、巴豆等熱藥，是則真反也。又有寒熱並用者，因其人寒熱之邪夾雜於內，不得不用寒熱夾雜之劑。古人每多如此。昧者訾[1]爲雜亂，乃無識也。然亦有純寒而於熱劑中少加寒品，純熱而於寒劑中少加熱藥者，此則名爲反佐。以純熱証雖宜用純寒，然慮火因寒鬱，則不得不於寒劑中少佐辛熱之品，以行散之，庶免凝閉鬱遏之患。寒藥熱服，亦此意也。純寒証雖宜用純熱，然慮熱性上升，不肯下降，則不得不於熱劑中少佐沉寒[2]之品，以引熱藥下行，如加胆汁、童便入熱藥中，引入肝腎之類。又熱藥寒服，亦此意也。此反佐之義也。知此諸義，則上病取下，如心火上炎，由腎水下虛，滋陰則火自降。下病取上，如小便不攝，由肺氣虛者，則益肺氣。左病取右，右病取左，如左半身痰凝不遂，由右半身火氣逼注使然，則瀉[3]右之火氣，而左自寬。欲升先降，濁降而後清可得而升，如水停氣不化津而渴，用五苓去水升清，則津生渴止是也。欲降先升，如小便不通用吐法。欲行先止，如氣虛散漫，不能運行，須先收歛其氣，凝聚不散，盛則自運，所謂塞因塞[4]用也。欲止先行，如食積，瀉用承氣去積則已，所謂通因通用也。等法，皆觸類貫通矣。

標本説

標本中氣之説，出於《內經》。有謂天之六氣爲本，人之六經爲標，經之相[5]爲表里者爲中氣。所謂少陽之上，火氣治之，中見厥陰；天在人上，故曰上。言少陽感天之火氣而病，少陽與厥陰爲表裏，病每相連，故其中兼見厥陰証也。餘倣此。陽明之上，燥氣治之，中見太陰；太陽之上，寒氣治之，中見少陰；厥陰之上，風氣治之，中見少陽；少陰之上，熱氣治之，中見太陽；太陰之上，濕氣治之，中見陽明是也。有

---

〔1〕訾（zǐ 子）　詆毀。《禮記·喪服四制》："訾之者是不知禮之所由生也。"鄭玄注："口毀曰訾。"

〔2〕沉寒　原作"辛熱"，據乾隆本改。

〔3〕瀉　原作"瀉"，據乾隆本改。千頃堂本一作"治"。

〔4〕塞　原作"莘"，據乾隆本改。

〔5〕相　原作"袹"，據乾隆本改。

謂人之藏府爲本,六經爲標,藏府之相[1]爲表裏者爲中氣。如胃爲本,足陽明經爲標,脾爲中氣。脾爲本,足太陰經爲標,胃爲中氣是也。有謂病之先受者爲本,病之後變者爲標。如病本於傷食,因而証見吐瀉是也。又此藏此經先病,後乃轉屬他藏他經是也。《經》謂病有生於本[2]者,有生於標者,有生於中氣者。有在標而求之於標,在本而求之於本。有在本而求之於標,在標而求之於本。先病而後逆者,因病而致氣血之逆。先逆而後病者,先寒或熱而後病者,先病而後寒或熱者,先病而後泄者,先泄而後病者,皆治其本。惟先熱而後生中滿,先病而後生中滿,及大、小便不利者,皆治其標。中滿指脹極,肚腹欲裂者言。大、小便不利,指點滴不通者言。並屬危急之候[3],故先治標。按中風,痰涎壅盛不通則死,急用三生飲、稀涎、通關等散去其痰。又吐衄,餘血停瘀,不得不去瘀導滯,亦急則治標之義也。又謂病發而有餘,邪盛也。本而標之,邪盛則侮及他藏,而因本以傳病。先治其本,後治其標。病發而不足,正虛也。標而本之,不足則他藏來侮,爲標病傳本。先治其標,後治其本。謹察間[4]、間,即《論語》病間曰之間。甚,以意調之,間者并行,標本兼治也。甚者獨行。又謂少陽太陰從本,少陰太陽從本從標,陽明厥陰不從標本從乎中。從前解者,殊欠明白。愚謂少陽,經之屬陽者也。少陽之上,火氣治之,火亦陽也,故少陽從本,爲以陽從陽。不言從中者,中爲厥陰,木[5]從火化,彼反從我,故不言也。太陰,經之屬陰者也,濕亦陰氣也,故太陰從本,爲以陰從陰。不言從中者,中爲陽明,燥從濕化,亦彼反從我,故不言也。少陰,經之屬陰者也,熱氣則爲陽矣。太陽,經之屬陽者也,寒氣則屬陰矣。標本異氣,各能生病,故或從本,或從標也。亦俱不言從中者,少陰之中爲太陽,言從本之陽,足以該之。太陽之中爲少陰,言從本之陰,亦

---

〔1〕相　原作“䄂”,據乾隆本改。

〔2〕本　原作“有”,據乾隆本改。

〔3〕候　原作“俟”,據乾隆本改。

〔4〕間　病少瘥也。《論語·子罕》:“病間。”何晏注:“孔曰:少差曰間。”

〔5〕木　原作“本”,據乾隆本改。

足以該之。至若陽明，亦經之陽者也，燥亦氣之屬陽者也，寧非以陽從陽？而不言從本者，以從本一義，已於少陽太陰發之，而有燥從濕化者，其理不可不明，故特舉從中言也。厥陰，亦經之陰者也，風亦氣之屬陽者，寧非標本異氣？而不言或從標或從本者，以從標一義，已於少陰太陽發之，而從本之風，則又從乎火化，故不從本而從乎中也。然風從火化，木[1]火同氣，其理無疑。若燥濕相反，其從化理似難説。然觀仲景治傷寒燥渴，反用五苓去濕，其理可推。蓋脾土之濕，壅滯不行，則氣化不布，津液不流，而胃與大腸均失其潤，反成燥結，固有之矣。按從中之説，不過於常理之外，另立一義，以示木[2]能生火，濕鬱成熱之例。非謂厥陰病必有陽無陰，陽明病必有濕而無燥也。若執泥便説不去。張子和標本歌云：少陽從本爲相火，太陰從本濕土坐，厥陰從中風是家，陽明從中濕是我，太陽少陰標本從，陰陽二氣相包裹，風從火斷汗之宜，燥與濕兼下之可。其意蓋謂燥証當以溫潤之藥治之耳。觀其治燥諸條，祇用硝、黄，不用去濕之藥，不泥《經》語可見矣。再按少陽太陰從本，此純熱無寒，純寒無熱，標本合一者之治例也。少陰太陽從本從標，此寒中有熱，熱中有寒，陰陽夾雜者之治例也。陽明厥陰不從標本，從乎中治，此陽証根陰，陰証根陽，表裏互求者之治例也。如此看較活。

表裏論

以周身言，則軀殼爲表，藏府爲裏。而以軀殼言，則皮膚爲表，骨肉爲裏。以藏府言，則府爲表，藏爲裏也。以經脉言，太陽陽明爲表，三陰爲裏，少陽爲半表半裏。而於表中又分表裏，則太陽乃表之表，陽明乃表之裏。於裏中又分表裏，則太陰爲裏之表，少陰爲裏之中，厥陰爲裏之裏也。故傷寒傳經之次，首太陽，次[3]陽明，

---

〔1〕木　原作“本”，據乾隆本改。

〔2〕木　校改同〔1〕。

〔3〕次　此字原無，據乾隆本補。

次少陽，次太陰，次少陰，次厥陰。按太陽之府爲膀胱，陽明之府爲胃，二府皆貯物，瀉而不藏，外通出表，故其經脉屬表。太[1]陰之藏脾，少陰之藏腎，厥陰之藏肝[2]，皆貯精，藏而不瀉，不能外出，故其經脉屬裏。少陽之府[3]膽，所貯精汁，類於物，則似府也，然亦藏而不瀉，則又似藏，故其經脉屬半表半裏，此無可疑。獨腎位肝下，最屬深藏，其經脉應爲裏之裏，乃反爲裏之中，此則不能無疑。豈經脉雖連繫於藏府，而其表裏層次，自以其行於肌膚之淺深分，不照藏府之部位爲次序耶？且此止言足經耳，若手經之次第，亦有可得而言者耶？竊疑《内經·熱病論》論傷寒傳經之次，乃倣運氣，厥陰爲一陰，少陰爲二陰，太陰爲三[4]陰，少陽爲一陽，陽明爲二陽，太陽爲三陽之説以爲言。然此乃言客氣之次第，恐未可爲病機之據也。且運氣之説，亦謬而不足信矣。

陰陽論

人身從臍中分，上部爲陽，下部爲陰，面爲陽，背爲陰，左爲陽，右爲陰，表爲陽，裏爲陰，府爲陽，藏爲陰，氣爲陽，血爲陰，動爲陽，靜爲陰，語爲陽，默爲陰，瘖爲陽，痳爲陰，呼爲陽，吸爲陰，魂爲陽，魄爲陰。《内經》言背爲陽，是對腹爲陰説，非謂背爲陽而面爲陰也。蓋腹處下，而背居上，故以上者爲陽，下者爲陰耳。後人不明其説，以腹字當面字看，誤矣。觀《易》卦，陽盛於午，陰盛於子。背，北也，北屬陰，陰靜陽動，背不動，屬陰明矣。又溺水死者，女屍必仰，女人陰氣重也。男屍[5]必仆，男人陽氣重也。不更可驗背之屬陰，面之屬陽哉？夫陽盛於午，陰盛於子，此面陽背陰之義也。由復[6]至

---

〔1〕太　原作"未"，據乾隆本改。
〔2〕肝　此字原無，據乾隆本補。
〔3〕府　此字原無，據乾隆本補。
〔4〕三　原作"二"，據乾隆本改。
〔5〕屍　此字原無，據乾隆本補。
〔6〕復　《易》卦名，六十四卦之一。☷。

乾,左升爲陽,由姤[1]至坤,右降爲陰,此左陽右陰之義也。陽主氣,陰主血,陽大而陰小。乃丹溪謂:左半血多,右半氣多,人右手足大於左手足。何也? 曰:左右陰陽對待,本甚均平,無偏多偏少。然陽盛於午,至酉而猶熱,陰盛於子,至卯而猶寒,豈非極盛之勢,餘氣猶旺耶? 然則左雖屬陽,而陰反盛,右雖屬陰,而陽反強,固可見矣。又何疑於左半身血多,右半身氣多,右手足之大於左手足乎?

《醫貫》謂:冬至一陽生,當漸向煖和,乃臘月大寒,冰雪反甚,蓋陽伏於下,逼陰於上,故井水氣蒸而堅冰至。夏至一陰生,當漸向清涼,乃三伏溽[2]暑,酷熱反熾,蓋陰盛於下,逼陽於上,故井水寒而雷電合。可以互証。予嘗病眼熱,必右目先而甚,左目後而微,知左屬血,火不易傷也。所謂乾柴者先灼,濕者後燃也。又病脚腫,必左先而甚,右後而微,知右屬氣,濕尚易運也。又嘗掩右目,用左目視月,則不如右目之明,以右目火盛,能遠燭也。掩左目,用右目觀書,則不如左目之朗,以左目水盛,能近鑒也。然此猶各有所長也。若較其強弱,則右必強於左。嘗吹筒弋[3]鳥,筒鳥相對若引繩,以爲必中也,而不中,知二目之力有強弱不同也。因閉右目,獨用左目視筒鳥如引繩,乃開右目並用,則大異矣,是左目爲右目所奪也。又閉左目,獨用右目,視筒鳥如引繩,乃開左目並視,其爲如引繩者,亦無異也,是右目不爲左目所奪也。豈非右目強而左目弱哉? 故《經》言右耳目不如左耳目明者,吾不信也。府爲陽,藏爲陰。細分之,則心肺處上[4]部爲陽,肝腎居下部爲陰。又心與肺較,則肺屬金爲陰,心屬火爲陽。肝與腎較,腎屬水爲陰,肝屬木爲陽。又肺與肝較,則肺主降爲陰,肝主升爲陽。又腎有水有火,腎火爲陽,腎水爲陰。紛紜蕃變,無有定名。醫書動言陰陽,而不切指其爲何項,甚屬朦混,當細分之。如言陰虛,則未知其言血虛

---

〔1〕姤(gòu 够)　原作“垢”,據乾隆本改。姤,《易》卦名,六十四卦之一。䷫。

〔2〕溽(rù 入)　濕,悶熱。《上京雜詠》:“午溽曾持扇,朝寒却衣綿。”

〔3〕弋(yì 義)　以繩繫箭而射。《詩·鄭風·女曰雞鳴》:“將翶將翔,弋鳧與雁。”孔穎達疏:“謂以繩繫矢而射也。”

〔4〕上　原作“土”,據乾隆本改。

22

耶? 肺虛耶? 腎水虛耶? 腎火虛耶? 何不切指之曰血虛, 曰肺虛, 曰腎水虛, 曰腎火虛之爲明白也。本集一一分晰之。

夏月伏陰辨

丹溪謂夏月炎暑盛行, 人身內外皆熱, 其說甚的。乃張景岳謂, 夏月伏陰, 人身外熱內寒, 冬至伏陽, 人身外寒內熱。以夏至陰生, 地上熱而井水寒, 冬至陽生, 地上寒而井水溫爲証。其說似是而非。乃知有天時, 而不知有地理者也。人身之氣, 與天地通, 固從天時而變, 亦隨地勢而移。既有東西南北之殊, 豈無上下高深之別。人之身固在地上也, 非在地中也。設夏時而身處井中, 則不特內寒, 即外亦寒矣。尚得如其說謂外熱內寒耶? 然則置身地上, 不特外熱, 即內亦熱, 自可反觀而見矣。試觀浮瓜沉李[1], 嚼[2]水飲冰, 未嘗畏冷, 其情可見。冬月能如是乎? 或曰:夏月汗多, 汗多則亡陽, 陽亡則陰生於內, 謂之伏陰, 非歟? 曰:夏月汗多, 是人皆然, 豈皆亡陽乎? 不過虛其津液耳。津液虛即陰虛, 陰虛則陽愈熾, 觀小便之短而赤可知。不滋金水, 而補火土, 吾見其惑也。曰:古人於暑証, 多用熱劑, 非歟? 曰:此因証轉虛寒乃然, 不可一概混施也。問:夏月陽氣外泄, 冬月陽氣內藏, 非歟? 曰:陽外泄則汗出而內涸, 故清潤之品爲宜;氣內歛則化水而陰滋, 故溫熱之劑可任。觀夏月渴而小便短赤, 冬月不渴而小便清長, 則陽外泄者之內非冷, 陽內藏者之中非熱, 不辨自明矣。

氣

氣無形而血有質, 氣爲陽, 主護衛於外, 故名之曰衛;血爲陰, 主營運於中, 故名之曰營。血陰有質, 故其行也必次第循經, 而入

---

〔1〕浮瓜沉李　沉, 亦作"沈"。《與朝歌令吳質書》:"浮甘瓜於清泉, 沈朱李於寒水。"爲消夏樂事之稱。

〔2〕嚼　原作"燕", 據乾隆本改。

於脉道之中，充於内而後達於外。氣陽無形，故其行也慓疾，不循經而出於脉道之外，實於表而後返於裏。觀《内經》謂飲酒者，氣先行皮膚，先充在外之絡脉，而後滿於在内之經脉。可見矣。此二者之行，所以有不同也。《經》謂營氣之行，寅時起，由肺經而大腸、胃、脾、心、小腸、膀胱、腎、心包、三焦、膽、肝諸經，復返於肺，如是者每日五十周。衛氣之行，每日早至暮，行陽分二十五周，每周由太陽而少陽、陽明、足少陰，復返於太陽。暮至曉，行陰分二十五周，每周由腎而心、肺、肝、脾，復返於腎。二者之行不同如此。按《經》言營氣，是言血中之氣，非單言血，蓋血中之氣，既負血而行，則亦不及衛氣之慓疾也。《經》言衛氣，晝行陽二十五度，度，即遍也。夜行陰二十五度，大概如此。蓋晝則陽動，而氣行於表者多，夜則陰静，而氣歛於内者多，非晝全不行於内，夜全不行於外也。至謂一晝夜必行五十周，則鑿矣。氣一耳，以其行於脉外，則曰衛氣，行於脉中，則曰營氣，聚於胸中，則曰宗氣[1]。名雖有三，氣本無二。氣與血並根柢於先天，而長養於後天。《經》謂營氣出於中焦。又謂心生血。不過以胃受穀氣，蒸化成血，血色之赤，稟於心火爲言耳。要之血即天一之水，觀血味鹹可知。氣爲坎中之陽，同根於腎，無岐出也。氣根於腎，亦歸於腎，故曰腎納氣，其息深深。氣不歸元，則喘咳不得卧。肺司呼吸，氣之出入，於是乎主之。且氣上升，至肺而極，升極則降，由肺而降，故曰肺爲氣主[2]。腎主納氣，故丹田爲下氣海；肺爲氣主，故胸中爲上氣海。腎水爲坎中之陽所蒸，則成氣，上騰至肺，所謂精化爲氣，地氣上爲雲也。氣歸於肺，復化爲水，肺布水精，下輸膀胱，五經並行。水之精者行於經脉。所謂水出高源，天氣下爲雨也。陰陽互根，於此可悟矣。腎以閉藏爲職，雖子半陽生，而氣發淵泉，機猶未暢，故氣之升發，不屬腎而屬肝也。藏屬腎，泄屬肝，升則泄矣。此肝腎之分也。肝主升，肺主降，此肺肝之分也。心主動，志壹[3]則動氣也。腎主静，

〔1〕氣　原作“梟”，據乾隆本改。

〔2〕主　原作“生”，據乾隆本改。

〔3〕壹　閉塞。《孟子·公孫丑》：“志壹則動氣，氣壹則動志也。”趙岐注：“志氣閉塞而爲壹。”

此心腎之分也。而靜藏不致於枯寂，動泄不致於耗散，升而不致於浮越，降而不致於沉陷，則屬之脾，中和之德之所主也。然則升降動靜，苟失其中，雖爲肝、肺、心、腎之不職，亦即脾之不職。而但知氣之不升，或有升無降，爲肝木尅脾土者，陋[1]也。知各藏之病，皆關乎脾，則知脾氣調和，即各藏俱調和矣。故補脾不如補腎，不過舉要之詞，故不若補腎不如補脾之論，爲得其全也。老人、小兒尤以脾胃爲主。《經》言陽之氣，以天地之疾風名之。又曰風氣通於肝，故氣病往往稱風，如肝風、腸風、胃風之類，飲食在胃，則胃實腸虛，氣下於腸，飲食在腸，則腸實胃虛，氣上於胃，往來鼓動有聲，所謂腸風、胃風即此。皆氣之往來，鼓動若風耳，非必外來之風也。已上明氣之理，至其病証脈治[2]，詳下。

氣之病証

《内經》列九氣爲病。一曰怒則氣上，甚則嘔血暴怒傷陰，血隨氣逆、殞泄。完穀而出也。怒氣上衝則嘔血，下鬱則殞泄，氣鬱不運，則水穀不分也。或血菀於上，不嘔則鬱積於上焦。形氣絕，卒然倒斃。名薄厥。薄，迫也。謂血氣厥逆，迫於上焦。或胸滿脇痛，食則氣逆而不下。一曰喜則氣緩。志氣通暢和緩，本無病。然過於喜，則心神散蕩而不藏，爲笑不休，爲氣不收，甚則爲狂，有喜極氣暴脱而死者，必其人素虛，氣浮無根也。所謂暴喜傷陽。一曰悲則氣消。心志摧抑沮喪，則氣亦因之消索。以怒則氣盛而張反觀之，可見悲則氣衰而歉矣。爲目昏，悲泣多則目昏。爲筋攣，爲陰縮，皆有降無升，肝木受尅所致也。爲酸鼻辛頞[3]，爲少氣不能報息，報，接續意。爲下血，氣不能攝血也。爲泣則臂麻。一曰恐則氣下。精却、腎精方欲化氣而上，因恐則却而退下也。王太僕謂：恐則傷精，却而上，不下流，下焦陰氣亦迴環而不散，故聚而脹。未妥。氣還，下焦

---

〔1〕陋　見識不廣。《荀子·脩身》："少見曰陋。"

〔2〕脈治　原作"林言"，據乾隆本改。

〔3〕頞（è 惡）　鼻梁。《素問·氣厥論》："膽移熱於腦，則辛頞鼻淵。"王冰注："頞，謂鼻頞也。"

脈，爲陰痿骨痠，精時自下。一曰驚則氣亂。心無所倚，神無所歸，慮無所定，爲癲癇，驚則神不守舍，痰涎入心所致。爲不省人事，爲僵仆。一曰思則氣結。心有所存，神有所歸，正氣留而不行，爲不眠，爲中痞，三焦閉塞，爲不嗜食，爲昏瞀，爲得後即大便與氣，噯氣，或屁。氣鬱下陷之屁，不若傷食之屁臭甚。則快然而衰。結氣得通而滯減也。一曰寒則氣收。腠理閉，氣不行，上下所出水液，澄澈清冷。一曰熱則氣泄。腠理開，汗大泄，喘嘔吐酸，暴迫下注，所謂壯火食氣，又曰熱傷氣也。氣乘風則飄，遇火則散，火主發洩，一夜熱作而身頓怯，可見。一曰勞則氣耗。喘息汗出，內外皆越，精神竭絕，《經》曰：靜則神藏，躁則消亡。爲促乏，爲嗽血，爲腰痛骨痠，爲高骨壞，爲煎厥。五心煩熱，如煎熬而厥逆也。男爲少精，女爲不月。按七情皆生於心，以悲則氣下，故屬之肺；怒則氣上，故屬之肝；恐則怯而欲藏匿，故屬於腎；思則無所不通，故屬[1]之脾耳，此義宜知。驚屬心肝氣動，故風火交煽，則病發驚駭。清氣在下，則生飧泄，濁氣在上，則生䐜脹。《經》謂清濁相干爲亂氣，水穀之清氣注五藏，濁氣注六府，清氣上升，濁氣下行，反之則亂也。予謂邪正相干亦然。此如卦畫之交錯，陰陽揉雜。於此想見霍亂情狀。氣滯[2]必痛。《經》云諸痛皆因於氣。又云氣傷痛，形傷腫。先痛後腫者，氣傷形也；先腫後痛者，形傷氣也。丹溪謂氣有餘便是火。自覺冷氣自下而上者，非真冷也，火極似水耳，不治其火，則氣不降。火極似水，猶云熱証似寒，氣爲火所衝突，飄忽若風，故冷也。氣本清，滯而痰凝血瘀，則濁矣。不治其痰血，則氣不行。

脈

長則氣治，短則氣病，數則氣熱，遲則氣寒，大則陰傷，弦則氣鬱，上盛則氣高，下盛則氣脹，濇則氣滯，衰則氣少，凡氣不舒者脈必沉。

---

〔1〕屬　原作"寫"，據乾隆本改。
〔2〕滯　原作"帶"，據乾隆本改。

治法

結者散之，鬱者達之，閉者開之，氣閉者無小便，或兩手脈伏不見。陷者舉之，高者抑之，浮越者鎮墜之，脫者固之，散者收之，虛者補之，痞滿似難補，然由脾虛不行，正宜補脾以復其健運之職，則濁氣行而痞滿自除。所謂塞因塞用也。熱者清之，寒者溫之。其病在七情，非藥可愈者，以五志相勝。故悲可以治怒，以愴惻[1]苦楚之言感之。喜可以治悲，以謔浪褻狎之言娛之。恐可以治喜，以迫遽死亡之言怖之。怒可以治思，以污辱欺罔[2]之言觸之。思可以治恐，以慮彼忘此之言奪之。又習可以治驚。使之習見則不驚。逸可以治勞也。大約青皮疏肝，枳殼利膈，香附散鬱，木香舒脾，厚朴散滿，沉香降逆，前胡下痰，柴胡升清，烏藥、川芎、紫蘇能散邪氣從汗而解。檳榔、大腹皮能使濁氣下行，而去後重。萊菔子、蘇子、杏仁下氣潤燥，肺氣滯於大腸者宜之。豆蔻、沉香、丁香、檀香辛熱能散滯氣，暴鬱者宜之。鬱久成火者忌用，須以薑炒山梔子佐之。已上皆治有餘氣病。若兼痰火、兼積滯、兼血，各隨症加減。調氣用木香，然性溫上升，若陰火上衝胸[3]、喉，似氣滯而實非氣者，用之反以助火，當用黃栢、知母，少佐枳殼。氣虛氣滯，六君子湯加益智、蘇梗。血虛氣滯，四物湯見血加香附、陳皮。腎陰虛氣滯，六味地黃湯見虛損加沉香、石斛、砂仁。腎陽虛氣滯，四逆湯見厥加肉桂、補骨脂。肥人氣滯必挾痰，二陳湯見痰加香附、枳殼，燥以開之，甚者加蒼术、白芥子。瘦人氣滯必挾火，宜蘇子、山梔、歸、芍，降以潤之。婦人性執，易於動氣，痞滿脹痛，上湊心胸，或攻築脅肋，腹中結塊，月水不調，或眩暈嘔吐，往來寒熱，正氣天香散、四七湯酌用之。如氣不升降，痰涎壅盛者，蘇子

---

〔1〕愴(chuàng 創)惻(cè 側)　悲傷。《說文》："愴，傷也。"《廣雅·釋詁》："惻，悲也。"

〔2〕罔(wǎng 网)　蒙蔽。《漢書·王嘉傳》："臣驕侵罔。"顏師古注："罔，謂誣蔽也。"

〔3〕胸　原作"胸"，據乾隆本改。

降氣湯。氣不歸元，以補骨脂爲主，取其壯腎，收濁氣歸就膀胱，使化而出也。或白术亦可，以其能和胃，胃和則氣自歸元，此爲脾腎兩虛者立法也。若肺腎兩虛，氣不歸元，喘促不卧者，宜五味、胡桃、人參之類。氣鬱久則中氣傷，不宜尅伐，宜歸脾見血、逍遥見鬱二方，佐撫芎、香附、枳壳以舒鬱。胎産同法。木香流氣飲，通治一切氣病，利三焦，通營衞，達内外，腫脹、喘嗽、痛疼皆效。分心氣飲，治七情氣滯。蘇子降氣湯，治氣上逆。補中益氣湯，治氣虛下陷。越鞠湯見鬱治氣鬱中焦。

血

　　精、髓、血、乳、汗、液外出爲汗，内蘊爲液、津出於口者、涕畜於腦，出於鼻、淚、溺，皆水也，並屬於腎。而血色獨紅者，血爲心火之化，數者色皆白，乃肺氣之化也。腎爲陰，肺爲陽，陽交乎陰而液以化。腎屬水，心屬火，水交於火而血以成。以其爲心火所成，故《經》謂心生血，又云血屬於心，又云心主身之血脈也。赤者，心火之色。心火不足，則血色淡。心氣虛寒，則血凝而紫黑，紫黑爲腎色自見，無火也。亦有火盛血瘀而色紫黑者，總可見血之關於心。張介石曰：凡身有血處，觸之必痛，痛屬心知，而赤爲火色，故曰心生血。又曰：人身麻木處，則無血色，血所不至，是心所不治，故不知痛癢。又曰：趙氏云血隨相火行，故色紅，非也。相火居坎水中，弗能自露，陽爲陰掩，其色黑。至於心火，而陽老矣，陰爲陽閉，故内暗外明，其色赤。血如隨相火行，則必黑而不紅。汗、液、津、淚、溺皆清澈，陽所生也。精、髓、血、乳、涕皆稠濁，陰所成也。陽性速，其生易，故氣至而即生。如悲哀氣動，則淚若湧泉，内熱蒸騰，則汗出如雨，可見。陰性遲，其成難，故畜積而后富。細分之，則精、髓、涕爲一類，血與乳爲一類。而乳之成，較血爲易，故曰血者難成而易虧。髓藏而不洩，涕即腦髓，其洩也，以病腦熱。惟精藏而能洩，其洩也，以陰陽之和暢，故能成生育之功。血亦藏而不洩，較精之藏而能洩殊矣。故精動而血静，精陽而血陰，婦人之月事，乃溢而傾，非施洩之謂也。精少血多，貴賤之别也。精生血死，老少之分也。精色白，肺氣所化，清陽也。

清陽爲少火，火少則生。血色赤，心火所成，濁陽也。濁陽爲壯火，火壯則老。水凝爲冰，見睍[1]則消，血凝成塊，雖煮不化，水隨氣行，能越於外，血隨氣行，但運於中，清濁陰陽，氣質之分，可覩矣。舊謂血總統於心，此即心生血之義矣。而曰化生於脾，藏受於肝，宣布於肺，施洩於腎，何也？曰：《經》言水穀入胃，中焦受氣取汁，變化而赤爲血。蓋言胃中水穀之清氣，藉脾運化成血，故曰化生於脾。然兒在胎中，未嘗飲食，先已有血，可見血爲先天之水，不過藉後天爲長養，非全靠後天也。又云脾統血者，則血隨脾氣流行之義也。又《經》言人臥則血歸於肝。蓋言人寤屬陽，寐屬陰，陽主外而親上，陰主內而親[2]下。寤則血隨陽動，外運而親上，臥則血隨陰[3]靜，內藏而親下。五藏皆在內，而肝腎居下，爲血之所歸藏，言肝而腎可該。何則？肝動腎靜，動者尚藏，則靜者可知，故曰藏受於肝也。一說，血不藏，皆肝之疎泄使然，故以藏受責之。亦通。其謂宣布於肺，則血隨氣行之義耳。其謂施洩於腎，則混精爲血，觀古人動稱父精母血可見，要知是精非血，不當混合爲一也。經脈[4]之血流行，藏府之血守位。已上明血之理，其病証脈治詳下。

　　血隨氣行，氣寒而行遲，則血濇滯。氣熱而行駛，則血沸騰。蓋血屬陰，非陽不運，故遇寒而凝。氣屬火，非少則壯，故遇熱而灼。濇滯皮膚則爲痛痹，凝結經絡則爲疽癖，瘀積腸胃則爲敗腐，虛寒不攝則爲脫崩，沸騰上焦則爲吐衄，流注下焦則爲便血，壅塞經脈則爲癰毒，浮見皮膚則爲癍[5]疹。而且濕盛而蒸爲癧風，血乾而化爲癆蟲。致病非一，要不出寒熱二端。大抵瘀尚易治，乾則難醫，無潮熱者輕，有潮熱者重。

---

〔1〕睍（xiàn 現）　原作“睨”，據乾隆本改。《詩·小雅·角弓》：“雨雪瀌瀌，見睍曰消。”毛亨傳：“睍，日氣也。”
〔2〕親　原作“觀”，據乾隆本改。
〔3〕陰　原作“陽”，據乾隆本改。
〔4〕脈　原作“府”，據乾隆本改。
〔5〕癍　原作“症”，據乾隆本改。

吐血即嘔血。舊分無聲曰吐，有聲曰嘔，不必。

吐由口出，古人謂是胃府之血。張景岳則謂出於口者，有咽與喉之異。喉爲肺之上竅，而兼總五藏之清道，故諸藏之血，皆得從清道以出於喉，不獨肺也。咽爲胃之上竅，而兼總六府之濁道，故諸府之血，亦皆得由濁道以出於咽，不獨胃也。五藏之氣皆稟[1]於胃，則五藏之病亦皆及於胃。如怒則氣逆而嘔血，肝病也。慾火上炎而嘔血，腎病也。而其血皆由胃脘以出，則是出於喉者止五藏之血，而出於咽者，不祇六府之血矣。按景岳之説甚是，然何以別之？大抵由肝腎而出者，往往傾盆而來，如潮之湧，此雷龍之火暴發乘胃所致。肝、腎、胃血俱出，彼時喘息不定，面如醉酒，心神煩亂，少刻火退神清，面白氣平，血乃漸止。若胃火自病，其勢不甚暴烈，所出必不若是之多也。凡血色初吐鮮紅而散，少停一、二時再吐，則畧紫[2]而凝，久而又吐，則黑而結塊。若吐血不停，則初吐者爲上焦近血，色鮮紅。後出者爲中下焦遠血，其色深紅。吐後未盡餘血，色淡或糖色，或粉紅色。

欬嗽血

火刑金而肺葉乾皺則癢，癢則欬，此不必有痰，故名乾欬。欬多則肺絡傷，而血出矣。嗽則兼有痰，痰中帶有血線，亦肺絡之血也。其証有輕重，但熱壅於肺者輕，清火自愈。久嗽肺損者重[3]，保肺爲主，阿膠爲君，白芨、苡仁、生地、甘草、枳梗[4]、橘紅、貝母爲丸，噙化。又須看痰色如瑪瑙成塊者，出胃口，易治。若一絲一點，從肺藏中來，肺少血，爲火所逼，雖少亦出，漸至肺枯成癆，難治。欬出白血必死。血色淺紅，似肉似肺者是。脈弦氣喘，聲嘶咽痛，不治。

---

〔1〕稟　原作“壼”，據千頃堂本改。
〔2〕紫　原作“累”，據乾隆本改。
〔3〕重　原作“寉”，據乾隆本改。
〔4〕枳梗　原作“枳槐”，據乾隆本改。千頃堂本作“枳”。疑作桔梗。

咯唾血

咯與嗽爲一類,皆因有痰而欲出之,或費力,或不費力,總以出痰爲主,非欲出其血也。因值其失血,故血隨痰出耳。唾與吐爲一類,此則因血而然。緣血爲火所湧,上[1]升出至咽喉,多則吐,少則唾,並不費力,皆係純血,無痰涎夾雜。吐唾既爲一類,吐不定屬胃[2],唾獨必屬腎乎?古謂唾血屬腎者,因《經》論五液,謂腎主唾水泛於上也。故耳,不可泥。咯既與嗽爲一類,舊分嗽屬肺,咯屬腎,亦非。腎脈上入肺中,病則俱病,腎亦有嗽,肺亦有咯也。然則何以別之?曰:血証由於火,驚則火起於心,怒則火起於肝,悲傷火起於肺,思慮火起於脾,房勞火起於腎,審察病因自見,言不能盡也。張景岳謂失血証,凡見喘滿咳嗽,及胸膈左右皆隱隱脈痛者,此病在肺也。若胸膈、膻中間覺有牽痛,如縷如絲,或懊憹嘈雜不可名狀者,此病在心包絡也。若胸腹膨脹[3],不知飢[4]飽,食飲無味,多涎沫者,此病在脾也。若兩[5]脇肋牽痛,或多怒鬱,往來寒熱者,此病在肝也。若氣短似喘,聲啞不出,骨蒸盜汗,咽乾喉痛,動氣上衝者,此病在腎也。若大嘔大吐,煩渴頭痛,大熱不臥者,此病在胃也。若有兼証,則病不止在一藏。肺病宜清降,不宜升浮。心主病宜養營,不宜耗散。脾病宜溫中,不宜酸寒。肝病或宜疏利,或宜甘緩,不宜秘滯。腎病宜壯水,宜滋陰,不宜香燥尅伐。胃病或宜大瀉,或宜大補,當察虛實。

鼻衄

衄行清道,經藏之血也,多由督脈而上出。經藏之氣通於鼻,

---

〔1〕上　原作"土",據千頃堂本改。
〔2〕胃　原作"冒",據千頃堂本改。
〔3〕脹　原作"膨",據千頃堂本改。
〔4〕飢　原作"肌",據千頃堂本改。
〔5〕兩　原作"若",據千頃堂本改。

故其血之溢者，亦出於鼻。張景岳曰凡鼻衄，必自山根以上，睛明之次而來。而睛明一穴，乃小腸、膀胱、胃、陰蹻、陽蹻五經之會，皆能爲衄。又衝脈爲十二經之血海，其上俞出膀胱經之大杼，下俞出胃經之氣街，膀胱、胃二經血至，則衝脈之血亦至，而十二經之血無不至矣。所以血衄之微者，不過一經之近，甚者通身之血盡出。舊謂衄出於肺，豈其然哉？《準繩》云鼻通於腦，血上溢於腦，所以從鼻而出，宜茅花湯調止衄散。嵩厓云：不甚者，以水紙搭鼻衝，或以涼水拊項後即止。甚者犀角地黃湯，對症之藥。又黃芩、白芨各二兩，水丸，治久衄，神效。犀角下入腎，由腎脈上通鼻腦故也。胃衄者亦可用，以胃脈亦上入鼻也。故火鬱陽明致衄者，無犀角以升麻代之，以升麻陽明藥也。

齒衄

此胃、大腸、腎三經之病。蓋大腸脈入下齒中，胃脈入上齒中，而腎主骨，齒爲骨之餘也。胃火盛則血出如湧，而齒不動搖，或見口臭，牙齦腐爛腫痛，此濃酒厚味所致，宜清胃火，便結可下之。若口不臭，牙不痛，但齒動不堅，或微痛不甚，而牙縫時多出血者，此腎陰虛，火動而然，宜滋腎水，六味丸見虛損主之。若腎火虛而上浮者，八味丸見虛損主之。《醫旨緒餘》述所治三人齒衄，出血甚多，皆以三製大黃末二錢，枳壳湯少加童便調下，去黑糞而愈。緣陽明熱盛，衝任二脈皆附陽明，故血如潮湧。若腎虛，血必點滴而出，齒亦悠悠而疼，必不如此暴且甚也。

舌衄

舌上無故忽出血線，此心、脾、腎諸經之火所致，三經脈皆及舌。槐花炒研末糝之。或蒲黃炒爲末。《準繩》云：文蛤散治熱壅舌出血如泉，五倍子、白膠香、牡蠣粉等分爲末，每月少許糝患處。又云：肝壅則舌血上湧，服清肝之藥。按肝脈絡於舌本。

耳衄

耳中出血也。小腸、三焦、膽各脈俱入耳中。又耳屬腎，諸經皆足爲病。龍骨末吹入即止。若左關脈弦洪,柴胡清肝散。尺脈或躁或弱,六味地黃丸。見虛損。

肌[1]衄

血自毛孔中出,曰血汗,又名脈溢。心主血脈,極虛有火則見。脈溢湯:人[2]參、黃耆、當歸、伏神、麥冬、石蓮、硃砂、薑汁、生地。益疑溢。

九竅出血

耳、目、口、鼻一齊出血,藥不及煎,死在須臾。先將水當面噴幾口,急分開頭髮,用粗紙數層蘸醋令透,搭在顖門,血即止。次用當歸一兩煎好,磨沉、降香各五錢,加童便服。或瞿麥飲:瞿麥、生薑、梔子、燈心、炙草、棗。再用髮灰二錢,茅根、車前草煎湯下之,血自歸經。然後以四物加人參五味丸服,可收萬全之功。九竅出血,兼身熱不能臥者死。惟婦人產後瘀血妄行,九竅出血,有用逐瘀之藥而生者。若無故卒然暴厥,九竅出血者死。久病之人,忽然上下出血,亦死。

搔癢出血

搔癢血出不止,糞桶箍燒灰敷之。呂元膺治一僧,搔膕中疥,出血如湧泉,竟日不止,營氣暴衰,止餘尺脈如絲,與四神湯加荊芥穗、防風,晨夜併進,明日脈漸出,服十全大補見虛損而愈。

便血

分腸風、藏毒二証。三因諸邪,皆致便血,二者特其大端耳。腸風者,或風邪外感,或肝風內[3]生,風熱相合,侵犯經絡,血脈被阻,漏出

---

〔1〕肌　原作"飢",據千頃堂本改。
〔2〕人　原作"入",據千頃堂本改。
〔3〕內　原作"肉",據千頃堂本改。

經絡之外，滲入腸胃之中，從大便出，隨感隨見，血清色鮮者是。槐花湯加羌、防、秦芃。即非外風，亦可升陽燥濕。按內風即氣也，氣不順亦可用羌、防輩升發之，但不溫服取汗耳。故古方不分內外風，統用之也。藏毒者，濕與熱合，蘊積日久，傷損陰絡，血滲腸胃，積久乃下，其色黯濁者是。槐花湯加炒苦楝、炒蒼朮。下血腹中痛，血色鮮紅，爲熱毒，芍藥黃連湯主之。不痛，血色不鮮，或紫黑如豆汁，爲濕毒，黃連湯主之。先血而後糞，近血也，出於大腸，槐花、條芩、烏藥。先糞而後血，遠血也，出胃與小腸，石膏、山梔、烏藥。又結陰便血，《內經》結陰者，便血一升，再結二升，三結三升。所下純是血，《經》不言何邪所結。景岳謂風寒之邪，留結血分所致，宜灸[1]中脘、氣海、三里，以散風邪，服平胃地榆湯以溫散之。亦舉隅之論也。下血太甚，人參、升麻、牡蠣、粟殼。瘀血不可止，待色鮮紅，畧加澀藥，椿皮、烏梅最妙。用寒涼藥須酒煮或炒，恐血凝。便血日久，服涼藥不應，宜升補，升陽除濕和血湯。有熱畧加黃連，以吳萸泡水炒[2]用，虛加人參。此病多食乾柿或生柿最效。腸風、藏毒、結陰，並血出腸中，與五痔之血出於漏孔者不同，亦與赤痢有異。

溲血

痛者爲血淋，見淋症門。不痛者爲溺血。不論何藏之血，但損傷妄行，皆得滲入膀胱，與尿同出。蓋不上行則下趨，可以滲入腸胃，亦可以滲入尿胞。此《準繩》謂：溲血、淋血、便血，三者雖前後陰不同，而受病則一。其散血、止血等藥，無越數十品之間，惟嚮導少異，其說固甚允也。若不與尿同出，乃從精竅出也。蓋清道之血，上可從鼻出，下亦可從精竅出，多因色慾而成，牛膝四物湯。服諸藥不效者，所溺之血成塊[3]，不得出而痛甚者，珀珠散甚效。

---

〔1〕灸　原作“炎”，據千頃堂本改。
〔2〕炒　原作“妙”，誤。
〔3〕塊　原作“瑰”，據千頃堂本改。

畜血

　　畜血症,多嗽[1]水不嚥,言即煩熱欲飲水,但嗽不嚥也,以熱止在經,不在府之故。熱在經則經血動,不衄則畜。小便利,此膀胱外畜血,以血只在小腹,未入膀胱也。大便黑。此腸胃畜血。跌打閃撞,奔走努力,惱怒,皆能致之,傷寒等熱証尤多。畜於上,令人善忘,血畜則氣不通,心竅閉故善忘。時時鼻血,犀角、生地、赤芍、丹皮。畜於中,則心下手不可近,桃仁、桂枝、芒硝、甘草、大黃、丹皮、枳壳。畜於下,則臍腹腫痛,或如狂譫語,發黃,詳《傷寒·太陽篇》。生地四錢,犀[2]角一錢,大黃三錢,桃仁一錢,水酒煎,入生漆一錢再煎,服半日血不下,再一服,下即止,名生漆湯。一切瘀血,大黃四錢,芒硝一錢,桃仁泥六個,歸尾、生地、山甲各一錢,桂五分,爲丸,名代抵當丸。在上血,丸如芥子大,去枕仰臥,以津嚥,令停留喉下。中、下血,丸如桐子大,百沸水下。若血積久,此藥不能下,去歸、地,加莪术醋炒一錢,肉桂七分。又破血方,女[3]子通經亦用之。大黃醋煮,桃仁、益元散各一兩,乾漆炒,烟盡爲度、生牛膝各五錢,醋糊丸,每服七十丸。大[4]凡跌撲損折,畜血腫痛發熱,先服折銳湯,大黃、桃仁、紅花、當歸、寄奴、川芎、赤芍,大下數次;再服行血破瘀湯,三七、當歸、玄胡、乳香、没藥、血竭、蘇木、靈脂、赤芍、紅花;然後服百和湯收功,首烏、地黃、當歸、骨碎補、白芨、鹿膠、續斷、甘草、薄荷。凡血妄行瘀畜,必用桃仁、大黃行血破瘀之劑。蓋瘀敗之血,勢[5]無復反於經之理,不去則留畜爲患,故不問人之虛實強弱,必去無疑。虛弱者加入補藥可也。好酒者多陽明畜血,但牙齒蝕,數年不愈者是,桃仁承氣湯料爲丸服,屢效。

---

〔1〕嗽　似誤,應作“漱”。本篇下同。
〔2〕犀　原作“屖”,據千頃堂本改。
〔3〕女　原無,據上下文意補。
〔4〕大　原作“凡”,據千頃堂本改。
〔5〕勢　原作“埶”。

脈法

濇爲血少,滑爲血充。失血脈應微細,而反見浮大無力,即爲虛芤。蓋陰既虧,陽無所依,浮散於外,故見此象。凡失血証,脈虛小沉弱,安靜身涼者生;實大急數,躁動身熱,喘咳氣逆,不得臥者死。瘀血脇痛,肝脈弦緊,此爲常,勿以必死論。

治法

吐血治法。凡血逆上行,宜降氣,降氣火自降。若徒以寒涼降火,往往傷脾作瀉。脾寒不能行血,血愈不歸經,宜行血,血行歸經自止。歸經非已離經之血,復能返於經也,但未離經者得不脱,即爲歸耳。若徒事止血,必有瘀畜之患。宜補肝,不宜伐肝。肝火動,由肝血之虛,滋陰則火自降。用寒涼伐肝,火被鬱,則怒發而愈烈矣。凡吐血屬火者,飲童便立止。或搗側柏葉汁,以童便二分,酒一分,和而溫飲之,大能止血。或白湯化阿膠二錢,髮灰二錢,入童便、生藕汁、生地黃汁、刺薊汁各一杯,仍濃磨好墨汁,頓溫服。或急用加味四生飲,生荷葉、生艾葉、生栢葉、生地黃各等分,入降香,童便煎服。元氣虛弱,即將童便浸前藥,水丸,獨參湯送下。或蘇子降氣湯,加人參、阿膠各一錢,下養正丹。並見氣。氣降則血自下矣。凡上膈壅滯吐血,脈有力,精神不倦,覺胸中滿痛,或血是紫黑塊者,用生地黃、赤芍、當歸、丹皮、荆芥、阿膠、滑石、大黃醋製、元明粉、桃仁泥之屬,從大便奪之,此釜底抽薪法也。蓋血從下出爲順,上出爲逆,用大黃等引血下行,轉逆爲順也。觀仲景謂畜血証,下血則愈。又謂:無病忽惡利血,爲病進;若血上行後,忽惡利血,爲邪欲愈,可見矣。血下行後,用苡仁、百合、麥冬、地骨皮,鮮者更佳。嗽渴加枇杷葉、五味子、桑白皮,有痰加貝母。皆氣薄味淡,肺經之本藥也。因其衰而減之,於虛勞証尤宜。吐血在暑天,病人口渴、面垢、頭暈、乾嘔,煎茅花、燈心、麥門冬湯,仍入藕節汁、側柏汁、茅根汁、生薑汁少許,生蜜亦少許,調五苓散。見傷濕。血止,用生地黃、當歸、牡丹皮、赤芍藥、百草霜末煎服一二貼,

却[1]用黃耆六一湯調理。暑氣通心，火毒刑肺，雖致吐衄，然大熱
傷氣，其人必脈虛氣怯體倦息微，此惟生脈散、見中暑。人參湯之屬
爲宜，不得濫用寒涼。若氣不甚虛者，宜《局方》犀角地黃湯，或枇
杷葉散。見中暑。凡肝火盛者，必有煩熱脈証，宜芍藥、生地、丹皮、
梔子、澤瀉、芩、連之屬，降其火而血自消。若肝氣逆者，必有胸脇
痛滿等証，芍藥、生地、青皮、枳壳、貝母、澤瀉之屬，行其氣而血自
清。怒氣傷肝者，唇青面青[2]脈弦，當用柴胡清肝散，或雞蘇丸，煎
四物湯吞下，並用十四友丸，見驚。燈心、麥門冬湯吞下，蓋其中有
理肝之藥。其有病雖因怒，察其無脈無火，是逆氣已散，肝火已平，
無得再散再清。若脈虛神困，病傷及脾，治當專理中氣，宜景岳五
陰煎，五福飲之類主之。勿謂始因怒氣，而專意伐肝也。凡憂思損
傷心脾，以致吐血，証見氣短形悴，或胸懷鬱然，食飲無味，或饑不
欲食，或魂魄驚困而臥不安，是皆中氣虧損，不能攝血所致，速宜救
本，不宜治標，宜歸脾湯。飲酒傷胃吐血，宜葛花解醒湯見傷飲食，
加黃連、丹皮，或湯中加金鈎子、乾葛、茅花。過啖炙煿辛熱，上焦
壅滿痛，血出紫黑成塊，桃仁承氣湯導之。酒色過度，饑飽吐血，效
方：枇杷葉、欵冬花、北紫菀、杏仁、鹿茸、桑白皮、木通、大黃爲末，
蜜丸噙化。又有飽食，胃冷不化，強吐之，使所食物與氣衝裂胃口，
吐鮮血，宜理中湯見中寒，加川芎、扁豆，或川芎、乾葛。勞心吐血，
用蓮子心五十粒，糯米五十粒，研末溫酒調服，及天門冬湯。勞力
太過，吐血不止，蘇子降氣湯[3]見氣加人參、阿膠，用豬肝煮熟，蘸白
芨末食之。打撲損傷吐血，先以藕節汁、側柏汁、茅根汁、韭汁、童
便磨墨汁，化阿膠止之。却以芎、歸、白芍、百合、荊芥穗、阿膠、丹
皮、紫金藤、大黃、滑石、紅花煎湯，調番降香末、白芨末與服。或先
用蘇合香丸，見諸中。却以黑神散，和小烏沉湯，童便調服。凡努力
及跌打等傷吐血，宜芎歸飲，引血歸經，有瘀則加大黃、桃仁、紅花，

---

〔1〕却　猶再也。《夜雨寄北》："何當共剪西窗燭，却話巴山夜雨時。"
〔2〕青　原作"靑"，據乾隆本改。
〔3〕湯　原作"盪"，據乾隆本改。

37

或鬱金、黃酒以行之。凡吐衄失血如湧,多致血脱氣亦脱,危在頃刻者,此際有形之血不能即生,無形之氣所當急固,急用人參一二兩爲細末,加飛羅麵一錢許,或溫水,或井花冷水,隨其所好,調如稀糊,徐徐服之。或濃煎獨參湯徐服亦可。此正血脱益氣,陽生陰長之理也。凡鬱証吐血,六淫七情,皆能鬱氣成熱,鬱於經則衄,鬱於府則吐。脈多枯濇,証惡風寒,誤以爲虛,溫補之,殆矣。觀其面色多滯,喜作嘔噦,口苦酸,即當散鬱,加味逍遥散見鬱主之,後用六味見虛損滋陰。楊仁齋曰:血遇熱則流,故止血多用涼藥。然有虛寒致血錯行者,當溫中,使血歸經,理中湯見中寒加木香,或甘草乾薑湯,甚效。《醫貫》云:血得寒而凝,不歸經絡而妄行者,其血必黑黯,面色必夭白,脈必微遲,身必清涼。古人謂:凡失血証,多以胃藥收功。腎寒火虛,逼陽上升,載血而出,脈沉足冷,舌必無胎,即有亦白薄而滑,雖渴不能飲冷,强飲亦不能多,少頃即吐出,面雖赤,色必嬌嫩,八味湯見虛損冷服。此爲内傷之証。又有外感寒邪,直中腎經,逼火上衝,致吐血者,須服白通湯即愈。内傷漸致,外感暴來,分別在此。此爲雷龍之火,不可直折。若覺腎熱,脈洪足溫,又爲水乾火炎,去桂附,純用六味。見虛[1]損。

熱嗽血治法,宜金沸草散見咳嗽加阿膠一錢,痰盛加瓜蔞仁、貝母。癆嗽有血,宜補肺湯加阿膠、杏仁、桑白皮各一錢,吞養正丹見氣,或三炒丹,間進百花膏,或七傷散、大阿膠丸。陰虛火動嗽血,滋陰保肺湯。痰帶血絲出,童便、竹瀝止之。感冒小恙,不知解表,過服寒涼,肺經之血凝滯,咳嗽帶痰而出,証惡寒而脈緊,或寒束熱於肺,久嗽出血,麻黃、桂枝、甘草、當歸、杏仁、枳[2]梗,後証宜加清涼之品。得微汗愈。血証最忌汗,惟此當汗耳。

咯唾血治法。癆瘵咯血,七珍散加阿膠、當歸各半錢,惡甜人更加百藥煎[3]半錢,仍調鍾乳粉爲佳。一味鍾乳粉,用糯米飲調,

---

〔1〕虛　此字原無,據乾隆本補。
〔2〕枳　似應作"桔"。
〔3〕百藥煎　五倍子所釀成者。具有清肺化痰,定嗽解熱之功。

吐血、嗽血亦治。因飽屈身，傷肺吐嗽血者，白芨枇杷丸，或白芨蓮鬚散。治咯血，黃藥子、漢防己各一兩，爲末，每服一錢，水一盞，小麥二十粒同煎，食後溫服。白芨一兩，藕節半兩，爲末，每一錢，湯調下。新綿灰半錢，酒調下，苡仁爲末，煮熟猪胰切片，蘸藥，食後腹微空時服。

鼻衄治法，亂髮燒存性，細研，水服方寸匕，併吹鼻中。萱草根汁每一盞，入生薑汁半盞，相和細呷。竹蛀屑，水調服。線紮中指中節，左鼻出紮左指，右出紮右，兩出兩紮之。有頭風自衄，頭風纏發則衄不止，宜芎附飲，間進一字散。下虛上盛而衄，不宜過用寒劑，宜四物湯，加參、耆、麥冬、五味，磨沉香下養正丹見氣、八味地黃丸。見虛損。傷濕而衄，腎著湯見傷濕加川芎，名除濕湯。伏暑而衄，茅花湯調五苓散見傷濕。飲酒過多而衄，茅花湯加乾葛、雞距子，或理中湯見中寒去乾薑，加乾葛、茅花。撲而衄不止，蘇合香丸見諸中一丸。或以小烏沉湯一錢，白湯調下。或煎濃紫蘇湯，獨調小烏沉湯。或添入黑神散一錢，鹽湯調下亦得。仍驀然以水噀[1]其面，使驚，則血止。非特撲衄，凡五竅出血皆治。衄後頭暈，四物湯、十全大補湯。見虛損。

溲血治法，先與生料五苓散見傷濕和四物湯。若服藥不效，其人素病於色者，此屬虛証，宜五苓散和膠艾湯，吞鹿茸丸或八味地黃丸見虛損，或鹿角膠丸。或辰砂妙香散見心痛和五苓散，吞二項丸子。若小便自清，後有數點血者，五苓散加赤芍藥一錢。亦有如砂石而色紅，却無石淋之痛，亦屬虛証，宜五苓散和膠艾湯，或五苓散和辰砂妙香散，吞鹿茸丸、八味丸、鹿角膠丸。灰髮二錢，茅根、車前草煎湯調下。夏枯草燒灰存性爲末，米飲或凉水調下。

便血治法。發熱煩躁，不欲近衣，大渴脈洪，以無目痛鼻乾，知非白虎証，此陰虛發躁，當以黃耆一兩，當歸二錢煎服。風冷入客腸胃，下瘀血如豆汁，八珍湯見虛損去生地、甘草，加桂，名胃風湯。

---

〔1〕噀（xùn迅）　噴也。《后漢書·欒巴傳》"征拜尚書"李賢注引《神仙傳》："飲酒西南噀之。"

暑毒入腸胃下血者，一味黃連煎湯飲。酒積下血不止，糞後見，神麯一兩半，白酒藥二丸，爲末，水調作餅，慢火炙黃爲細末，每服二錢，白湯調下。腸風腹[1]痛肛腫，敗毒散見傷濕加槐角、荆芥，或槐花湯、枳壳散。藏毒腹晏疼[2]，肛腫凸，大便難通，先以拔毒疎利之劑，追出惡血膿水，然後内托，並凉血祛風，虛兼參、术，助養胃氣。下血久，面色痿黃，漸成虛憊，宜用黃耆四君子湯見氣，下斷紅丸。氣虛脱血，補中益氣湯見氣。中蠱藏府敗壞，下血如雞肝如爛肉，其証唾水沉，心腹絞痛，馬藺根末，水服方寸匕，蠱隨吐出。蝟毛燒末，水服方寸匕，亦吐。苦瓠一枚，水二升煮取一升服，亦吐。

　　畜血治法。仲景抵當丸難用，用韓氏生地黃湯。虛人難下者，以四物湯加穿山甲煎服妙。亦有用花蕊石散，以童子小便煎服，或酒調下。

　　補虛：熟地　歸身　枸杞　黃肉　棗仁　蓯蓉
　　潤燥：蜜　當歸　阿膠　栢子仁　乳酪
　　凉血：二冬　生地　芩　連　梔子　知母　黃柏　元參　花粉　丹皮　白芍　犀角　膽草　槐花
　　温血：附子　肉桂　黑薑
　　止血：樱灰　髪灰　童便　茅花　烏梅　白芨　栢葉　藕節　地榆　蒲黃炒黑　百草霜　椿白皮
　　行滯：瞿麥　川芎　香附　乳香　没藥　韭汁　生牛膝　滑石　蒲黃生用　玄胡索　益母草　五靈脂
　　破結：大黃　芒硝　桃仁　紅花　三稜　莪术　薑黃　歸尾　花蕊石　蘇木多用
　　舉陷：荆芥穗　升麻　川芎　柴胡　荷葉

有三藥必用，二藥必禁。服寒凉百不一生，則知母、黃柏宜禁。服童便百不一死，則童便宜服。血雖陰類，運之者陽，荷葉仰盂象

----

〔1〕腹　原作“腸”，據乾隆本改。
〔2〕疼　原作“瘝”，據乾隆本改。

震,最能運血,則荷葉宜用。降氣莫善於降香,則降香宜用也。舊
説如此,勿泥。

發熱

發熱者,熱之發現於肌表者也。凡病多發熱,熱生於火,火本
於氣,丹溪謂氣有餘便是火,其義可見。其理不外氣乖與氣鬱二端。小兒
痘疹發熱別見。

氣乖有三

一曰陽亢發熱

陰陽水火,原自和平,不熱不寒,是謂正氣。一有乖違,不無偏
勝。《經》曰:陽勝則熱。此爲亢陽之火,証見煩渴、燥結,小便赤澀,
六脈洪數,治宜寒涼。有因濃酒厚味,蘊釀而成者;有炎令燥氣,感觸而致者;
有五志過極,心火亢暴者。

一曰陰虛發熱血虛同

陰虛,謂腎水虛也。火性本上炎而外現,得水以制之,則離交
於坎,龍潛於淵,内蘊而爲神明,下濟而成交泰。若陰虧水虛,則柴
乾火烈,而焚灼爲災矣。或由色慾損精,或由瀉利亡陰,或由燥熱傷液,皆
能致之也。此之火炎,乃由水虛所致,與上條陽亢而陰未虧者不同。
証見口乾體瘦,食少懶倦,頭痛時作時止,遺精盜汗,骨蒸肉爍,唇
紅顴赤,咳嗽痰血,久成癆瘵。治宜甘潤之劑,滋水以制火。若誤
用苦寒,則火被寒鬱,其怒發愈烈矣。按薛立齋治一老人,腎虛火
不歸經,而游行於外,發熱,煩渴引飲,面目俱赤,遍舌生刺[1],歛縮
如荔枝,兩唇焦裂,或時喉間如烟火上[2]衝,急飲凉茶少解,兩足心
如烙,痰涎壅盛,小便頻數,喘急,脈洪數無倫,而且有力,捫其身烙
手。以十全大補見虛損加山茱萸、澤瀉、丹皮、山藥、麥冬、五味、附

---

〔1〕刺　原作"剝",據乾隆本改。
〔2〕上　原作"土",據乾隆本改。

子,及八味丸見虛損治之而愈。愚謂此証明是水虛火炎,當用六味見虛損,而用前藥者,必因其人年老,水火並虛故爾。如火不虛,不得因此案而誤用溫熱,以致陰分愈傷也。虛不論水火,脈皆無力,而此有力者,必曾服寒凉之劑,激之使然。故凡用寒藥直折者,必須熱服,不效、則藥須用薑汁或酒炒過服之即愈。亦防鬱遏之意也。再按此証,全似實火,然虛火較實火必反烈,以其離根浮越,全體外現,比實火之內熱透外,韜[1]光埋燄者自不同也。《已任編》云:有誤服白虎,以致熱甚如燔,冲開三五尺,人不能近者,可想見虛火之烈矣。血虛發熱,或由吐衄便血,或由產後崩漏,一切失血所致。証見煩躁,面目黑,渴飲不止。証類白虎,惟脈不長不實,浮大而重按全無爲異耳。誤服白虎,必危。治宜滋陰補血。若陽並虛,兼用氣藥,血脫補氣,陽生陰自長也。

一曰陽虛發熱

陽虛,謂腎火虛也。陽虛應寒,何以反發熱,則以虛而有寒,若無寒而但陽虛,則止自見其不足,不能發熱。寒在內而格陽於外,故外熱;陽被寒拒,出居肌表,外越則脫,不脫而又不能內返,則格鬭[2]而激發爲熱也。寒在下而戴陽於上,故上熱也。此爲無根之火,乃虛燄耳。証見煩躁,欲坐臥泥水中,面赤如微酣,或兩顴淺紅,游移不定,與實熱之盡面通紅者異。渴欲飲水,或咽喉痛,而索水置前,却不能飲,肌表雖大熱,而重按之則不熱,或反覺冷,且兩足必冷,小便清白,下利清穀,脈沉細,或浮數無力,按之欲散。治宜溫熱之劑。溫其中而陽內返,溫其下而火歸元。誤投寒凉立死。或口食冷物,或鼻吸寒氣,其人平素陽虛陰盛,外寒一中,陰邪遂張,真陽因之失守也。

氣鬱有七

一風寒鬱熱

陽氣自內達外,喜暢達而惡遏閉。若風寒外襲,則陰凝之氣,足以閉固腠理,而表陽不宣,則鬱而爲熱也。証見頭項强痛,惡風

---

〔1〕韜(tāo 滔)　猶掩藏也。《后漢書·姜肱傳》:"肱卧於幽闇,以被韜面。"
〔2〕鬭　斗之古體字。

汗出,脈浮緩者爲傷風。兼體痛而惡寒無汗,脈浮緊者爲傷寒。治宜解肌發表,得汗則熱泄而愈。此乃表陽受鬱。

一飲食鬱熱

飲食停滯中脘,則脾胃之陽氣被其遏抑,不能宣通,亦鬱而成熱。証見頭痛發熱,如傷寒而身不痛,惡食欲吐,噯腐吞酸,胸口飽悶,或脹痛,氣口脈滑大,甚或沉伏。治宜消導。此乃裏氣受鬱。

一爲痰飲鬱熱

痰飲所在之處,氣被阻滯,鬱而成熱,理同食滯。証見惡風自汗似傷寒,但頭不痛,項不强,或頭痛而作止無常,胸膈不快,惡心,氣上衝,目下如灰色,或烟黑,脈弦滑。治宜除痰。

一爲瘀血鬱熱 癰疽同

理同痰飲。証見小便利,大便黑,小腹臍或胸脇急結,按之痛,或兩足厥冷,或吐紅鼻衄,不渴,即渴亦嗽[1]水不嚥,脈必濇。治宜行血。柴胡、黄芩、川芎、白芷、桃仁、五靈脂、甘草,便結加大黄、濃蜜,利出黑物愈。瘡毒則脈弦數惡寒,飲食如常,而有痛處。

一爲水濕鬱熱

水濕由外感者,理同風寒,由内傷者,理同痰飲。証見身重,或重痛不可轉側,骨節掣痛,屈伸不利,汗出惡風,不欲去衣,頭如裹,聲如從甕中出,脈遲緩。治宜利濕。

一爲肝氣鬱熱

恚怒不發,止自摧抑,則肝氣不宣,鬱而成熱,婦人最多此証。証見胸脇脹痛,或殞泄,面青,手足冷,太息不樂,脈沉弦。木鬱則達之,宜逍遥散。見鬱。

一爲脾氣鬱熱

或勞倦氣散,或思慮氣結,或饑餓氣餒,中氣因而衰微,不能運行,或滯於中,或陷於下,而鬱滯成熱。証見怠惰嗜臥,行動喘乏,四肢困倦,此勞倦饑餓傷。或時自言自語,不知首尾,此思慮傷。夜分即熱,氣行裏親下,滯陷愈甚也。天明暫緩,氣外出上升,鬱陷得暑解也。此初

---

〔1〕嗽　似誤,應作"漱"。

鬱病證。或晝夜不解，鬱久則熱甚，不分晝夜矣。或日出氣暄[1]則熱，天陰夜凉則緩，鬱熱又久，則氣耗散，愈熱愈耗，愈耗愈熱。晝動陽浮，故加煩熱，動散静存，故天陰夜凉則緩。緣初則鬱熱而生火，繼則火發而熱劇，終則火壯而氣耗。節次如此，乃病成而變之理，不可不知。五心煩熱，甚則肌肉筋骨如燒。此李東垣所謂陽虛發熱也。此症《内經》名陰虛發熱。陰字當内字看，東垣名陽虛發熱，陽字當氣字看，合二説言之，是内氣虛發熱也。與上條陽虛發熱，戴陽格陽症不同。蓋此爲中焦之陽，彼爲下焦之陽，彼格陽是内寒而外熱，此則内外皆熱而無寒。戴陽是上熱而下寒，此則熱反下陷而無寒，故不同也。治宜培補中氣。氣旺則滯者運，氣升則陷者舉矣。五藏鬱証，止舉肝脾，餘當於鬱証門求之。勞倦者，加酸味以歛其浮越。

　　右疏[2]發熱之理，至熱分藏府、經絡、三焦、晝夜、血氣、虛實，詳後。

一熱分藏府經絡

　　東垣云：五藏有邪，各有身熱，其狀各異。脈皆洪數，而有浮沉之別。以輕手捫之則熱，重按之則不熱，王海藏謂：皮膚如火燎，重按則不甚熱。然則東垣所云不熱，非全不熱也，特不甚熱耳。下倣此。是熱在皮毛血脈也。在皮毛者屬肺熱，申酉尤甚。肺金氣旺時也。症見喘咳，灑淅惡寒，輕者瀉白散，重者凉膈散、白虎湯、地骨皮散之類治之。白睛赤，煩渴，黃芩一物煎湯，丹溪清金丸，即黃芩爲末，粥丸。二方瀉肺中血分之火，瀉白散瀉肺中氣分之火。在血脈者屬心熱，日中益甚。症見煩心，掌中熱，以黃連瀉心湯瀉丁，導赤散瀉丙，火府丹見淋丙丁[3]俱瀉，硃砂[4]安神丸見煩躁、清涼飲子見傷燥之類治之。重按至筋骨之分，則熱蒸手極甚，輕摸之則不熱，是熱在筋骨間也。在筋

---

〔1〕暄（xuān 宣）　溫，暖。《素問·五運行大論》：“在藏爲肝，其性爲暄。”王冰注：“暄，温也。”

〔2〕疏　原作“琉”，據乾隆本改。

〔3〕丁　原作“了”，據乾隆本改。

〔4〕砂　原作“沙”，據乾隆本改。

者肌肉之下，骨之上也屬肝熱，寅卯間甚。或寅申間發。症見胸脇滿悶，便難、轉筋，多怒善驚，四肢困熱，筋痿不能起床，瀉青丸、柴胡飲見虛損之類治之。或當歸龍薈丸見脇痛、左金丸。在骨者屬腎[1]熱，亥子尤甚，骨蒸，酥酥然如蟲蝕，困熱不任，亦[2]不能起[3]於床，滋腎丸見小便不通、六味地黃丸見虛損主之。輕捫重按俱不熱，不輕不重按之而熱，是熱在肌肉也，屬脾熱，遇夜尤甚。脾陰土，夜屬陰。症見怠惰嗜臥，四肢不收，無氣以動。實熱，以瀉黃散、調胃承氣湯見大便不通治之。虛熱，以人參黃耆散、補中益氣湯見氣治之。胃中熱則消穀，令人懸心，心神被火灼，故懸懸不寧也。善饑，臍已上皮熱，胃居臍上也。腸中熱則出黃如糜，糜，粥也。臍已下皮熱。腸居臍下也。由是推之，肝膽熱，則脇亦熱，心肺熱，則胸背亦熱，腎熱，則當腰亦熱矣。兩手太熱，如在火中，為骨厥，灸湧泉穴三壯立愈。手足心熱，梔子、香附、蒼朮[4]、白芷、半夏、川芎、為末，神麴糊丸。五心煩熱，火鬱脾中，火鬱湯。三物黃芩湯見煩躁治婦人四肢煩熱。熱時發時止，知不在表，在表則常熱也。大小便如常，知不在裏，非表非裏，是在經絡也。

一熱分三焦

熱在上焦，咽乾口爛，梔子、黃芩。熱在中焦，心煩口渴，黃連、芍藥。熱在下焦，便閉溺赤，黃栢、大黃。

一熱分晝夜血氣 詳惡寒篇末

晝熱夜靜，是陽邪即熱邪自旺於陽分也。陽分者表也、府也、氣也。陽邪在陽分，遇陽時故熱作。晝靜夜熱，是陽邪下陷於陰分也。觀熱入血室症，日輕夜重可見。詳《傷寒·少陽篇》。晝夜俱熱，煩躁，是重陽無陰，當亟瀉其陽，峻補其陰。晝熱在氣分，柴胡飲見虛損、白虎湯，以瀉氣中之火。陰虛者不宜用。夜熱在血分，地骨皮散、清涼飲子見傷燥，

---

〔1〕腎 此字原無，據乾隆本加。

〔2〕亦 此字前原有一"任"字，據乾隆本刪。

〔3〕起 原作"輕"，據乾隆本改。

〔4〕朮 原作"太"，據乾隆本改。

以瀉血中之火。

一熱分虛實

血肉充盛，皮[1]毛榮潤，陰[2]有餘而熱，及能食而熱，口苦乾燥，大便難，脈洪盛者爲實熱。骨痿肉燥，筋緩血枯，皮聚毛落，陰不足而熱，及不能食而熱，氣短脈虛者，爲虛熱。

潮熱

有作有止，如潮水之來，不失其期，一日一發。熱者，火也。火氣所在之經，必乘本經氣旺之時而發，如心經熱則潮於午，腎經熱則潮於子之類，已詳發熱門。若日三五發，即是發熱，不名潮熱矣。潮熱有虛有實，傷寒日晡潮熱，胃實也，已詳《傷寒論》。餘症潮熱，若大便結濇，小便赤短，喜冷畏熱，睡臥不安，此氣盛也，參蘇飲見發熱或小柴胡湯見寒熱。或氣乏食少，神瘁體羸，病雖暫去，而五心常有餘熱，此爲虛，茯苓補心湯、十全大補湯、養榮湯二方俱見虛損之類。病後欠調理者，八珍散。症似虛，而胸膈痞滿，背心痛，服補藥不效者，痰飲也。隨氣而潮，故熱隨飲而亦潮，五飲湯。夜微熱，病人不自覺，早起動作無事，飲食如常，既無別症可疑，只是血虛，陰不濟陽、宜潤補，宜上條茯苓補心等湯。脈滑有宿食，常暮發熱，於傷食門求之。血虛，五心熱，夜劇者，四物二連湯。熱病愈後，餘熱伏留在經，復發熱者，小便清利，誤用寒涼，致中氣虛寒，無以托邪，不能行散，大劑參、朮等補之，戰汗而解，血虛加歸、地。

惡寒 輕則畏怯，重則戰慄

惡寒分內傷、外感。

---

[1]皮　原作"支"，據乾隆本改。

[2]陰　此字似應作"陽"。

外感惡寒有四

一傷感初感

傷風惡風，傷寒惡寒，猶傷酒惡酒，傷食惡食也。蓋表陽被邪所鬱，方欲就溫暖以宣通。故惡寒之遏閉，未發熱時固惡，即發熱時亦惡，不欲去衣被，甚而近火猶凜，當暑亦惡，不論有風無風，皆生畏怯，惡寒與惡風稍異，惡風者有風乃惡，無風則否，不若惡寒之有風無風皆惡也。必待表解方罷。症必發熱無汗，頭項強痛，脈浮緊。所謂發熱惡寒，發於陽也。若不發熱而惡風蹻臥，則爲直中陰症矣。所謂無熱惡寒，發於陰也。按《傷寒論》少陰、厥陰篇，俱言惡寒，而太陰篇無之，闕文耳。蓋六經皆有惡寒，妄生分別便非。

一爲傷寒陽邪深入

傳經陽邪，深入陰分，熱鬱於內，表氣不通，手足厥逆，惡寒，狀若陰症，所謂惡寒非寒，明是熱症者此也。

一爲傷寒將解

按《傷寒論·辨脈篇》曰：脈浮而緊，按之反芤，此爲本虛，故當戰而汗出也。其人本虛，是以發戰，以脈浮，故當汗出而解也。若脈浮而數，按之不芤，此人本不虛。若欲自解，但汗出耳，不發戰也。蓋傷寒欲解，正氣實者，邪不能爭，則汗出而解，不發戰。若正氣本虛，邪與正爭，則先戰而後汗。若但內慄而汗不出，則正氣虛極，無以托邪，爲危候。

一爲瘧疾發作

瘧邪與衛氣相爭，正爲邪滯，內鬱不通，不達於表則表寒，不行於裏則裏亦寒，故外戰而內慄也。

內傷惡寒有五

一爲陽衰表虛

此《經》所謂陽虛則惡寒也。治宜薑、附、參耆之類，助陽固表。又有痺氣一症。帝曰：人身非衣寒也，中指藏府言非有寒氣也，寒從中生者何？岐伯曰：是人多痺氣也，寒濕之氣凝閉於肌體。陽氣少，陰氣多,故身寒如從水中出。此則陽衰而兼寒實者也。

一爲陰乘陽位

上焦陽虛,下焦素有陰寒之氣,發動乘虛上干,故惡寒也。

一爲陽氣鬱陷

或酒食、痰血、水濕、瘡毒,鬱抑陽氣於裏,不達於表;或勞倦鬱抑,中氣下陷,不能升發,則表虛而怯寒也。或發之,或吐之。產後血瘀、乳脹皆能致之。觀邪塞上焦不通,抑遏陽氣,東垣用升陽益胃湯,丹溪用吐法,吐出濕痰,使陽氣隨吐升發,可見矣。

一爲熱盛氣散

熱盛於裏,火能生風,衝突元氣,氣從火散,故凜凜而寒,甚則振顫,鼓頷咬牙,戰慄如傷神守,有以大承氣湯見大便不通下之而愈者。此外假寒,而內真熱之症也。此爲陽盛格陰,與陰盛格陽相反。陽,指內熱言;陰,指外寒言。內熱外寒,兩相格拒,所謂陽盛格陰也。

一爲肺被火刑

肺主皮毛,熱則氣張汗越,失其斂肅之權,腠理虛疏,不任風寒,故惡之。

右明惡寒之理。至內傷外感之辨,晝夜之分,詳後。

一內外之辨

外感惡寒,雖近烈火不除;內傷惡寒,得就溫煖則解。

一晝夜之分

夜寒者,陰氣即寒邪。旺於陰分;爲裏、爲藏、爲血。晝寒者,陰邪加於陽分;晝夜俱寒者,重陰也。與《發熱篇》熱分晝夜條對看,更詳味下條自明。按陽虛則畏寒而惡陰,故旦安而暮亂;至夜則寒也。陰虛則畏熱而惡陽,故夜寧而朝爭;晝則熱也。此正虛之候也。陽邪實者,遇陽而愈旺,故朝熱而暮輕;陰邪實者,逢陰而更強,故夜寒而晝減;此邪實之候也。陽虛而陰邪乘於陽分,則氣行陽二十五度而病發,故日寒而夜息;陰虛而陽邪陷於陰分即血分也,則氣行陰二十五度而病發,故夜熱而晝涼;觀瘧疾或日發,或夜發,可見矣。此正虛挾邪之候也。其有晝夜俱熱甚者,爲重陽無陰;晝夜俱寒甚者,爲重陰無陽;晝寒夜熱者,爲陰陽交錯也。其有久病虛弱,無分晝夜,作止不時者,以正氣不能主持,而陰陽相乘,勝復無常也。若壯實人初病見此,又爲邪正相攻,不時擾動之故。觀傷寒少陽証往來寒熱,初無定期可見矣。

寒熱惡寒發熱常相兼,觀彼兩門自見。此篇乃以寒熱往來,及內外上下寒熱者言之。

往來寒熱,有期者瘧也,無期者諸病也。有傷寒邪在少陽,及婦人病傷寒,熱入血室,而往來寒熱者,詳《傷寒·少陽篇》。有衰弱人,陰陽之氣並虛,相爲勝復而往來,詳《傷寒·平脈篇》病有灑淅惡寒條中。病後產後多有之。產後黃耆丸。有鬱抑而致者,如寡婦、尼姑,獨陰無陽,慾火熾於中,則內熱不得遂,而氣鬱於裏,不外達則表寒,久之鬱熱得伸,則表熱是也。抑陰地黃丸。有宿食結滯者,輕則消導,重則下之。有結熱在裏者,大柴胡湯。見瘧。又氣鬱則痰停,而寒熱作,理詳瘧門。

外熱內寒。仲景云:身大熱,反欲得衣者,熱在皮膚,寒在骨髓也。《活人》云:先與桂枝湯見傷濕治寒,次與小柴胡湯治熱。按二方謬甚,此証大抵陰盛格陽,用二方殆矣。

外寒內熱。仲景云:身大寒,反不欲衣者,寒在皮膚,熱在骨髓也。《活人》云:先與白虎加人參湯見發熱治熱,次與桂枝麻黃各半湯治寒。按熱入三陰,其表必冷,以陽陷於內,不達於表也。但去裏熱,則陽氣復還於表,而外寒自解。其可印定此二方乎?

上寒下熱。腰上寒,腰下熱。《靈樞》云:先刺項太陽,大杼、天柱等穴。久留之,久留以補其陽。已刺謂已入針則熨項與肩胛,兼用熨法以溫之。令熱下合乃止,上熱與下熱相合,不復上寒下熱也。止,謂出針。所謂推而上之者也。嵩厓《尊生書》用炒梔二錢半,瞿麥五分,二物沉降,引上寒入下焦,則下焦之熱得和。炙草三分,蔥白三根,薑三片,薑、蔥發散,推下熱上行,以解上焦之寒。煎服。叔和謂此爲陽附陰,言陽火下乘於陰部也。

上熱下寒。叔和謂此爲陰附陽,言陰火上乘於陽位也。《經》

云：視其虛脈而陷之於經絡者取之，氣下乃止，所謂引而下之者也。上熱下寒，則在下之脈必虛，虛必陷下，須察視之。虛者不可見，而陷者可見。故視其陷下之在於經，或在於絡，則取而補之，俟陽氣下行乃止針。東垣云：上熱下寒，《經》云陰病在陽，陽，上焦也。言陰火上乘於陽分。當從陽引陰，言當從上焦引去其熱。必須先去絡脈經隧之血。指陽經脈絡言，須刺出血，以去其熱。若陰中火旺，上騰於天天，謂上焦，致六陽上焦陽氣反不衰而上充者，即《經》所謂陰病在陽也。先去五藏之血絡陰絡也，引而下行，引火歸下。天氣降下，則下寒之病自去矣。慎勿獨瀉其六陽，只去陰火，只損血絡經隧之邪，勿誤也。又云：聖人以上熱下寒，是有春夏無秋冬也。有升無降。當從天外猶云天上，指上焦言引陽降入地中，此乃天上羣陰火熾，猶言陰火上乘。反助六陽不能衰退。先於六陽中決血絡出血，使氣下降。故《經》云：視其虛脈下陷於經絡者取之，所謂引而下之也。病大者，三棱針決血，去陽中之熱，使得行秋令，奉收道，下降入地中也。按《經》言視脈虛陷取之，謂取其穴而補之也。東垣誤以爲瀉，故有此論。又疑獨瀉六陽爲非，故又言須去五藏之血絡。總由不明《經》語耳。楊參政年踰七十，病面鬱赤若飲酒，痰稠粘，眩運[1]，兩寸脈洪大，尺脈弦細無力，上熱下寒明矣。欲藥之，爲高年氣弱不任。記先師所論，凡上熱猶鳥巢高巓，射而取之。即以三棱針於巓前髮際刺二十餘，出紫血約二合許，即時頭目清利，諸苦皆去，後不復作。又治姚公六十有七，頭面赤腫而痛，耳前後腫尤甚，胸中煩悶，嗌咽不利，身半已下寒，足脛尤甚，脈浮數，按之弦細，刺腫處五十餘痛止。又灸氣海百壯，助下焦陽氣，退其陰寒；次灸三里各七壯，以引陽氣下行；足胻寒退，遂制既濟解毒湯，以黃芩、黃連酒製瀉上熱，桔梗、甘草佐諸苦藥治其熱，升、柴以散之，連翹散結消腫，酒煨大黃引苦藥上行，止煩熱，全愈。按此症有實熱者，如上二案治法可也。若虛熱，則是戴陽症也，不用熱劑溫腎以引火歸原，而反用寒涼，殆矣，審之。

---

〔1〕運　爲“暈”之通假。

諸中總論

諸中,謂中風、中寒、中暑、中濕、中氣、中食、中惡也。皆卒然仆倒,昏不知人。若痰涎壅盛,咽喉作聲,証在危急。但見閉証,牙關緊閉,兩手握固是也。不見脫証者,詳下。不論何中,且先與治痰通關,並可用麻油、薑汁、竹瀝調蘇和丸。虛寒者,三生飲加人參、竹瀝、薑汁,抉開口灌之,如抉不開,則令人含[1]藥口內,以竹管吹入其鼻,自能下咽。二藥必是閉非脫者方可用。若止中血脈,不入藏府,亦勿輕用,恐引邪入內。且先用通關散:細辛、皂角、菖蒲爲末,或加南星、生半夏、薄荷末。吹鼻,得嚏則甦。又痰壅宜吐,急救,稀涎散:猪牙皂角,肥實不蛀者四挺,去黑皮,晉礬光明者一兩,爲細末,輕者五分,重者七分,溫水調灌。又碧霞丹:揀好石綠研,水飛再研,取二三錢,同冰片三四豆許,研匀,以生薄荷汁、溫酒調服。二藥不大嘔吐,但微微令涎自口角流出即甦。又本門方載此二方,與此大同小異,酌輕重用之。無汗表實,三聖散;有汗裏實,巴礬丸,皆吐藥也。若見口開心絕、手撒脾絕、眼合肝絕、遺尿腎絕、聲如鼾肺絕,此爲脫症,不治。然五症不全見者,速灸臍下氣海穴,服參芪膏,亦有生者。切忌蘇合、牛黃等丸。牛黃丸見中風。髮直吐沫,搖頭上擷,面赤如粧或赤黑,汗綴如珠,皆不治。諸中,或未甦或已甦,或初病或久病,忽吐出紫紅色者,死。卒中,眼上戴不能視者,灸第二第五椎骨上各七壯,一齊下火,炷如半棗核大。涎涎潮卒[2],則[3]當扶入[4]煖室中正坐,沃醋炭火內,當面薰之,氣入鼻內良久,涎之聚於心者,自收歸舊處,立甦。不可令吃一滴湯水,恐涎繫於心絡,不能去,必成廢人。

卒仆,六脈多沉伏,邪滯於裏,氣不外達也。亦有洪盛者,暴仆時多沉

---

〔1〕含　原作"合",據乾隆本改。

〔2〕涎涎潮卒　此句文意晦澀,疑有誤字,似爲"涎潮卒仆"。

〔3〕則　原作"劂",據千頃堂本改。

〔4〕入　原作"㕥",據千頃堂本改。

伏，甦醒時即轉洪盛矣。浮緩吉，堅大急疾凶。浮進[1]爲寒。虛大爲暑，不當暑言非暑月。則爲虛。浮濇爲濕。浮大爲風。浮數無力亦爲風。微而數，沉而遲，皆氣中。風應人迎，氣應氣口，洪數爲火，滑爲痰。更當察時月氣候，及其人之起居飲食，參以顯証，以定病之主名。

中風

其証卒然仆倒，昏迷不醒，痰涎壅塞，咽喉作聲。或口眼喎斜，四肢癱瘓，或半身不遂，或口噤舌强，瘖不能言。卒倒者中藏，重証。不倒者中血脈等，輕証。詳下。風有外風，有內風。內風者，即人身中之氣也。《經》曰：人身之氣，以天地之疾風名之。又氣有餘便是火，火氣之慓疾如風也。又肝屬風。外風由於外感，內風由於內傷，此証有純是內傷者，有內傷兼外風者，從無純只外風者。若單只感冒外風，不過爲頭疼發熱，自汗等輕証。如仲景《傷寒論》所云而已。烏有昏迷卒倒，瀕於死亡，如前所舉諸重証哉？前項重証，皆由[2]內傷虧敗而然。風若非寒，縱極狂暴，無令人昏倒之事。惟西北方寒風，令人凍僵仆倒則有之，然此即屬中寒，不名中風矣。按王安道謂卒暴僵仆等証，昔[3]人以爲外中於風，及劉河間、李東垣、朱丹溪出，所論始與昔人異。河間主火，東垣主氣，丹溪主濕，詳下。反以風爲虛象。蓋三子以相類中風之病，混同立論，致使後人狐疑云云。後人祖[4]其説，咸以古人所言者爲真中風，三子所論者爲類中風。張景岳又謂：三子所論，與外中風邪無涉，固不可以中風名之，並不可以類中風名之，直名之爲非風可耳。瑤按：三子所論，乃指內風立説，與外感之風對講，內風、外風皆可云中，故予仍舊概以中風名之，使人知有內風之義，非故與王、張諸公立異也。

---

〔1〕進　似應作“遲”。
〔2〕由　千頃堂本作“因”。
〔3〕昔　原作“昝”，據千頃堂本改。
〔4〕祖　千頃堂本作“祖”。

内傷兼外風証

《靈樞經》云：虛邪即外風。偏客於身半，因其人半身血氣空虛，故風邪偏客之。其入深[1]，内居營衛，營衛衰則真氣去，邪氣獨留，發爲偏枯。偏，謂半身枯；枯，廢也。真氣衰乃偏枯，其非一外感即偏枯，可知。可見外感風寒，必無卒仆及偏廢等証，惟内傷而後有。身偏不用不能運動也。而痛，血氣爲邪滯故痛。言不變，志不亂，邪未入藏府，神明不亂也。病止在分分肉。腠腠理之間，巨針取之。刺經絡以通其血脈。益其不足，損其有餘，乃可復也。痱之爲病也，《經》謂：中風有四，一曰偏枯，如木之根本未甚枯，而一邊枝幹先萎也，即上証。二曰風痱，即下証。三曰風懿，謂奄然忽不知人也，即中藏証。四曰風痹，謂痹証因風所成者也，詳痹門。身無痛者，病在裏，故外不痛也。四支不收，如癱瘓是也。癱者，坦也，筋脈弛縱，坦然不舉也。瘓者，渙也，血氣散渙而無用也。較偏枯止病半身者爲甚矣。志亂不甚，其言微知，其言尚可曉也。可治。甚則不能言，不可治也。

仲景謂：中風絡脈空虛，經絡之血氣虛。賊邪不瀉，或左或右，邪氣反緩，邪滯故緩也。緩，遲滯弛縱之意。正氣即急。正被邪遣，故急迫也。如左被邪氣凝滯，而寒則迫正氣於右而熱，故右之筋脈縮急也。正氣引邪，喎僻不遂。即口眼喎斜。邪在於絡肌表浮絡，肌膚不仁。麻木不知痛癢。邪在於經，即重不勝。營分着邪，筋脈廢而不用，則轉動艱難，故重。或兼濕氣也。邪入於府，即不識人。中府必歸胃，胃熱蒸液成痰，由胃之大絡入迷心竅，故不識人也。邪入於藏，舌不能言，口吐涎。中藏必歸心，舌者心之苗，心經痰滯，筋脈不靈，無以運舌，故舌强難言。心火上蒸，舌下廉泉穴開，故吐涎也。

東垣則分：中血脈蓋兼仲景中絡、中經言之。者，外有六經之形症；中府者，内有便溺[2]之阻隔；二便不通。中藏者，痰涎昏冒卒倒，口不能言，不識人。東垣所謂中藏，蓋兼仲景中府言之。

中血脈者，偏枯歪斜，麻木者是。小續命湯加減，分六經証治之。証見太陽，無汗惡寒，此傷寒也，非中風也。然風每兼寒，故通言之。本湯

---

〔1〕深　原作"涷"，據《靈樞·刺節真邪》改。
〔2〕溺　原作"弱"，據千頃堂本改。

倍麻黄、防風、杏仁；並針至陰、崑崙、舉蹻。有汗惡風，本湯倍桂枝、芍藥、杏仁。針風府。証見陽明，無汗身熱，亦是傷寒証。不惡寒，傷寒惡寒，傳至陽明則不惡寒，而反惡熱。本湯加石膏、知母各二兩，甘草一兩；有汗身熱不惡風，本湯加葛根二兩，倍桂枝、黄芩。針陷谷，刺屬兌。証見太陰，無汗身涼，傷寒在三陽經則身熱，傳至太陰則熱入於裏，身但微溫，今言涼者，蓋主直中言也。本湯倍附子，加乾薑二兩，甘草三兩。針隱白[1]。証見少陰，有汗無熱，太陰不言有汗，少陰不言無汗，當是互文。本湯倍桂枝、附子、甘草。針太谿。若無此四証，而但見少陽、厥陰証者，或六經証混淆者，或支節攣痛，麻木不仁者，每本湯八兩，加羌活四兩，連翹六兩。其証見少陽者，灸絶骨；見厥陰者，刺大敦，以引其熱。按小續命湯，乃麻黄、桂枝之變方，止可用於中血脈，然亦不可輕用，内熱熾者尤忌，慎之。《金鑑》以口眼喎斜，肌膚麻木不仁爲中絡，形氣實者烏藥順氣散，虚者大秦艽湯。以喎斜癱瘓不遂爲中經，實者換骨丹，虚者小續命湯、黄耆五物湯。按六經形証，在傷寒以頭疼、腦後巓頂[2]。項强、背痛，屬太陽；以頭痛、額前。目痛、鼻乾，屬陽明；頭痛、兩太陽穴兩角。脇痛、嘔、口苦、寒熱往來，屬少陽。此皆以其經脈所行之部分言也。若太陰之腹痛自利，飲食不消，腹脹噯氣，身重黄腫，亦是。少陰之脈沉細，但欲寐，唾沫、善恐、奔豚、骨痿、脊腰兩股后廉内痛、足下熱痛，亦是。厥陰之消渴，氣上撞心等証，閉癃、遺尿、疝、小門痛、面塵、嘔逆，亦是。則皆以其經脈受邪之爲病言之。然三陰主裏，病輒經藏相連，病在經者有此証，入藏者亦有此証，何以別之？曰：三陰入藏則身無熱，在經則身熱。觀《傷寒論》三陰証，以發熱爲邪還於表，可悟。則但有身熱惡風寒，而内無便溺阻隔及昏迷等証，則可知爲病[3]在血脈之表，而不在藏府之裏矣。抑又思之，此皆以足經言耳，豈手經獨無可言者乎？考其經脈可知也。再按六經形証，可參下文中府兼中藏條。中府者，内有便溺之阻隔，大、小二便不通也，不利於飲食者亦是。三化湯或局方麻仁丸通利之。《金鑑》實

---

〔1〕白　原作“自”，據千頃堂本改。
〔2〕頂　原作“項”，據千頃堂本改。
〔3〕病　原作“爲”，據千頃堂本改。

者三化湯，虚者搜風順氣丸。

若外無六經之形証，内無便溺之阻隔，而但手足不能運動，舌强不能語言，乃血弱不能養筋故也。大秦艽湯養血而筋自榮。若内外証俱有，先解表而後攻裹，表裹[1]邪既解，當服愈風湯，以行中道。行中道猶云和解。久服大風盡去，縱有微邪，亦從愈風湯加減治之。然治病之法，不可失於通塞，塞固不可，太通利亦不可也。或一氣之微汗，十五日也。或一旬十日也之微利，内外分解[2]，使餘邪盡出也。問：此証既兼内傷，何得數爲汗、下，不顧虚虚耶？曰：虚者自虚，實者自實，不去其邪，何以存正？庸醫惟知温補，反訾古人，亦可哂矣。久之清濁自分，營衛自和矣。

中藏者，痰涎昏冒，至寳丹、活命金丹之類。内有麝香入脾治肉，牛黄入肝治筋，龍腦入腎治骨。中血脈、中府者不可用，恐其通竅而引邪入筋骨，不能出也。《金鑑》實者牛黄清心丸，虚者參附湯，脱症見者倍參。

中府多兼中藏，如左關脈浮弦，面目青，左脇偏痛，兩脇皆肝部位，而左脇尤肝所居。筋脈拘急，肝主筋。目瞤，肝竅於目。頭目眩，肝火[3]上衝。手足不收，坐踡不得，皆筋病也。此中膽兼中心[4]，犀角散之類。如左寸脈浮洪，面赤汗多，汗爲心液。心神顛倒，舌强，言語蹇濇[5]，心脈上榮舌本。忪悸恍惚，此中小腸兼中心，加味牛黄散之類。如右關脈緩或浮大，面唇黄，汗多，脾濕盛也。身重怠惰，嗜卧，肌肉瞤動不仁，脾主肌肉。腹脹不食，脾氣不運。此中胃兼中脾也，防風散之類。如右寸脈浮濇而短，鼻流清涕，多喘，肺氣上壅。胸中冒悶，胸中，肺之部分也。氣短聲嘶，肺主聲音。四支痿弱，肺熱則痿。此中大腸兼中肺也，五味子湯之類。如左尺脈浮滑，面目黧黑，腰脊痛引小腹，不能俛仰，兩耳虚鳴，骨節疼痛，足痿，善恐，此中膀胱兼中腎，獨活散之

〔1〕表裹　原作“罢褭”，據千頃堂本改。
〔2〕解　千頃堂本作“觸”。
〔3〕火　原作“水”，據千頃堂本改。
〔4〕心　疑誤，似應作“肝”。
〔5〕濇　原作“澁”，據千頃堂本改。

類。按中藏必有痰涎、昏冒、卒倒等危証，非只此等，此等特用以分別其爲何府、藏耳。

治風之法，初得之當順氣，順氣則可，破氣、瀉氣則不可。及其久也，當活血。四物湯吞活絡丹即此義。若不順氣，徒用烏附，又不活血，徒用防風、天麻、羌活輩，未見其能治也。按中風必由於真氣虛，則宜補氣以順之。黃耆、人參必用之藥。氣虛而逆衝，則宜降氣以順之。沉香之屬。氣虛而滯，則宜宣導以順之。木香、陳皮之屬。皆所謂順也。氣熱則涼之，氣寒則溫之，亦爲順。熱則血枯澀，寒則血凝滯，或滋潤以活之，或溫行以活之，皆所謂活也。此証未有不因真氣不周而病者，故黃耆爲必用之君藥，防風爲必用之臣藥，黃耆助真氣者也，防風載黃耆助真氣以周於身者也，亦能發散風邪。許胤宗治王太后中風口噤，煎二藥薰之而愈，況服之乎？多怒則加羚羊角；渴加葛根汁、秦艽；口噤口喎，亦加秦艽；恍惚錯語，加茯神、遠志；不得睡，加酸棗仁；內熱加梨汁、人乳、生地黃汁；痰多加竹瀝、荊瀝，少佐以薑汁。治此証用諸汁最妙，以其行經絡，滲分肉，捷於諸藥也。

已上所論，乃內傷而兼外風者也。蓋內傷氣血虧敗，日久有所觸，則隨觸而發，故一遇外感風寒而卒然倒仆，顯出如許危証，知非一朝一夕之故矣。

內風証

內傷虧敗日久，極則必發，不必有所感觸也。久病或產後，多有暴脫之症，深居密室，豈有外感哉？

劉河間則主乎火，謂熱甚生風，非肝木之風，如云不必泥定肝風耳。亦非外感之風。由將息失宜，五志過極，心火暴盛，腎水虛衰，不能制之，熱氣鬱怫，心神昏冒，故卒倒無知。病微則但僵仆，氣血流通，筋脈不攣，發過如故。重則氣血鬱結不通，陰氣暴絕，陽氣後竭而死。其說甚是。然既曰火盛由於火[1]虛，則當用六味，

---

〔1〕火　疑誤，似應作"水"。

乃反用地黃飲子熱劑者，以火發而陽暴脫也。若腎火[1]未虛者，只以降心火爲主，清心湯、瀉心湯大劑與之。俟心火既降，次以防風通聖散汗之。內火亦用汗散者，蓋火雖已降，而浮盛於表者未散，故汗之使外越也。或大便門[2]塞者，三[3]化湯下之。內外火邪已盡，以羌活愈風湯調之，宜其氣血，導其經絡。通痰滯也。若腎水虛虧，命門真火挾肝風上衝者，大劑六味地黃丸料見虛損煎服。若竟至陽脫，宜先用參附[4]大劑峻補其陽，而後實其陰，繼以生脈散見中暑。滋其化源。

　　東垣則主乎氣，謂人身之陽氣，以天地之疾風名之。中風証非外來之風，此本氣衰也。四旬氣衰之後，或再傷其氣，七情、勞役、房事、飲食，皆足傷之。多有此証，壯時無有也。肥盛者間亦有之，亦形盛氣衰而然耳。此証非大劑參、耆，何以挽回？若不仆，但舌強、語塞、痰壅、支體不遂，六君子見氣加諸汁治之。此爲氣虛內奪之証。蓋虛弱之人，多有卒然昏眩而倒者，與下《中氣篇》氣逆者下同。

　　丹溪則主於痰，謂土濕生痰，痰鬱成熱極生風。

　　問：內風亦有中血脈、中府、藏之分乎？曰：病自內發，未有不傷其府、藏者。由於火盛，則火發而血與痰壅矣；由於氣虛，則氣滯而血與痰凝矣。痰血壅滯，食亦不化，填塞於府，則二便不通，阻礙藏氣，則昏迷不醒，其重者也。輕者中後，邪散布經絡，而血脈之行不利，固有之矣。豈必兼外風乃然哉？至於下文所舉各症，亦多內傷所致，不必兼涉外感也。

　　口噤，即牙關不開也。由氣血凝結於牙關，筋脈不能活動，以蘇合丸或生南星、冰片、烏梅肉爲末擦牙，或以鬱金、藜蘆末搐鼻，或針人中、頰車各四分，或白礬半兩、鹽花一分，細研，擦點牙根下，更以綿裹半錢匕，安牙盡頭。用甘草，比中指節截作五截，生油內

---

〔1〕火　疑誤，似應作“水”。
〔2〕門　疑誤，似應作“閉”。
〔3〕三　原作“一”，據千頃堂本改。
〔4〕附　原作“隋”，據其文意改。

浸過，炭火上炙，候油入甘草，斡[1]開牙關，令咬定甘草，如人行十里許時，又換一截，後灌藥，極效。

　　口眼喎斜。胃經細筋爲目下綱，膀胱經細筋爲目上綱，膽經脈起於目銳眥，其筋亦結焉，小腸、三焦筋脈俱至目銳眥。又胃經、大腸經脈俱挾脣口左右。風寒之邪，視諸經筋脈之虛而中之，左虛則左受寒，筋脈急引而喎斜，右虛反此。以清陽湯、秦艽升麻湯散之。內有熱者，宜加辛涼。患處宜灸，目斜灸承泣，承泣禁灸，再考。口喎灸地倉，不效，更灸人迎、頰車。若純是內風火邪而喎斜者，則爲熱灼筋枯短縮，與寒而收引者相反，不可灸，亦不可用溫散之藥，須苦寒降火，有用承氣湯見大便不通下之而愈者是也。通用牽正散：白附子，辛熱，專去頭面之風。內火盛者，宜加清涼之品。殭蠶、全蝎二味去風破結痰，痰結筋脈間，非去痰筋不舒等分爲末，每二錢酒調服，外搗草麻子一兩，冰片三分，爲膏，寒月加乾薑、附子各一錢，右喎貼左，左喎貼右。舊謂左寒則右熱，左熱則右寒，此爲內有熱而外感寒者言。若止外寒而內不熱，或止內熱而外無寒，則左寒者不必右熱，左熱者不必右寒也。大[2]抵純是內風而熱不甚者，必無此証，熱甚者乃有之，然喎斜不甚，以火即暴甚，不至遽枯其根也。若兼外感風寒，則甚矣。以寒熱相激，其勢愈暴也。純感風寒者亦甚，以寒之收引易也，然亦必虛人乃有之。凡遇旋風而喎斜者，皆虛人也。

　　半身不遂。《經》云：胃脈沉鼓濇，胃外鼓大，外鼓，猶云浮而鼓指。心脈小堅堅，即實也。急，急，即緊也。皆偏枯。男子發左，女子發右，不瘖舌轉，可治。以其病止在血脈，未及藏府也。蓋胃與脾爲表裏，更實更虛，更，迭也。胃陽虛則脾陰盛，而胃從於脾，故胃脈沉鼓濇也。濇，爲多血少氣。氣少，故血雖多而不流走也。胃陽盛則脾陰虛，而脾從於胃，故胃脈鼓大於臂外也。大，爲多氣少血。氣多，故血雖少而脈亦大，然必大而兼虛。心之元陽不足，陰寒乘之，故脈小堅急者，者[3]陽不足

---

〔1〕斡（wò 卧）　旋轉。《廣雅·釋詁》：“斡，轉也。”
〔2〕大　此字上原有“不”字，疑爲衍文，據千頃堂本刪。
〔3〕者　疑誤，似應作“元”。

58

也；堅急者，陰寒之邪也。心、胃、脾三等脈，凡有其一，即爲偏枯者。何也？蓋心之神無處不周者也，胃之氣無處不行者也，神行氣流，充足盈溢，何有於病。若神氣受傷，則運行不能周遍，而筋脈偏枯矣。所謂未有不因真氣不周而病者也，然豈特心、胃爲然哉？五藏六府，凡有一不周，皆足以致偏枯，固可推耳。丹溪謂：左半多屬死血與血虛，四物等補血之劑。右半多屬氣虛與痰，四君等補氣之劑，並加竹瀝、薑汁以行痰。是大概如此，不可泥。古方順風勻氣散、虎骨散、虎脛骨酒、黃耆酒，可選用。外用鹽沙兩石，分三袋蒸熱，一袋着患處，冷則再換一袋。羊肚釀粳米、葱白、薑、椒、豉等，煮爛，日食一具，十日止。

失音不語。《經》謂內奪精血虧敗亡失，如被人奪去者然而厥，逆而上行名厥，火氣上衝也。則爲音痱，此腎虛也。腎水虛，故火上炎。少陰腎脈不至者，不至，謂不能上通也，即腎水不上潤意。厥也。腎脈不至於上，則不得循喉嚨挾舌本，故不能言也。地黃飲子、六味、八味等六、八味見虛損主之。或用竹瀝、荊瀝去痰、梨汁去熱，各三杯、生葛汁去熱、人乳汁潤燥，各二杯、陳醬汁半杯和勻，隔湯頓溫服。舌爲心之苗，痰火盛則心脈乾燥拘急，故舌强而不能言。又痰迷心竅，則心脈不用，故不能掉舌，且神昏不能語也。有痰者，滌痰湯。內熱者，凉膈散見發熱加石菖蒲、遠志，以通心竅也爲末，煉蜜丸，彈子大，朱砂爲衣，每服一丸，薄荷湯化下，名轉舌膏。或《寶鑑》訶子湯見瘖、正舌散、茯神散，外用龜尿點舌，神效。置龜新荷葉上，豬鬃戮其鼻，立出。語澀，有舌縱、舌麻，皆以痰火治之，烏藥、殭蠶、膽星、芩、連、枳壳、防風、竹瀝、薑汁。

痰盛者。橘紅一觔，逆流水五碗，煮數滚[1]，去橘紅，再煮至一碗，頓服，白[2]湯導之，後又飲白湯，以手探喉，導令吐也。吐痰之聖藥也。中後氣未盡順，痰未盡除，當以藿香正氣散和星香散煎服。中氣、中惡、霍亂尤宜之。中後體虛有痰，四君子見氣。和星香散，或六君子、見氣。養正丹，見氣。墜痰鎮氣，氣實者，以星香散吞之，氣虛者，

六君子湯吞之。

四支不舉。實者，脾濕盛，令筋脈緩軟，宜去濕。虛者，脾燥熱，壯火食氣，無氣以動，十全大補湯見虛損。加減，去邪留正。

身體疼痛。風寒濕三氣留滯經脈，故不通而痛。鐵彈丸、十味剉散，有熱藥，無熱者宜之。蠲痺湯。見痺。

昏冒。活命金丹、至寶丹、至聖保命金丹、牛黃清心丸。

小便不通。《三因》白散子，加木通、燈心、茅根煎，熱盛去附子。潔古云：如自汗，津液外亡，小便自少，不可利之，使營衛枯竭，無以制火，當退熱止汗，小便自利。

遺尿。濃煎參耆湯，少加益智子，頻啜之。

多食。火盛則脾陰虛而燥，故能消食，當瀉火，脾陰復則食減，是其驗也。舊謂脾虛則求助於食。《經》云：實則夢與，虛則夢取。即其義也，亦通。食以養血，故脾陰虛則思食。然食而能消，則有火也。

中風須分陰陽。氣虛者多寒，火盛者多熱。陰中，面色青白，手足厥冷，多汗。風火內生，亦有轉爲寒症者。蓋風火發越，汗出過多，陽隨外泄，症轉陰寒，固有之矣。昔人謂中風之痰始爲熱痰，後爲寒痰，亦此意也。陽中，面赤如醉，怒目上視，強直掉眩。《經》云：掉眩支痛，強直筋縮，爲厥陰風木之氣。木旺生火，風火屬陽，多爲兼化，皆熱氣也。又風能勝濕，而爲乾燥，風病勢甚，因而筋縮強直，燥熱之甚也。《寶鑑》云：凡人初覺大指、次指、次指[1]麻木不仁，或不用者，三年內必中風，肺脈終大指，大腸脈起食指，金病則皮毛不固，易於受風也。宜先服愈風湯、天麻丸各一料，以預防之。薛立齋云：預防之理，當養氣血，節飲食，戒七情，遠房幃。若服前藥以預防，適所以招風取中也。《乾坤生意》云：凡人手足漸覺不遂，麻痺不仁，或口眼喎斜，此皆經絡之病，易中外風。語言蹇滯，或胸膈迷悶，吐痰相續，此痰火之病，易中內風。六脈弦滑而無力，其去卒厥仆倒亦不遠矣，須防之。

有婦人先胸脇脹痛，肝血虛，肝火盛而鬱也。後四支不收，血虛不能養筋也。自汗如雨，肝熱津泄。小便自遺，肝熱陰挺，疏泄不藏。大便不實，

―――――――――

[1]次指　疑爲衍文，《寶鑑‧中風門》無此二字。

火蒸脾土濕動。口緊目瞤，筋脈收引。飲食頗進，藏府未傷。十余日，或以爲中藏。立齋曰：非也。若風中藏，真氣既脱，指汗遺言。惡症既見，禍在反掌，安能延至十日。中風陡然而發，亦無先見胸脅之証。視其色則青赤，木火之色。診其脈洪數，而肝尤甚，乃用犀角散四劑，頓愈。又用加味逍遙散見鬱。調之。後因鬱怒復作，兼發熱、嘔吐，月經不止，飲食少思。乃木尅土，脾不攝血也。用加味歸脾，佐以逍遙散而愈。又有人，素無疾苦，忽如死人，身不動，目閉不開，口噤不言，惡聞人聲，狀如冒眩，移時方瘥。此由出汗過多，血少陽氣鬱胃[1]於上不行所致。移時氣下而瘥，名曰鬱胃[2]，白薇湯、倉公散。引此二証，以爲辨証之法。

中寒

其証卒然仆倒，身體强直，口噤不語，或四支戰掉，厥逆身冷，無汗，醒後惡寒，或發熱，或不發熱，脈沉細弦緊，腹痛。此與《傷寒論》寒邪直中三陰經同理，但彼不至卒倒之甚耳。治之先用酒調蘇合香丸，次用五積散，加香附一錢，麝香少許。重則用薑附湯。若人漸甦，身體回煖，稍能言語，問其別有何証。寒，脈遲緊。挾氣帶洪，攻刺作痛，附子理中湯加木香五分；挾風帶浮，眩暈，加防風一錢；挾濕帶濡，腫滿疼痛，加白术[3]一錢。筋脈牽急，加木瓜一錢。肢節疼痛，加桂一錢。亦可灸丹田穴，以多爲妙。大抵中在皮膚則爲浮，浮腫也，觀凍瘡之腫可見。中在肉則爲苛、爲腫、爲聚液，血液不行。分裂而痛，或痛在四支，或痛在胸脅，或痛在脛背，或痛在小腹引睾，大抵初時周身受寒，後則並走一處，蓋視其虛而入之也。或經絡引注藏府之膜原，爲心腹痛，或注連於藏府，則痛死不知人。中於筋骨，爲筋攣骨痛，屈伸不利。中入府藏則死矣。治當察微甚。甚則附子理

---

〔1〕胃　疑誤，似應作"冒"。

〔2〕胃　校改同〔1〕。

〔3〕术　原作"木"，據千頃堂本改。

中湯，無汗加麻黃、細辛，嘔吐加丁香、吳茱萸，陰毒加生川烏，脈微欲絕加人參。微則不換金正氣散加附子，五積散。臍腹痛，脣白[1]甲青，四支厥，附子理中湯、薑附湯。入肝加木瓜，入肺加桑白皮，入脾加白术，入心加茯苓。麝香、半夏、皂角各二錢半爲末，填臍中，生薑切片蓋之，艾灸至手足溫爲度，或灸丹田穴。因房事致手足冷，腹絞痛者，亦然。凍倒人不得近火，近火即逼寒氣入心而死矣。北方之人手足凍僵，若湯浴火炙，則肢節脫落。須緩緩搓之，俟其回煖，或反以雪搓之，引出寒氣，氣舒煖回乃愈，即其理也。僵凍成冰，堅凝不解，以火遽逼，則先融者與未融者解離不接，故脫落也。又水流濕，火就燥，皮膚之寒爲內陽所拒，原欲外出，而苦於無所引，以雪搓之，則以寒就寒而外附，於是內陽得伸，而煖回也。

中暑或名暑風，以與中風相似也。

其証卒然悶倒，汗多，先出之汗多熱，後出之汗多冷。面垢，汗多則面油膩。昏不知人，手足微冷，或吐或瀉，或喘或滿，多於田間路上烈日中得之。以來復丹末同蘇合香丸，見諸中。用湯調灌。或單用來復丹調灌，或却暑散水調灌亦得。如倉卒無藥，急研蒜水以[2]灌之。蓋中暑毒，陽外陰內，陽氣隨汗大泄，在內之血液、痰、食，無氣以溫，皆變寒凝。故諸暑藥多用熱劑。如大順散之用薑、桂，枇杷散之用丁香是也。大蒜辛煖，煖取其回陽，辛取其通竅散結。陰寒凝結，痰涎阻滯，則關竅不通也。又蒜氣臭烈，能通諸竅，大概極香極臭之物，皆能通竅也。候稍甦，繼以益元散。見傷暑。氣實者，蒼术白虎湯，氣虛者，人參白虎湯。並見發熱。熱死人切勿便與冷水，恐熱血得冷而凝結也。及臥冷地，正如凍死人不得遽近火也。故凡行路暍死者，惟得置日中熱地上，令人溺熱土，取罨其臍，或令近火，以熱湯灌之，或布蘸熱湯，更易熨其心腹臍下，以引熱外出也。觀湯火傷者，誤以冷水洗之，即激

---

〔1〕白　原作“甫”，據千頃堂本改。

〔2〕以　原作“解”，據千頃堂本改。

火內攻，可見。急以二氣丹湯灌之。一方用不蛀皂角，刮去黑皮，燒煙欲盡，盆合地上，周圍令勿透煙，每用皂角灰一兩，甘草末六錢，和勻，每服一錢，溫漿水調下，昏迷不醒者，不過兩服。蓋中暑人，痰塞關竅，皂角能疏利去痰也。又有暑迷一証，似中而輕，但昏迷耳，未至悶倒。欲睡懶語，暑氣乘心，煩悶所致。壯人香薷飲加黃連一錢，虛人星香散見中風加香薷一錢。醒後冷汗不止，手足尚逆，煩悶多渴者，香薷飲。若過投冷劑，致吐利不止，外熱內寒，煩燥[1]多渴，內寒何以渴，汗出津竭也。甚欲裸形，此陰盛格陽，宜溫藥，香薷飲加附子，浸冷服。渴者，縮脾飲加附子，亦浸冷服。詳傷暑門。

中濕

　　得之冒雨臥濕，嵐瘴薰蒸，外感濕氣，內濕，即丹溪所謂濕熱生痰，已見中風門。積滯日久，關節重痛，浮腫，喘滿腹脹，煩悶，卒然昏倒，其脈必沉而緩，或沉而細，宜除濕湯、白术酒。此必積久乃然，然見此者亦鮮矣。有破傷處，因澡浴，濕氣從瘡口中入，其人昏迷沉重，狀似中濕，名曰破傷濕，白术酒。問：此証所受濕氣無幾，何以致是？曰：氣血流行，不容少有阻滯，濕入不論多少，但能阻礙正氣，則鬱滯不行，由是逆入攻心，則昏迷沉重矣。

　　餘詳傷濕門。

中氣　此爲氣逆，與中風門東垣所論氣虛卒倒証各別。

　　其証卒然仆倒，不省人事，牙關緊急，身、支冷，中風則身、支溫，與此異。無痰涎。即有亦不如中風之多。氣滯於內不外達，故身冷，氣結於中，故痰不上出。因七情動氣，因怒者尤多。結塞於中，上下不通，故卒死也。其脈沉，應氣口。中風則脈浮而應人迎，與此異。中氣甚類中風，以氣藥治風則可，以風藥治氣則不可。風藥指續命等言，蓋發散之劑也，嫌其散氣。

─────────────
〔1〕燥　應作“躁”。

若指清心、瀉心等寒劑言，則中氣原非火証，亦不應用寒涼矣。三方並見中風。以蘇合香丸見諸中灌之，候甦，虛人繼以八味順氣散加香附三、五錢；壯人繼以木香調氣散。內有痰未除，前言無痰，非無痰也，特不壅出於喉口間耳。四七湯見氣、星香散。見中風。若其人本虛，痰氣結滯，關隔不通，上下不得升降，或大便虛秘，三和丹。有不治而氣復自甦者。《經》曰無故而瘖脈不至者，雖不治自已，爲氣暴逆也，氣復自愈。

中食

其証卒倒無知，口不能言，四支厥逆，不能舉，狀似中風。因飲食過度，醉飽之後，或感風寒，或着氣惱，以致氣血鬱滯，飲食無以運化，填塞胸中，陰陽痞隔，升降不通。若誤作中風、中氣，而以驅風行氣之藥治之，其死可立而待。胃氣已受傷，不堪再爲行散也。凡遇此等卒暴之病，必須審問曾否醉飽過度，有此，加以氣口脈緊盛，且作食滯治之。先煎鹽湯探吐其食，挾痰者瓜蒂散見傷飲食吐之。醒後察審，如挾有風寒之証，以藿香正氣散見中風解之；如挾氣滯者，以八味順氣散見中氣調之；若別無他証，只用平胃散見傷飲食加白术、半夏、麯糵之類調理。

中惡附鬼擊尸疰

其証卒然仆倒，口噤支冷，肌膚粟起，頭面青黑，昏不知人，參[1]後精神不守，錯言妄語。由冒犯不正之氣，吊死問喪，入廟登塜，多有此証。蘇合香丸見諸中灌之，候甦，以調氣散和平胃散服，名調氣平胃散。平胃散內有蒼术，可以辟邪。飛尸鬼擊等邪証附後。

此多由精神衰虛，遂爲邪鬼所擊，或附着於體，昏昏沉沉，妄言譫語，或訐露人事，或言未來禍福，多中。人有起心，即能知之，登高涉險，如履平地，或悲泣呻吟，不欲見人，此爲鬼物所憑者也。舊

---

〔1〕參　疑誤，似應作"醒"。

有五尸之説。一曰飛尸：發無由漸，昏然而至，尸，即鬼物。其人心腹刺痛，氣息喘急脹滿。一曰遁尸：停遁在人肌肉血脈間，觸即發動，証與前同，瘥後復發。一曰沉尸：發時亦心腹絞痛，脹滿喘急，雖歇之後，猶沉錮在人藏府。一曰風尸：在人四肢，循環經絡，其狀冷躍，去來沉沉，默默不知痛處，衝風則發。一曰伏尸：隱伏五藏，積年不除，未發如無病人，發則心腹刺痛，脹滿喘急。又諸尸疰乃死尸傳注之氣，如傳尸瘵蟲之屬，流注身體，令人寒熱淋漓，腹痛脹滿喘急，或磈硊踴起，或攣引腰脊，或舉身沉重，精神昏謬，每節氣改變，輒至大惡。積年累月，漸至頓滯而死，死後復易旁人，乃至滅門。已上皆用忍冬藤葉，剉數觔，煮濃汁，日三服瘥。太乙精神丹、蘇合香丸最妙。喻嘉言治祟方，用犀角、羚羊角、龍齒、虎威骨、鹿角霜、牡蠣粉、人參、黃耆等藥爲末，羊肉半觔，煎濃汁，調作一次服，立效。蓋祟附於身，與人之神氣交持，原逼處不安，但無隙可出，故用諸多靈物之遺形，引以羊肉之羶，俾邪祟轉附骨角，移從大便而出也，説甚有理。

醫碥卷之二　雜症

傷風寒附鼻淵。有卒倒等症爲中，無卒倒等症爲傷，下各篇倣此。

甚者遍傳經絡，已見《傷寒論》。此言其輕淺者，邪止犯皮毛。皮毛爲肺之合，皮毛閉則肺氣不得外泄，故上壅而嚏。蒸成涕液，壅塞鼻中，故聲出重濁。肺氣鬱而成熱，故肺癢而咳。其人平素體氣寒者則無汗，熱者則有汗。或發熱或不發熱，或頭痛或不頭痛，蓋雖輕症，其中又分輕重也。虛者參蘇飲，見發熱。實者川芎茶調散。此症與鼻淵相似而不同，傷風屬肺有噴嚏，且爲寒邪，故涕清；鼻淵屬腦，故無噴嚏，且係熱邪，故涕濁。甚則有穢氣，鼻出血。蓋鼻淵屬風熱入腦，熱氣湧涕傷鼻，兩孔氣出如火，痛，或成瘡。熱不得泄，傷及所過營血則衄矣。初起蒼耳散散之；久病熱深，防風通聖散見中風清之；衄者，犀角地黃湯見血涼之；鼻孔痛成瘡，豬膽汁調冰硼散見口塗之。此《醫宗金鑑》云爾。然鼻淵屬腦熱，云無嚏，於理未的，詳欠嚏篇可見矣。

破傷風

或破損，或瘡潰，風從破處入，鬱遏正氣爲熱，理同傷寒。而或甚者，以曾經去血挾虛也，故多搐瘈等症。先須辨瘡口，平而無水者，止於鬱熱而已。若腫而出水，則熱鬱而蒸成濕矣。脉浮在表，宜汗，羌活防風湯、九味羌活湯。表解後，以白术防風湯補之。脉弦者，半表半裏，宜和解，小柴胡湯、見寒熱。羌活湯、地榆防風散。脉沉實不大便，在裏，宜下，大芎黃湯、江鰾丸，后服羌活湯。發表藥宜辛涼，不宜辛熱。服風藥過多，汗不止者，白术黃耆湯。搐瘈不已，蠲痙湯。凡瘈搐，須養血潤燥加引經藥。背後搐者，羌活、獨活、防風、甘草；面前搐者，升麻、白芷、獨活、防風、甘草；兩旁搐者，柴胡、防風、甘草，右搐加滑石。右屬脾濕也。手足顫掉不已，朱砂指

66

甲散。頭目青黑，額上汗珠不流，眼小目瞪，痛不在瘡處者，傷經絡也，併不治。亦有瘡熱鬱結，多着白痂，瘡口閉塞，氣不宣通，鬱熱生風者，此爲内風，但須清熱解鬱。外治法：初於人家糞堆内，或爛草房上，取蟶蟷蟲一枚，捏住其背，待蟲口吐水，就抹在瘡口上，覺麻即汗出立愈。或玉真散傅之，或杏仁去皮細嚼，和雄黃、白麫傅，腫消爲度。牙關不開，蜈蚣一條，焙乾研末擦牙，吐涎立甦。

傷暑

　　熱盛傷氣，壯火食氣也。又氣爲汗泄，則益耗散矣。脉大而虛，氣虛故脉虛。其症自汗、面垢、背惡寒、氣從汗泄則陽虛，背屬陰[1]，陽微故惡寒也。口乾、前板齒燥、熱氣從口出，故前齒燥。煩悶，或頭痛、火上攻也。發熱，熱外盛也。神思怠倦殊甚。暑傷氣而不傷形，寒則傷形，血脉爲寒所滯也。故身體不痛，與傷寒異。又與温熱病相似而異，此脉虛，彼脉實也。又與濕温相似而異，此身熱而渴，彼身涼不渴也。此症首在察汗之多少，汗少則熱盛於裏，而傷其内氣。肺氣傷必喘之，人參白虎湯；見發熱。脾氣傷則四支困倦、不欲食，人參白虎湯，多用甘草；腎氣傷則津液涸，小便少，六味地黃湯加[2]知栢。見虛損。又暑先入心，心屬火，以類相從，就燥之義也。觀柴乾則先燃，濕則後灼，可見。心氣受熱而浮，心血受熱而燥，証見心煩口乾，辰砂五苓散見傷濕、硃砂安神丸見煩躁加黃連。小腸爲心之府，五苓利心經暑毒，使從小便出，爲治暑上劑，益元散尤佳。暑氣攻裏，腹内作痛，小便不通，生料五苓散加木香七分，或益元散。大便不通者，加味香薷飲見中暑，仍佐以三黃丸見發熱。暑毒客於上焦，胸膈痞塞，湯藥至口即出，不能過闗，或上氣喘急，六和湯浸冷，調入麝香少許。暑氣久不解，遂成伏暑，内外俱熱，煩躁自汗，大渴喜冷，香薷飲加黃連一錢，繼進白虎湯見發熱。若不愈，暑毒深入，結熱在裏，譫語煩渴，不欲

---

〔1〕陰　諸本均作"陰"，疑當作"陽"。《素問·金匱真言論》："背爲陽。"可証。
〔2〕加　原作"知"，據千頃堂本改。

近衣,二便結濇,調胃承氣湯見大便不通,或三黃石膏湯。伏暑煩渴,多熱痰者,消暑丸。每兩人黃連末二錢,名黃連消暑丸。或二陳湯見痰,或小半夏茯苓湯見痰,併可加黃連一錢。自汗,手足厥冷,六和湯、蘇合香丸見諸中。自汗,手足時搐搦者,謂之暑風。緣汗出毛孔開,風乘之,火得風煽益虐,筋脉枯急故也。香薷飲或香薷湯併見中暑,併加羌活一錢。痰盛者,風火交煽則痰湧盛。六和湯、星香散見中風各半貼。暑月身癢如針刺,間有赤腫處,亦名暑風。風邪留於皮膚,熱不得泄,故癢痛。六和湯爲末和消風散見頭痛,酒調服。汗多則熱泄於外,陽衰於中,真氣耗散,宜急收其汗,人參、黃耆、白术、五味也。屬以溫中固表爲宜。又大汗不止亡陽,且令腎水竭絕,津液內枯,是爲亡陰,急當滋水之上源。三伏之義,爲庚金受囚[1]也。金遇丙丁,失其清肅,故孫思邈謂:夏宜常服五味,瀉丙以補庚。恐金氣爲熱所甚[2]散,故歛之。歛之即補也。壬水絕於巳,癸水絕於午,西北寒清絕矣。故前人立法,謂夏月宜補,乃補天元之真氣,非補熱火也,令人夏食寒是也,生脉散見中暑主之。如兩足欹[3]側,腳膝痿弱,行步不正,是痿也,加酒洗黃栢、知母,令兩足湧出氣力。東垣謂:熱傷元氣,四支不收,兩足痿軟,遇早晚則寒厥。日高之後,陽氣將旺,復熱如火,乃陰陽氣血俱不足,故陰虛而熱厥,陽虛而寒厥也。熱盛則陰虛,氣傷則陽亦虛也。口不知味,肝熱則口酸,心熱則口苦,肺熱則口辛,腎熱則口鹹,脾熱則口甘或淡,是爲口中不和則不知味。又氣虛則食不化,傷食之人亦不知味也。目中溜火,肝火上透也。視物賑賑無所見,精神恍惚也。小便頻數,大便秘結,熱在下焦。胃脘當心痛,氣虛不運,或食、或痰、或死血,滯於胃脘或[4]痛。胸中閉塞,時顯嘔噦,皆不運之故。或有痰嗽,金受火刑。口沃[5]白沫,腎水上泛。腰背腹皆痛,甚則如刀刺腹,皆氣血凝滯之故。

〔1〕囚　千頃堂本作"困"。
〔2〕甚　千頃堂本作"蒸",爲是。
〔3〕欹(qī 期)　傾斜之意。
〔4〕或　諸本均作"或",疑當作"則"。
〔5〕沃　《說文》:"灌溉也。"此爲吐唾之意。

頭痛時作火上攻，兩脇痛肝氣鬱，或急縮，臍下周圍如繩束之急，帶脈血枯筋縮。食不下，或食入即飽，全不思食，火氣脹悶。自汗尤甚，若陰氣覆在皮毛之上。氣弱陽不外伸[1]，兼汗多漬體使然。皆熱傷元氣所致，黃耆人參湯主之。

又察其有無別邪。如冒暑飲酒，酒熱與暑氣內盛，發熱大渴，小便不利，其色如血，生料五苓散見傷濕去桂加黃連一錢。或以五苓去桂，吞酒煮黃連丸。如傷食者，其人頭痛背寒，氣爲食鬱，不達於背也。畏食惡心，噫酸臭氣，胸膈痞滿，六利湯倍砂仁。若因暑渴飲冷，致暑毒留結心胸，精神昏憒，語音不出者，寒閉熱於肺管，故聲不出。香薷湯見中暑。化蘇合香丸見諸中。若先飲冷後傷暑者，此必心下痞懊，五苓散。生薑湯調服佳。或君子湯見氣調中亦可。中和後，或小便不利，或莖中痛，宜蒲黃三錢、滑石五錢、甘草一錢。

又暑每兼濕，時當長夏，濕熱大勝，蒸蒸而熾。人感之，四肢困倦，精神短少，懶於作動[2]。小便黃赤者，熱也。支節疼痛，大便溏泄，身體沉重者，濕也。脈洪大熱而濡或遲，濕也。須以清熱燥濕之劑治之。東垣清暑益氣湯謂熱傷氣，故以黃耆益氣固表爲君。人參、甘草爲臣。蒼术、白术、澤瀉等滲利除濕；升麻、葛根解表熱兼勝濕；風藥也，故能勝濕。濕熱壅滯則食不消而痞滿，炒麴[3]、青皮消食快食；氣亂於胸中，清濁相干，陳皮理之；黃栢以瀉熱救腎；人參、五味、麥冬救金以滋水之上源爲佐。血虛加當歸，氣鬱加升、柴，中滿去甘草，咳去人參，咽乾加乾葛，血減心煩加人參陽能生陰也、當歸，少加黃栢瀉火，如煩猶不止加黃連。然苟非兼濕，則諸利水之品，反足以耗竭腎水，致損兩目，慎之。

東垣又謂：風犯汗眼，汗閉不出爲濕，身重體痛，或渴或不渴，小便不利，此風濕相搏也。頭痛，或上熱壅盛，心煩，情思慘悽，有不樂生之意，陰濕之情狀如此，所謂陽舒陰慘也。此陰勝陽之極也，病甚

---

〔1〕伸　原作“仲”，據千頃堂本改。
〔2〕作動　千頃堂本作“動作”，《內外傷辨惑論·暑傷胃氣論》亦爲“動作”。
〔3〕麴　諸本均作“鞠”，據《內外傷辨惑論》清暑益氣湯改。

則傳爲痿厥。厥者,氣逆上衝也。痿者,四支痿軟无力也。由濕鬱
成熱,熱極上衝而厥,筋脈受傷則痿也,利濕清熱爲宜矣。清燥湯可
用。又傷暑後復感風寒者,身痛頭疼,發熱,去衣則凜,着衣則煩,
感風則有汗,五苓散見傷濕內用桂枝;感寒則無汗,六和湯加藿香、
紫蘇。市井[1]中多此症,往往日間冒暑經營,夜間開窗眠臥所致。
有此症而發潮熱,似瘧而未瘧者,六和湯、養胃湯見瘧各半貼。若
鼻流清涕,或鼻孔熱氣時出者,亦六和湯加川芎五分,羌活、黃芩各
七分。已上皆夏月感受暑邪,而爲其所傷者也。昔人所謂動而得之爲
陽症者是也。有不必動得者,感其熱氣即病也,益元散。又有因避暑貪涼,
而反爲寒涼所傷者,或納風涼以傷其外,或食瓜果以傷其內,因而
頭痛發熱,惡風無汗。昔人名此爲中暑,或又名爲中暍,名目混亂,故削其名,
而存其症。症似傷寒,此爲陰寒所遏,周身陽氣不得伸越也。治宜辛
涼發散,辛溫消導。此全未傷暑而感風寒者,與上文先傷暑續感風寒不同,昔
人所謂靜而得之爲陰症者也。

　暑月多食生冷,忽受暑邪,熱入於內,陰陽錯雜,冷熱相搏,中
氣擾動,上壅則吐,下迫則瀉,故多吐瀉。霍亂嘔不止者,枇杷葉散
見中暑去茅根吞來復丹見中暑。嘔而痰,却暑散見中暑吞消暑丸或小
半夏茯苓湯見痰飲。嘔而渴者,浸冷香薷湯見中暑或五苓散見傷濕,兼
吞消暑丸。瀉而渴,生料平胃散見傷食、生料五苓散各半貼,名胃苓
散,或連理湯。即理中湯加黃連、白茯苓也。理中湯見中寒。瀉止仍渴,春
澤湯,即五苓加人參。或縮脾飲見中暑。瀉而腹痛有積者,生料五苓散、
藿香正氣散見中暑各半貼。雖無積而腹痛甚,氣滯也,生料五苓散
加木香七分,或六和湯加木香五分,或用二湯調蘇合香丸。見諸中。
瀉而發熱者,胃苓散。如吐利不止,外熱內寒,煩躁欲裸形,此陰盛
格陽,香薷飲加附子,或大順散加參、附,併浸冷服。又有吐極胃虛,
粒米不入,病甚危篤者,人參一錢,黃連五分,薑汁炒焦。糯米一撮,
水一茶鍾,煎至一酒盃,候冷,與一茶匙許,漸漸與之,與盡便可投

────────
〔1〕市井　古代指做買賣的地方。《管子·小匡》:"處商必就市井。"尹知章注:
　　"立市必四方,若造井之製,故曰市井。"

藥食。暑月人多服香薷飲以預防之，若元氣素虛，或房勞過度者服之，爲害不淺。若飲預防，惟生脈散爲宜。暑病多陰証，死而支體爪甲青黑者是也，故治暑之劑多用温熱。

傷濕

雨露本乎天，清陽也，故傷於上，止犯皮毛；汗多衣濕不換，致濕氣返入於内者，同之。泥水本乎地[1]，濁陰也，故傷於下，侵及骨肉，二者皆自外入。飲食之濕、脾土所生之濕，本乎人，皆自内出。在外在上者汗之，以苦温甘辛之劑，辛散濕，苦燥濕，甘温益氣以散邪。在内在下者利之，以苦熱酸淡之品。恐其上行，故用酸以斂而降之，以淡泄之。治飲食之濕，在上則吐之，在下則瀉之，食濕則瀉大便。利之。飲濕則利小便。治脾土所生之濕，則察其兼化，蓋土德兼該[2]，挾風則爲風濕，走注者是。挾火則熱濕，煩熱者是。挾寒則爲寒濕。痹痛者是。又上下中外，無處不到，在上[3]則頭重、胸滿、嘔吐；在中則腹脹痞塞；在下則足脛胕腫；在外則身腫重、骨節痛。當分部位爲治，隨所兼寒熱温涼以用藥。又須察其爲何藏之邪，如自病土虛生濕則補土；如火盛生濕則清心；如氣鬱成濕則升肝[4]；如金寒水冷泛溢爲災則煖腎。所治之藥，各從所入，不特二术也。其症發熱惡寒，惡濕身重，自汗，骨節疼，小便秘濇，大便多泄，腰脚痹冷，胕腫肉如泥，除濕湯。見中濕。若兼腰痛特甚，不可轉側，如纏五六貫錢重者，濕入腎也，腎着湯、滲濕湯。小便秘，大便溏，五苓散吞戊己丸見瀉[5]。若兼感風則証兼惡風，或額上微汗，除濕湯、桂枝湯各半貼，令微發汗。不可大發。已得汗而

---

〔1〕地　原作"下"，諸本同，似誤。據其上下文意有"天"、"人"，故此當爲"地"才符合文意。

〔2〕該　備也。《管子·小問》："四言者該焉。"

〔3〕上　原作"土"，據千頃堂本改。

〔4〕肝　原作"旺"，諸本同，似誤。據上下文意有"補土"、"清心"、"煖腎"，故此當爲"升肝"才符合文意。

〔5〕見瀉　千頃堂本作"見泄瀉"。

發熱不去者,敗毒散加蒼术一錢、防己五分。若兼感寒則無汗,憯凓煩痛,五積散見中寒和除濕湯見中濕、五苓散各半貼。若感寒又感風者,汗出身重,惡風喘滿,骨節煩痛,狀如歷節風,臍下至脚冷痺,不能屈伸,所謂風寒濕合而爲痺也,防己黃耆湯或五痺湯見痺。若浴出未解濕裙褲,忽爾熟睡,濕侵腎經,外腎[1]腫痛,腰背彎曲,五苓散加入真坏[2]少許,下青木香丸。見氣。三服,藏府通,腫消腰直痛止。坐濕處,腎丸[3]腫痛,六味地黃見損虛[4]加柴胡、吳茱萸、肉桂各一錢,獨活五分。若濕與熱相摶,清熱滲濕湯。其証肩背沉重疼痛,有熱則上行於肩背也。上[5]熱胸膈不利,及通身疼痛者,拈痛湯見身體痛。濕熱發黃,當從鬱治,凡濕熱之物,必鬱而後黃。逍遥散。勿用茵陳五苓。酒麪乳酪,停滯不化,除濕湯及蒼白二陳湯消息[6]之。即二陳加二术。二陳見痰飲。上吐下利二法,利比吐爲多,以濕水也多就下。又利大便小便二法,利小便比利大便爲多,以濕非挾痰食等濁物者,皆當由小便出也。故曰:利濕不利小便,非其治也。燥濕三法:風以勝之,風動而地乾也,羌防等;土以涸之,水得泥乾也,苓术等;酸以收之,斂約不使泛濫也,肉緊縮則不糟[7]。黃丹、白礬等。肉緊實則水不能藏,不得不從二便泄去。濕脈必緩,兼浮爲在表,兼沉爲在裏,兼弦爲風濕,兼數爲熱濕,兼遲爲寒濕。通用蒼术、茯苓、猪苓、木通、木瓜、石斛。在上加防風,在中倍蒼术,在通身加烏藥、羌活,在兩臂加桑枝、威靈仙,在兩足加牛膝、萆薢、防己,寒濕雖暑月亦覺清冷加虎骨、官桂,血必虛加當歸。

---

〔1〕外腎　即睪丸。

〔2〕真坏　諸本同,疑爲"真坯"。《證治要訣·傷濕》與本條相近,即作"真坯"。《本草綱目》土部"白瓷器"條云:"此以白土爲坯,坯燒成者。"附方有用"真定瓷器"入藥者。"真坏"疑爲真定白瓷末。

〔3〕腎丸　即睪丸。

〔4〕損虛　諸本皆同,疑爲"虛損"之倒誤。

〔5〕上　原作"土",據千頃堂本改。

〔6〕消息　即消而息之之意。

〔7〕糟　千頃堂本作"虛"。

傷燥

《經》曰：諸燥枯涸，乾勁凡物之乾燥者，必硬勁。皴揭，皴，裂也。揭，掀起也。凡物[1]乾者，其皮必皴裂而掀起。皆屬於燥[2]。燥爲肺金之化，秋令也。所以致燥有二：一因於寒，秋風清肅，夏令之濕，至是而乾，所謂風勝濕也；一因於熱，夏時熱盛，有濕以潤之，至秋則濕退而熱猶未除故燥，所謂燥萬物者莫熯[3]乎火也。其因於熱者固熱矣，即因於寒者亦未始非熱。何則？秋令降斂，陽氣內入，寒氣外束，故每當秋涼，多覺口鼻氣熱，是其理也。此言天時之致燥也。若或亡血亡津，腎虛火盛，致此多端，則又屬於人事矣。在外則皮膚皴揭枯涸，在上則鼻咽焦乾，在下則二便涸澀，在手足則痿弱無力，血不榮筋所致。在脈則澀滯虛衰。治以甘寒潤劑，清肺以滋水源，庶幾血充液滿，澤及百骸，滋燥養榮湯、大補地黃丸、清涼飲子、導滯通幽湯、潤腸丸、二方見大便不通。八正散，見淋。皆可隨証選用也。《內經》每云秋傷於濕，蓋運氣之説，以立秋、處暑、白露三氣屬濕土也，畢竟傷燥者多。

春温 温瘧[4]　風温　温毒　濕温

温，春陽之氣也，時至春而陽氣發動。人應之，身中之陽氣亦發動，一遇風寒外襲，閉其腠理，此氣不得升發，即鬱而爲熱，與冬月傷風寒發熱無異。而有惡寒不惡寒之分者，以冬時陽氣潛藏，表陽虛，故怯寒；春月陽氣升發，表陽盛，故不怯寒也。無汗者當發散，然冬月陽微，可用辛温，春月陽盛，宜用辛涼。仲景麻黃湯止爲冬月傷寒立法，不可混施於此証也。《經》謂：冬傷於寒，春必病温。

---

〔1〕物　千頃堂本“物”下有“之”字。

〔2〕諸燥枯涸……皆屬於燥　出自《素問玄機原病式》，非《內經》所云。

〔3〕熯（hàn 旱）《説文》：“乾貌。”

〔4〕瘧　千頃堂本“瘧”下有“爲”字。

又謂：冬不藏精，春必病溫。又謂：凡病傷寒而成熱者，先夏至爲病溫，後夏至爲病暑。程郊倩謂：冬傷於寒，寒字當腎字看。蓋腎水屬冬，其氣寒，故古人往往言腎爲寒，如言肝爲風，言脾爲濕之類，細閱前代醫書自見。冬傷寒云云，謂耗傷腎水，陰精泄而不藏，陰虛則火炎，至春陽氣發動，炎炎之勢不可遏止，一爲風寒所鬱，故溫熱病生耳。然豈特不藏精者乃然哉？即在平人，當春陽氣升發，感受風寒鬱而成病者固多。《金鑑》謂能藏精者其病輕，不藏精者其病重，韙[1]矣。或曰：《經》言溫瘧，謂得之冬中風寒，氣藏骨髓中，至春則氣大發，寒鬱火成熱，因春陽而發爲溫瘧也，即先夏至爲病溫之意。邪不能自出，句上當有若字。因遇暑氣，腦髓灼，肌肉消，言熱至骨。腠理開發，此五句，言若春時邪猶不能發，至夏乃發也，即後夏至爲病暑[2]意。或有所用力，邪氣與汗皆出，此病藏於腎，先後內出於外也[3]。如是者，陰虛而陽盛，盛則熱矣，衰熱氣衰也則氣復返入，入則陽虛，虛則寒矣。陽氣發泄太過，則表虛而怯寒，表怯寒則氣斂而內返，氣內返則表愈虛，故[4]寒也。明是言冬時觸寒，子何敢程[5]說耶？曰：《禮記》謂：言非一端，而各有當。各求其當可也。風溫即春溫之重者。仲景曰：太陽病，發熱而渴，不惡寒者，在冬月傷寒，則爲陽明証。爲熱[6]病。春月感冒，邪在太陽，即得此証，不俟傳至陽明乃見，故知爲春溫病也。發汗已，發汗則熱泄，應愈矣。身灼熱者，名風溫。熱盛得發表之劑，其勢益揚，如風之煽火，愈加熾盛也。風溫爲病，脈陰陽俱浮，自汗出，風溫原本有汗，由內熱熾盛蒸發之故，較春溫內熱不甚而無汗者爲重矣。身重，壯熱傷氣，無氣以動，故重。多眠睡[7]，鼻息必鼾，熱壅神昏也。語言難出。氣傷懶言。若被下

---

〔1〕韙（wěi 偉）　是；對。《漢書·敍傳下》：“昭韙見戒。”顔師古注引張晏曰：“明其是者，戒其非也。”

〔2〕暑　千頃堂本“暑”下有“之”字。

〔3〕先後內出於外也　《素問·瘧論》：“其氣從內出之於外也。”

〔4〕故　千頃堂本作“所以”。

〔5〕程　效法。《詩經·小旻》：“匪先民是程。”毛亨傳：“程，法也。”

〔6〕熱　千頃堂本作“溫”，與《傷寒論》第六條吻合，爲是。

〔7〕眠睡　千頃堂本作“睡眠”。

者，小便不利，亡陰泉竭。直視，精不榮於目也。失溲。陰不守於内也。若被火者，微發黃色，火上加火，熱濕欲發黃，而熱多濕少，故微黃也。劇則如驚癇，熱極生風。時瘲瘀。筋爲熱灼，乾縮而抽搐也。若火薰之，一逆尚引[1]日，再逆促命期。大抵風温忌汗，亦不宜下，裏熱未實者不宜。尤不宜火，當用雙解散去麻黃，加桂枝、石膏。余謂桂枝不必加。春温無汗雖宜解表，然必兼清裏，雙解散，審其表裏之重輕爲加減可也。雙解散乃防風通聖散合六一散也，《金鑑》稱其神效[2]，加減用之可也。此方雖内犯芒硝、大黃，然泄熱莫速於此，且分兩有限，不至太[3]下，無傷也。前人云：温熱証誤下不妨，誤汗則殆。硝黃，可用則用之，可不用則去之，是在臨証斟酌耳。風温汗太多脈虛者，桂枝湯見傷濕合人參白虎湯。見發熱。温病兼暑証，名温毒，治法不出上條。濕温即温病挾濕者，其証：身重、胸滿、多汗、兩脛冷，白虎湯加蒼术、茯苓。

瘟疫病論

　　瘟疫非傷寒也，世醫誤以爲傷寒矣。傷寒感天地之常氣，此感天地之厲氣也。邪自口鼻入，内不客[4]藏府，外不客經，舍於伏脊之内，去表不遠，附近於胃，乃表裏分界，是爲半表半裏，《鍼經》[5]所謂横連膜原是也。凡邪在經爲表，在胃爲裏，今邪在膜原，正當經胃交關之所。病之始發，凛凛惡寒，甚則厥逆，陽熱鬱極而通，則厥回而中外皆熱。始而惡寒，既而發熱，非若傷寒發熱而兼惡寒也。瘟初起，先憎寒后發熱，頭痛身疼，脈洪而數，其脈不浮不沉，蓋以邪在膜原故也。不可認爲傷寒表証而發其汗，邪不在經，汗之徒傷。又不可下，邪不在裏，下之無益。宜達原飲疏之，檳榔二錢，厚朴一錢，草果五分，知母一錢，芍藥、黃芩各一錢，甘草五分，午後

〔1〕引　長也。《詩經·楚茨》："勿替引之。"毛亨傳："引，長也。"

〔2〕效　原作"郊"，據千頃堂本改。

〔3〕太　千頃堂本作"大"。

〔4〕客　原作"各"，據千頃堂本改。

〔5〕《鍼經》　即《靈樞經》。

温服[1]。右檳榔、厚朴、草果三味，消滯破結，協力併逐，使邪氣速離膜原。後四味爲滋液和血、清燥和中之用。按此湯初起可用，若病成熱熾，用此恐無濟。有表者宜用河間雙解散，無表者宜用東垣二聖救苦丹。以及涼膈、白虎、黃連解毒、普濟消毒等劑，俱對証之藥，酌用可也。其邪氣遊溢諸經不同，本方加減法：脇痛耳聾，寒熱，嘔而口苦，邪溢於少陽也，加柴胡一錢；腰背項痛，邪溢於太陽也，加羌活一錢；目痛，眉稜骨痛，眼眶痛，鼻乾，不眠，邪溢於陽明也，加乾葛一錢。若不見三陽經証，不必加藥，止照本方。已上論初起用達原飲。

服此藥，其邪不傳裏者，一二劑自解。其証候：頭痛身痛，發熱而復凛凛，但內無胸滿腹脹等証，穀食不絶，不煩不渴，此邪氣外傳，由肌表出。或自發斑消，或從出汗解。斑有斑疹、桃花斑、紫雲斑。汗有自汗、盜汗、狂汗之異。此病氣使然，不必較論，但求得斑、得汗爲愈病耳。此邪自外傳，順証也，勿藥亦能自愈。

其有汗出不徹而熱不退者，宜白虎湯：生石膏一兩。知母、甘草各五錢。粳米一撮。服此藥辛涼解散，或戰汗或自汗而解。蓋前服達原飲，毒結漸開，邪氣已離膜原，尚未出表，然內外之氣已通，故多汗、脈長洪數，故宜白虎辛涼散之也。其有斑出不透而熱不退者，宜舉斑湯：白芍、當歸各一錢。升麻五分、白芷、柴胡各七分。川山甲二錢炙黃。水薑煎服。其有斑汗並行而熱不除者，宜白虎合舉斑湯。斑汗既愈，一二日或四五日後，依前發熱，無胸滿腹脹等証，脈洪而數，此膜原有隱伏之邪，發未盡也。勿藥，一二日間當仍自汗自斑而愈。未愈者，仍依前法治之，然亦少有，至於再三發者，更少有也。已上論邪傳表。

若服達原飲而無汗無斑，外亦無頭疼身痛，惟胸膈痞滿，此邪傳裏也。有欲吐不吐者，有得少吐不快者，邪傳裏之上也，宜瓜蒂散吐之。甜瓜蒂一錢、赤小豆二錢研、生梔仁二錢，用水二鍾，煎至一鍾，後入赤豆煎至八分，先服四分，一時後不吐，再服，盡吐之。如未盡，煩滿尚存者，再煎服。如無瓜蒂，以淡豆豉二錢代之。此病

---

[1] 服 原脱，據千頃堂本補。

飲食不能,胸膈煩而腹不滿,吐之則邪減,邪盡病自已。有心腹脹滿,不嘔不吐,或燥結便閉,或熱結旁流,或協熱下利,或大腸膠閉,邪傳裏之中、下也,宜承氣湯:大黃五錢、厚朴一錢、枳實一錢、芒硝二錢。若但上焦痞滿,無便結等病,去芒硝,即小承氣湯也。然雖無結糞,而大便粘膩極臭者,亦加之。若不痞滿,止便結者,去厚朴、枳實,芒硝用二錢五分,加甘草一錢,即調胃承氣湯也。服此導去其邪,邪減病自減,邪盡病自已。有胸膈滿悶,心腹脹滿,下部熱結膠粘者,此上中皆病也。不可吐,吐之爲逆,但用承氣湯,則上邪順流而下,嘔吐立止,脹滿漸除。其有吐後、下後既愈,二三日或四五日依前復發者,在上者仍用吐藥,在下仍用下藥。此爲再裏之証,常事也。甚有三發者,亦少有。已上論邪傳裏。

若服達原飲後,或病失治,而三陽証悉具,裏証亦具,又舌根先白胎,至此時根黃至中央,此表裏分傳也。其証:外則身熱頭痛,身疼,腰背項痛,眉稜痛,口苦耳聾,鼻乾;內則胸膈心腹滿悶,下部熱結。此瘟病常事也,斷不可強求其汗,宜用承氣湯先通其裏,裏邪去則氣通,乘勢盡發於肌表矣。若表裏証悉去而熱仍不退,此膜原之邪未盡也。宜三消飲:檳榔、草果、厚朴、白芍、甘草、知母、黃芩、大黃、乾葛、羌活、柴胡、薑、棗煎服,調之可愈。服藥既愈,三兩日復發者,仍用三消飲復下復汗,如前而愈,此亦常事也。至有三發者,亦少有。若表邪多裏証少,當治表兼治裏,三消飲,大黃少用。若裏証多表証少,但治裏,或吐或下,表証自愈。已上論表裏分傳。

若始病但發熱、頭痛、身疼、口苦、鼻乾,而內無裏証,止宜達原飲加減法。若不見三經病,止於發熱,不用加法。繼而脈洪大數,自汗而渴,邪離膜原,未能出表也,宜白虎湯辛涼解散,脈靜身涼而愈。愈後數日依前發熱,仍宜達原飲。至後反加胸滿腹脹,不思食,煩渴,舌上刺等証,皆由表傳裏也,達原飲加大黃微利之。久而不去,在上者用吐方,在下者用承氣下方。若始則發熱,漸加裏病,既用承氣等湯下之,而裏病除矣。數日內復發熱,反加頭痛身疼,此由裏出表也,脈浮者宜白虎湯。下後熱減不甚,熱雖無,頭痛身疼,而三四日後精神不慧,脉浮者,亦宜白虎湯汗之。若服白虎湯不得汗者，因精液枯竭也，加人參，覆臥則汗解。若大下後、大汗後，表裏証悉去矣，繼而一身盡痛，身如被杖，甚則不可轉側，周[1]身骨寒而痛，氣血虛故痛耳。非表証也，當自愈。已上論表裏遞傳。

瘟病備用諸方

天行大頭，發熱頭項腫，或喉痹腫痛，芩連消毒湯：柴胡、甘草、桔梗、川芎、黃芩、荊芥、黃連、防風、羌活、枳殼、連翹、射干、白芷。右方先入大黃，利去一二次後去之，加人參、當歸、牛蒡[2]、薑煎服。

時行風瘟，寒熱，身頭痛，咳嗽，神术散：藁本、羌活、甘草、白芷、細辛、蒼术、川芎、薑、葱煎。

感冒聲啞，是浪子瘟。敗毒散：羌活、獨活、前胡、柴胡、枳殼、茯苓、川芎、乾葛、甘草、桔梗。

一鄉人皆感冒咳嗽，亦是瘟。用敗毒散。

一鄉人多發熱內熱，逐瘟湯：黃連戊癸年倍、黃芩乙庚年倍、黃柏丙辛年倍、甘草甲己年倍、山梔丁壬年倍、香附、紫蘇、等分。大黃，三倍。加硃砂、雄黃爲丸。亦可湯，則冷服。

嵐瘴溪毒中人，病發則迷困躁[3]狂，或聲啞，此敗血毒涎乘脾也。玄妙散：人參、枳殼、大黃、柴胡、黃芩、半夏、甘草。

腫頭傷寒，玄黃辟瘟丹：玄參、大黃、連翹、牛蒡[4]、各一錢。酒黃芩、酒黃連、各二錢五分。羌活、荊芥、防風、各五分。石膏、桔梗、各錢半。甘草。一錢。食後，作二十次頻服。

蝦蟆瘟，類傷寒，身生濃[5]泡疹子，防風通聖散：防風、當歸、川芎、白芍、連翹、薄荷、麻黃、各四分。石膏、桔梗、黃芩、各八分。白术、梔子、荊芥、各三分。滑石、二錢半。大黃、芒硝、各四分。甘草。一錢。

---

〔1〕周　原作“用”，據千頃堂改。
〔2〕蒡　原作“膀”，諸本皆同，誤。
〔3〕躁　原作“燥”，誤。
〔4〕蒡　原作“膀”，據千頃堂本改。
〔5〕濃　借爲“膿”。

瘟疫雜病論

汗論

不得汗，雖被覆火灼亦無，邪初發，定在半表半裏。至於傳變，有出表者，有入裏者，有表裏分傳者。凡見有表復有裏之病，必先攻裏，裏邪去而後得汗。若裏氣壅滯，陽氣不舒，四肢且厥，安能氣液蒸蒸以達。長此，如水注[1]閉其後竅，不能涓滴。凡見表裏分傳之証，務宜承氣，裏氣一通，不待發散，多有自能汗解。不然者，雖大劑麻黃湯連進，非惟一毫無汗，且加煩躁矣。

戰汗，邪先表後裏，忽得戰汗，經氣舒泄，當即脈静身涼，煩渴頓除。若應下失下，氣消血耗，欲作戰汗，但戰而不汗者危，以中氣虧敝，但能陷降，不能升發也。次日當期復戰，厥回汗出者生，厥不回汗不出者死，以正氣脱，不勝邪也。戰而厥回無汗者，真陽尚在，表氣枯涸也，可使漸愈。戰而不復，忽痙者必死。凡戰不可擾動，但可温覆，擾動則戰而中止，次日當期復戰。凡戰而汗不出，宜大劑歸、地加參内托。

自汗，不因發散，自然汗出，邪欲去也。若身熱大渴，脈長洪而數，宜白虎湯，得戰汗方解。若下後得自汗，數日不止，熱甚汗甚，熱微汗微，此表有留邪，實病也，邪盡汗止。如不止者，柴胡湯佐之，表解汗當自止。設有三陽經証，當照前用本經藥加減法。若誤以認表虛自汗，用實表止汗之劑則誤矣。有裏証，時當盛暑，宜白虎湯。若面無神，唇刮白，表裏無陽証，喜飲熱，畏冷，脈微，忽自汗爲虛脱。夜發晝死，晝發夜死，急當峻補，補不及者死。大病愈後數日，每飲食及驚動即汗，此表裏虛怯，宜人參養榮湯：人參、麥冬、五味子、地黃、歸身、白芍、知母、陳皮、甘草，黃耆倍加。

盜汗，裏証下後得盜汗者，内有微邪也。凡人目瞑，衛氣行於陰，今内有伏熱，兩陽相搏，則腠理開而盜汗出。若伏熱一盡，盜汗自止。如不止，柴胡湯佐之。柴胡三錢、黃芩一錢、陳皮一錢、甘草一錢、

---

〔1〕注　原作"汪"，據千頃堂本改。

生薑一錢、大棗二個,煎服。

愈後脈靜身涼,數日後反得盜汗及自汗,屬表虛,宜黃耆湯:黃耆三錢、五味三錢、當歸、白术、各一錢。甘草五分。仍不止,加麻黃根一錢五分。如有熱者屬實,不宜用此。

狂汗,邪將去而欲汗解,因其人稟素壯,陽氣盛,不能頓開,三句當改云:陽浮盛於表,躁擾不寧。忽然坐臥不安,發狂躁,少傾大汗而躁止,脈靜身涼,霍然而愈。

發斑,邪留血分,裏氣壅閉,則伏邪不得外透爲斑。若下之,内壅一通,則衛氣疏暢,透表爲斑,而邪外解矣。若下後斑漸出,不可更大下,設有宜下証,少與承氣湯緩緩下之。若復大下,中氣不振,斑毒内陷則危,宜托裏舉斑湯:白芍、當歸、各一錢。升麻五分、白芷、柴胡、各七分。川山甲炙黃二錢。水、薑煎服。如下後斑漸出復大下,斑毒復隱,反加循衣摸床,撮空理線,脈漸微者危,本方加人參一錢,補不及者死。若未下而先發斑者,設有下証,少與承氣湯,須從緩下。

熱結旁流,久痢清水,奪液不得汗。疫証失下,或挾熱下利,脈沉,久不下之,致津液枯竭,後雖下,裏証去矣。脈雖浮,宜汗而不得汗,此爲奪液無汗。然裏邪既去,但得飲食少進,十數日後,中氣利下,當作戰汗而解。可滋其陰,陰液内充外溢,自然得汗。

下論

舌白胎,邪在膜原也。若變黃胎,邪入胃也,胎黃宜下。黑胎邪毒在胃,宜下,下後二三日,黑皮自脱。有一種但舌黑而無胎,此經氣,非下証也。妊娠有此,陰証亦有此,不可下。經血瘀熱或寒凝,皆舌黑。以在經不在胃故無胎,故不可下。下後裏証去而舌尚黑,胎皮未脱,不可再下。若無下証,設見離離黑色者危,急補之。舌芒刺,熱傷津液,此疫毒最重者,急下之。若老人微疫無下証,舌上乾燥生胎刺,用生脈散生津潤燥,胎刺自去。舌裂,日久失下多有此証,急下裂自滿。舌短、舌硬、舌捲,皆邪氣盛,真氣虧,急下之,舌自舒。白[1]胎乾硬如砂皮,急下之。

---

〔1〕白　原作“自”,據千頃堂本改。

　　唇燥裂，唇焦色，唇口皮起，口臭，鼻如烟煤，胃熱多有此証，當下。鼻孔煤焦[1]，急下之。若唇皮起，仍用別証互較，慎下之，無遽也。

　　口渴，詳有下証者下之，邪去而渴自減，若用生津止渴藥，無效也。如大汗脈長洪而渴，未可下，宜白虎湯，汗更出而身涼渴止。

　　目赤，咽乾，氣噴如火，小便赤黑作痛，小便臭，揚手躑足，脈沉數，皆内熱也，當下之。

　　心下滿，心下高起如塊，心下痛，腹脹滿，腹痛按之愈痛，心下脹痛，皆宜下，氣通則已。

　　頭脹痛，詳有下証者下之。若初起頭痛，別無下証，未可下。

　　小便閉，行大便則小便通，利水藥無益也。

　　大便閉，下之無辭，若老人及素弱人，用蜜胆導法。

　　大腸膠粘，下之自愈。協熱下利，宜下。

　　四逆脈厥體厥，此氣閉也，宜下之。下後反見此証者爲虛脫，宜補。脈厥，無脈也。體厥，身冷也。

下後諸變証論

　　下後脈浮。既下矣，脈浮而微[2]數，身微熱，神思或不爽，此邪熱浮於肌表，雖無汗，宜白虎湯汗解之。若大下數下，脈空而數，按之如無，白虎湯加人參，覆杯則汗解。似當加歸、地。

　　下後脈浮而數，宜汗不得汗；或遷延五六日脈証不改，終不得汗；或素有虧虛也；亦或利久使然。用加人參白虎湯，得汗而解。

　　下後脈復沉。既下，脈宜浮，是汗解兆也。今不汗而脈復沉，餘邪復入胃也，宜更下之。

　　更下後脈再浮，仍當汗解，宜白虎湯。

　　下後病愈數日復發熱，此非關飲食勞役，勿歸咎於病人也。此餘邪匿而復發，必然之理，再少下之即愈，勿用大劑也。

　　下後身反加熱。下後當身涼，今反加熱，此結開而氣通，鬱陽伸越也。即如爐中伏火，撥開雖焰，不久自熄。此與下後脈反數義

〔1〕焦　乾隆本作"黑"。
〔2〕微　原無，據乾隆本補。

同。若無下証,而妄下之過早者,其發熱乃病勢,原當逐漸發熱,非因誤用承氣更加發熱也。日後邪氣傳胃,有下証者,宜更下之。

下後脈反數,應下失下,口燥舌乾而渴,身熱反減,四肢時厥,欲得近火擁被,此陽氣壅伏也。既下矣,厥回不冷,脈大而加數,舌亦不乾渴,此裏邪去,陽氣暴伸也,宜柴胡清燥湯:柴胡、黃芩、陳皮、甘草,去花粉,去知母,加葛根,隨其性而升泄之。

下後數日,舌上復生胎刺,邪未盡也,再下之。胎刺未去,然已頓,但熱渴未除,更下之。胎刺既去,日後又熱,仍宜下之。其中或緩或急,或輕劑或重劑,或兼用柴胡清燥湯、犀角地黃湯,至投承氣湯,或宜多與,或宜少與,宜臨証斟酌。

下後病全愈,但腹中有塊,按之痛,氣時不利,常作蛙聲,此邪氣盡而宿結未除也。不可攻,徒損無益,待胃氣平復,自能潤下。或滋陰,下潤自通。能食者,新致則陳自推。

下後腹滿去,思食知味,而熱未除,脈近浮,此表尚有餘邪也,當得汗解。如不汗,以柴胡清燥湯和之。復不得汗者,以漸而解也,勿苛求其汗。

戰汗後復下後,越數日腹痛不止,欲作滯下也。勿論已見病未見病,宜芍藥湯:白芍、當歸、各一錢。檳榔二錢、厚朴一錢、甘草七分、裏急後重加大黃三錢、紅積倍白芍,白積倍檳榔。

下後自汗不止。詳自汗下。下後盜汗。詳盜汗下。

下後斑漸出。詳發斑下。下後斑出,復下斑反隱。詳發斑下。

下後或數下亡陰。瘟病有宜下者,不得已數下之,致兩目瀺,舌枯乾,津不到咽,唇口燥裂,由其人素多火而陰虧,今重亡津液,宜清燥養榮湯:知母、花粉、當歸身、白芍、陳皮、地黃汁、甘草,燈心煎服。如熱渴未除,裏証仍在,宜承氣養榮湯:知母、當歸、白芍藥、生地、大黃、枳實、厚朴,薑煎服。如表有餘熱,宜柴胡養榮湯:黃芩、陳皮、柴胡、甘草、當歸、白芍、生地、知母、花粉,薑、棗煎服。如痰涎湧甚,胸膈不清,宜貝母養榮湯:知母、花粉、栝蔞仁、貝母、橘紅、白芍、當歸、蘇子,薑煎服。忌參、朮。

下後餘熱不能頓除,以膜原之邪未盡,傳胃故也。當寬緩兩日,以柴胡清燥湯緩劑調理。

下後反痞。下後痞應去，而反痞者，虛也。其人素弱，或新病初起，脾失健運故也。再用行氣藥則非矣，宜參附養榮湯：當歸、白芍、人參、炒乾薑、各一錢。生地黃三錢，炮附子七分。若果是虛，一服必愈。虛實宜辨，表雖微熱，脈不甚數，口不渴者，是虛痞。若潮熱口渴，脈數者，是實痞，實痞宜再下之，用此則大害。

下後反嘔。下後嘔宜去而反嘔，此胃氣虛寒，少食便吞酸，宜半夏藿香湯，一服嘔止。半夏一錢半、藿香、炮薑、陳皮、白茯苓、白术各一錢、甘草五分，薑煎服。

下後脈浮，宜汗不得汗。見奪液不得汗條。

下後奪氣不語。下後氣血俱虛，神思不清，惟向裏睡，似寐非寐，似瘟非瘟，呼之不應，此正氣奪也。與其服藥不當，莫如靜守。宜人參養榮湯補之，能食者自然虛回，前証自愈。設不食者，病轉加，法當峻補。

瘟病兼証論

吐蚘，此胃熱也，必非臟寒。烏梅丸、理中湯萬不可用，但用調胃承氣，蚘自愈。

畜血。疫久失下，血爲熱搏，敗爲紫黑，溢於腸胃，漱水不嚥，小便利，大便黑，是其候也。宜桃仁承氣湯：大黃、芒硝、桃仁、當歸、芍藥、丹皮。服此藥熱除爲愈。若餘熱尚存者，宜犀角地黃湯：地黃五錢，搗爛加水絞汁，其渣入鍋煎、白芍一錢半、丹皮一錢、犀角一錢、同地黃汁服。

發黃。疫邪傳裏，移熱下焦，小便不利，邪無輸泄，經氣鬱滯而發黃，身目如金，宜茵陳湯：茵陳一錢、山梔二錢、大黃五錢、薑煎服。

循衣摸床，撮空理線，筋惕肉瞤，肢體振戰，目睛不了了，皆爲耽擱失下，或用緩藥羈遲之故，此元神將脫也。補之則毒甚，攻之則氣已虛，危証也。不得已，勉用黃龍湯：大黃、厚朴、枳實、芒硝、人參、地黃、當歸。或用人參養榮湯亦可，但虛候少退即宜屏去，勿久用也。

　　服藥不受，額汗，肢冷振戰，心煩，坐臥不安，此中氣虧，不能勝藥也，名藥煩。急投薑湯立已，或藥中多加生薑煎服，則無此狀矣。更宜均藥爲兩三次服，以防嘔吐。

　　服承氣湯全不行，或次日方行，或半日仍吐原藥，此因中氣虧不能運藥也，大凶之兆，宜加生薑、人參，以助胃氣。然有病重劑輕，亦致不行，不在此例。

　　思冷飲，熱渴甚也。勿論四時，宜量與之。若盡意飲，則水停心下矣。

　　虛煩，坐臥不安，手足不定，六脈不顯，尺脈不至，此元氣不能主持，法當大補。

　　神虛譫語。未下之前譫語，必有內熱煩渴之証，此爲實病，宜下。既下之後，數日內譫語不止，此元神未復也，急宜清燥養榮湯。

　　協熱下利，泄瀉稀糞，色必赤黃，或焦黃，此胃不留邪也。一二日利止熱退爲病愈，利不止者宜小承下之，而利自止。若利止一二日，忽煩渴，又泄，此伏邪又發也，仍照前治。

　　大便閉結，內熱故也，宜下之，諸病如失。

　　呃逆有寒有熱，以本証參之。熱則白虎、承氣，寒則四逆湯。

　　熱結旁流。先便閉後純利清水，全無糞，此糞結於內也，宜承氣湯下結糞而利自止。若服藥後，結糞不下，仍利臭水，邪猶在也，病必不減，再下之。

　　大腸膠閉，極臭如粘膠，而却不結，此熱極也，不下即死。

　　小便赤色，胃熱也，宜調胃承氣湯。

　　小便急數白膏如馬遺，膀胱熱也，宜豬苓湯：豬苓二錢、澤瀉一錢、滑石五分、甘草八分、木通一錢、車前二錢。

　　小腹按之硬痛，小便自調，此畜血也，桃仁湯：桃仁三錢、丹皮、當歸、赤芍、各一錢。阿膠二錢、滑石五分。

　　脈厥，神色不敗，言動自如，別無怪証，忽六脈如絲，甚至於無，或一手先伏，此失下氣閉故也，宜承氣湯緩緩下之，六脈自復，忌生脈散。

愈後諸証論

愈後大便久不行，作嘔不進食，此下格病也。宜調胃承氣熱服，下宿結而嘔止。

愈後數日，腹痛裏急，此下焦伏邪，欲作滯下也，宜芍藥湯：白芍、當歸、厚朴各一錢、檳榔二錢、甘草七分。

愈後大便數日不行，別無他証，此虛燥也。切不可攻，宜蜜導法，甚則宜六成湯：當歸一錢半、白芍、麥冬、天冬、各一錢。地黃五錢、肉蓯蓉三錢、日後更燥，宜六味丸減澤瀉。

愈後五更夜半作瀉，其脈遲細而弱，此命門陽虛也，宜七成湯：故紙三錢、炮附、白茯苓、人參、各一錢。五味八分、甘草五分。愈後更發者，八味丸倍加附子。

愈後微渴微熱，不思飲食，此正氣虛也，強與之即爲食復，漸進稀粥，以復胃氣。

愈後能飲食，肢體浮腫，此氣復也。胃氣大健則浮腫消，勿誤爲水氣。若小便不利而腫，乃是水腫，宜濟生腎氣丸。

愈後因勞而復發熱，宜安神養血湯：茯神、棗仁、白芍藥、當歸、遠志、桔梗、地黃、陳皮、甘草、圓眼肉。

愈後傷食，吞酸噯氣而復熱，輕則少食，重則消導，自愈。若無故自復，此前邪未盡除也，稍與前証所服之藥，以徹其餘邪自愈。

婦人小兒瘟病論

經水適來而瘟，邪不入胃，入於血室，至夜發熱譫語，或止夜熱而不譫語，宜柴胡湯：柴胡、黃芩、半夏、甘草、生地。

經水適斷而瘟，宜柴胡養榮湯，與適來有虛實之別。

妊娠瘟病，宜下者，照前法下之，毋惑參朮安胎之說而用補藥，則大凶矣。但下藥得下則已，勿過劑也。

小兒瘟病，遇時氣盛行，發熱、目吊、驚搐、發痙，是也。宜太極丸：天竺黃、胆星、各五錢。大黃三錢、麝香三分、冰片三分、殭蠶三錢，糯米飯丸，如芡實大，硃砂爲衣。凡遇疫証，薑湯下一丸，神效。

補遺病論

疫兼痢，發熱身痛，渴躁滿吐，最爲危急，宜檳芍順氣湯：檳榔、白芍、枳實、厚朴、大黃，生薑煎服。

疫兼水腫，宜小承氣下之。

陽証似陰，外寒而內熱，則小便必赤，最易辨也。

陰証似陽，此傷寒有之，瘟病無有也。

瘧

《內經》論瘧，謂生於風。蓋外感風寒，邪在太陽陽明屬表，則發熱。在少陽屬半表半裏，則寒熱往來。觀《傷寒論》可見。瘧疾往來寒熱，邪在少陽也。故仲景有瘧脈自弦，弦數多熱，弦遲多寒之説。喻嘉言亦謂：邪在少陽或兼他經証則有之，謂他經而全不涉少陽則不成其爲瘧。故不論兼有何脈，皆不離弦之一字，以弦乃少陽脈也。然傷寒少陽証往來寒熱無定期，而瘧病往來寒熱有定期者，以彼止受感無形之邪風，風者善行數變故無定期。此雖亦感無形之邪風，然必鬱成有形之痰涎留滯一處，與日行之衛氣相遇，邪正交爭乃作，故有定期也。古謂無痰不成瘧以此。夫瘧由於痰滯，而痰之滯也，豈獨由於風寒，一切外感內傷皆能致之。故又謂無食不成瘧，以食滯成痰也。外感以風寒爲舉隅，內傷以食爲舉隅，所當推廣以求之者也。又推之外感內傷，既能鬱熱畜痰，獨不能停濕滯血而爲是証乎？此楊仁齋所以有黃水瘀血之論也。問曰：痰血留滯之説深爲有理，然嘗見痰滯血凝結爲瘡腫，發爲寒熱，亦無定期，且或有不發寒熱者，何也？曰：瘡腫初起發寒熱者，必其邪盛勢大者也。邪盛勢大，連踞表裏，無時不與衛氣相遇，旋滯旋通，旋通旋滯，故無定期。其後不復發寒熱者，以日久正氣另辟行徑，不與之爭也。説見積聚。若其初亦不發寒熱者，必其瘡腫之小者乃然，小邪不足以滯大氣也。《經》曰：陽併於陰則寒，併，兼併爲一之義。衛氣與邪相爭，正爲邪滯，內鬱不通，不達於表則表寒，不行於裏則裏寒，內外皆寒，似純陰無陽者然,故曰[1]併也。河[2]間謂併於陰乃陽氣入於陰分,亦即內鬱之說。陰併於陽則熱,陽鬱成熱,鬱久則伸,內熱外達,內外皆熱,似純陽無陰者然。寒時毛髮豎立,欠伸,遍體寒慄,鼓頷,陽併於陰則陽虛,陽明虛則鼓頷[3],以陽明脈循頰車也。高鼓峰謂:熱鬱將發,火氣衝突,元氣走散,故寒凜。與《經》少異,然亦通。腰背頭項俱痛,太陽虛也。太陽脈抵腰夾背,上額交巔,下項。中外皆寒,此非真寒,乃陽鬱之寒耳。湯火不能溫也。則此時不必用溫藥可知。熱時內外皆熱,冰水不能寒也。此時不必用涼[4]藥可知。此段皆經文。

有一日一作而或日早或日遲者,按《內經》謂風邪所客,視其虛而入之。如腰脊虛則入腰脊,手足虛則入手足,風府虛則入風府,因舉入風府者以例之。風府,穴名,在項上陷中。邪客風府,有淺有深。淺者,衛氣日行於表,與淺分之邪相遇,夜行於裏,則不與遇矣。深者反此,故每日一遇。如今日卯時與遇,明日卯時又與遇也。衛氣到則肉理開,邪氣之在風府者,得以入之,正不客[5]邪,相爭而病作矣。此邪氣留滯其處,着而不行者,故每日如期而發。若邪氣行而不着,每日循夾脊之膂下行一節,自風府至尾骶骨,共二十五節,則風府之邪,計二十五日下行至骶骨,與衛氣每日離一節,故其作日遲。如今日卯時衛氣到風府,與適在風府之邪遇而病者,明日卯時衛氣又到風府,與已離風府而下行一節之邪不相遇,則必待衛氣追及邪氣,相遇乃作,故日遲也。邪氣二十六[6]入於脊內,注於伏行夾脊膂間之脈,其氣上行,無闕節之間隔,故九日而上出於缺盆之中。衛氣從腹上行,從背下行,伏膂之脈亦背也。下行之衛氣迎上行之邪氣,故其作日早也。此《內經》之說如是。然有忽早忽晏,又忽復早者,則邪氣忽上忽下,忽淺忽深,行無一定之故也。豈

---

〔1〕曰　原作"口",據乾隆本改。

〔2〕河　原作"何",據乾隆本改。

〔3〕頷　原作"頜",據乾隆本改。

〔4〕涼　原脫,據乾隆本補。

〔5〕客　乾隆本作"容",似是。

〔6〕六　乾隆本"六"下有"日"字,爲是。

必下盡二十五節乃始上行乎？發於晝者爲陽，邪淺在陽分也；發於夜者爲陰，邪深在陰分也。日早者，邪由深出淺也；日晏者，邪由淺入深也。《經》言上下，不言淺深者，以衛氣晝行於表，夜行於裏，即是言淺深耳。有間一日而作者，有間二日而作者，有間數日而作者，皆邪氣深入陰分，逼近藏府，橫連膜原。膜原者，膈膜之處，空曠若平原，邪正可以併容，阻礙不甚，故久滯乃發也。《靈樞·歲露篇》所謂蓄積乃作也。發於子、午、卯、酉日爲少陰經瘧；發於辰、戌、丑、未日爲太陰經瘧；發於寅、申、巳、亥日爲厥陰經瘧。舊說如此，不必泥。

　　按衛氣遇邪之說，《經》言不一而足。又一條云：夏傷於暑，熱氣藏皮膚之內，腸胃之外，此營氣之所舍也。能令人汗孔疎，熱舍營分，蒸汗故也。腠理開，暑邪若可泄矣。因得秋氣，至秋而感冒寒氣也。汗出遇風，及遇水感寒，此言或當時遇風、浴水，不必致秋乃感寒。氣藏膚內，暑邪不得泄矣。或謂暑邪已從汗泄，此言寒邪內藏耳。然《經》又謂：夏暑汗不出，秋成風瘧。當從前說爲是。與衛氣併居。相遇即併居。衛氣日行陽，夜行陰，此氣暑氣得陽而外出，得陰而內薄，暑邪在陽分則外爭，在陰分則內爭也。內外相薄，或在外或在內，與衛氣相迫薄。故曰作。是亦以衛氣爲言也。乃又出一條云：夏傷於暑，汗出腠開，遇夏氣凄清之水寒，吳鶴臯謂：水當作小。藏於皮膚，至秋復傷於風，先傷於寒爲陰邪，後傷於風爲陽邪，故先寒後熱，名寒瘧。若先傷風後傷寒，則先熱後寒，名溫瘧。詳其意，是言陽風與陰寒相爭，而爲寒熱往來，全與衛氣無涉。果爾則遇時可作，何必每日一作耶？且風寒無大分別，無論冬月，即當暑令，得風則涼，是風亦即寒也。而謂風爲熱氣可乎？其說可疑，必後人之僞託也。又《經》論溫瘧先熱後寒，謂得之冬中風寒，氣藏骨髓中，此與《內經》所言，冬不藏精之人，外感風寒，深入骨髓，鬱熱於內，精不藏則腎水先虛，熱伏則腎水益涸，至春夏遇風寒，發爲溫暑病意同。至春則氣大發，寒鬱成熱，因陽氣而大發也。邪不能自出，邪深藏也。因遇暑氣，腦髓爍，肌肉消，言熱至骨也。腠理開發，或有所用力，邪氣與汗皆出，此病藏於腎，先從內出之於外也。如是者陰虛而陽盛，盛則熱矣，衰熱衰也。則氣復反入，入則陽虛，虛則寒矣。陽氣發泄太過，則表虛而怯寒。表怯寒則斂而內返，氣內返則表愈虛，故寒也。此亦不言衛氣與邪遇，且與上條所論溫瘧先傷風後傷寒，故先熱後寒不同。豈溫瘧固與他瘧不同，特以其有寒熱與瘧相類，故亦以瘧名之，其証自有兩種耶，安得起作《內經》者問之？

有經瘧，《內經》曰：足太陽[1]膀胱經。之瘧，腰痛頭重，寒從背起，太陽脈抵腰上頭夾背也。先寒後熱，刺郄中。郄中，即膕中，太陽脈。易老[2]用羌活加生地黃湯、小柴胡加桂枝湯。足少陽膽經。之瘧，身體解㑊，身體解惰名解㑊。寒不甚，熱不甚，陽併於陰，自外之內，則寒甚。陰併於陽，自內之外，則熱甚。少陽在半表半裏，往來不遠，非若他經之大出大入，故其寒熱不甚。想當然耳。惡見人，見人心惕惕然，少陽以膽爲府，經虛則府亦虛，故見人而恐也。熱多汗出甚，少陽木火升發使然。刺本經。易老用小柴胡湯。足陽明胃經之瘧，先灑淅寒甚，久乃熱，熱去汗出，喜見天日火光，陽明受陽邪，則惡日與火，若受陰邪，則反喜之，汗出熱泄，陽氣乍虛，雖原受陽邪，亦喜之矣。刺跗上。本經衝陽穴。易老用桂枝二白虎一湯、黃芩芍藥加桂湯。足太陰脾經之瘧，不樂，好太息，脾脈不運，則上焦氣不行，故不樂，而太息以舒之。不嗜食，氣不化故不飢。多寒熱汗出，病至則嘔，嘔已乃衰，脾脈絡胃夾咽故善嘔。刺本經穴。易老用小建中湯、異功散。足少陰腎經之瘧，嘔吐甚，腎脈上貫肝膈，循喉嚨故也。多寒熱，邪入深故多。熱多寒少，水虛也。欲閉戶牖而處，腎陰衰故惡躁喜靜。其病難已。刺法失。易老用小柴胡加半夏湯。足厥陰肝經之瘧，腰痛少腹痛，小便不利，肝脈過陰器，抵小腹故也。非癃也，小便淋名癃。數便，言小便頻數，溺短不利，非淋也。噫，肝氣鬱，故噫以舒之。恐懼，肝有餘則怒，不足則恐也。氣不足，腹中悒悒，不快之意。氣不足則不得舒暢也。刺本經。易老用四物柴胡苦楝附子湯。已上論別足六經証，不言手六經，以足經長而遠，可包手經。故此與傷寒併單舉足經言，非病必不涉於手經也，可以意推。按瘧分六經，又分藏府，正與衛氣行陽行陰，或淺或深，與邪相遇說合，則泥定少陽一經者非矣。然歷驗瘧証，在少陽經者居多，此仲景、嘉言所以專主少

---

〔1〕陽　原作“陰”，據乾隆本改。
〔2〕易老　張元素，字潔古，易州（今河北易水縣）人。金代著名醫學家。

陽立説也。

有藏瘧，《內經》曰：肺瘧心寒，肺金本清肅，寒邪加之益寒，故心覺寒冷。寒甚熱，熱間善驚，如有所見者，心近肺，心血爲熱耗，故神不安。刺太陰肺經及手陽明大腸經。兩經相表裏，故分刺以殺其熱。易老用桂枝加芍藥湯。按五藏不受邪，而《經》列此五藏証者，蓋有藏氣素虚之人，爲七情所傷，藏氣不行，因鬱痰飲諸邪於内而成瘧也。心瘧，令人煩心，欲得清水，反寒多，不甚熱，熱在裏，故外不甚熱而多寒。刺本經。易老用桂枝黄芩湯。肝瘧，色蒼蒼然，太息，木氣不暢，故太息以達之。其狀若死者，木爲春生之氣，不舒而閟也。刺本經見血。易老用四逆湯、通脈四逆湯。脾瘧，寒，腹痛；熱則腸鳴，鳴已汗出，刺本經。易老用小建中湯、芍藥甘草湯。腎瘧，灑灑然，腰脊痛腰脊屬腎宛轉，大便難，腎主二便故也。目眴眴然，欲瞑也。《傷寒論》少陰病但欲寐，即此意。按眴、瞬同，目動也，無欲瞑意。此解恐非。手足寒，刺本經及足太陽膀胱經。表裏併刺也。易老用桂枝加當歸芍藥湯。

有府瘧，《內經》曰：胃瘧，善飢而不能食，胃熱故飢，脾虚故不能食。食而支滿腹大，支，支撐之意。刺本經及足太陰脾經橫脈二經絡脈之橫者。出血。此論胃府瘧証，不言諸府，可以意推。《傷寒論》亦止言胃府，以諸經之邪，皆得入胃也。大抵因風寒者，先必有怯寒、鼻塞等証，宜發散。若春時感風寒成温瘧者，必渴，必汗出不惡寒，熱多寒少，多先熱後寒。熱多陽盛，陽性急，故先發熱。衰而退，表氣乍虚，故微覺寒。宜白虎湯。因傷暑者，必多汗，煩悶喘渴，體若燔炭，宜加暑門之藥，煎成露一宿，乃熱之而服。感燥氣者，必膚索唇揭，咽乾鼻燥，宜滋潤之劑。感濕氣者，必身重而痛，小便不利，宜去濕。因時氣者，必一方長幼病皆相似，審係何氣之邪治之。因飲食所傷者，証見痞悶，惡食噯腐，小柴胡湯見寒熱。合平胃散。見傷飲食。便結者，大柴胡湯加芒硝、厚朴。因氣鬱者，必面色青滯，脈濇，脇痛，嘔吐清水或苦水，意不樂，逍遥散見鬱加黄連、吳茱萸水浸炒。貝母，倍柴胡。因勞倦者，必氣虚喘乏，四肢困倦，遇勞即發，補中益氣湯。見氣。經年不愈，邪結痞塊，脹痛，曰瘧母。已上均審所蓄之邪，是痰、是血、是黄水，分別治之。又須看熱多寒少、熱少寒多，以分寒熱。然熱多寒少而脈空虚，未可便用寒涼；熱少寒多而脈洪數，未可概用温熱，又當細察也。此外又有純寒無熱者，曰牝瘧，蜀漆散、牡蠣湯主之，或柴胡薑桂湯減黃芩加半夏。蓋其人素寒，所蓄之痰飲亦寒，與衛氣相觸，寒氣發動，純陰無陽，故但有寒無熱也。又有純熱無寒者，曰癉瘧，緣肺氣素熱，陽氣盛，所蓄之痰涎亦熱，纔遇衛氣之觸，熱勢即便激發也。令人消爍脫肉。《經》云：陰氣先絕，陽氣獨發，言肺熱偏於陽而無陰也。則少氣壯火食氣也煩冤，煩熱不安也。手足熱而欲嘔。小柴胡合白虎湯。

又有感山嵐瘴氣，濕熱薰蒸而爲瘴瘧者，王棐曰：南方天氣暑熱，地氣鬱蒸，草木水泉皆稟惡氣，故病者往來寒熱，名冷瘴。蘊熱沉沉如臥炭火中者，名熱瘴。甚者病即失音，名啞瘴。熱甚晝夜不止，稍遲二三日則血凝難救，南方謂之中箭，又謂之中草子。有挑草子法，乃以針刺頭額及上下唇，仍以楮葉擦舌，皆令血出，徐以藥解其內熱，可愈。楊仁齋曰：瘴瘧，挾嵐瘴溪毒之氣致然，血乘上焦，令人迷悶，甚則狂躁，啞不能言，皆由敗血瘀心，毒涎聚脾。治須涼膈，疏通大腸，小柴胡加大黃、觀香丸、治瘴木香丸，皆爲要藥。僧繼洪曰：冷瘴宜用不換金正氣散，見中寒。熱瘴宜用挑草子法。此病最難治，涼藥多不可用，句未妥，涼藥雖恐冰血，獨不可加辛散之品乎？熱藥亦不可輕用，且與和解可也。啞瘴即熱瘴之甚者，血得寒則凝澀，得熱則淖溢，面赤心熱，舌破鼻衄，皆熱沸血壅所致，故宜用挑草子法出其血。甚則血上塞心竅，啞不能言，但噫噫作聲，即啞瘴也。治此皆當散血，用黑神散見血立散。黑神散須慎用。其或痰迷心竅而舌強者，不在此論。

又有似瘧非瘧者，如傷寒邪在少陽經，往來寒熱，似瘧而無定期，或一日二三遍，且熱已即寒，寒已即熱，相繼不息，不似瘧之有定期，有息時也。又虛人亦有往來寒熱。《經》云：陽虛則外寒，陰虛則內熱，陰氣上入陽中則惡寒，本身下焦陰寒之氣，上干陽分則惡寒。陽氣下[1]入陰中則發熱。上焦陽氣下陷陰中，則發熱。故亦有往來寒熱，似瘧而實非瘧，病後產後多有之，必由積漸虛損而致，與瘧之發於陡然者不同。且亦忽作忽止，無有定期，與瘧之不爽其期者又別也。

————————

〔1〕下 原作"上"，據乾隆本改。

按瘴瘧亦有無定期者，不可不知。

治法：無汗須發汗，散邪爲主；丹溪謂：外邪必用汗解，惟足厥陰最難得汗，其汗至足方佳。大率取汗非必用麻黃輩，但開鬱通經，邪即散而爲汗矣。有汗當斂汗，扶正爲先；新發邪實者，可汗、吐、下；久病正虛者，宜補氣血；稍久而正虛邪滯者，宜一補一發；若深入於陰分者，宜先升後汗；至若邪乘虛入，則宜以發散祛其客邪，然後扶持胃氣；痰、食、氣滯，則先以消導散其壅滯，然後漸補脾元。諸瘧發過三五次，表裏之邪皆清，即宜截之。凡用藥，病正發時，當避其銳氣，於未發前二時服。

咳嗽

火刑肺金，燥癢不能忍因咳。咳因癢，癢因火燥，是咳必有火，然有虛實之分，不可概用寒涼。嗽因於痰，痰本脾濕，脾熱則濕蒸爲熱痰，脾寒則濕泛爲寒痰。熱者挾火作癢，而咳嗽併見；寒者無火不作癢，但嗽出其痰而已。故古人分有聲無痰爲咳，非必無痰也，以咳因於癢，不因於痰，故不言痰也。有痰無聲爲嗽，非必無聲也，以嗽本欲出其痰，非因火逆作聲，故不言聲也。有聲有痰爲咳嗽也。

分外感內傷二証，皆以肺爲主。外感邪從皮毛入，皮毛者肺之合也，皮毛受寒則汗孔爲寒所凝閉，而肺氣內鬱成熱；或皮毛受熱，亦傳入於肺而肺熱，此固以肺爲主。若內傷火炎，火性親上，不論何藏府之火，皆得上干於肺，故亦以肺爲主也。

外感以有咳嗽爲輕，蓋肺氣雖鬱，尚能通也，故鼻流清涕，鼻癢而嚏，喉癢而咳。若鬱甚，熱壅不能上通，則鼻乾且塞，無嚏嚏咳嗽之証矣。蓋鬱不甚者，尚欲外散與上通；甚則不外散而內攻，不上通而下鬱也。內傷以有咳嗽爲重，如肝腎之火，其初止病下焦，未遽上干也。久而炎熾，乃及於肺，則病重矣。若肺火自盛者，不在此論。

傷風，消風寧嗽湯。肺火素盛之人，易於傷風，以肺有火則常汗出腠開，邪易入。又內火盛，略被遏鬱即熱也，治宜解表兼清其火。《金匱》咳而上氣，喉中水雞聲，痰飲與氣相觸成聲。射干麻黃湯。

上氣肺脹，喘，目如脫，謂喘咳之甚，目突欲出也。脈浮大，越婢加半夏湯。上氣喘而急燥[1]屬肺脹，欲作風水，詳腫脹門。發汗則愈，小青龍湯見痰加石膏。咳而脈浮者，厚朴麻黃湯；以散外邪。脈沉者，澤漆湯。以逐內飲。時行咳嗽，發熱惡寒，鼻塞氣急，初病即伏枕，一二日即輕，俗名蝦蟆瘟，參蘇飲見發熱加細辛五分。外感風寒，失於解表，久不愈，因而咳血。醫誤以勞証治之，清金降火，頻進寒涼，外寒未解，內寒又生，纏綿日久，遂致委頓，假勞變成真勞，俗云傷風不愈變成勞者，此也。此最當察。《醫貫》云：肺經受寒，血凝不行，咳嗽隨痰而出，其人必惡寒，其脈必緊，其血必有，或紫或黑數點，此亦有火証，不可執。用麻黃桂枝湯，微汗而愈者數人。蓋汗與血一物也，奪血者無汗，奪汗者無血，若作陰虛火動治，殆矣。感風者鼻塞聲重，傷冷者凄凊怯寒，挾熱則煩躁，受濕則重滯，有血則膈間腥悶，停水則心下怔忪。夏月火盛，宜滋水清金，黃連必用。感濕者，身體重痛，小便不利，或有汗，白术酒。見中濕。秋燥宜潤，杏仁、栝蔞之屬。有冷熱相兼者，因增減衣服，寒熱俱感，遇乍寒亦咳，遇乍熱亦咳，飲熱亦咳，飲冷亦咳，肺火素盛者亦如此。宜金沸草散、消風散見頭痛合煎。或款冬花散，以薄荷葉代麻黃。聲暴啞者寒包火也，宜辛涼解散。有痰壅於肺者，金實則不鳴也，必清肺中邪滯，清咽寧肺湯。咳而聲嘶，杏仁煎、潤肺丸、清音丸。有熱咳失聲咽疼，多進冷劑而聲愈不出者，生薑汁調消風散，見頭痛。少少與之。然失音非獨實証有之，宜審察，佐以橄欖丸，含化，仍濃煎枇杷葉散，見中暑。熱服。凡外感風寒，治宜辛散，所謂肺欲辛也。若發散太過，或形氣病氣俱虛，即宜補。內傷者，陰虛火旺，治宜甘潤，最忌辛香，所謂氣病毋多食辛也。然虛中有實者，亦宜行滯。火鬱肺經氣分，喘咳面腫，身熱無痰，瀉白散。見發熱。若面赤咳出血，是火鬱血分，加黃芩、生地；內熱甚者，加黃連；咳急嘔逆脅痛者，肝火也，加青皮、青黛等；若喘而面浮不得臥者，是有痰飲水氣，加苦葶藶以

---

〔1〕燥　諸本皆同。疑爲"躁"之誤。《金匱要略》第七，小青龍加石膏湯條中有"煩躁而喘"，可証。

瀉之。肺燥宜潤，二冬、貝母、阿膠、雞子清之屬。痰因燥難出，加栝蔞仁；喘，加杏仁。動則喘滿氣急者，肺脹也。甚則胸高骨昂。或左或右，不得^[1]眠，此痰夾瘀血，礙氣爲病，四物湯見血加桃仁、訶子、青皮、竹瀝、薑汁、韭汁之屬。壅遏不得眠者，難治。咳久肺脹，宜收斂，訶子爲主，佐以海石、香附，童便浸三日用。栝蔞仁、青黛、半夏麴、杏仁、薑汁，蜜調噙之。初病外感肺脹，見前《金匱》二條，忌收斂，凡訶子、五味、五倍、烏梅、粟殼等，皆收後之品，初病切勿用也。痰嗽，痰出嗽止。痰甚者外作寒熱，痰多而清爲寒實，多而稠粘爲熱實，併壅閉正氣。寒實者透羅丹，熱實者瀉肺丸。痰積非青黛、栝蔞不除。凡咳嗽面赤，胸腹脇常熱，惟足有涼時，脈洪，熱痰在胸膈也，小陷胸湯見胸痛、礞石滾痰丸見痰，或用張子和法吐下之尤快。面白悲噎，或脇急脹痛，脈沉弦遲細者，寒痰在胸腹也，半夏溫肺湯。食積痰作嗽發熱者，半夏、南星爲君，栝蔞、萊菔子爲臣，青黛、石減爲使。食積人，面青白黃色不常，面上有如蟹爪路，一黃一白者是。治酒嗽，青黛、栝蔞、蜜丸噙，救肺。飲冷熱酒，或冷水傷肺致咳，紫苑飲。飲酒傷肺痰多，栝蔞、杏仁、青黛、黃連爲丸，竹瀝煎入韭汁吞之。若慮太寒遏火，先以辛散之，後以酸收之，甚者吐之，後與五苓、見傷濕。甘露見霍亂等勝濕去痰之劑。《醫貫》謂：肺爲嬌藏，畏熱畏寒，火刑金固咳，腎水虛火上炎者，六味丸。水冷金寒亦嗽。若腎火虛，下焦寒，逼火上浮乘肺，肺熱而咳。雖不可云金寒，然是虛熱，亦同寒治，八味丸。有脾胃先虛，不能制水，水泛爲痰，乘肺而嗽者；又有初雖心火刑金，因服寒涼傷脾，肺虛而嗽者，須用六君子見氣加炮薑以補脾肺，八味丸見虛損以補土母。又謂：王節齋云，酒色過度損傷真陰者，不可服參耆。此說大是誤人。予遇此証，先以六味見虛損壯水降火，隨以參耆救肺，使金水相生而愈。世之用寒涼者固非，知用參耆而不知先壯水者亦非，致陽火旺而陰愈傷，乃不識先後着也。凡咳嗽動引百骸，覺氣從臍下逆奔而上者，腎虛氣不歸元也，安腎丸等。勞嗽，有因久咳嗽而成勞者，有因病勞而咳嗽者，其証寒熱往來，或獨熱，潮熱盜

---

〔1〕得　原作"能"，據乾隆本改。

汗,咽喉乾痛,精神疲困,痰或濃或淡,或帶血腥,語言不出,保和湯、滋陰清化丸、五汁膏,併可用。乾咳無痰,乃火鬱之証,不得志之人多有之。用苦梗開之,逍遥散更妙。次用滋補之劑,四物湯見血加炒栢、竹瀝等。不已則成勞。經年累月服藥不瘥,餘無他証,却與勞嗽不同,宜保肺,一味百部膏、桑枝煎、必效散、噙化丸,併可用。

凡咳嗽上半日多,陽火也,陽火旺於陽時。痰稠黃,二陳見痰加貝母、石膏、竹茹。下半日多,陰火也,起於下焦,痰青黑粘滯,四物湯見血加炒栢、知母,或知栢八味丸。黃昏咳多,火氣浮於肺也,肺氣當降時而不得降,火浮故也。不宜涼藥,當以五味、五倍等斂而降之。又黃昏睡熟中,忽嗽痰數口,食積痰也,睡則脾靜不運,故痰停於內而嗽。前証火咳,此証痰嗽也。二陳見痰、山查、麥芽,消導自已。五更清晨嗽,亦爲痰停。理詳痰門。咳亦屬火,火空則發也。每日寅時,氣血注肺,其時空心,無所阻碍,故火隨氣乘空上浮。二陳加黃芩、桔梗、桑皮。日輕夜重,屬陰虛,二陳加當歸。

喘哮

喘謂呼吸迫促,勞動之人多有之。如奔走則氣喘是也。其在病機,則氣之上奔也。古人又以短氣名之,謂呼吸之氣短促也。然有實喘虛喘之分,所當詳辨。實者有邪,邪氣實也;虛者無邪,正氣虛也。實喘之狀,張口擡肩,搖身擷[1]肚,胸脹氣粗,聲高息湧,惟呼出之爲快也。虛喘之狀,氣少而不續,慌張短怯,聲低息微,皇皇然若氣之欲斷。似喘不擡肩,似呻吟而無痛,呼吸雖急而無痰聲是也。

實喘有由於外感者,六淫外邪壅閉肺氣,以致胸滿上喘也。有由於內傷者,七情五志之動火,酒食痰濕之鬱熱,上壅於肺而喘也。又有一等火鬱甚者,其上衝作喘,與諸實喘無異。而陽氣內鬱之極,不能暢達,以致四支厥逆,六脈伏濇,按之鼓指。此不可以熱藥投,亦不可以寒藥下,用寒則火愈鬱。惟逍遥散見鬱加茱、連,宣散蓄熱,得

---

〔1〕擷(xié 斜)　通“襭”。《説文》:“以衣袵報物謂之襭。”

汗即愈,愈後六味見虛損調之。

虛喘有由於陽虛者,肺氣實則能清肅下行,脾氣實則能健運四布,虛則不能運行下降,而但浮越於上也。有由於陰虛者,肝腎陰虛兼水火言則火上炎,乃真元耗損,命門之火自下上衝也。其人平居若無病,但覺喘乏,察其脈,數大而虛,或微而無力者是也。

東垣曰:華佗云盛而為喘,《活人》亦云喘為氣有餘,然盛而為喘者,非肺氣有餘也。氣盛當認作氣衰,有餘當認作不足。肺氣果盛,當清肅下行而不喘,以火入於肺,肺氣衰乃喘耳。故盛者非肺氣盛也,乃火邪盛也。故瀉之以苦寒,非瀉肺氣也,瀉肺中之火,即所以補肺氣也。按東垣所言固是,然壯盛之人,忽為邪襲者有之,未可便言氣衰也。但喘則氣越,亦必漸虛矣。

丹溪謂:新病屬實,久病屬虛。按新病亦有虛者,如其人本虛,而忽感風寒,是新病亦有虛也。久病亦有實者,如其人痰塞肺竅,久而不開,喘何由除?是久病亦有實也。實喘治法:傷風寒者,五虎湯、三拗湯、定喘湯、華蓋[1]散。寒束熱成痰者,陳皮湯,天寒加桂枝。乍進乍退,得食則減,痰為食所墜下也。食已即喘,是痰火,桔梗二陳湯。動作便有痰聲,是痰,定喘湯加葶藶,三服後照痰証治之,甚者神仙住喘湯。止喘而無痰者,為氣實喘,蘇子降氣湯見氣,甚者加葶藶、前胡。七情鬱結,上氣喘急,實者四磨飲、四七湯。併見氣。諸實喘併忌斂、澀、升、補、燥、熱、酸、鹹之劑,宜降氣清火,潤肺辛散,如蘇子、桑皮、枇杷葉、前胡、烏藥、枳殼、半夏、山梔、元參、知母、青黛、黃芩、貝母、二冬、花粉、杏仁、海石、橘紅皆可用。若脈洪實,遍身痰氣火氣,坐臥不得,宜黃連膏。水氣喘者,水氣逆行,肺氣得水而浮,觀浴河者水浸至胸則喘可見。喘不能臥,葶藶大棗湯、桂苓朮甘湯見痰飲等,或汗之。是濕者,滲濕湯。見傷濕。暑熱喘者,白虎湯見發熱,栝蔞、枳殼、黃芩。食喘者,凡病初起即喘急,多是停食也。或放屁,甚者或咬人,消食自愈。小兒行走氣急作喘,多是食。食喘兼外感,散邪消食。《經》有胃喘一証,謂胃絡不和,氣逆作喘。

---

〔1〕蓋　原無,據乾隆本補。

胃氣本下行，二陽脈亦從頭走足，若不下行而反干乎上，則氣喘逆。然所以致逆者，非火則食與痰耳，審治之。又有肺積，名息賁。賁，奔同。肺氣結滯成積，則呼吸之息上奔。在右脇下如覆杯，令人喘咳，發肺癰，詳積聚門。虛喘治法：肺氣虛者，人參、五味、阿膠之屬。人參爲末，雞子清投新水，調下一錢。勞即喘者，胡桃不去衣九錢，人參一錢，杏仁去皮尖二錢，薑、棗煎，帶渣服，去大便一次即愈。昔有二人同行，一含[1]人參則不喘，不含者喘，可見虛宜補。腎水虛者，相火由衝任直衝而上，非四物所能治、寒涼所能制。其痰爲腎水所泛溢，亦非竹瀝、枳、半所能化，必用六味見虛損加門冬、五味，大劑煎服，水升火降，喘自定。若腎火虛者，下焦陰寒之氣，逼其浮陽上越作喘，外証面赤戴陽煩躁[2]，脈浮大而數，去死不遠，用助元接真鎮墜之藥，尚可回生。然不可峻驟，且先以八味丸見虛損、黑錫丹見呃逆、養正丹見氣之類，煎生脈散見中暑送下。覺氣稍定，然後以大劑參、耆、破故紙、阿膠、牛膝等以鎮於下，又以八味加河車爲丸，遇飢則服，方可保全。火從衝任逆上，則胃氣之下行者亦從之逆上矣，東垣用調中益氣湯見勞倦加吳茱萸，湯洗去苦味用。然須治腎爲是。

　　再按古人以短氣即喘，而分實喘虛喘，具如前說。若依後人分短氣與喘爲二，則以短氣爲虛喘，而喘單就實[3]者言，未爲不可也。參看短氣少氣篇。

　　哮者，喉間痰氣作響，以胸中多痰，粘結喉間，與呼吸之氣相觸成聲。得之食味酸鹹太過，幼時多食鹽醋，往往成此疾，俗謂之鹽哮。滲透氣管，痰入結聚，一遇風寒，氣鬱痰壅即發，其發每在冬初，必須淡飲食，行氣化痰。禁涼劑，恐風寒難解；禁熱藥，恐痰火愈熾。蘇子、桑皮、枳壳、青皮、半夏、前胡、杏仁、山梔必用。八九月內用承氣預下其熱，使冬時無熱可包，是妙法。哮久用青皮一個，劈開，入巴豆一粒，扎定，瓦上炙黃，每服三五分，薑酒下。愈後用半夏八兩，石

─────────

〔1〕含　原作“念”，據乾隆本改。
〔2〕躁　原作“燥”，諸本同，誤。
〔3〕實　原闕，據乾隆本補。

膏四兩，蘇子二兩，丸服。又方，雞子略擊破壳，不可損膜，浸尿缸內三四日夜，煮吃，效，能去風痰也。或猫屎燒灰，砂糖湯調下。皂莢去皮、弦、子，蜜炙二錢，明礬一錢，杏仁一錢，紫苑、桑皮、炙草、石菖蒲、半夏各二錢，白丑頭末一錢，胆星一錢五分，百部熬膏丸，綠豆大，每服七十丸。遇厚味即發者，清金丹。

短氣少氣

　　二者古人不甚分別。如東垣謂二者皆氣不足。戴復菴謂短氣者，呼吸不來，語[1]言無力，宜補虛。於進藥外，選壯盛人，吸氣噓其口中以助之。此與《素問》謂怯然少氣者，言而微，終日乃復言，此氣奪也，乃少氣不足以言，有以異乎？是以二者同屬之虛也。亦有分短氣爲實者，如仲景論胸痺短氣爲實，是痞滿篇。又論短氣皆屬於飲，見痰飲篇。是以短氣爲實也。蓋水飲痰食諸實邪，足以阻礙正氣，氣本不少，因爲邪阻上壅而呼吸喘急，古人多以短氣爲喘可見。不得如平氣之舒和悠長，故謂之短耳。此但去其邪，邪去氣自舒矣，須分別觀之。

噯氣

　　即《經》所云噫氣，由氣不得舒，故噯以出之，理與呃逆通。彼則氣閉而逆沖，自作響以出；此則氣滯而不沖，故藉噫以出之也。《經》以心爲噫。《痺論》所謂心痺者，脈不通，煩則心下鼓，暴上氣而喘，嗌乾善噫。又謂刺中心一日死，其動爲噫者，是也。王太僕解心噫之義，謂象火炎上，烟隨燄出。又屬脾氣不舒，《經》所謂太陰腹脹善噫者是也，觀飽食則噯可見。

呃逆

　　即《內經》所謂噦，氣自下衝上而呃呃作聲也。《經》謂：諸逆

---

〔1〕語　原作“謂”，據乾隆本改。

98

衝上，皆屬於火。然必有所閉遏乃然，有爲寒氣所閉者，有爲熱氣所閉者，有爲水飲痰食及血，諸有形之物所閉者。景岳譬之雨中之雷，陽爲陰蔽，奮出於地而有聲也。水中之浮，氣爲水覆，上出爲浮，汩汩作聲。深得其理。予嘗吸烟入喉，胃口乍閉，每每作呃，故知熱氣亦能閉也。丹溪治陳超越，因飽食後奔走，絡傷血內溢矣。患呃逆。但食物則呃百餘聲，食物質濁，血之屬也。半日不止，飲酒與湯則不作，酒、水質清，氣之屬也。至晚發熱，血屬陰，血病故夜發。脈濇數。以血入氣中治之，猶云血覆氣上。用桃仁承氣湯見血加紅花煎服，下污血數次而愈。又治一女子，大吐頑痰而愈。故知血食痰，皆能閉也。有發於中焦者，脾胃之氣被閉也；有發於下焦者，肝腎之氣被閉也。氣爲陽，陽屬火，治須撤閉散火，而有實火虛火之分。實者利之、清之、散之；虛者補之。無病而呃者，不必治也。即治不過用《內經》刺鼻取嚏，或閉息不令出入，或驚之之法，皆可立已。若有病而呃者，形氣壯實，別無惡候，審其致閉之邪去之，亦即已。惟病重得此，多爲氣脫。凡見其呃自丹田而上，久久乃一聲，密頻[1]相連者爲實，久久一聲者爲虛。通身振動者，即是危候，恐難治矣。此先天命門真火欲脫，多不救。與黑錫丹，灸關元。傷寒吐汗下後，與瀉利日久誤服寒涼者，理中湯見中寒。產後，丁香散。傷寒熱病，便燥脈數，承氣湯見大便不通。氣爲寒閉，未鬱成熱者，柿錢散、丁香柿蒂散、羌活附子湯。氣逆而虛者，陳皮竹茹湯。痰飲者，二陳湯、導痰湯併見痰加薑汁、竹瀝。陽虛自汗者，參附湯。陰虛火炎者，參附煎湯，下大補陰丸。偶然呃一二日不止者，木香調氣散見中氣。灸法：男左女右，乳下黑盡處一韭葉許，灸三壯，甚者二七壯。

欠嚏

呵欠者必伸腰，故又名欠伸。《經》謂：衛氣晝行於陽，夜行於陰，陰主夜、臥。陽主上，陰主下，故陰氣積於下，陽氣未盡入行於

---

〔1〕頻　原作"頓"，據乾隆本改。

陰，陽引而上，陰引而下，陰陽相引，故數欠。此從陽之陰，由動入靜之機也。一人病吐血斗餘，煩躁不得臥，証甚危迫。延予至時，已半夜，聞其欠聲，予曰：不死矣。知陰猶在也，藥之而愈。

《經》曰：陽氣和利，滿於心，出於鼻，故嚏。河間謂：鼻中癢，因氣噴作聲。鼻爲肺竅，癢爲火化，火甚則痛，微則癢也。火干於肺，發於鼻，故癢而嚏也。或以物擾鼻亦嚏者，擾者亦屬火也。或視日而嚏者，太陽火曜於目，熱氣内通於鼻，癢而嚏也。仲景云：其人清涕出、發熱、色和者，善嚏。即傷風淺証。風在皮毛，鬱其陽氣於肺，氣盛化涕以出，鬱勃而嚏也。色和，謂病淺耳。可見嚏由氣盛，鬱勃使然，故陽虛者無嚏，得嚏則爲佳兆。

傷飲食 此以飲食過度，留積不化者言。若飲食衰少不足之証，見下勞倦篇。

飲者或寒或熱或過飽，皆能傷人。

飲者水也，在人身屬無形之氣分。多飲則氣逆，水載氣上浮也，觀浴者水浸至胸則氣喘可見。蓋水滿於下，則逼氣上浮，如油在水面是也。飲冷則傷肺，水之寒氣上射於肺，則肺氣受傷。爲喘咳，爲腫，浸淫於肌膚則腫。爲瀉。下趨則瀉。輕者發汗利小便，上下中外分消之。重而蓄滿者，芫花、大戟、甘遂、牽牛之屬利下之。言不獨利小便，須二便兼利也。

酒者其質則濕，其氣則熱。飲之而昏醉狂易者熱也，宜以汗去之。既醒則熱去而濕存，宜利小便以去之，葛花解醒湯主之。若不先汗而遽利小便，則炎燄不肯下行，濕去熱不去。若動大便尤謬，蓋酒之熱乃無形之氣也，病在陽分而妄下之，以傷其陰分，是謂誅伐無過。汗以辛温，從其上炎外達之性也。佐以苦寒。清其熱也。酒疸下之，久則爲黑疸，尤宜切戒。見疸門。傷酒惡心嘔逆，昏眩頭痛，冲和湯，即參蘇飲加木香、半夏茯苓湯見痰、理中湯見中寒加乾葛，或附子理中湯見中寒和縮脾飲見中暑。酒渴縮脾飲，或乾葛煎湯調五苓散。見傷濕久因[1]於酒成酒積，腹痛泄瀉，或暴飲有灰酒亦能致

---

〔1〕因　乾隆本作"困"。

之，併酒煮黃連丸。見傷暑。多飲結成酒癖，腹中有塊，隨氣上下，沖和湯加蓬术五分。停爲痰飲者，枳實半夏湯加神麯、麥芽，或沖和湯加半夏、茯苓。解酒毒，枳椇子最妙。喻嘉言曰：錢小魯善飲，飲必醉，歲無虛日。嘔吐，寒熱兼作，骨節煩痛，脈洪大促急，身夾着蓆不能動展，左腿痛如刀刺，鼻煤，從病起至是總未大便，此癰疽之候也。有謂燥金司令，酒客素傷熱濕，至是而發，熱被斂束，不得外越，津液乾枯，大腸失潤，以清金潤燥治之。或曰不然，酒毒大發，腸胃如焚，能俟掘井取水乎？必以大下爲急。余曰：下法果勝，但酒客胃氣素爲多嘔所傷，藥入胃中，必致上湧，不能下達，掘井固難，開渠亦不易。夫酒者，清烈之物，不隨濁穢下行，惟喜滲入者也。先從胃入胆，胆爲清净之府，同氣相求故也。然胆之攝受無幾，其次從胃入腸、膀胱，滲之化溺爲獨多焉。迨至化溺，則所存者，酒之餘質，其烈性實惟胆獨當之。是以酒至半酣，雖懦夫有揮拳罵座，不顧餘生之胆。酒性極熱而親上，心肺受之，不獨胆也。酒入則氣強，故無所畏。氣之降者屬肺，升者屬肝胆，肝陰胆陽，酒氣乃陽升之極者，故屬之胆耳。胆之府原無輸瀉，而胆之熱他入，可移於腦，濁涕從鼻竅源源而出，亦少殺其勢。若小魯則陽分之陽過旺，陽分之陰甚衰，髮鬍全無，直似南方不毛之地，熱也極矣，肯受胆之移熱乎？幸其頭間多汗，腦熱暗洩，不爲大患。乃胆熱既無可宣，又繼以酒之熱，時之燥，熱淫內熾，故胆之熱汁滿而溢出於外，以漸滲於經絡，則身目皆黃，以其滲而出也。亦可轉驅而納之膀胱，從溺道而消也。今病獨攻環跳之穴，腿痛如刀刺，則病結於胆之本經，不能驅使從膀胱出矣。即欲針之，此久傷之穴，有難於扶瀉者，吾更有慮焉。有身以後，全賴穀氣充養，穀氣即元氣也。穀入素少之人，又即藉酒爲元氣，今以病而廢飲，何所恃爲久世之資耶？吾諦思一法，先搐腦中黃水出鼻，次針胆穴之絡腦間者數處，務期胆中之熱移從腦鼻而出，庶乎上泄則下寬，環跳穴中結邪漸運，而腸胃之枯槁漸回。然後以瀉胆熱之藥入酒中，每日仍痛飲一醉，飲法同而酒性異，始得陰行而妙其用。蓋其以生平之偏造爲堅壘，必藉酒轉爲鄉導，乃克有濟也。豈清金潤燥與下奪之法，能了其局乎？

　　食者物也，在人身屬有形之血分。傷食則胸腹痞滿，惡心噦酸，噫敗卵臭，惡食，頭痛發熱惡寒。食鬱成熱，上攻頭痛，外蒸身熱，氣不達於表故惡寒。証似傷寒，但氣口脈倍大於人迎，及身不痛爲異耳。輕則消導，重則吐下。在上[1]脘者吐之，瓜蒂散之屬。已下腸中者下之。其証熱，所傷之物亦熱者，承氣湯見大便不通；其証寒，所傷之物亦寒者，小七香丸料一貼，薑引水煎，吞感應丸或備急丸。《經》曰：上部有脈，指頭部三候言。下部無脈，指足部三候言。其人當吐，不吐則死。東垣謂其理同木[2]鬱，宜吐以達之。以爲食塞胸中，太陰肺金之部分也。肝木之氣爲食所遏，不得上升，伏於脾土之中，若受金之尅伐者然。以食在胸中肺部，阻遏木氣不得升也。故曰木鬱吐之，則木得舒。又謂：肺爲清陽之分，如天。食壅于上，則天氣不得下交於地而成否。地中之水源於天氣，故曰水出高原。氣隔於上，則源絶而水不下流，故下部無脈。其說迂曲。大抵食在胃脘之上，未入於腸，故宜從上越之耳。又上部之氣，在食之上，不受遏則能運行，故上部之脈亦通。脈隨氣行。下部之氣爲食所遏，不能運行，故下部無脈也。傷寒物者，半夏、神麯、乾薑、三稜、廣茂、巴豆之類。治中湯加砂仁一錢，下紅丸子；小七香丸；半夏枳术丸。寒熱不調，每服加上二黃丸十丸，或用木香乾薑枳术丸、丁香爛飯丸。傷熱物者，枳實、白术、青陳、麥芽、黃連、大黃之類。上二黃丸、枳术導滯丸。寒熱通用保和丸、枳术丸、麯糵枳术丸、木香枳术丸、檳榔丸。傷濕熱不化，痞滿悶亂，枳實導滯丸。傷肉食濕麪，辛辣厚味，三黃枳术丸。傷熱食痞悶，兀兀欲吐，上[3]二黃丸。傷濕麪，心腹滿悶，支體沉重，除濕益氣丸。傷豆粉濕麪油膩，白术[4]丸。食索粉片積，用紫蘇濃煎汁，和杏仁泥服之即散。食狗肉不消，心下堅，或腹脹、口乾、發熱，煮蘆根汁飲之，杏仁治狗肉。食魚膾生肉不化，每成癥瘕，搗馬鞭草汁及

─────────────────────

〔1〕上　原作"土"，據乾隆本改。
〔2〕木　原作"本"，據乾隆本改。
〔3〕上　原作"土"，據乾隆本改。
〔4〕白术　原作"曰木"，據乾隆本改。

生薑汁飲之。大抵神麯、麥芽消穀食，萊菔化麪食，硇砂、阿魏、山查消肉食，紫蘇化魚蟹毒，麝香消酒、果積。如傷冷物一分熱物二分，則用寒藥二停熱藥一停，隨時消息。面色青黑，脈浮沉不一，弦而弱者，傷在厥陰，肝經受寒物之鬱。當歸四逆湯見厥加吳茱萸或生薑之類主之。面紅赤，脈浮沉不一，細而微者，傷在少陰，腎受寒物所傷，逼火於上[1]，故面紅。通脈四逆湯見厥。面色黃，脈浮沉不一，緩軟也而遲者，傷在太陰，理中丸湯見中寒主之。此條皆溫藥。凡脾脈微洪屬火，傷苦物，苦爲火味也。此等皆以五行相配，然勿泥。鹹勝苦；微弦傷冷硬物，溫以克之；弦緊傷酸硬物，辛勝酸；微濇傷辛辣物，苦勝辛；微滑傷腥鹹物，甘勝咸；洪緩傷甜爛物，酸勝甘。微遲傷冷痰，積聚惡物，溫胃化痰。單伏主物不消化，麯、蘗、三稜、廣茂[2]之類。洪浮而數，乃中酒，葛根、陳皮、茯苓。傷食作瀉不止，於藥中加肉荳蔲、益智仁收固之。傷食兼感風寒，証與前同，但添身疼、氣口人迎併盛，生料五積散見中寒、養胃湯、芎芷香蘇飲見脚氣、和解散。凡傷食主平胃散，傷穀食者加穀芽、麥芽、神麯，肉食加山查，麪滯加萊菔子，快膈加枳實。若脾胃虛弱不能化，六君子湯見氣加丁藿、木香、建蓮、厚朴、縮砂、麥芽、神麯。脾氣下陷，補中益氣湯。見氣。肝火乘脾，脾傷不運，左金丸見發熱、歸脾湯見血。腎火乘脾，六味丸見虛損。命門火衰，不能生土，八味丸見虛損。或疑正當飽滿，難於用補，不知用補自有法疏啓其中，竣補其下。少用則助壅於上，多用則峻補於下，以人參一兩，少加升麻，一服即愈，所謂塞因塞用也。有胃強脾[3]弱者，能食而不能化也，平胃散加炒鹽、胡椒、山查、麥芽、神麯、白蒺藜丸服，更節飲食。

不能食

　　傷食則惡食，已詳飲食門，此舉他証言之耳。大抵不能食由於

---

〔1〕上　原作“土”，據乾隆本改。
〔2〕茂　諸本同。當作“茂”，“廣茂”即莪术。
〔3〕脾　原作“弱”，據乾隆本改。

胃滿，而致滿非一。有寒氣滯於胃而滿者，有熱氣壅於胃而滿者；有濕痰不運而滿者；有命門火衰致脾胃虛寒而滿者；有腎水不足，虛火上衝而滿者。寒滯者，六君子見氣加乾薑。熱壅者，石膏、白芍、枳實、黃連、陳皮之屬。濕者，除濕湯見中濕、平胃散見傷食。痰者，二陳湯見痰。痰積痞隔，皂莢燒存性研末，酒調服一錢。腎火虛者，八味丸見虛損、二神丸。腎水虛者，六味丸見虛損。其有飢而不能食者，脾熱則消穀而飢，本欲食，因胃脘枯槁不能納，或火熱上衝，或痰涎上壅，食不得下也。若緣脾胃衰敗之極，欲食不能，則殆矣。熱則消穀善飢，乃熱而能運行者，若壅滯不行，則不能食矣。

勞倦傷

勞則氣耗，以喘而汗出。喘則氣內越，汗出則氣外越，故氣耗也。又勞則動火，火動則氣益散，氣愈虛而火愈炎矣。氣盛則運而不積，縱有火亦能行散，不見其為火。氣虛則不能運而火聚，聚故炎也。然非特勞為然也，七情過甚，色慾過度，飲食不時，皆能傷其真氣，皆能生火。火為元氣之賊，壯火食氣，一盛則一衰。火聚於中，脾胃受熱則困倦，四肢疰悶，疰，住也，注也。言四肢痀悶，住而不去，或走注也。無氣以動，動即喘乏。脾失健運之常，陰陽和平乃運，一有偏勝則不運矣。寒固有之，熱亦宜然。即不思食，口不知味，飲食日少，穀氣不盛。氣衰則資於飲食，乃穀氣又衰，則愈不運而鬱積矣。以故氣不能升而上焦不行，不能下降而下脘不通，止鬱於脾胃之中而作熱。熱氣上蒸於胸，外透於表，以故氣喘，心煩，頭痛而渴，或不渴，津液或存或亡之故。表熱自汗，或皮膚不任風寒而生寒熱，脈浮大而虛，春夏劇，秋冬瘥，謂之陽虛內熱。病者首宜安心靜坐，以存養其氣，而以酸味收其散越，甘溫補其虛衰，按東垣云：《經》曰：勞者溫之，損者溫之。又曰：溫能除大熱，是也。大忌苦寒之藥損其胃氣。王安道駁之曰：《經》謂勞者溫之，溫乃溫養之謂，凡調其飲食，適其起居，與用藥調養皆是，非寒溫之溫。損者溫之，《經》原作損者益之。溫能除大熱，遍考《內經》，無此語。又曰：溫能除熱，亦惟氣溫而味甘者斯可耳。蓋溫能益氣，甘能緩火也。愚謂安道此論甚是，可為妄用附、桂者當頭一棒。又以甘寒瀉其熱火。東垣特立補中益氣湯。見氣。中者何？胃也。氣生於胃，蓋天元真氣雖五藏皆具，而必得後天水穀之氣充養，乃能生生不息。胃獨爲水穀之海，飲食入胃，其精氣遊行淫溢，藉脾之運行，以上輸於肺，而充營衛，布周身，故言氣必歸之胃也。胃氣虛則下陷於肝腎，故用參耆以補其虛。黃耆又能益肺固表，不令自汗以泄元氣。甘草能瀉脾胃之火。火性急，甘以緩之，即爲瀉也。若脾胃太[1]虛，腹中急痛，甘草宜多用。升麻、柴胡二物味薄，陰中之陽，從地升天者也，能引清氣上行，以舉其下陷，兼引參、耆、甘草等甘溫之氣上升，以補衛氣之解散而實表。清濁相干，清不升則濁不降，反混於清陽之位。用去白陳皮以理之，又能助陽氣上升以散滯氣。白术苦甘溫，除胃中熱，利腰臍間血。脾得補則氣盛，而濕行熱泄，血氣流通也。火盛則血虧，血中有火，日漸煎熬，血減則心無所養，致心煩亂，病名曰悗。悗者煩悶不安也，故以當歸補血，又得人參補陽，爲陽生陰長之用。已上補中益氣方，共八味。火雖屬心，而起於下焦腎中之陰火也。火旺則腎水虛，少加黃栢以瀉陰火救腎水。如煩猶不止，加生地黃以滋腎，腎水旺則心火自降。如氣浮心亂，別以硃砂安神丸見煩躁鎮固之。若更煩亂，血不足也；如腹中或周身有刺痛，血不足而濇滯也，加當歸身五分或一錢。如精神短少，加人參五分、五味子十二個。頭痛加蔓荆子三分，痛甚加川芎五分，頂腦痛加藁本五分、細辛三分，諸頭痛併用此四味足矣。若兼頭上熱，風熱上盛。則此不能治，別以清空膏見頭痛主之。如頭痛有痰，沉重懶倦，乃太陰濕土痰厥頭痛，加半夏五分、生薑三分。耳鳴目黃，頰頷腫、頸、肩、臑、肘、臂外後廉痛，面赤，脈洪大者，皆風熱上攻也，屬手太陽經。羌活二錢，防風、藁本各七分，甘草五分，通其經血；風熱上壅，經脈不行，故腫痛也。加黃連、黃芩各七分，以清熱消腫；人參五分，黃耆七分，益氣而瀉火，氣旺則運行，而火散。另作一服與之。嗌痛頷腫，加黃芩、甘草各三分，桔梗七分。口乾嗌乾，胃中津液不升。加葛根五分，升胃氣以上潤之。久病痰嗽，肺中伏火，去人參，初病勿去

---

〔1〕太　乾隆本作"大"。

之。初病指未嗽時言，正藉參以補氣，故不可去。若肺熱而嗽，則當去之。冬月或春寒秋涼，加不去根、節麻黃五分。如春令大溫，只加佛耳草、款冬花各五分。夏月加五味子三五枚、去心麥冬五分。夏月不嗽，亦加人參三二分，併五味、麥冬救肺受火邪也。如舌上白滑胎者，舌上涼滑白潤。是胸中有寒，勿用麥冬、五味。食不下，乃胸中胃上有寒，或氣澀滯，加青皮、木香各三分，陳皮五分，此三味爲定法。如冬月加益智仁、草荳蔻各五分；如夏月加黃連、黃芩各五分；如秋涼加檳榔、草荳蔻、白荳蔻、縮砂各五分；如春寒少加辛熱之品，以補春陽之不足，益智仁、草荳蔻可也。胸中氣滯宜青皮，如氣促氣少，去之。心下痞，有寒有熱。二者皆能使氣不運而痞。如覺寒熱兼者，加附子、黃連各一錢；寒痞不能食，加生薑、陳皮各一錢；熱痞能食，加黃連五分、枳實三分。脈緩有痰而痞，加半夏、黃連各一錢。脈弦、四肢滿悶、便難肝熱滯於脾，不運不達之故也而痞，加柴胡七分、黃連五分、甘草三分。痞而夯悶，加芍藥、黃連各一錢。痞而腹脹，加枳實、木香、縮砂各三分，厚朴七分。如天寒，少加薑、桂。腹中痛者，加白芍五分、炙甘草三分。肝熱散滿腹中，急脹而痛，故用白芍寒斂其熱，甘草緩其急而扶脾。如惡寒冷痛，加桂心三分。如惡熱喜寒而痛，於已加白芍、甘草中，更加生黃芩三二分。夏月腹痛，雖不惡熱，亦然，治時熱也。苦惡寒則不可加矣。如天涼時，惡熱而痛，於已加白芍、甘草、黃芩中，更少加桂。如天寒，去芍藥，加益智仁三分，或加半夏五分、取其辛溫。生薑三片。如腹痛、惡寒、脈弦，是木尅土，小建中湯主之，內芍藥味酸，於土中瀉木爲君。寒証而用芍藥之寒何也？蓋取其收斂肝之散滿，且有桂可制其寒也。如脈沉細，腹中痛，理中湯見中寒，乾薑辛熱，於土中瀉水爲主。此是腎寒反尅。脇下痛，或縮急，俱加柴胡三五分、甘草三分。臍下痛，血虛。加熟地五分，立止。如不止，乃寒也，更加桂三二分。如脈緩、體重節痛，腹脹自利，米穀不化，濕也，平胃散。見傷飲食。身體重者，濕，加去桂五苓散一錢。見傷濕。如風濕相搏，一身盡痛，加羌活七分，防風、藁本根各五分，升麻、蒼朮各一錢。勿用五苓，爲風藥已能勝濕也。別作一服與之，病去勿再服。小便遺失，肺氣虛不能攝也，宜安臥養氣，黃耆、人參補之。不愈，是熱也，熱下迫也。加黃柏、生地各五分。如臥而多驚，小便淋者，邪在少陽、厥陰，宜太陽經所加之藥，指羌、防、藁本等味，肝火鬱故用風藥以升發之。更添柴胡五分。如淋，觀此二字，知上文只就臥而多驚言。加澤瀉五分，此下焦風寒合病也。風寒猶云肝腎。《經》云肝腎之病同一治，爲俱在下焦也。非風藥行經則不可，故宜太陽經所加藥。乃受客邪之濕熱也，肝腎受熱，故臥而多驚。受熱不行，故淋也。宜升舉發散以除之。風藥能散熱除濕也。大便秘濇，加當歸梢一錢、潤而下行，血藥也。大便有形屬血分，血燥故大便秘。大黃酒洗煨五分或一錢。仍不行者，煎成正藥，先用清者一口，調元明粉五分或一錢，得行即止，不宜大下，致變凶証。脚膝痿[1]軟，行步乏力或痛，乃肝腎伏熱，熱則軟弱，寒則堅勁，凡物皆然。加黃柏五分，空心服。不已，更加漢防己五分。脈緩，沉困，怠怠無力者，加蒼术、澤瀉、人參、白术、茯苓、以治濕熱。五味子。利濕防瀉氣，故以此收之且清熱也。右補中益氣一方加減，觀此句，則上[2]文所云加減，俱就補中益氣一方而言。初病熱中則可用，若寒中則不可用。勞役傷氣，有熱中、濕熱、暑熱、火鬱、寒中之分。蓋此爲甘酸之劑，適足以益其病耳，如參、耆、甘草、芍藥、五味子之類是也，不能治寒也。甘滯酸斂，皆不能行散寒氣也。

　　按陽虛內熱，與外感風寒之証相類，其辨別處，詳四診問寒熱條中。夫內傷脾胃，乃傷其氣，外感風寒，乃傷其形。營衛血脈，乃形也。傷其外則爲有餘，邪氣有餘。有餘者瀉之，吐汗下皆瀉也。傷其內則不足，正氣不足。不足者補之，溫和調養皆補也。誤治則有實實虛虛之禍矣。若內傷而兼外感，亦只用補中益氣湯一二服，得微汗即已，非正發汗，乃陰陽和，猶云氣充。自然汗出也。

　　又有時當夏令，兼受暑邪，肌膚壯熱，煩躁悶亂，惡熱，大渴引飲，氣上[3]喘促，目赤面紅，身體疼痛，日西譫語，証似傷寒陽明經白虎証者，誤服白虎湯見發熱必死。白虎証脈洪大有力，此洪大而

---

〔1〕痿　原作"瘻"，據乾隆本改。
〔2〕上　原作"土"，據乾隆本改。
〔3〕上　原作"土"，據乾隆本改。

虛，重按全無，氣血兩虛也。經曰：血虛則脈虛而發熱。宜清暑益氣湯見傷暑，或當歸補血湯。見血。

寒中者，乃水來侮土，寒濕之証，腹脹，寒濕不運。胃脘[1]當心而痛，亦氣不運所致。膈噎不通，或涎唾，寒濕上泛。或清涕，肺寒涕冷。或多溺，氣虛寒濕盛不能攝。足下痛不能任身履地，足寒氣不運，故痛也。骨乏無力，腎虛。兩丸多冷，陰陰作痛，或妄見鬼狀，夢見亡人，陽虛見鬼，無非陰象。腰背皆痛，不渴，脈遲細，或盛大以濇，盛，弦勁有力之意。盛大，寒實也，如寒痰冷食之類。寒滯氣血不行，故濇也。治用神聖復氣湯、見腹痛。白朮附子湯、草荳蔻丸，見心痛。或用理中湯見中寒[2]加減。臍下築者，腎氣動欲作奔豚也，氣壅而不行則築築然動跳，白朮壅滯，去之，而加肉桂以溫散之。吐多亦因氣壅而逆，去白朮，加生薑。若瀉多則留白朮，正取其壅補，使氣不下泄。且瀉者多濕，朮又能勝濕也。心悸者加茯苓，飲聚則心神被水寒所迫，不安故悸，茯苓以利之。渴者倍白朮，水濕凝滯，氣不布化，則津液不生，故渴。朮除濕，濕去則氣行而津生也。腹痛加人參，氣虛則不運，不通而痛，故加參以補氣。寒加乾薑。腹滿去白朮加附子，附子味辛熱，熱能勝寒，辛能散滿。或用建中湯，飴糖、甘草以益土；薑、桂以散寒，且辛潤能通營衛；芍藥酸收，津液不通，收而行之，既不通，何以用酸收，蓋氣散漫不行，故津液不流通，收斂其氣，而後津液能行也。性微寒以濟薑、桂之熱，使不傷陰氣也。嘔家不可用此湯，以甜也。甜則滯而滿悶。

內傷氣虛多汗，調中益氣湯，即補中益氣湯加白芍、五味也，以收耗散之氣。又補中益氣湯除當歸、白朮，加木香、蒼朮，亦名調中益氣湯，有濕而氣滯者宜之。

若濕多熱少，清陽爲濕所鬱不得上升，其証身重而痛，二便不調，灑灑惡寒，陽不外達。慘慘不樂，陽不外伸。升陽益胃湯見惡寒。若

---

〔1〕脘　原作"腕"，據乾隆本改。
〔2〕寒　原作"湯"，據本書"諸方·中寒"載理中湯改。

過食寒涼過火，陽鬱於脾，肌膚困熱烙手，惡寒，脈沉[1]數，升陽散火湯、火鬱湯。見發熱。若熱多濕少，陰火困脾，陽不上升、補中益氣湯去白术、當歸、陳皮，加石膏、黃芩、黃連、蒼术、羌活。若腎火上蒸，時顯燥熱，加生地、黃栢。

凡言補之以辛甘溫熱之劑，及味之薄者，乃助春夏之升浮，即瀉秋冬之收藏也。凡言瀉之以酸苦寒涼之劑，及淡滲之味者，乃助秋冬之沉降，即瀉春夏之升浮也。心肝同春夏論，肺腎同秋冬論。

虛損癆瘵

虛者血氣不足也，久則肌膚藏府亦漸消損，故曰虛損。勞者久爲病苦，不得安息，如勞苦不息者然。又其病多爲勞心、勞力、房勞所致。又其証多屬火，勞字從力、從二火，故曰勞也。瘵者敗也，証至於勞則敗壞矣。前人分爲五勞：曰肺勞，其証面浮氣短，皮枯毛悴，灑淅惡寒，咳嗽不寧；曰心勞，其証血脈虛少，男子面無血色，女子月經不通；曰脾勞，其証飲食減少，肌肉消削，大便溏泄；曰肝勞，其証口苦目病，胸脇引痛，筋病不能行；曰腎勞，其証骨痿不能久立，腰背不利，午後發熱，盜汗骨蒸，小便黃赤而有餘瀝，莖中痛，小腹滿急。又分六極：曰氣極，肺病極也，喘促衝胸，恒欲怒，氣少不足以言；曰血極，心病極也，面無血色，頭髮墮落，心痛，唇舌紅赤；曰肉極，脾病極也，肌肉消瘦，四支倦弱，身上常如鼠走；曰筋極，肝病極也，數轉筋，爪甲枯痛，手足拘攣，脇下痛；曰骨極，腎病極也，手足痛，脊腰痛，不能久立，牙齒動；曰精極，藏府皆虛極也，身無膏澤，眼無精光，耳常聾鳴，精神短乏，遺精白濁，骨髓空虛。又分七傷：曰陰寒；曰陰痿；曰裏急；曰精速；曰精少，陰下濕；曰精滑；曰小便苦數，臨事不舉。又曰大飽傷脾；大怒氣逆傷肝；強力舉重，久坐濕地傷腎；形寒飲冷傷肺；憂愁思慮傷心；風雨寒暑傷形；大恐懼不節傷志。蓋積傷而成勞，積勞而致極，非一朝一夕之故矣。舊説

---

[1]沉　原作"洪"，據乾隆本改。

感寒則損陽，陽虚而復感外寒，則損陽分也。感熱則損陰，陰虚更生内熱，則損陰分。損陽[1]者自上而下。初損肺，皮聚毛落；二損心，血脉空虚；三損脾，飲食不爲肌膚；四損肝，脇痛筋病；五損腎，骨痿不能起床，損至腎則死矣，所謂五藏之傷，窮必及腎。損陰則反此，自下而上，至肺而死，所謂内傷以有咳嗽爲重。詳咳嗽門。然寒損陽，熱損陰，及肺腎上下，皆舉隅之論耳。蓋風寒濕三者併能鬱肺氣成熱，暑火燥三者亦併能傷肺氣致熱。悲傷亦動肺火，固不獨形寒飲冷能傷肺也。腎水虚則熱，火虚則寒，强力舉重、房勞不節、恐懼不解等皆能傷腎，固不止於熱也。又或飲食先傷其脾，思慮先傷其心，鬱怒先傷其肝，然後以次傳及諸藏者有矣，寧必先傷肺與腎哉？大綱須分氣血陰陽。氣虚者，四君子湯、補中益氣湯、併見氣。保元湯等，不外扶脾保肺。血虚者，四物湯、當歸補血湯、併見血。地骨皮飲、六物湯、血虚而熱，宜之。加味四物湯血虚寒熱往來，宜之等，二方併見血。不外養肝清心。氣血兩虚者，十全大補湯、人參養榮湯等。所謂陰陽，皆指腎言，陽虚者，腎中之火虚也，脉右尺必弱，八味丸主之。陰虚者，腎中之水虚也，脉必細數，六味丸主之。辨証之法，陰虚者常熱，大便燥結，小便赤濇，足心如烙，形體消瘦；陽虚者多寒，亦有戴陽、格陽等証，身體大熱，不惡寒反惡熱者，然是暫時有此，非常常如是。大便時溏，小便清白，腰足冷，神氣短怯。肝傷，補肝湯、逍遥散；見鬱。肺傷，加味救肺飲；心傷，天王補心丹；脾傷，歸脾湯。見血。此大概也。五藏之傷，腎爲最重，腎虚則骨蒸潮熱，或午後或子後潮熱。自汗盗汗，形體消瘦，口乾咽燥，聲嘶音啞，消[2]渴淋濁。遺精失血，易生嗔怒，乾咳痰嗽，不眠煩躁，恍惚怔忡，皆水虚火炎所致，六味地黄湯爲主。勞嗽加五味子，或合生脉散。見中暑。熱甚暫加知、柏。大抵水虚者十之八九，附、桂勿輕用也。丹溪主乎陰虚，故午後發熱，午後屬陰，陰虚故午後發熱也。盗汗，痰涎上逆頻吐不絶，升屬陽，降屬

---

〔1〕陽　原作“傷”，據乾隆本改。
〔2〕消　原作“渦”，據乾隆本改。

陰，陰虛[1]火炎，氣不得降。脈浮取則洪大，沉取則空虛，用四物加知、柏。後人遵用而不效，何也？蓋歸、芎皆辛香上竄，非降火之藥；知、柏苦寒瀉實火，虛火則非所宜，徒然傷胃故也。改用薏苡仁、百合、二冬、桑根白皮、地骨皮、丹皮、枇杷葉、五味子、酸棗仁之屬，佐以生地汁、藕汁、乳汁、童便，有痰加貝母以保肺而滋水源，無不應手取效。蓋諸藥皆稟燥當涼寄看降收之氣，氣之薄者，爲陽中之陰，從陽分而下降，則能降上升之火。又其氣清涼，如當暑熱之時而商飆倏動[2]，則炎歊[3]如失，與治暑証用白虎湯見發熱。同意。然彼是外感証，屬有餘，故用沉寒之品；此爲內傷，証屬不足，但用燥降收之劑足矣，此用藥之權衡也。故曰氣虛則生脈散見中暑，不言白术；血虛則三才丸，不言四物。凡治水虛者，以脾腎兼顧爲難。蓋水虛宜用涼潤以補肺腎，而每滯脾，故過用寒涼者脾必敗，觀勞証多死於泄瀉可知也。須間進甘溫之品，或行滯快氣之藥，以扶脾，然不得過於辛燥，以反耗腎水。若火虛者，脾腎皆寒，一味溫補，無所顧忌，故曰受溫補者易治。人參一味，除肺壅熱脈洪數者不宜外，餘証皆不可少。王節齋服參必死之説，大是誤人。再按人參生涼熟[4]溫，本非熱品，又質重氣薄，當是益陰之品。本草謂是補氣，當是陽根於陰之義，請質之高明。病久虛弱，厭厭不能食，和中丸。見不能食。男子肌瘦氣弱，咳嗽，漸成勞瘵，猪肚丸，服之即肥。服寒涼藥，証雖大減，脈反加數者，陽鬱也，宜升宜補，大忌寒涼，犯之必死。有重陰覆其陽，火不得伸，灑灑惡寒，或志不樂，或脈弦數，四支五心煩熱者，火鬱湯、柴胡升麻湯，併見發熱。病去即已。有面色如故，肌體自充，外看如無病，內實虛損，俗呼爲桃花蛀，當看有何証，如法治之。虛勞之疾，百脈空虛，非粘膩之物填之，不能實也；精血枯涸非滋潤之物濡之，不能潤也。宜參、耆、地黃、二冬、枸杞、五味之屬，各煎成膏。另用青蒿以

---

〔1〕虛　原作“屬”，據乾隆本改。

〔2〕商飆倏（shū 疏）動　秋風忽起。倏，疾速、忽然之意。

〔3〕歊（xiāo 嚣）《説文》：“歊歊氣出貌。”

〔4〕熟　原作“熱”，據乾隆本改。

童便熬膏，及生地、白蓮藕、薄荷等汁，人乳，隔湯煉過，酌定多少，併麋角膠、霞天膏見積聚和合成膏。每用數匙，湯化服。如欲行瘀血，加入醋製大[1]黃末、玄明粉、桃仁泥、韭汁之屬；欲止血，加入京墨之屬；欲行痰，加入竹瀝之屬；欲降火，加入童便之屬。凡虛勞之証，大抵心下引脇俱疼，蓋滯氣不散，新血不行也，尤宜用膏子加韭汁、桃仁泥。柴胡爲升清散鬱之品，故骨蒸用以透肌解熱，用銀州者佳，然不可常服，爲其疎散故也。陰虛火動，陽常舉，皮硝放手心，兩手合住自化，陽即痿矣。証本陰虛，若呼吸少氣，懶言語，無力動作，目無精光，面色㿠白，乃兼陽虛也，人參、麥冬各三錢，五味子二十一粒，橘皮、桔梗、炙甘草各五錢，爲末，水浸油餅爲丸，如雞頭子大，每服一丸，嚼津嚥下。虛損久爲勞瘵，積熱骨蒸，熱深入骨髓中，蒸達於外。咳嗽唾血，肌膚甲錯，乾澀枯槁，如鱗甲之相錯。面目黑黯無光，偏睡，聲啞，咽痛，頸生瘰癧，兩脇疼痛，轉筋拘急，或周身筋骨皆痛，夜夢鬼交，即夢遺。時多忿怒，五心煩熱，頭髮作穗，面唇時紅，如傅臙脂，大便不調，小便淋濁，此腎水竭，肝血虧，無以制火使然。火灼血乾，雖用滋陰之劑亦不得效，以死血不去，則經脈壅塞，氣血無以流通，熱終不除也。若其人能食而大便結者，尚堪攻下，急用大黃䗪蟲丸陳大夫傳仲景百勞丸，可與此丸互用。以行其死血。即無死血，而積熱不除，非下行無以折其勢，亦當暫用大黃青蒿煎導之，古方柴胡飲子、防風當歸飲子、麥煎散，皆用大黃以折上炎之勢也。然後隨証調理。若不能食而泄瀉，不堪攻下者，必死。勞瘵日久，或生惡蟲，敗血濕熱所化。蝕蛀藏府，久而通靈，變化無常，身死之後，傳染子孫，甚而滅門，名曰傳屍勞。宜癸亥日二更後，灸兩腰眼各七壯，見針灸。後服傳屍將軍丸。膏肓四花穴可灸。見針灸。獺肝一具，陰乾爲末，水服方寸匕，日三服，效。未知再服。大抵以保養精血爲上，去蟲次之。安息、蘇合、阿魏、麝香、犀角、丹砂、雄黃，固驅邪之品，亦須加天靈蓋於中。蓋傳屍之蟲，鬼氣也，伏而未起，一得枯骸，則鬼氣飛越附之，不復着人，可瀉而出。外此則虎牙、鯉魚頭骨亦可，此乃

---

〔1〕大　原作"水"，據乾隆本改。

食人之物，鬼所畏者也。先用芎歸血餘散吞北斗符，次用鱉甲生犀散取蟲，餘法詳《準繩》。虛損勞瘵屬陰虛者多，必形消着骨而後死，可見也。以陰主形，陰全竭而後形全毀也。若是陽虛，則有形盛而脫死者矣。以陽主氣，氣脫者不必待其形之脫也。真藏脈見者，即形肉尚存，亦不久矣。大骨枯槁，顑、股、腰之骨，痿痛不能支。大肉陷，頭、項、四支大肉消陷成坑。動作精神衰，即真藏脈不見，亦不過一歲死。若更喘滿動形，半年死。若更痛引肩胸，五藏內損。一月死。若更破䐃[1]，消陷之處枯燥破裂。身熱不已，十日死。兼以真藏脈見，目眶下陷，視不見人，即死矣。若能見人，爲神尚未去，至所不勝之日時而死。虛勞危証不受補，大便泄瀉，筋骨痛極，偏睡，失音，脈弦數，皆危証也。

火

凡病多屬火。丹溪謂氣有餘便[2]是火，此一火也，治宜清涼。氣不足亦鬱而成火，東垣所謂陽虛發熱也，又一火也，治宜甘溫以補其氣，少加甘寒以瀉其火。外感暑熱燥氣，增助內氣成熱，此一火也，治宜辛潤清涼。外感風寒濕氣，閉鬱表氣成熱，亦一火也，治宜辛溫發散。內傷飲食辛熱之物，致火得熱益熾，此一火也，宜以苦寒之劑消導之。內傷飲食生冷之物，致火被遏愈怒，又一火也，治宜辛熱之劑消導之。腎水虛，致令下焦之火上炎，此一火也，治宜六味，見虛損。壯水以制陽光。腎陰盛，逼其浮遊之火上升，又一火也，治宜八味見虛損，益火以消陰翳。又凡動皆屬火，醉飽火起於胃，大怒火起於肝，悲哀火起於肺，房勞火起於腎，五藏火熾，心火自焚。種種已散見於各篇中，而發熱篇更詳，細閱自見。夫人非寒則熱，非實則虛耳。今寒熱虛實皆能生火，然則凡病多屬火，河間、

---

〔1〕䐃（jùn 俊）《素問·玉機真藏論》："脫肉䐃破。"王冰注："䐃者，肉之標。"

〔2〕便　原作"更"，據乾隆本、《丹溪心法》改。

丹溪之言，豈不信哉？而張景岳輩不達其旨，極力讕詆，亦已過矣。或曰：虛火既不可用寒涼，是有火之名，無火之實，故景岳諸公直謂之非火，子何訾[1]之乎？曰：虛火不可用寒涼，謂苦寒之味耳，若甘寒之品，何可廢乎？蓋虛火有二：其一可用溫熱，如内寒外熱，下寒上熱等証是也，目爲非火猶可也。其一宜用甘寒，水虛火炎者是也，目爲非實火則可，竟目爲非火，可乎？至於滯下、消渴、吞酸、蠱疳等証，明明屬熱者，亦概目爲非火，且反謂之爲寒，真菽麥不辨者矣。彼意以爲必目之爲非火，而後人不敢用寒涼，不知立論失實，徒起後人之疑也。今夫駑馬之駕而敗，盡人而知之矣。直言此爲駑馬不可駕，未有不信者也。必謂之非馬也，鹿也，誰則信之乎？不信則有駕之而敗者矣。是非火之說，固將使人不信而用寒涼也。孰[2]若仍其虛火之名，而明夫不可用寒涼之故、之爲實而可信哉。

　或謂上世人所禀厚實，可任攻伐；晚近人所禀薄弱，止宜溫補，謬也。丹溪去景岳不過二百餘年，如果禀賦强弱相懸如是，將數千百年而後，人皆變爲陰鬼乎。惟古人謂勞擾之人多火，與安静者不同；黑瘦之人多火，與肥白者不同，其説深爲得理。

　桂、附引火歸元，此爲下寒上熱者言之，若水涸火炎之証，上下皆熱，不知用此引火引歸何處。今日醫者動用桂、附，動云引火歸元，殺人如麻，可歎也。説詳八味丸方註。

　凡病有形者是痰，無形者是火。如紅腫結塊，或痛或不痛，皆形也，痰也。按結塊腫而不痛、不紅者，純痰也；紅腫而痛者，兼火也。但痛不腫者，無形也，火也。又謂濕火腫而不痛，燥火痛而不腫，亦此意也。又謂脹痛是濕火，筋縮痛是燥火。又謂平時筋不縮，偶直足一曲即縮是火。蓋火性欲舒伸，一屈則激[3]而暴發，陡然抽攣。觀蛇之動而攣曲，是其象也。又謂火証，睡覺忽腰背重滯，轉覺不便，睡則火斂於内，蒸其血液滯於腰背也。

---

〔1〕訾（zǐ 紫）　同“呰”，毀謗非議。《説文解字注》：“鄭云：口毀曰呰。”
〔2〕孰　原作“熱”，據乾隆本改。
〔3〕激　原作“敆”，據乾隆本改。

腰背着蓆，故滯。隆冬薄衣不冷，非壯盛，食時有涕無痰，痰爲食壓[1]暫下，故無痰。火氣得穀氣助之上升，故化涕以出。不食時有痰無涕。弱証，左側睡則心左墜一響，右[2]側睡則心右墜一響，弱証人，心血少，易於動，故轉側則傾墜。與火氣相搏擊，故響。心中滴滴噹噹響，火氣搏擊心血作響。頭眩耳鳴。心火，黃連、生地、木通。小腸火，木通。肝火，柴胡，片芩佐之。膽火，龍膽草。脾火，白芍。胃火，石膏。肺火，黃芩，桑皮佐之。大腸火，子芩。腎、膀胱火，知母、黃栢。凡用知、栢、芩、連等寒藥，少加枳売行之，否則凝滯。又寒涼藥不可久服，致傷脾胃，不救。三焦火，山梔。上中二焦火，連翹。虛火，薑皮、竹葉、麥冬、童便、生甘草、生薑緩之散之，或參、耆等補之。實火熱甚，黃芩、黃連、山梔、黃栢。宜下者，芒硝、大黃。血虛發熱，當歸、生熟地。無根之火，遊行作熱，腎水乾涸，相火上炎也。陽以陰爲根，腎陰虛，故曰無根。六味丸見虛損加元參，作湯服。氣如火從脚下起入腹，腎陽虛極欲脱。十不救一，六味加肉桂五錢作湯。外用附子末，津調塗湧泉穴，引火下行。燥火，歸、地、麥冬。濕火，蒼术、茯苓、豬苓、木通。鬱火，重按烙手，輕按不覺，取汗則愈。過食生冷，遏少陽之火於脾部者，升、柴、葛根、羌活、細辛、香附、葱白。肝火鬱，青黛。

鬱

鬱者，滯而不通之義。百病皆生於鬱，人若氣血流通，病安從作？一有拂鬱，當升不升，當降不降，當化不化，或鬱於氣，或鬱於血，病斯作矣。凡脉見沉、伏、結、促、弦、濇，氣色青滯，意思不舒，胸脇脹痛，嘔吐酸苦者是也。治法，《經》言：木鬱達之，火鬱發之，土鬱奪之，金鬱泄之，水鬱折之。解者以吐訓達，以汗訓發，以下訓奪，以解表、利小便訓泄，以制其衝逆訓折，大概如此，不必泥定。何則？木鬱者，肝氣不舒也。達取通暢之義，但可以致其通暢，不

---

〔1〕壓　原作“厭”，據乾隆本改。
〔2〕右　原作“石”，據乾隆本改。

特升提以上達之。發汗以外達之，甚而瀉奪以下達之，無非達也，安在其泥於吐哉？餘仿此。嘗見有病熱發汗不出者，以承氣湯下之，裏氣一通，餘邪自化汗以出，豈非火鬱以奪爲發之義哉？丹溪分六鬱，氣、血、濕、火、食、痰也。故制越鞠丸，以香附理氣，撫芎行血，蒼术開濕，梔子治火，神粬消食，痰鬱加貝母。而大要以理氣爲主，蓋氣滯則血亦滯，而飲食不行，痰濕停積，鬱而成火。氣行則數者皆行，故所重在氣，不易之理也。趙獻可則以加味逍遥爲主，逍遥之歸、芍即越鞠之川芎，逍遥之白术即越鞠之蒼术，逍遥之陳皮即越鞠之神粬，逍遥之柴胡即越鞠之香附，逍遥之加味即越鞠之梔子也。謂肝膽少陽木氣，象草穿地而出，此時被寒風一鬱，即萎軟遏抑而不能上伸。惟温風一吹即暢達，蓋木喜風，風搖即舒暢，寒風則畏，温風則喜。柴胡、薄荷辛而温者，辛故能發散，温故入少陽。其鬱甚而熱者加左金丸，見發熱。熱非寒品不除，故用黄連治火，實則瀉其子也。鬱非辛熱不開，吳茰辛熱且氣臊，肝之氣亦臊，同氣相求，故用爲反佐，引以入肝。服後木鬱已舒，繼用六味地黃湯見虛損加柴胡、芍藥以滋腎水。逍遥，風以散之也；六味，雨以潤之也。木有不得其天者乎？按趙氏此論甚精，但謂此方可以通治諸鬱，則主張太過，舉一廢百，烏乎可也？六淫七情，皆足以致鬱。如外傷於風寒濕三氣，皆足以閉遏陽氣，鬱而成熱固也。暑熱燥三氣，亦足令氣鬱。《準繩》謂：燥金收濇，收濇則傷其分布之政，不惟生氣不得升，即收氣亦不得降。不升屬肝鬱，不降屬肺鬱。《經》曰：逆秋氣則太陰不收，肺氣焦滿。又謂：諸氣怫[1]鬱，皆屬於肺。是燥氣之致鬱也。又燥爲火化，《易》曰：燥萬物者，莫熯[2]於火。是燥之致鬱，無非火熱之氣所爲也。至於七情，除喜則氣舒暢外，其憂思悲怒，皆能令氣鬱結。而痰食之遏閉，水濕之停阻，又可知矣。《準繩》謂鬱多在中焦，蓋不論何藏府鬱結，皆關中土也。又謂用藥兼升降，蓋欲升之，必先降之而後得升也；欲降之，必先升之而後得降也。越鞠之蒼术，足陽明藥也，氣味雄壯辛烈，

---

〔1〕怫　《素問·至真要大論》作“膹”。

〔2〕熯（hàn 漢）　《説文》：“乾貌。”

開發水穀氣,上升之力多;香附陰血中快氣藥也,下氣之功多。一升一降,互用也。按上升下降,則中焦之鬱開矣。氣鬱,胸脇痛,脈沉而濇,宜香附、蒼术、撫芎。濕鬱,週身走痛,或關節痛,遇陰寒則發,其脈沉細,宜蒼术、川芎、白芷、茯苓。熱鬱,目瞀,小便赤,其脈沉數,宜山梔、青黛、香附、蒼术、撫芎。痰鬱,動則喘,寸口脈沉滑,宜海石、香附、南星、栝蔞仁。血鬱,四支無力,能食便紅,其脈芤濇,宜桃仁、紅花、青黛、川芎、香附。食鬱,噯酸,腹滿不能食,右寸脈緊盛,宜香附、蒼术、山查、神麯、鍼砂。右諸鬱藥,春加防風,夏加苦參,秋冬加吳茱萸。蒼术、撫芎,總治諸鬱。

　　按百病皆生於鬱,與凡病皆屬火,及風為百病之長,三句總只一理。蓋鬱未有不為火者也,火未有不由鬱者也,濃酒厚味,房勞損陰,以致火炎,似無關於鬱,然亦必由不能運散乃然耳。而鬱而不舒則皆肝木之病矣。故曰知其要者,一言而終。

痰飲

　　痰本吾身之津液,隨氣運行。氣若和平,津流液布,百骸受其潤澤,何致成痰為病? 苟氣失其清肅而過於熱,則津液受火煎熬轉為稠濁;或氣失溫和而過於寒,則津液因寒積滯,漸致凝結,斯痰成矣。故痰一也,而因寒因熱其源不同,可概治歟? 辨別之法,古以黃稠者為熱,稀白者為寒,此特言其大概而不可泥也。試以外感言之,余嘗自驗。傷風咳嗽,痰隨嗽出,頻數而多,色皆稀白。誤作寒治,遂致困頓,後悟其理,方知為熱極所致。蓋火盛壅逼,頻咳頻出,停留不久,故未至於黃稠耳。迨火衰氣平,咳嗽漸息,痰之出者,半日一口,反黃而稠,則火不上壅,痰得久留,受其煎煉所致,而病亦遂愈。方知黃稠之痰,火氣尚緩而微;稀白之痰,火勢反急而盛也。此皆當用辛涼解散,而不宜於溫熱者也。又以內傷言之,腎火虛,水泛為痰,其痰清稀,當用溫熱,固也。即腎火盛,水沸為痰,其痰亦清稀。蓋龍雷動而雨水隨之,卒然上湧,雖略帶濁沫,終非黃稠可比,亦宜用甘寒壯水,而不宜於溫熱者也。孰謂稀白之痰,必屬於寒哉？大抵稀白而吐疎者，必屬寒。予嘗吐痰，出喉冰冷，雖咳嗽頻併，而不咳之時多[1]，仍是疎非數，用[2]溫胃斂肺之藥而愈。然又有痰出喉甚冷，而証仍屬熱者，蓋痰本水屬，積久而多，則火不能溫也。故張子和謂：新痰熱，舊痰寒。吐數而因傷風鬱熱者，及內傷雷龍火動者，必屬熱。因於脾氣虛寒不能攝涎，頻吐遍地者，必屬寒。其人安靜無他，既非傷風咳嗽，又非雷龍火動，可辨。此等須細爲辨別，更當參之以脈，可見也。有氣化之津液，有飲食之津液，胃者津液之海也，故痰聚焉。積久聚多，隨脾胃之氣以四訖[3]，則流溢於腸胃之外，軀壳之中。經絡爲之壅塞，皮肉爲之麻木，甚至結成窠囊牢不可破，其患固不一矣。法在平調其氣，熱者使復清肅之常，涼風生而濕土燥；寒者使回陽和之令，旭日出而堅冰消。氣得其平，痰源以絕，而後其停蓄於腸胃之內、肌膚之中者，乃可徐圖。否則根株不拔，旋去旋生，無奏效之日矣。更有一妙義，痰隨氣行，既隨氣以出於腸胃之外，亦隨氣以入於腸胃之內，若潮之往返。然人身之氣，日則行於外，夜則返於內者也，故遇夜安臥。晨興盥嗽則吐痰獨多，豈非痰隨夜氣內返於胃之故乎？然則往者必令復返，外者必令復內，乃有出路。否則迷留經絡之中，難於消導矣。喻嘉言發明此理，謂人不宜夜食，恐脾胃之氣因食運動，外達而不內收，痰難返胃，誠爲篤論。然遇夜而勞擾不息，更屬大戒。舉一返三，喻氏之説，所當推廣也。

　　風痰屬肝，脈弦面青、肢體痛悶、麻痺、便溺秘濇，詳二便及中風門。心多鬱怒，或成癱瘓，搐搦眩暈，水煮金花丸、川芎丸、防風丸、祛風丸、導痰丸。星、半、天麻、牙皂、殭蠶、秦艽，皆治風痰，可用吐法。或因痰悶絕，烏藥、枳壳、明星、薑汁，灌之即醒。

　　熱痰屬心，脈洪面赤，煩熱燥渴，多笑，眩暈嘈雜，頭風爛眼，或背心一點冰冷，痰多稠濁，小黃丸、黃芩利膈丸見痞、滾痰丸。當下者，控涎丹加盆硝等分，每服三兩丸。栝蔞仁、芩、連、青黛、山梔、

---

〔1〕時多　原作“多時”，據乾隆本改。

〔2〕用　原作“川”，據乾隆本、千頃堂本改。

〔3〕訖（qì器）　通“迄”，至也。《爾雅·釋詁》：“迄，至也。”

二冬、竹瀝、童便可用。因暑得者，消暑丸。見傷暑。

濕痰屬脾，脈緩面黃，支體重，倦弱嗜臥，腹脹食不消，泄瀉，關節不利，或作腫塊，麻木不仁，白术丸。二术、星、半、茯苓、澤瀉可用。腫塊加乳、沒；臂痛加薄、桂、薑黃；肋脹加柴胡、白芥、青皮，滾痰丸最利；飲盛者小胃丹。濕痰，多而易出。痰之動濕也，主於脾，或由脾氣壅滯不行，或由脾氣虛寒不運而生。

氣痰屬肺，脈濇面白，氣上喘促，灑淅寒熱，悲愁不樂，攻注走刺不定，兩肋脹痛，玉粉丸，局方桔梗湯。二陳湯去甘草，加香附、木香、砂仁、枳殼、烏藥、蘇子、青皮、竹瀝、薑汁。氣鬱，七氣湯見氣、越鞠丸見鬱。痰少而粘連不易出，氣燥也。宜潤之，門冬、地黃、枸杞之屬，使肺氣得清肅下行。

寒痰屬腎，脈沉面黑，足寒，心多恐怖，痞塞、骨痺、四肢不舉，薑桂丸、局方胡椒理中丸。乾薑決不可少，甚則加桂、麻黃、細辛。痰之本，水也，原於腎。腎火虛則水泛爲痰，其痰清，八味丸。火盛則水沸爲痰，有濁沫，六味丸。水沸爲痰，暴壅也。若火非湧盛，而但熱涸者，痰則稠粘。此二者皆屬於熱，不作寒論。

又有因驚而心神出舍，舍空痰入，多成心痛癲疾，婦人因產受驚，多有此証。腹有如孕一塊，轉動躍跳，痛不可忍，甘遂、大戟、白芥子，加硃砂。痛加全蝎，成塊加山甲、炒鱉甲、玄胡、莪术。

食積生痰，多成瘧痢，痞塊，口噯食臭，山查、神麴、麥芽、枳殼、木香、黃連。滾痰丸亦妙，或保和丸。見傷飲食。飲酒生痰，常多嘔惡，食不美，妙應丸加雄黃、全蝎各二錢，每服十丸。

老痰即鬱痰，結成粘塊，吐咯不出，非南星、半夏、茯苓、蒼术可治。青黛爲主，五棓、海石、苦梗、旋覆花、栝蔞仁、芒硝。痰核，痰結喉嚨，如梅核狀，用梅子半青半黃、每一個用鹽一兩浸晒數次，以水盡爲度，用大錢三個夾梅兩個，麻線扎定，貯瓦罐，埋地下百日。含口中，汁下即消。又一法，用海石、烏梅、栝蔞、桔梗、芒硝、射干、海藻、薑汁、蜜爲丸，噙。又見咽喉。

頭面頸項身之中，下有結核，不紅不痛，不硬不作膿，皆痰核。脾肺氣逆，痰滯於內，順氣消痰自愈。亦有鬱怒傷損肝脾，血病結核者,宜養血清肝火。外用白果肉、南星搗貼。

　　痰在身,習習如臥芒刺,如蟲行;或走注疼痛;或燥癢,搔之則瘑疹隨生。痰在皮毛,烘熱,色如錦斑。痰在頭,偏頭風,雷頭風,頭眩。痰在額,額悶痛,眉稜癢痛。痰在目,目暈,眼蠕動,如薑蜇膠粘癢澀,目中時出火星,眼前如見白氣,或見兩月交輝,或見金光數道,或眼前黑暗,或眼皮下烟灰黑色。痰在耳,輪癢痛,蟬鳴水響。痰在鼻,鼻塞,或聞焦臭。痰在口,齒頰癢痛,牙床浮,口糜舌爛,口燥唾稠,嘔冷涎、綠水、黑汁,胡言,不語。痰在面,形枯髮焦,頷腮腫硬,似疼非疼。痰在頸項,無故腫,繞項結核,喉痺,痰如破絮、桃膠、蜆[1]肉,咯不出[2],咽不下,或噎塞煩悶,如烟火上衝,頭面烘熱,或喉間豆腥。痰在四肢,肩背酸疼腫硬,似疼非疼,或筋骨疼無常處,難名狀,或手麻臂疼,狀如風濕,或倏然仆地,四支厥冷,或麻木不仁,或重滯,或牽引,或不舉,非竹瀝、薑汁不開,二陳加枳壳、南星、木香、姜黃。痰在心胸,噫氣吞酸嘈雜,或痛或噦,乾嘔也。或心下如停冰鐵,或驚悸怔忡如畏人捕,或胸膈迷悶如癲呆狀,或痞滿、健忘、惡心。痰在脊背,脊上冰冷一條如線,或冰冷一點,疼痛,或如熱湯沃背。

　　痰在兩肋,肋脹痛如湯沸,非白芥子不能達。痰在腰腎,腰間骨節卒痛,呼吸難任。痰在二便,癃閉秘結,遺同米泔,糞後魚凍,婦人月水不通。痰在足,足腕酸軟,步履如踏[3]灰上。痰在夢,寐睡時魘[4],夢刑劉刀兵,夢入人家,四壁圍繞,一竇得出,不知何所,夢在燒人地上,烟火枯骨,焦氣撲鼻,無路可出,或不因觸發,忿怒悲啼而寤,怪誕百般,不可殫[5]述。隱君悉以滾痰丸治之。

---

〔1〕蜆(xiǎn 顯)　形似蛤蜊,產於河、池,其肉白而稍帶青色。
〔2〕出　原作“成”,據乾隆本改。
〔3〕踏　千頃堂本作“蹈”。
〔4〕魘(yǎn 掩)　《說文新附》:“魘,夢驚也。”
〔5〕殫(dān 單)　《說文》:“極盡也。”

　　龐安常有言,人身無倒上之痰,天下無逆流之水。故善治痰者,不治痰而治氣,氣順則一身之津液亦隨氣而順矣。併宜蘇子降氣湯見氣、導痰湯各半貼合煎;或小半夏茯苓湯加枳實、木香各半錢,吞五套丸;或以五套丸料,依分兩作飲子煎服,亦好。

　　按痰,標也;所以致痰者,本也。治病固當求本,然須看痰勢緩急,緩則治本固也。若痰勢盛急,度難行散,非攻無由去者,虛人可標本併治,攻補兼施。若勢甚緊急,則雖虛人亦當先攻後補,如中風之用三生飲見諸中、控涎丹是也。當此咽喉閉塞之時,不吐去其痰,立即堵塞而死矣。昧者乃畏其虛而不敢用,獨不畏其死耶。夫人之虛,莫虛於中風者矣,猶必先攻後補,乃於尋常虛人,反畏之耶。《準繩》謂:治痰固宜補脾以復健運之常,使痰自化。然停積既久,如溝渠壅遏,瘀濁臭穢,無所不有,若不疏通,而欲澄治已壅之水而使之清,決無是理。又謂:凡病痰飲而變生諸証,不當為諸証牽掣,且以治飲為先。如頭風眉稜骨疼,累月風藥不效,投痰藥收功;眼赤羞明而痛,與涼藥弗瘳,授痰劑獲愈云云,真格言也。按二証皆痰壅熱上。喻嘉言曰:脾之濕熱,胃之壯火,交煽互蒸,結為濁痰,溢入上竅,久久不散,透開肺膜,結為窠囊。窠囊之痰,如蜂子之穴於房中,如蓮實之嵌於蓬內,生長則易,剝落[1]則難。繇[2]其外窄中寬,任行驅導,徒傷他藏,此實閉拒而不納耳。究而言之,豈但窠囊之中痰不易除,即肺葉之外、膜原之間,頑痰膠結多年,如樹之有蘿,如屋之有遊,如石之有苔,附托相安,倉卒有難於剗[3]伐者,治法必靜以馭氣,使三陰之火不上逆。又必嚴以馭脾,使太陰之濕不上蒸,乃廣服大藥,以安和五藏,培養肺氣。肺金之氣一清,則周身之氣翕然從之下降,前此上升濁邪,允絕其源矣。又曰:人身之氣,經盛則注於絡,絡盛則注於經。窠囊之成,始於痰聚胃口,嘔時數動胃氣,胃氣動則半從上出於喉,半從內入於絡。胃之絡貫膈者

―――――――――――

〔1〕落　原作“洛”,據乾隆本改。

〔2〕繇(yóu 尤)　通“由”。《漢書·元帝紀》:“不知所繇。”

〔3〕剗(chǎn 鏟)　《廣雅·釋詁》:“削也。”

也，其氣奔入之急則衝透膈膜，而痰得以居之，日增一日，故治之甚難。必先去胃中之痰，而不嘔不觸，俾胃經之氣不急奔於絡，轉虛其胃以聽絡中之氣返還於胃，逐漸以藥開導其囊而滌去其痰，則自愈矣。又曰：李繼江常苦咳嗽生痰，胸膈不寬。今夏秋間臥床不起，瀕亡者再，將家事分撥，安心服死，忽覺稍安，亦心[1]死則身康之一徵也。未幾仍與家事，其病復作。就診，見其頤旁有小小壘塊數十高出，謂之曰：觀爾脈盛筋強，必當好色而喜任奔走，本病宜發癰疽。所以得免者，以未享膏粱之奉，且火纔一動，便從精孔洩出耳。然雖不病癰，而病之所造，今更深矣。爾胸背肩髃間，巉[2]岩如亂石插天，櫛[3]比如新笋出土，嵌空如蜂蓮之房，芒銳如棘栗之刺，每當火動氣升，痰壅緊逼之時，百苦交煎，求生不生，求死不死，比桁楊[4]之罪人，十倍過之。由好色作勞，氣不歸元，騰空而上，入於肝肺，散葉空隙之間、膜原之內者，日續一日，久久漸成熟路，只俟腎氣一動，千軍萬馬乘機一時奔轊，有入無出，如潮不返，海潮兼天湧至，倘後潮不熄則前潮不退，古今死於此病者，不知其幾。但爾體堅堪耐，是以病至太甚，尚自無患耳。爾宜歸家休心息神，如同死去，俾火不妄動，則痰氣不爲助虐，胸背之堅壘始有隙可入，吾急備藥，爲爾覆巢搗穴，可得痊也。渠以爲病未即死，且往鄉徵租，因勞陡發，暴不可言，痰出如泉，聲響如鋸，面大舌脹，喉硬目突，二日而卒。

飲者，停水之名。又痰之清稀者曰飲，故痰飲併稱。《金匱》謂飲有四：其人昔肥今瘦，由津液盡化痰飲，不復外充形體也。水走腸間，瀝瀝有聲，曰痰飲。飲後水流脇下，咳吐引痛，曰懸飲。懸結於脇中，不上不下也。飲水流行，歸於四支，當汗出而汗不出，身體疼重，謂之溢

---

〔1〕心　原作“必”，據乾隆本改。

〔2〕巉（chán 纏）《廣雅·釋詁》：“巉，高也。”

〔3〕櫛（zhì 至）《説文》：“梳比之總名也。”段注：“疏者爲梳，密者爲比。”

〔4〕桁楊　《莊子·在宥》：“桁楊者相推也。”《釋文》引崔注：“械夾頸及脛者，皆曰桁楊。”

飲。飲水乃有形之水，非水精四布之水，止宜下行從小便出。今不下行而旁達，應從汗泄而不得化汗以出，故身體疼重，即風水水腫之病也。曰溢者，言泛溢於四旁也。咳逆倚息，氣短倚，坐而倚物也，以不得臥故。息，呼吸也，氣短、喘急也。不得臥，氣逆使然。其形如腫，面多腫。曰支飲。水停於胸，在心肺之側，如木之旁枝也。按此四飲，乃隨其部位分言耳。又謂：心下有留飲，久而不去名留。背寒冷，如掌大，阻遏心陽故背寒冷。脇下痛引缺盆，留於脇則礙肝氣，故脇痛。缺盆爲十二經道路，故引及之。咳嗽則轉甚。氣逆也。胸中有留飲，其人短氣肺氣被迫也而渴，水阻氣不布，不能化生津液，故胸雖停水，而咽喉則乾也。四支歷節痛，留於身體則塞經絡，故支痛。由此推之，留於脾分則腹腫身重，留於腎部則囊、足脛腫，理必然矣。此言留飲，及下文言伏飲，乃上四飲之總綱也。又謂：膈上病痰，飲留膈上，伏而不出，煎煉成痰也。滿喘咳吐，留伏日多，故胸滿，肺氣被迫，而喘咳且吐痰也。發則寒熱，背痛腰冷，發，謂伏而發也。今之值秋寒，或感春風而發。發則喘滿，咳吐痰多，寒熱，背痛腰疼，俗名吼喘病者此也。目泣自出，咳甚則肺葉舉，而目泣自出也。振振身瞤，喘咳甚則身動，即擡肩搖身也。必有伏飲。伏而難攻也，比留爲更甚矣。又謂：水停心下，甚者則悸，心氣爲水所逼，而跳動不寧也。微者短氣。脈雙弦者寒也，皆大下後裏虛。偏弦者飲也，先渴後嘔，言飲本偏弦，若大下裏虛，虛寒相搏，變爲雙弦也。氣被水阻，不能化生津液，故渴。小半夏茯苓湯，此屬飲家。言平日多飲之人也。又謂：嘔家本渴，嘔家，謂非因停水而嘔者，乃別病也。嘔傷津液，故本應作渴。渴者爲欲解。病從嘔去，故雖渴亦爲欲解也。今反不渴，心下有支飲故也，此辨証之法，言卒然嘔吐，則未知其爲別病之嘔歟？抑留飲之吐歟？則以嘔後渴、不渴辨之。渴者是別病之嘔，不渴者乃留飲之嘔也。留飲未嘔之先亦渴，而嘔後反不渴者，以嘔則水稍去而氣稍通，能布化生津也。小半夏湯。又謂：心下痞，半夏加茯苓湯。臍下悸，水停心下，則心下悸而痞塞。若停臍下，則臍下悸也。吐涎沫，觀此則上文所謂嘔者，爲涎沫可知。眩，水逼火上浮也。五苓散見傷濕。又謂：短氣，有微飲，水停心下，甚者爲悸，微者短氣。當從小便去之，桂苓术甘湯、腎氣丸即八味丸。《金鑑》云：呼出爲陽，心肺主之；吸入爲陰，肝腎主之。若呼之氣短，是心肺之陽爲水所礙，用苓桂术甘湯，益土氣以行水。若吸之氣短，是肝腎之陰爲水所礙，用腎氣丸，溫陽以行水。按呼出氣自下而上，故屬心肺。呼氣短者，言水在上焦，

阻礙上焦呼吸之氣，致令喘促也。乃^[1]舉呼以該吸，非單言呼也。吸氣仿此，勿泥
看。又謂：脈浮而細滑，傷飲。初病未深之診。脈沉者，有留飲。《經》云：
沉潛水畜。是也。病深之診。病者脈伏。沉甚爲伏。其人欲自利，水欲去，
不上出而嘔，則下行而利。此爲留飲欲去也。雖利，心下續堅滿，乃伏飲
盤結不得去，可知。甘遂半夏湯。甘遂、甘草並用，激之使出。因已利，故佐芍
藥以約斂之，不令亡陰。又謂：水在肝，脇下支滿，嚏而痛。氣動則水動，
而衝繫作痛。水在腎，心下悸。心，當作臍。又謂：支飲腹滿，原文作胸滿，
從《金鑑》改之。厚朴大黃湯。又謂：腹滿，口舌乾燥，腸間有水氣，即
水聲。己椒藶黃丸。防己、椒目導飲從小便出，大黃、葶藶推飲從大便下，前後
分消也。又謂：脈沉弦者，懸飲內痛，十棗湯。見腫脹。又謂：溢飲當
發汗，大小青龍湯。又謂：肺^[2]飲脈不弦，但苦喘短氣，不能臥，肺飲
即支飲。葶藶大棗湯。見哮喘。又謂：膈間支飲，喘滿心下痞堅，自胸
連膈盤結實甚。面色黧黑，水邪深結之色。脈沉緊，得之數十日，醫吐下
之不愈，盤結可知。木防己湯見喘主之。方中用參，以吐下後傷正也。虛
者即愈，得參補之，故愈。實者三日復發，復與。不愈，去石膏惡其寒加
芒硝開結、茯苓。下滲。又謂：脈弦數，有寒飲，外寒而內鬱熱，故脈弦數
也。冬夏難治。冬用熱藥，則妨其內之熱；夏用寒藥，則妨其外之寒也。然不必
泥。又謂：久咳數歲，詳下乃支飲漬肺而咳也。脈弱可治，久病脈應弱。脈
大數者死，脈虛必苦冒，其人本有支飲在胸中故也。氣虛停飲則清陽
不升，故昏冒如有物蔽之，即傷濕首如裹之義。治屬飲家。言不從咳嗽門治法也。
按《金匱》所言停飲証，當與水腫門參看。

　　張子和謂：飲當去水，溫補轉甚。蓋寒飲在中，反以熱藥從上
投之，爲寒所拒，水濕未除，反增心火，火既不降，水反下注，其上焦
枯，其下寒慄，當依《內經》留者攻之，十棗見腫脹、神祐見腫脹之屬爲
宜，次以淡劑流其余蘊，以降火之劑開其胃口，自愈。

---

〔1〕乃　原作"及"，據乾隆本改。
〔2〕肺　原作"脈"，據乾隆本改。

痞滿_{胸痹　痞塊}

痞者，痞塞不開。滿者，滿悶不行也。痞滿與脹滿不同，脹滿，內滿而外脹起；痞滿，但內覺滿悶，而外無脹急之形也。有在胸在腹之分，皆由中氣不運。而所以致不運者，則或寒而凝閉，或熱而䐜脹，或食滯痰停，或氣結怒鬱，或脾濕不化，或血瘀不行，皆能致之。不特外邪陷入，結塞而成，如《傷寒論》所云也。

在胸者，理同胸痹。《金匱》謂：陽微寸脈微也，上焦虛寒。陰強，尺脈弦也，下焦寒盛。即胸痹而痛，陰邪上干胸中，微陽爲寒所閉，不通而痛。責其極虛。上焦陽虛。又云：平人無寒熱，非表邪也。短氣不足以息者，實也。上言正虛，此言邪實。即《經》所謂：邪之所湊，其氣必虛。留而不去，其病爲實也，實謂痰飲之類。短氣不足以息，以邪阻氣道，呼吸喘促不利，非真氣之短乏。又云：喘息咳唾，胸背痛，短氣，寸脈沉遲，上焦內氣寒也。關脈小緊數，小爲陽虛，緊數爲寒痛，是中焦亦受病也。寸遲關數可疑。栝蔞薤白白酒湯。辛溫行陽開痹。又云：胸痹不得臥，心痛徹背者，比上證更甚矣[1]。栝蔞薤白半夏湯。心痛徹背，背痛徹心，猶云痛無休息，比上証又甚矣。烏頭赤石脂丸。又云：胸痹緩急者，其痛或緩或急也。薏苡附子散。視栝蔞湯爲重，烏頭丸爲輕。又云：胸中氣塞，短氣，不痛証輕。茯苓杏仁甘草湯，或橘枳薑湯。胸爲氣海，陽邪干之則化火，火性開，不病痹也。病痹必陰邪干之，陰邪化水，水性凝，故令氣塞。水盛於熱，以茯苓湯利水；氣盛於水，以橘枳湯行氣。又云：心下痞，氣結在胸，胸滿，脅下逆搶心，首條云陰弦，此云脅下氣逆，乃肝腎之邪氣上逆也。枳實薤白桂枝湯桂以伐肝、人參湯。上方散邪，此方補正。又云：心中痞，諸逆，心懸痛，上條不過衝心，此則心痛而搖動，若懸空然。桂枝生薑枳實湯。大抵胸爲清陽之分，濁陰干之則氣不行，爲虛痞，甚則痰涎停聚爲實痞，更甚則痛也。東垣謂：痞，但滿不痛。視胸痹有痛，証雖不同，理則無二。兀兀欲吐者，吐之，食鬱上焦者亦然。一味栝蔞子炒熟，連皮煎，或丸，最能

---

[1] 比上證更甚矣　原作"比證更上甚矣"，據乾隆本改。

蕩滌胸中垢膩。在腹中者,黃耆補中湯加升、柴。緣[1]天地不交爲否,豬苓、澤瀉降天氣使下濟,升麻、柴胡升地氣使上行。飲食停滯。輕者大消痞丸、枳术丸,見傷飲食。甚者檳榔丸見傷飲食下之。酒積雜病,下之太過致痞滿者,升提其胃氣,加血藥。下多亡陰,故補其血。鬱者,越鞠丸、逍遙散。併見鬱。濕者,平胃散見傷飲食合五苓。見傷濕。氣滯,四七湯。見氣。痰滯,導痰湯。見痰。脾弱不運者,四君子湯、異功散。併見氣。挾死血者,丹皮、江西紅麴、穿山甲、降香、桃仁、紅花、當歸、童便、韭汁之屬,鬱怒者加香附。童便製。在腹亦有虛實之分,實而積久成形,即名痞塊,於積聚門求之。

積聚

積者,有形之邪,或食、或痰、或血積滯成塊,時常硬痛,始終不離故處者也。在婦人則謂之癥。癥者,徵也,有形可驗也。聚者,無形之氣,滯則聚,行則散,聚則有形而硬痛,散則痛止形消,忽此忽彼,無有定處者也。在婦人謂之瘕。瘕者,假也,假氣爲形,而實非有形也。形屬陰,氣屬陽,故積屬陰,聚屬陽。古分積屬藏、在血分,聚屬府、在氣分,即陰陽之義耳,不必泥也。至其病因,則《內經》謂:寒氣入腸胃,則腸外汁沫凝聚不散,日以成積。又或飲食過飽,或用力過度,傷其腸胃之絡,則血溢腸外,與寒沫搏結成積。或外中於寒,而憂怒氣逆,血凝液留,皆成積。可見外感內傷,皆足以鬱滯其氣血痰液,以成積聚。而在婦人尤甚,以婦人經產血行,或食生冷,或感風寒,且多恚怒憂鬱,易致瘀滯也。

一 食積酒積附

証見噯腐吞酸,腹滿惡食,宜秘方化滯丸,山查、麥芽、枳實、神麴、阿魏、礞石、牽牛、巴豆之類。倒倉法最佳。按食停腸內,必樓泊在隱曲之處,乃能久而不下,隱曲之處,爲地無幾,必附益以腸外之涎沫,內外交結,乃成大塊,須兼治其痰飲乃效。酒積目黃口乾,

---

[1] 緣 原作“結”,據乾隆本改。

肚腹脹痛,少食,宜葛根、枳椇、麥芽之類。酒濕熱傷脾,痰血瘀滯成積,須兼清熱利濕導滯之藥。舊謂食積在右,血積在左,痰積在中,大概如此,不可泥。

一痰積水積附

証見麻木眩暈,痞悶嘈雜,其人平素多痰,宜控涎丹,見痰飲。硃砂、膩粉、瓜蒂、甘遂之類。水積,足脛腫脹,必有窠囊。宜郁李、商陸、甘遂、芫花之類。

一血積

証見面色痿黃,有蟹爪紋路,血不能上榮也。多怒善忘,口燥便秘,骨熱肢冷,宜桃仁煎,地榆、䗪蟲、水蛭之類。

已上皆有形之積,阻礙正氣,故痛也。而亦有不痛者,日久則正氣另闢行徑,不復與邪相爭,或邪另結窠囊,不礙氣血隧道之故。此爲難治,以藥不易到也。又食、痰、血數者,皆無知之物,不能移動,故常在其處。然有飲污井之水,吞蛟蜃[1]之精,因而假血氣以成形,含有活性,時能蠢動游移者,須以意治之。如敗梳治蝨瘕,銅屑治龍瘕之類。七癥八瘕,載《千金方》,有蛟、蛇、狐、鱉等名。又積久則成疳,因經絡壅滯鬱成濕熱,以致口糜齗爛,當兼用龍薈等丸,見脇痛。以清疳熱。凡治積,宜丸不宜湯,必兼用膏藥熨貼及艾灸乃除,以其在腸胃之外也。

一氣聚

証必肚腹膨脹,時痛時止,得噯即寬,旋復痛,遊走攻刺,宜木香、檳榔、枳壳、牽牛之類,不可下。

右明積聚之理,至下文所舉色目,不過隨部位而異名,總不出積與聚二端。

心積名伏梁,起臍上,大如臂,上至心下,心經氣鬱血滯所致。久不已令人煩心,宜大七氣湯加石菖蒲、半夏,兼吞伏梁丸。

肝積名肥氣,在左脇下,如覆杯,有頭足,久不已令人嘔逆,或

---

〔1〕蛟(jiāo 交)蜃(shèn 慎)《說文》:"蛟,龍之屬也。"《本草綱目》:"蜃,蛟之屬,狀似蛇而大,有角如龍。"

胸脇痛引小腹，足寒轉筋，寒熱如瘧，肝經血氣鬱滯所致。宜大七氣湯，煎熟待冷，淋燒紅鐵鐵[1]器，乘熱服，兼吞肥氣丸。

　　肺積名息賁，在右脇下，大如覆杯，氣逆背痛，或少氣善忘，久不愈令人灑灑寒熱，喘咳，皮中時痛，如蝨緣針刺，肺熱氣壅所致。宜大七氣湯加桑白皮、杏仁，兼吞息賁丸。按《內經》謂：脇下滿，氣逆，二三歲不已，病名息積。當是肥氣之屬，非即此証。

　　脾積名痞氣，在胃脘，大如覆盤，痞塞[2]不通，心背痛，飢減飽見，腹滿吐泄，久則四支不收，發黃疸，飲食不爲肌膚，足腫肉消，宜大七氣湯下紅丸子，見傷飲食。兼吞痞氣丸。

　　腎積曰奔豚，發於小腹，上衝至心如豚狀，上下無時，少腹急，腰痛，久不已令人喘逆骨痿，宜大七氣湯倍桂，加茴香、炒楝子肉，兼吞奔豚丸。

　　痃，在腹內近臍，左右各有一條筋脈急痛，大者如臂，小者如指，有時而現，如弦之狀，故名痃。

　　癖，偏僻也，僻居兩肋，有時而痛。

　　石瘕，生胞中，因寒氣客於子門，惡血留聚，日漸大，狀如懷子。此氣先病血後病，月事不以時下。此血分病。

　　腸覃，寒客大腸外，結瘕，始如雞卵，漸益大如懷孕。此氣病血未病，故月水不斷。此氣分病。

　　上二者皆女子病，似妊娠，治法可用辛熱，如吳茱萸、桂心、附子，加入消塊藥。

脈法

沉弦爲積，浮弦爲聚，實大有力者生，虛小衰弱者死。

治法

大法：結者散之，客者除之，留者行之，堅者削之，鹹以軟之，苦

---

〔1〕鐵　乾隆本無，疑衍。
〔2〕塞　原作“寒”，據乾隆本改。

以泄之，辛以開之。莪术、三稜、鱉甲，專治積聚。凡磨積之藥，必用補正之藥兼服，積[1]消及半即止，過則傷正。蓋壯人無積，必正氣不足，邪乃留滯，須分初中末三治。初起正不甚弱，邪尚淺，可攻；中則邪深正弱，可補瀉迭用；末但補益正氣，兼導達經脈，使氣旺流通，破殘之邪不攻自走矣。又日久則氣鬱已久，其初即寒，至此亦鬱成濕熱，積得濕熱愈大，當兼驅濕熱之邪。胃弱少食，勿與攻下，二賢散常服自消。張子和謂五積六聚治同鬱斷，蓋積聚由於鬱滯也。其治肥氣，吐以獨聖散，見傷飲食。兼汗，吐後必有血數滴，勿疑，以肝藏血故也。續以磨積藥調之。治伏梁，吐以茶調散，見傷飲食。兼汗，又以禹功、導水併見腫脹。奪之，繼以降火之藥調之。治痞氣，以瓜蒂散見傷飲食。吐之，以導水、禹功下之，末以五苓見傷濕。淡劑調之。治息賁，吐以瓜蒂散，汗下兼行。治貫豚，下以導水丸、通經散，次用治血化氣磨積之藥調之。貫豚忌吐。或言其峻，子和曰：積在藏府，多着脂膜曲折之處，如陳莝之在江河，不在中流，多着汀灣洄泊之地，遇江河之溢，一漂而去，積之在藏，理亦如之。故先以丸藥驅逐新受之食，使無梗塞。其碎着之積已離未下，次以散藥滿胃而下，如橫江之筏，一湧而盡。設未盡者，以藥調之。惟堅積不可用此法，宜以漸除塊癖是也。因述九積治法於後。食積：心酸腹滿，大黃、牽牛之類，甚者礞石、巴豆。酒積：目黃口乾，葛根、麥蘗之類，甚者甘遂、牽牛。氣積：噫氣痞塞，木香、檳榔之類，甚者枳壳、牽牛。涎積：咽如拽鋸，硃砂、膩粉之類，甚者瓜蒂、甘遂。痰積：涕唾稠粘，半夏、南星之類，甚者瓜蒂、黎蘆。癖積：兩脇刺痛，三稜、廣茂[2]之類，甚者甘遂、蝎稍。水積：足脛腫滿，郁李、商陸之類，甚者甘遂、芫花。血積：打撲朒[3]瘀，産後不月，桃仁、地榆之類，甚者䗪蟲、水蛭。肉積：贅瘤核癧，膩粉、白丁香，砭刺出血，甚者硇砂、信石。九

----

〔1〕積　原無，據乾隆本補。

〔2〕茂　諸本同，疑爲"莐"。

〔3〕朒（nǜ 女去）《九章·算术》："盈朒。"劉徽注："盈者謂之朓，不足者謂之朒。"

積皆以氣爲主。

蟲

蟲由濕熱鬱蒸以生，或雜食生冷、肥甘厚味停滯，或五藏勞熱，病後氣血鬱積。凡可以致濕熱者，皆能生蟲，不必過餐魚膾白酒，誤唊蘩莧水蛭乃然也。觀日中有雨，則禾節生蟲可見。《玄珠》云：蟲得風木之氣乃生，得雨氣乃化。蓋風木氣溫，雨氣濕，其爲濕熱所生無疑。《千金要方》云：蟲有九，皆能食人藏府。一曰伏蟲，長四分，羣蟲之主也。一曰蚘蟲，長一尺或五六寸，生發多則貫心而殺人。一曰白蟲，長一寸，故名寸白蟲。子孫相生，其母轉大，長至四五丈，《準繩》作相連長一丈。能殺人。子和云：頭偏小，因飲白酒，以桑枝貫牛肉炙食，或食生粟，或食生魚後即飲乳酪所生，發動則損人精氣，腰脚疼。一曰肉蟲，狀如爛杏，令人煩滿。一曰肺蟲，狀如蠶，令人咳嗽。一曰胃蟲，狀如蝦蟆，令人嘔吐，胃逆喜[1]噦。一曰弱蟲，又名膈蟲，狀如瓜瓣，令人多唾。一曰赤蟲，狀如生肉，令人腸鳴。一曰蟯蟲，至細微，形如菜蟲，居廣腸中，能爲痔漏、瘑癬、疥癩等患。人不必盡有，有亦不必盡多。《本事方》云：心蟲曰蛔，即蚘。脾蟲曰寸白，腎蟲如寸截絲縷，即蟯蟲也。肝蟲如爛杏，肺蟲如蠶，皆能殺人。肺蟲居肺葉內，蝕肺系，成癆疾咯血聲嘶，藥所不到，治之爲難。又有屍蟲，與人俱生，狀如馬尾，或如薄筋，依脾而居，乃有頭尾，皆長三寸。

蟲証，心嘈腹痛，或上攻心如咬，蟲動則心慌亂不寧，故嘈雜。蟲竄動咬螫則腹痛也。嘔吐涎沫清水或青黃水，蟲多在胃中，胃氣被蟲擾動，則津液隨氣壅泛也。《經》謂：蟲動則胃緩，胃緩則廉泉開，故流涎。謂胃氣爲蟲所滯，不能行其津液，故上泛而從廉泉穴出耳。面色痿黃，胃脈上面，胃因蟲病虛弱，故痿悴之黃色見於面也。或乍赤乍白乍青黑，青黑爲痛色，白爲少血色，赤爲火色。蟲擾動無常，痛甚則面色青黑；氣血滯於內，不上行則面無血色；久滯忽通，火得上伸，則赤也。或面有白斑，胃中蝕痕斑駁，故面亦應之而成斑，若影之肖

---

〔1〕喜　原作“氣”，據乾隆本改。

形然。唇常紅，脾血因熱滯，故色見於唇。或生瘡如粟米，《準繩》謂：蟲蝕下部爲狐，下唇有瘡；蝕上部爲惑[1]，上唇有瘡。按狐惑之名，本《金匱》，謂蝕於喉，聲嗄爲惑；蝕下部，咽乾爲狐。《金鑑》謂：狐即下疳，蝕爛肛門與下陰；惑即牙疳，蝕咽、腐齗[2]、脫牙、穿腮、破唇。按牙疳、下疳，皆濕熱病也。或沉默欲眠，臥起不安，不欲飲食，惡聞食臭，蟲聞食臭即動，動則令人心煩，故不欲食、惡聞食臭。飢則痛，得食痛更甚，蟲飢動而求食，又蟲爭食而亂動也。飽即安，蟲飽即不動矣。時痛時止，以手拊擊即息，一人心腹痛，百藥不效，惟手搥即止，以搥則震動，蟲驚畏而止也，不搥又作，取蟲而愈。腹大有青筋，或腹中有塊耕起，下利黑血，小兒疳熱生蟲，土敗木尅，故青筋見腹；血敗故利黑血也。體有寒熱，氣滯於裏則惡寒，滯久暴伸於外則發熱。脈洪而大，腹痛脈當沉弱，今反洪大，乃濕熱生蟲之象。皆其候也。

治諸蟲法，常以白莧草沐浴佳，根、葉皆可用。草既香，且爲屍蟲所畏也。

蟲在腹中，月上旬頭向上，中旬橫之，下旬向下。觀牛馬生子，上旬生者行在母前，中旬生者併母而行，下旬生者後隨之。貓食鼠，上旬食上段，中旬食中段，下旬食下段，皆自然之理。故治蟲須於上旬用藥。一云：初一至初五，蟲頭向上。一云：初一至初三。一云：肺蟲惟初四、初六，頭向上，用獺爪爲末調藥。若急不能待，可忍飢一日，使蟲餓，於五更時，先嚼炙豬肉，嚥津而勿食，使蟲聞香則頭向上，然後服殺蟲之藥。或用藥末攪雞蛋煎食。諸殺蟲藥皆苦，惟榧子、使君子甘，小兒疳蟲，煨使君與食，以其壳煎湯送下，甚妙。鶴虱、雷丸、蕪荑、苦楝根、檳榔、錫灰等，皆殺蟲之品，錫灰爲最。

毛景得奇疾，每語，喉中必有物聲相應。有道人教令誦《本草》藥名，至藍而默然，遂取藍搗汁飲之，少頃吐出肉塊長一寸餘，人形悉具，自後無聲。陳正敏遯[3]齋閒覽載楊勔得異病，每發言應答，腹中有小聲效之，數年間其聲浸大。有道人見而驚曰：此應聲蟲也，

---

〔1〕惑　原作"感"，據乾隆本改。

〔2〕齗　同"齦"。

〔3〕遯（dùn 囤）《説文》："逃也。"

久不治延及妻子。令讀《本草》，至雷丸蟲無聲，乃頓服之，遂愈。趙子山苦寸白蟲，醫者戒云是疾當止酒，而以素所耽嗜，欲罷不能，一夕醉歸寓已夜半，口乾咽燥，倉卒無湯飲，適廊廡下有甕水，月色下照，瑩然可掬，即酌而飲之，其甘如飴，連飲數酌，乃就寢。迨曉，蟲出盈蓆，覺心腹頓寬，宿疾遂愈。驗視，乃織草履者浸紅藤根水也。吳少師嘗得疾，數月間肌肉消瘦，每日[1]飲食下咽，少時腹如萬蟲攢攻，且瘁且痛。張銳切脈，戒云：明日早且忍飢，勿啖一物。銳取黃土一盂，溫酒一升，投土攪其內，出藥百粒。飲之，覺腸胃掣痛，幾不堪忍，須臾暴下如傾，穢惡斗許，有馬蝗千餘，宛轉盤結。銳曰：蟲入人肝脾裏，勢須滋生，此蟲喜酒，又久不得土味，乘飢畢集，故一藥能洗空之耳。蔡定夫之子苦寸白爲孽，醫者使之碾檳榔細末，取石榴東引根煎湯調服之。先炙肥猪肉一大[2]臠，實[3]口中，嚼咀其津膏而勿食。云：此蟲惟月三日以前其頭向上，可用藥攻打，餘日即頭向下[4]，縱有藥皆無益。蟲聞肉香，故空羣爭赴之，覺胸中如萬箭攢攻，是其候也。然後飲前藥。蔡悉如其戒，不兩刻，腹中雷鳴，急登廁，蟲下如傾。命僕以杖挑撥，皆聯綿成串，幾長數丈，尚蠕動，舉而抛於溪流，宿患頓愈。

　　患此者，雖羸弱必先去蟲，後以和平之劑調之。即此可爲一切虛中[5]有實，先攻後補之例。暗者只用滋補，甚且謂蟲爲藏寒所生，妄加熱藥，可哂也。

中毒

　　不論所服何毒，急取竈心土爲末，冷水調服方寸匕。地漿亦佳，見砒霜毒。或以甘草濃煎汁，多飲之。須放冷飲，毒乃解。已下諸藥皆然。

---

〔1〕日　原無，據乾隆本補。
〔2〕大　原無，據乾隆本補。
〔3〕實　同“置”。
〔4〕下　原作“上”，據乾隆本改。
〔5〕中　原作“者”，據乾隆本改。

又食蜜少許，佳。又服葱涎，或煮大豆汁服亦可。又濃煎薺苨汁飲之，不及煮，便嚼食亦得。又方，生麥冬八兩，去心，葱白八兩，搗，豉三升，水七升，煮取三升半，分三服。又薺苨一分、藍葉花七月七日取葉併花陰乾，二分。共搗末，水調服方寸匕，日三。又板藍根乾者四兩，洗淨晒乾、貫衆一兩，剉去毛[1]，青黛研、生甘草各一兩。爲末，蜜丸或水浸蒸餅丸，桐子大。另以青黛爲衣，每服十五丸，嚼爛，新水送下即解。常服三五丸，亦解暑熱。又紫金錠冷水磨服，孕婦忌之。如欲死，急取新小便，和厠旁久屎一升，絞取汁一升，盡灌之便活。已死者亦可救。參下蠱毒條取糞汁法。

砒霜毒：羊血及雞鴨血熱服。藍根、砂糖擂水服，入薄荷汁尤妙。亦治巴豆毒。菉豆擂漿，新汲水調，通口服。真靛花一二錢，井花水濃調灌。豆豉煎濃汁飲。亦治服藥過劑煩悶。芭蕉根搗汁飲。掘地至黃土，入新汲水攪濁取出，濾去滓不必澄清飲之，併解蠱毒。名地漿。

巴豆毒：黃連、菖蒲、小豆、大豆汁、芭蕉根汁，併解之。

狼毒毒：白斂、鹽、藍汁，併解之。

藜蘆毒：雄黃、葱汁，併解之。

芫花毒：防風、防己、甘草、桂枝汁，併解之。

躑躅花毒：梔子汁解之。

射罔毒：藍汁、大小豆汁、六蓄血、蚯蚓屎、藕汁，併解之。

莨菪毒：薺苨、甘草、升麻、犀角、蟹汁，併解之。

半夏毒：生薑汁解之。

大戟毒：菖蒲汁解之。

附子、天雄、烏頭毒：大豆、菉豆各數合，煎濃汁飲。又遠志、防風、棗、飴糖，併解之。

杏仁毒：藍子汁解之。

川椒毒：閉口者有毒，戟喉能殺人。食蒜，或飲地漿。或濃煎豆豉汁飲，併解之。

---

〔1〕毛　原作“尾”，據乾隆本改。

雄黃毒：防己解之。

丹砂毒：鹽五錢，冷水調澄，旋服。

丹毒：地漿良。食蚌肉解丹石毒。

五石毒：薺苨汁生服。

吞金屑未絕者：水銀一兩放口中搖動，令下咽入腹，金即消滅成泥而出，三服即活。

漆毒：搗蟹汁塗。

蕈毒：忍冬草即金銀花。生啖。人糞汁飲一升。截竹筒去青皮，浸糞窖中，取筒內汁。大豆煮濃汁飲之。細茶芽研，新汲水調服。石首魚或鮝魚頭，白水煮汁服。荷葉殺蕈毒。

苦瓠毒：黍穰煮汁服解之。

麵毒、豆腐毒：併用蘿蔔煎湯服，子亦可。

六畜肉毒及一切藥毒：白扁豆生晒乾爲末，新汲水調下三錢匕。

鳥獸中毒箭死者有毒：大豆煮汁及藍汁服，解之。

牛肉毒：人乳合豉濃汁服。

馬肉毒：香豉二兩、杏仁三兩同蒸，一食頃熟，搗服，日再。又方，煮蘆根汁飲之。

鬱肉、密器蓋肉經宿者也。漏脯毒：經屋漏水粘着之脯肉也。燒犬屎，酒服方寸匕。飲人乳或韭汁二三升良。

六畜肝毒：凡肝不宜食，自死者尤毒。豆豉水浸絞汁[1]，旋服。治馬肝毒，雄鼠屎尖者是。二七枚爲末，水和服，日再。又人頭垢取方寸匕，酒調服。

河豚毒：五倍子、白礬等分爲末，水調服。或多飲清油吐之。

蟹毒：紫蘇煮汁，飲三升。冬瓜汁，飲二升。

食果中毒：猪骨煆爲末，服方寸匕。亦治馬肝、漏脯等毒。

蛇遺精水中，誤服中毒，併治蛇咬：水調雄黃末飲之。蛇咬，兼塗傷處。蛇咬，水洗頭垢稠濃一云泔洗。飽飲。

蟲毒：初中尚在膈上者宜吐，白礬、建茶各二錢爲末，新汲水調，

---

〔1〕絞汁　原無，據乾隆本補。

頓服即吐。又此藥入口，覺甘甜不苦，可驗是毒也。或令唾水，沉者是，浮者非。或含銀器口中，經宿色黑者是。若在膈下宜瀉，麝香二錢半，別研、雄黃、硃砂水飛，俱另研。赤腳蜈蚣、微炙，去足、續隨子各一兩。共爲末，煮糯米粥丸，如芡實大，每服一丸，熱酒下即瀉出。又方，敗鼓皮、蠶退紙各燒存性、刺蝟皮、五倍子、續隨子、硃砂飛、雄黃飛，各等分爲末，糯米稀糊丸，桐子大，每服七丸，空心熟水送下。又升麻、桔梗、栝蔞各五兩。搗末，先以熟湯洗患者陰中，再以湯調方寸匕，日二服，漸加至二三[1]匕，毒即內消。忌食粘物及豬肉。又方，鼓皮、濶五寸，長一尺。薔薇根、五寸，如足拇趾大，細切。水一升，清酒三升，煮取一升，頓服下，其毒即愈。又方，薺苨根爲末，飲服[2]方寸匕。又方，生栝蔞根取汁一升，和醬汁少許，溫服之，須臾吐出蟲，甚驗。又方，胡荽根搗取汁半升，和酒飲之，立下。又方，以豬膽導下部，良。若吐血或下血如爛雞肝者，茜根、蘘荷根，各三兩。水四升，煮取二升，去滓頓服愈。又方，猬皮燒灰，水服方寸匕，即吐出之。又方，酒服桔梗末加犀角末更佳方寸匕，日三服，不能服可灌之。心中當煩，須臾自靜，有頃下，服至七月止，食豬脾補之。又治五蟲，一曰蛇，二曰蜣蜋，三曰蝦蟇，四曰科斗，五曰草蟲，細切胎衣晒乾爲末，水服半錢匕即消。或含升麻，嚥汁亦佳。

嵐瘴惡氣毒：犀角、羚羊角、雄黃、麝香解之。又甘草二兩，水三升，煮一升，分服。

井中毒：凡五六月，井中及深塚中，皆伏有毒氣。欲入者，先以雞鴨毛投之，直下至底則無毒，若徘徊不下必有毒矣。亦可納生雞鴨於其中試之，不死者無毒也。又須以酒或醋數升灑其四旁，良久乃入。如中毒鬱悶欲死，即取其井中水洗其面，令飲之，又灌其頭及身，即活。若其井無水，即他井亦可。一云：他井灑身上，至三食頃便活。東井取西井，南井取北井。

---

〔1〕三　乾隆本無，疑衍。
〔2〕服　原作“食”，據乾隆本改。

醫碥卷之三　雜症

腫脹

腫脹有二：一因於水，水氣停蓄於肌膚或藏府，因而肌膚浮[1]腫，肚腹膨脹也。其色鮮明潤澤，其皮光薄，甚則如水晶。其肉腐，其身重，其腫不速，每自下而上，腫有分界，按其手足上，如糟如泥，成窟不起。按而散之，猝不能聚也。肢體如是，腹未必然。以腹中氣盛水多，水挾氣能鼓起也。一因於氣，氣熱壅滯作脹，所謂諸腹脹大，皆屬於熱也。或氣寒不運作脹，所謂胃寒則䐜脹，藏寒生滿病也。或氣實作脹，實者，邪氣實也。如氣因痰食蟲血，七情鬱滯，而[2]壅盛作脹，所謂脾氣實則腹脹，胃氣實則脹也[3]。或[4]氣虛作脹。虛則不能運，所謂氣虛中滿，太陰虛則鼓脹也。其色蒼老，皮厚肉堅。其脹或連胸脇，或倐然而脹者，陽性急速也。或自上及下者，陽本乎上也。或通身盡脹者，氣無不至也。以手按之，隨手即起者，如按氣囊也。兩足或有按之不能猝起者，以氣蒸成水，氣覲上，水就下故也。証既不同，施治亦異。然水與氣本一物，觀嘘氣成水，蒸水成氣，可知矣。病常相兼，水畜氣必滯，氣鬱水亦停。則治水當兼理氣，氣行水自行。治氣當兼行水。水行氣亦通。

治水當分陰陽。陰水，無火之水[5]也，或益脾肺之陽[6]，或補命門之火。陽水，有火之水也，隨火之所在而治之。少年縱酒[7]，濕熱內畜，最多此証。

---

〔1〕浮　原作“或”，據乾隆本改。

〔2〕而　此字下衍“虛”字，據乾隆本刪。

〔3〕也　此字下衍“也”字，據乾隆本刪。

〔4〕或　原無，據乾隆本補。

〔5〕水　原無，據乾隆本補。

〔6〕陽　原此字下衍“水”字，據乾隆本刪。

〔7〕縱酒　原無，據乾隆本補。

徧身腫，煩渴，小便赤濇，大便多閉，此屬陽水。輕宜四磨飲見氣，添磨生枳殼，兼進保和丸。見傷飲食。重則疏鑿飲子利之，以通爲度。亦有雖煩渴，而大便已利者，宜用五苓加木通、大腹皮，以利[1]小便。五苓見傷濕。

徧身腫，不煩渴，大便自調，或溏泄，小便雖少而不赤濇，此屬陰水，宜實脾飲。小便如常，至晚有微赤，却無濇滯，亦屬陰也，不可遽補，木香流氣飲見氣，繼進復元丹。若大[2]便不溏，氣息息疑急脹滿，宜四[3]磨飲下黑錫[4]丹。見呃逆。

陰水雖宜補陽，然小火不能勝大水，必先瀉去其水，乃用煖藥以補元氣。陰水雖寒，久亦鬱而成熱，寒本也，熱標耳。

《金匱》分五水，曰：風水，皮水，正水，石水，黃汗。

風水，脈浮，骨節疼痛，水流關節。或重而酸，水在肌膚也。發熱無汗，惡風，外感風邪。面目腫大，目下微腫如蠶，如新臥起狀，目下屬太陰，又胃細筋散目下，土虛則水反尅，循胃脈而上注也。頸脈動，人迎脈也，水浮氣上逆，故動。時時咳，水氣侵肺。當發汗。脈浮而洪，浮則爲風，洪則爲氣，氣鬱熱也。風氣相搏，風強風多於熱也則爲癮疹，身體爲痒，痒[5]爲泄風，言痒者，名爲泄風也。熱爲風所閉，欲泄不得泄，故作痒[6]。久爲痂癩。即癩瘋。以風熱久不散，鬱而爲濕，風熱濕相蒸生蟲，肌肉潰腐也。氣強則爲水，熱多而不得外泄，則蒸氣成水也。難以俯仰，水浸淫於肌膚筋脈中也。風氣相擊，身體浮腫，汗出乃愈，此爲風水。此句上有惡風則虛，句下有不惡風者小便通利，上焦有寒，其口多涎，此爲黃汗之文，當[7]是錯簡，刪之。風[8]水脈浮，身重汗出惡風者，防己黃耆湯主之。固表以散風水。腹痛加芍藥。加芍藥、甘草以調中。風水惡風，一身悉腫，脈浮，不渴，續自汗出，

---

〔1〕利　原無，據乾隆本補。

〔2〕大　原無，據乾隆本補。

〔3〕息疑急。脹滿，宜四　此七字原無，據乾隆本補。

〔4〕錫　原無，據乾隆本補。

〔5〕痒，痒　此二字原作“庠，庠”，據乾隆本改。《金匱要略》亦作“痒”。

〔6〕痒　原作“庠”，據乾隆本改。

〔7〕當　此字上衍“焦”，據乾隆本刪。

〔8〕風　原無，據乾隆本補。

無大熱,越婢湯主之。惡風汗出而惡風,則爲表陽虛加附子。

皮水,皮受水濕也。脈浮,水在皮膚故[1]浮。胕腫,濕邪從下受,故足跗浮腫。按之没指,不惡風,非風[2]邪也。其腹如鼓,如鼓,則非鼓也。以水在皮膚,不在腹内,故外有脹形,而内無滿喘也。不渴,在表故不渴。當發汗。渴而不惡寒者,此爲皮水。獨有水而無風,故不惡風寒。渴者,蓋皮水亦有淺深之分,深而近裏,亦足以抑遏陽氣,不化津液,故渴也。皮水爲病,四支腫,水氣在皮膚中,防己茯苓湯主之。裏水,當依《金鑑》作皮水。越婢加术湯主之,甘草麻黄湯亦主之。

正水,腎藏之水自盛也。其腹如鼓,脈沉遲,喘。水泛於上,故喘。

石水,脈沉,腹滿不喘。陰盛結於少腹,如石之下沉也。惟其下沉不上干,故不喘。

黄汗,汗出沾衣,如黄柏汁。濕上爲熱所蒸,故色黄如此。脈沉遲,身發熱,濕滯陽氣不行,故鬱而成熱。胸滿,四支頭面腫,不愈[3],必致癰膿。濕熱久而愈盛,氣血被其壅塞[4],而成癰膿。身腫而冷,狀如周痺,胸中塞,不能食,濕滯也。反聚痛,熱爲寒濕所鬱,相攻擊,故聚痛。聚,結也。暮躁不得眠,暮則寒濕愈盛,熱愈鬱[5],故躁不得卧。此爲黄汗。黄汗身體腫,發熱汗出而渴,狀如風水,皆面目浮腫也。脈自沉。以汗出入水中浴,水從汗孔入得之。水寒[6],遏鬱汗液於肌内,爲熱所蒸而成黄汗。然汗出浴水,亦舉隅之論耳,當推廣之。黄耆芍藥桂枝苦酒即醋湯主之。《金鑑》謂桂[7]枝散邪,黄耆固衛,白芍、苦[8]酒[9]止[10]汗以攝營氣,營衛調和自愈。愚按此方無

---

〔1〕故　原作“不”,據乾隆本改。
〔2〕風　原作“邪”,據乾隆本改。
〔3〕不愈　《金匱要略》作“久不愈”。
〔4〕塞　原作“寒”,據乾隆本改。
〔5〕鬱　原無,據乾隆本補。
〔6〕寒　原無,據乾隆本補。
〔7〕桂　原作“枝”,據乾隆本改。
〔8〕苦　原作“酒”,據乾隆本改。
〔9〕止　原無,據乾隆本補。
〔10〕攝　此字下衍“攝”,據乾隆本刪。

清熱去濕之品，徒取固歟，得無壅乎？此方恐是錯簡，終不可用。

按：風水、皮水，皆水之在表者，以感風受濕爲別，故有惡風與不惡風之分。正水、石水，皆水之在裏者，以上浮下沉爲別，故有喘與不喘之異。黃汗，雖狀如風水，而風水脈不沉，汗不黃，自不同也。黃汗當參黃疸門。又按：正水，水之上浮者，必干肺，故喘。然肺自有水病，故《金匱》謂，痛在骨節，咳而喘，不渴者，此爲肺脹。本文作脾脹，今從《金鑑》改之。其狀如腫，似腫非腫，蓋肺脹於中，未形於外也。發汗則愈。越婢加[1]术湯。又謂肺水，其身腫，皮膚浮腫。小便難，肺氣爲水所壅，不能通調水道，下輸[2]膀胱。時時鴨溏水糞相雜也。肺合大腸，水趨之。是也。又按：石水，水之下沉者，即《金匱》所謂，腎水者，腹大臍腫腰痛，不得溺，陰腫，陰腫，舊在心水下，今從《金鑑》移此。陰下濕如牛鼻上汗，其足逆冷，面反瘦言不若他水之面目浮腫也是也。又《金匱》謂肝水者，其腹大，不能自轉側，脅下腹痛，時時津液微生，小便[3]續通，水氣上逆[4]下降，故津液有時生，小便有時通。蓋肝喜[5]衝逆，主疏泄，氣得上下時通也。心水者，身重少氣，即短氣。不得臥，煩而躁。脾水者，腹大，四支苦重，津液不生，脾濕，穀氣不運不升，故津液不生。但苦[6]少氣，則小便難。氣弱不化。是各藏皆有水也。水在肝部，則名肝水，隨所在而名之。

外水。腰以下腫，當利小便。宜用貼臍等法。巴豆去油四錢，水銀粉二錢，硫黃一錢，研勻成餅，先用新綿一片布臍上，內餅，外用帛縛時許，瀉下惡水三、五次，去藥，白粥補住。弱者隔日取一次，一餅可救三、五人。一法，鮮赤商陸根搗貼，帛縛定，水自小便出。一法，田螺四個，大蒜五個，車前子末三錢，研成餅，貼定帛縛，少時尿利則愈。或內服沉香琥珀丸，即苦葶藶子、郁李仁、防己、沉香、陳皮、琥珀、杏仁、蘇子、赤茯苓、澤瀉、麝香也。腰以上腫，當發汗。越婢湯加

〔1〕加　原作“如”，據乾隆本改。
〔2〕輸　原作“輪”，據乾隆本改。
〔3〕便　原無，據乾隆本補。
〔4〕逆　原無，據乾隆本補。
〔5〕喜　此字下原衍“津”字，據乾隆本刪。
〔6〕苦　原無，據乾隆本補。

蒼术。喘急不得臥者，蘇子、葶藶等分，棗肉丸。四支腫，宜五皮飲。五皮飲，不論陰陽水，俱可先用。或除濕湯加木瓜、腹皮。如未效，四磨飲兼吞桂黃丸，仍用赤小豆粥佐之。感濕者，腰以下腫尤甚，五苓散見傷濕吞木瓜丸，見中風。間進除濕湯見中濕加木瓜、腹皮、萊菔子炒。惟面與足腫，早則面甚，晚則足甚者，風水也。風上行則面腫，蓋濕氣非風不能上面也。濕下墜則足腫。視大便之硬溏，別其証之陰陽，除濕湯見中濕加木瓜、腹皮、白芷可通用。或以蘇子降氣湯見氣、除濕湯各半貼煎服。單面腫，則獨用蘇子降氣湯，單足腫，則用除濕湯。內水。腹大，小便不利，脈沉甚，可下之。十棗湯、濬[1]川散、神佑丸、禹功散、舟車丸之類。蓋水可從小便利，亦可從大便泄也。病輕者，枳實白术湯。白术補土，枳實破堅。張元素治痞，變此湯爲丸，以彼屬食積所傷，故用丸以消磨之，此水飲所作，故用湯以蕩滌之。水脹，冬瓜宜長吃。鯉魚重一觔已上者，煮取汁，和冬瓜、葱白作羹食之。青頭鴨或白鴨，去腸雜，細切，和米煮粥，空腹食之。老鴨十年者佳殺取血，俟凝，銀簪劃片，燒酒熱泡食之。鴨身去毛雜，燒酒頓爛，空心食，俱不着鹽。服後小便利，腫立消，忌鹽三年。水腫外散內利，峻劑疏鑿飲子，和劑茯苓導水湯。《醫貫》胃虛不能制水者，以補土爲主，補中益氣湯、六君子湯等。二方並見氣。實脾飲亦可。脾氣旺則水自行，不必加行氣利水之品。若腎火虛，三焦之氣化不行，關門不利，水聚不出，惟濟生腎氣丸見虛損最驗。若腎水虛，火炎，水從火溢，上積於肺，喘不能臥，腹大臍腫，腰痛，兩足先腫，小水短澀，面赤或腫，口渴，大便反燥，六味見虛損加麥冬、五味、牛膝、車前。已上論水腫。

氣脹，又名鼓脹，以其外雖堅滿，中空無物，止氣作脹耳。有似乎鼓也。若兼中實有物，食痰蟲血之類。盤踞藏府，如木之藏蠹[2]，如皿之聚蟲，則又名蠱脹。又有中毒而腹脹者，曰蠱毒。鼓，脈必浮革；蠱，脈必牢實。治蠱如大黃、芒硝、牽牛、檳榔、三稜、蓬术俱可用，一味地栗乾最妙。氣實作脹，宜厚朴等以破滯。氣虛中滿，宜補氣，加芍

───────────────

〔1〕濬（jùn 俊）　通“浚”。疏通之意。《書·禹貢》：“禹別九州，隨山濬川。”
〔2〕蠹（dù 度）　蛀蟲。《商君書·脩權》：“諺曰：蠹衆而木折，隙大而牆壞。”

藥等以收其散渙。更分寒熱，虛而寒者，寒脹中滿，分消湯；虛而熱者，熱脹中滿，分消丸。七情脹，五膈寬中散見反胃、木香流氣飲、沉香降氣湯。並見氣。大怒而脹，分心氣飲。憂思過度而脹，紫蘇子湯。大病後浮腫，白术[1]三錢，參、耆各一錢半，白茯二錢，陳皮、半夏[2]麯、白芍、木香各一錢，炙草、大腹皮各五分，薑、棗煎。久瀉後脹者，六君子見氣加白蔻、蘇梗、當歸，服後脹益甚，勿疑，久自效。因氣[3]而成水腫，分氣香蘇飲。老人虛寒脹，厚朴、炮附、木香。因飲食所傷者氣必滯，胸滿噯氣，消導寬中湯。失飢傷飽，痞悶停酸，早食暮不能食，早晨陽氣長，穀易消，暮則陽氣微，穀難化也。大異香散。畜血作脹，腹皮上見青紫筋，脈芤濇，婦人多有此，先以桃仁承氣湯，勢重者抵當湯下之，或代抵當丸。並見血。虛人不可下者，且以當[4]歸活血散調治。血脹多有煩燥[5]，漱水不嚥，迷忘如狂，痛悶喘急，大便黑，小便利，虛汗　氣爲血鬱，熱蒸成汗。厥逆等証，人參歸芎湯。痰能滯氣，勿謂不能作脹，故古人治氣爲痰鬱作脹，加味枳术湯。氣水血三者，病常相因，有先病氣滯而後血結者，如婦人先病氣鬱，後致月經不行者是也。有病血結而後氣滯者，如婦人先病月經不通，致氣滯脹滿是也。有先病水腫而血隨敗者，水積日久，滲透經絡，灌入隧道，血亦化水。有先病血結而水隨畜[6]者，血結則氣滯，而熱蒸成水，婦人月經不利，化水腫脹，皮肉赤紋，椒仁丸、人參大黃湯。須求其本而治之。積聚相攻，疼脹，初用七氣消聚散，日久弱者，參术健脾湯，少佐消導藥。蟲聚作脹，治法詳蟲門。已上論氣脹。食血痰蟲積聚，雖非因氣滯使然，亦必因此滯氣，並以理氣爲主，故皆屬之氣也。

　　藏府外，胸腹中，邪充塞，則胸腹脹矣。經絡營衛，氣無不到，則血脈皮膚，無不脹矣。故有脈、膚脹之名。脈脹者，筋起，絡色變。木香流

---

〔1〕术　原作“木”，據乾隆本改。
〔2〕夏　原作“麥”，據乾隆本改。
〔3〕氣　原作“無”，據乾隆本改。
〔4〕當　原作“畐”，據乾隆本改。
〔5〕燥　似應作“躁”，爲是。
〔6〕畜　原作“音”，據乾隆本改。

氣飲治膚脹,加撫芎、姜黃治脈脹。而欲知爲何部之邪,則先脹處,與脹甚處是也。脾胃受邪,則先從胃脘痞塞起。又屬脾胃者,則飲食少,屬他藏府者,則飲食如常。又脹在皮膚、經脈者,飲食亦如常,在腸胃間者,則飲食少。皆宜細察。更須分虛實,其藏府之氣本盛,被邪填塞不行者爲實;氣本不足,因邪所壅者爲虛。虛中亦有挾實,以其邪爲食痰血濕等有形之物也。實者驅之,虛者補之,寒者熱之,熱者寒之,結者散之,留者行之。邪從外入內而盛於中者,先治其外而後調其中。陰從下逆上而盛於中者,先抑之而調其中。陽從上降而盛於中者,先舉之而調其中。手足不腫,獨腹脹,謂之單腹脹,俗名蜘蛛蠱,難治。以病全聚於藏府,不分散於四支也。實者厚朴散,虛者調中健脾丸。服藥後手足腫,病自內達外也,不久愈。若從手足腫[1]至腹,爲從外入內,難治。[2]男自下而上,男陽盛,邪不易犯。今乃以漸上犯,則邪盛陽虛可知。女自上而下,女陰盛,邪不易侵。今亦以漸下侵,則邪盛陰虛可知。皆難治。男止下腫,女止上腫,皆不足慮,不在難治之例。譬如草寇竊發,原易撲滅,若直逼京師重地,乃可危耳。

　　子和治一婦,水腫,四支不舉,令以草貯布囊,高支兩足而臥,乃服上涌汗[3]下泄瀉之藥,自腰以上水覺下行,自足跗以上水覺上行,會於臍下,泄瀉而出,病大減。此法宜知,勝於升提也。

　　診法:內水脈沉,外水脈浮,氣脹浮沉無定,氣時外行,時內聚故也。總以有神和緩有力者,爲佳,最[4]忌弦細微弱。

　　水腫鼓脹死証。腹脹身熱陽盛也而失血,則陰亡矣。四末清冷也脫,瘦也,陰盛可知。瀉數行,中亦脫矣。腫先四支後入腹,見前。利旋腫滿,服下利之藥,而旋消旋脹。腹筋青,青脈高起。唇黑,肝傷。臍突,脾傷。陰囊腐,腎傷。缺盆、脊背、足心平,缺盆平心傷,背平肺傷,足平腎傷。掌

---

〔1〕腫　原無,據乾隆本補。

〔2〕難治　此下一段:"以病全聚於藏府……爲從外入內,難治。"爲衍文,據乾隆本刪。

〔3〕汗　原無,據乾隆本補。

〔4〕最　原無,據乾隆本補。

腫無紋，心傷。脈虛濇，虛濇爲血氣敗。腫脹逢之總可驚。

黃疸

病由濕熱蒸發，如罨麴相似，徧身頭目爪甲皆黃，小便黃赤不利，有色如薑黃者。有外感鬱熱與素有之濕相蒸，或外感于濕與素有之熱相蒸，而發黃者，宜從汗解，詳《傷寒論》。有內生之濕熱相蒸者，在上則吐之，在下則下之，利之。然有陽黃陰黃之分，蓋熱勝則爲陽黃，濕勝而寒則爲陰黃，不可概用寒藥。內因有由于停食者，仲景所謂穀疸，寒熱不食，言其人先有寒熱之病，則胃不和，故不能食也。食即頭眩，強食不化，濁氣上升使然。心胸不安，久之發黃，食鬱成熱，蒸濕而發。茵陳蒿湯主之。又謂，穀氣不消，胃中苦濁，濁氣下流，小便不通，濕熱瘀矣。身體盡黃是也，《內經》謂：已食而飢者胃疸，乃熱盛濕少，故能消穀，乃胃熱非食滯也，與此不同。此陽黃也。又謂，陽明病脈遲，胃寒。食難用飽，飽則發煩，飽則不消而煩。頭眩，小便難，此欲作穀疸，始雖寒，久亦成鬱熱。雖下之，腹滿如故，以脈遲故也，詳《傷寒論·陽明篇》中。此陰黃也。有因於酒者，酒性熱而質濕，濕熱內瘀，多發黃，仲景所謂鼻燥心中熱，脈浮欲吐者，吐之愈。病屬上焦。又謂，心中懊憹或熱痛，不能食，梔子大黃湯主之。病在中焦。又謂，或無熱，無外熱也，觀或字知有外熱者矣。譫語，小腹滿，脈沉者下之。病在下焦。又謂，酒疸下之，久久爲黑疸，病在上焦者應吐，若誤下則傷其血分，故血敗而見黑色。目青面黑，舉面目以該周身也。心中如噉蒜虀狀，辛味刺心。大便黑，瘀血之色。皮膚爪之不仁血痹于皮膚也。是也。有由于房勞者，致腎水虛，相火炎，不特蒸濕成黃，併瘀血變黑，仲景所謂黃家日晡發熱，濕屬脾土，故熱發日晡所。而反惡寒，傷寒陽明証發熱者必不惡寒，乃濕與熱瘀痹於內，表陽不宣，故惡寒也。此乃辨証之法。此爲女勞得之。膀胱急，少腹滿，身盡黃，額上黑，額最高，火氣之所薰故黑。足下熱，因作黑疸。先則額黑，後則周身皆黑。其腹脹如水狀，大便必黑，時溏，此女勞病，非水也，腹滿者，難治，脾腎皆病矣，故難治。消石礬石散主之。消石鹹寒除熱，礬石除痼熱在骨髓，大麥粥調服，恐傷胃也，然此方難用。又謂，額上黑，微汗出，濕欲外泄。手足中熱，薄暮即發，陰熱故暮發。膀胱急，血瘀急痛。小便自利，可知膀胱之急乃由血瘀。曰女勞疸是也。其餘所因尚多，而古人止分穀疸、酒疸、女勞疸，及總名之黃疸，與五水中之黃汗詳水腫篇。爲五，然不必泥，當推廣之。仲景謂疸而渴者難治，熱盛。不渴易治。發于陰部，其人必嘔，陰者裏也，裏氣逆故嘔。發於陽部，表也。其人振寒而熱。濕勝則寒，熱勝則熱。又謂，腹滿舌痿，濕痰壅塞舌本之筋，不得轉掉也。或曰舌當作身，濕熱傷筋故痿。躁不得睡。又謂，諸黃疸，但利其小便，茵陳五苓散主之；脈浮當汗解，桂枝加黃芪湯主之。此方不可輕用。又謂肚熱，熱在里，當下之。又謂腹滿，小便不利而赤，自汗出，爲表和裏實，當下之，大黃消石丸，此皆言陽黃也。又謂，小便色不變，欲自利，腹滿而喘，此爲寒氣痞滿，浮熱上壅。不可除熱，除熱必噦，乾嘔也，虛陽爲寒所閉，上噦而有聲。小半夏湯主之，散寒降逆。此言陰黃也。陰黃小便清白，大便不實，喜靜能臥，脈遲弱無力，身冷自汗，當以虛寒治之。仲景所謂男子黃，小便自利，與小建中湯。見勞倦。王海藏謂，中州寒生黃，用大小建中，見勞倦。不必茵[1]陳，皆氣虛之陰黃也。氣虛則脾不運，久瘀於裏，則脾敗而色外見，故黃，其黃色必淡。戴復菴謂，失血後多面黃，或遍身黃，但不及耳目。血不榮也，如竹木春夏葉潤則綠，至秋則乾黃，宜養榮湯、見虛損。十全大補湯，見虛損。妨食者，四君子見氣。加黃芪、扁豆。此血虛之陰黃也。此爲乾黃，小便利，四支不沉重也。已上所論黃疸[2]証，《準繩》謂是暴病，言其黃驟然而見也。故仲景以十八日爲期。仲景謂治之十日已上瘥，反劇[3]者難治。十八日乃脾土[4]寄旺於四季之期，十者土[5]之成數，逾十日不瘥，則旺氣就衰，故難愈也。然可不泥。另有一種病黃者，其黃以漸見，久而不愈者。名食勞疳黃，或由食積，或由勞倦，或由疳積所致，或名黃胖，

---

〔1〕茵　原作"因"，據乾隆本改。
〔2〕所論黃疸　此四字原無，據乾隆本補。
〔3〕劇　原作"廩"，據乾隆本改。
〔4〕土　原作"水"，據乾隆本改。
〔5〕土　原作"上"，據乾隆本改。

胖者,腫也。大小溫中丸、棗礬丸、煖中丸。右前三方,以針砂、醋之類伐肝,以朮、米之類助脾,後一方以礬醋之酸瀉肝,濕熱蒸而發胖,如饅頭蒸而起發,礬醋收歛,使之瘦縮,凡收歛即屬伐肝。以棗肉之甘補脾,虛人佐以補劑。按此即今人所謂黃腫,與黃疸分別處在腫而色帶白,眼目如故,不如黃疸之眼目皆黃,濕盛則但黃而不亮,熱盛則鮮明如橘子,乾黃則枯槁不潤。蓋色潤者屬水,色光者屬火。若色如烟薰,黃黑晦滯,枯槁無光,爲危証。舊說濕勝如薰黃黑晦,存參。按黑晦即不亮也,然未必枯,若並不潤,則是瘀敗之死水,難治矣。而不帶白,且無腫狀,似不必以暴漸分。又黃腫多有蟲與食積,有蟲必吐黃水,毛髮皆直,或好食生米茶葉之類,用使君子、檳榔、川練、雷丸之類。食積則用消食藥,劑中不可無針砂,消積平肝,其功最速,治法亦與黃疸有別也。又有溫疫發黃,詳溫疫門。又有瘀血發黃,身熱小便利,大便黑,脈濇,桃仁承氣湯見血,下盡黑物愈。又有身不黃,獨目黃者,《經》云:風氣自[1]陽明入胃,循脈而上至目眥,其人肥,風氣不得外泄,則爲熱中而目黃。青龍散主之。按此亦舉隅之論耳。

　　治法:丹溪謂,五疸不必細分,概以濕熱治之。養胃化疸湯:茵陳、蒼朮、木通、澤瀉、猪苓、山梔、白茯苓、薏苡仁。食滯加神麯、山查、麥芽。酒疸加苜蓿、葛根。女勞疸加當歸、紅花活血。有神驗方:黃蠟、香油攤膏,長六寸,箸[2]頭捲,濕麵二指厚,大如掌,中以指穿一孔,對臍貼,將膏捲入孔,燃火薰,最久者九條立愈。穀疸,紅丸子[3]見傷飲食《寶鑑》茵陳梔子湯、穀疸丸。酒疸,梔子大黃湯、葛根煎湯,或梔子仁煎湯調五苓散,見傷濕。或生料五苓散加乾葛一錢,或葛花解酲湯。見傷飲食。酒疸變成腹脹,漸至面目周身俱腫,霍脾飲加木香、麥芽各五分。女勞疸,加味四君子湯、大便不健者宜。滑石散、小便不利者宜。腎疸湯。病後脾氣虛而黃者,異功散見氣加黃耆、扁豆各一錢。黑疸多危,急用土瓜根一觔,搗碎,絞汁六合,

〔1〕自　原作"目",據乾隆本改。
〔2〕箸(zhù 住)　筷子。
〔3〕子　原作"二",據乾隆本改。

頓服,當有黃水從小便出再服之。目黃不除,瓜蒂散見傷飲食擂鼻取黃水。

消渴 此爲渴而且消之証,其尋常止患渴者附後

河間謂:由水虛火炎,燥熱之甚,故渴而飲水多。子和亦謂:心火太盛,津液耗涸,在上則爲膈消,甚則消及肺藏;在中則爲腸胃之消,甚則消及脾藏;在下則爲膏液之消,甚則消及腎藏;在外則爲肌肉之消,甚則消及筋骨;四藏皆消,則心自焚而死矣。治此者,但調之而不下,則小濡小潤,固不能殺炎上之勢;下之而不調,亦終不能沃膈膜之乾;下之調之,而不減滋味,戒嗜欲,節喜怒,亦病已而復作。証分上中下,皆從火斷之。

上消者,大渴飲多,甚者舌亦赤裂,《經》謂心移熱於肺,傳爲膈消者是也。二便如常,知其燥在上焦,白虎加人參湯見發熱主之。小便少者,乃熱消爍其水也,此消之一義也。亦用前湯加生津滋燥之藥,如花粉、北味[1]、麥冬、乾葛之屬。若小便不利者,不利非少也,蓋有水而不利耳。前湯合五苓散。見傷濕。子和謂:恐變爲水腫者是也。若小便利者,所謂飲多溲亦多也,詳見下文。前湯加辛潤之品,以開通腠理可也。上消大概心火盛,黃連一味煎湯,候冷,遇渴頻飲,久而自愈。若用心過度致此者,黃耆六一湯加蓮肉、遠志各一錢,吞玄兔丹,仍以大麥煎湯,間下靈砂丸。糯谷炒爆、桑根白皮等份,每服一兩,水煎,渴即飲之,使水穀之氣上蒸於肺,化爲津液,此金生水之義,二物皆肺藥,又淡滲,故取之。繰絲湯,能引清氣上朝於口,又蠶與馬同屬午火,心也。作繭成蛹,退藏之義,故能抑心火而止渴也。治上者劑宜小而服宜頻。東垣謂消渴,未傳能食者,必發腦疽背瘡;不能食者,必傳中滿鼓脹。蓋能食者爲實火,火盛則血壅於經絡,故生疽瘡。痛甚而不潰,或潰出赤水。不能食者爲虛寒,虛寒則氣不運,故脹滿。而所以致虛寒者何? 曰:以寒治熱,固如繩墨

---

〔1〕北味 即五味子。

之不能廢。然藏府有遠近，心肺位近，宜制小其服，肝腎位遠，宜制大其服，使之適至病所而止。否則或過或不及，皆爲誅罰無過。如上消而制大，則速過病所，而寒其中下焦，因致脹滿之病，所謂上熱未除，中寒復起也。是以處方宜審，故曰心肺之藥，莫厭頻而少。

中消者，善食而瘦，熱能消穀也，此消之一義也。瘦，熱灼肌肉消削也，此消之有一義也。渴，自汗，大便硬，小便頻數、黃赤，是胃熱盛。叔和所謂口乾飲水，多食飢虛，成消中者是也。子和釋《經》，二陽之病發心脾，男子少精，女子不月，其傳爲風消。謂二陽乃胃與大腸病熱，心受之則血不流，故女子不月；脾受之則味不化，故男子少精。風火消涸腸胃，此腸胃之消也。調胃承氣湯，見大便不通。或三黃丸，見發熱。生地、白蓮藕[1]各自然汁，牛乳各一勺，熬膏，和黃連末一勺，丸如桐子大，白湯下三五十丸，日十服。黃連豬肚丸、清涼飲子。見傷燥。

下消者，煩渴引飲，小便如膏，面色黧黑，耳輪焦枯，兩腿消瘦，此腎熱也，又名腎消，六味地黃丸見虛損。主之。多因色慾過度，服金石藥，腎水涸竭，虛陽上炎，不交精出，小便淋濁，陽道常堅，古謂之強中也。

按三消，在河間、子和以爲熱証。而《金匱》謂消渴，小便反多，飲一斗溲一斗，腎氣丸主之。又《內經》謂心移寒於肺，爲肺消，飲一溲二者死，不治。是三消固有寒証乎？曰：此雖亦名消渴，而實不當以消渴名者也。蓋《金匱》所言，乃因其人命門火衰，不能蒸動腎水與脾胃中穀氣，以上達於肺，故上焦失潤而渴。其所飲之水，未經火化，直下膀胱，故飲一溲一，其味不鹹，腎氣丸。即八味丸。用附、桂以壯其命門之火，如釜底加薪，則水穀之氣上騰，蒸爲潤澤也。然此証止因水不上滋而渴，非如盛火之焚灼，則其渴不甚，飲亦必不多，其謂飲一斗溲一斗者，乃合算之詞，非言每飲必一斗也。其與熱証之大渴引飲不止者，安得無殊哉？腎熱則小便如膏，腎寒則小便清白，又自有辨也。至若《內經》所言，心火衰微，反爲水冷金寒之化，

---

〔1〕藕　原作“藉”，據乾隆本改。

不特所飲之水無氣以化，且並身中之津液，亦無氣提攝，相併下趨，而成飲一溲二之証，則肺氣之消索已甚，尚何大渴大飲之有？此皆不當名消渴，致後人涇渭不分，動手即從溫補，熱証逢之，不死何待？此河間、子和二公所謂大聲疾呼，而痛詆其非也。河間謂：飲多而小便多者，非虛寒無火，不能制水，乃燥熱太甚，腸胃三焦之腠理怫鬱結滯，緻密壅塞，水液不能滲泄於外，如水沃石，過而不留。故溲多也。此消之又一義也。當除其燥熱，濟津液之衰，使道路散而不結，氣血利而不濇。即前所謂以辛潤之品，開通腠理也。又謂常有陽極似陰者，下部覺冷，兩足如冰，乃心火不降，宜寒藥下之三五次[1]，則火降水升，寒化自退，其言可謂名通。子和謂：心為陽火，先受寒邪，火鬱傷肺，火與寒皆來乘肺，肺外為寒所薄，陽氣不得泄，內為火所燥，故皮膚消索，溲溺與積濕頻併，飲一溲二。膈消不為寒所薄，陽得宣散，故可治。肺消為寒所薄，陽氣自潰於中，故不治，亦一説也。

　　三消通治：好黃連治淨為末，冬瓜自然汁和成餅，陰乾，再為末再和，如是者七次，仍用冬瓜汁丸，桐子大，每服三十丸，大麥仁湯入冬瓜汁送下。尋常渴，一服效。小便既多，大便必秘，宜常服四物湯見血調之。糯米泔折二，亦可冷進。三消久而小便不臭，反作甜氣，在溺桶中湧沸，其病為重。更有如豬脂浮在溺面，如桕[2]燭涙濺在桶邊，此精竭也，難治。水在天地與人身，皆有甘有鹹，甘者生氣，鹹者死氣。小便死水也，本鹹而反甘，是生氣泄也，脾胃之生氣下陷矣。參汗門。脫汗味淡更明。三消久之精血虧，或目無所見，或手足偏廢如中風，須滋生精血。愈後須防發癰疽，黃耆六一湯下忍冬丸。末傳鼓脹水氣，五皮飲見腫脹送濟生腎氣丸。見虛損。東垣中滿分消諸方見腫脹。可選用。坎、乾水也，氣也，小而井，大而江河也。兌、坤水也，形也，微而露，大而雨也。一陽陷於二陰之中為坎，坎以氣潛行萬物之中，為受命之根本，故潤萬物莫如水。一

──────────

〔1〕次　原作“焦”，據乾隆本改。
〔2〕桕（jiù 舊）　木名，《唐本草》作“烏桕”。陳藏器云：“子壓為油塗髮令白變黑，為燈極明。”

陰徹於二陽之上爲兌，兌以形普施於萬物之上，爲資生之利澤，故説萬物莫説於兌。三焦爲形之火，制以有形之水者，兌，澤也，可暫者[1]也。吾身自有上池真水，氣也，天一所生也。以無形之水，沃無形之火，常而可久者也。是爲真水火，升降既濟，渴自止矣。

尋常消渴，飲食勞倦，氣虛發熱，致津液不足而渴，不可與五苓見傷濕，宜補中益氣湯見氣加五味子、葛根。無病自渴，與瘧後渴，參术[2]飲、四君子湯見氣、縮脾飲見中暑，俱加乾葛。久病陰虛，黃耆飲、四物湯見血，加人參、木瓜。或七珍散去术，加木瓜。産婦血虛，渴，宜益血。酒渴，乾葛飲調五苓散。多食果子致渴，藥中加麝香。停飲致渴，詳痰飲門。

痿發於夏者俗名注夏

痿者，手足軟弱無力，縱緩不收也，即俗所謂手攤腳軟之意。蓋熱而兼濕使然。觀物之寒而乾者，必堅硬收引；熱而濕者，必柔軟弛長可見。濕屬土，胃爲水穀之海，主潤筋脈。胃病則不能運行水穀，濕停筋脈中，不爲潤而爲淖，與熱相合，故治痿獨取陽明也。五藏皆有熱，熱者，火也，火屬心而傷肺。又制火者水，金爲水之源，源傷則流絶，重其源之傷，故總歸於肺熱也。然此証之有熱無寒則然矣，其有濕與否，則須細辨。若無濕而概用燥藥以利水，則火益燥烈，筋脈反致枯乾攣縮，求爲弛長緩縱而不可得矣。治者審之。無濕亦有痿者，以津液爲熱所灼，尚未即乾，雖不弛長，亦未短縮，但困弱柔軟而不能行動也。觀草木遇烈日而枝葉萎軟，可見矣。《內經》分五痿。肺熱葉焦，皮毛虛弱急薄著，皮乾緊，與肉相薄，而着於肉也。而生痿躄，足不能行。其証色白而毛敗。心熱則下脈厥而上，三陰在下之脈，因心熱而逆上。上則下脈虛，虛則脈痿，樞折挈，膝腕似折而不能提挈也。脛縱而不任地，其証色赤而絡脈溢。肝熱則膽泄口苦，筋膜乾，筋膜乾則筋急而

---

〔1〕者　原作"光"，據乾隆本改。
〔2〕术　原作"木"，據乾隆本改。

攣,發爲筋瘻[1],其証色蒼而爪枯[2]。脾[3]熱則胃乾而渴,肌肉不仁,發爲[4]肉瘻,其証色黃而肉蠕動。腎熱則腰脊[5]不舉,骨枯髓減,發爲[6]骨瘻,其証色黑而齒槁。又論其致熱之由,謂有所[7]亡失,所求不得,則發肺鳴,咳嗽也。肺熱葉焦。五藏因肺[8]熱葉焦,發爲瘻躄。悲哀太甚則胞脈絕,絕[9]則陽氣內動,心下崩,數溲血,大經空虛,發爲肌痺,傳爲[10]脈瘻。思想無窮,所願不得,意淫於外,入房太甚,宗筋弛縱,發爲筋瘻,及爲白淫。筋瘻者生於肝,使內有漸於濕,漸漬也。以水爲事,如舟居者之[11]習於水。居處相濕,肌肉濡漬,痺而不仁,發爲肉瘻。得之濕地,有所遠行勞倦,逢大熱而渴,渴則陽氣內伐,內伐則熱舍於腎,水不勝火,骨枯髓虛,故足不任身,發爲骨瘻。細詳《經》意,是言五藏各有自致之瘻,有他病傳變之瘻,觀肌痺傳爲脈瘻句可知。而總歸於肺熱所發也。至其致熱之由,或言七情,或言房色,或言傷濕,或言勞倦,乃互文以見。內外諸邪,皆足生病,未見有歸重於濕之意。但本証論治,謂陽明爲藏府之海,主潤宗筋,束骨而利機關,與衝脈衝脈又名血海。合於宗筋,屬於帶脈。陽明虛衝脈無所稟則亦虛。則宗筋縱,帶脈不收,所謂虛則不能行濕,不爲潤而爲溏也,一切筋脈皆緩[12]縱可知。故足瘻而不用,所以治瘻獨取陽明。又《生氣通天[13]論》

---

〔1〕急而攣,發爲筋瘻　此七字原無,據乾隆本補。

〔2〕枯　原無,據乾隆本補。

〔3〕脾　原無,據乾隆本補。

〔4〕渴,肌肉不仁,發爲　此七字原無,據乾隆本補。

〔5〕脊　原作"眷",據乾隆本改。

〔6〕不舉,骨枯髓減,發爲　此八字原無,據乾隆本補。

〔7〕熱之由,謂有所　此六字原無,據乾隆本補。

〔8〕肺　原無,據乾隆本補。

〔9〕絕　原無,據乾隆本補。

〔10〕爲　原無,據乾隆本補。

〔11〕之　原無,據乾隆本補。

〔12〕緩　原作"爲",據乾隆本改。

〔13〕通天　此二字原無,據乾隆本補。

云[1]：濕熱不[2]攘，大筋緛短，小筋弛長[3]，大筋亦有弛長，小筋亦有緛短，勿泥。[4]緛短爲拘，弛長爲痿，是[5]此証固以濕熱言，不以乾[6]熱言也。故古人方中多用术[7]、苓、澤瀉，及諸風藥。但此証屬乾熱者畢竟多，然則滋陽明水穀之氣，以潤宗筋，壯[8]北方少陰之精，以沃涸澤，尚憂無濟，反敢利其濕哉？

治法：熱者補陰丸。東垣取黃栢爲君，以滋水清熱。嵩崖謂：風藥及香燥溫補之劑，斷不可用，童便一味最妙。清燥湯詳傷暑用黃連、黃栢、麥冬、五味、生地、當歸，以清金滋水養血，人參、黃耆、甘草以補肺氣。有濕用二术、二苓、澤瀉，濕在下部者加升、柴，升提以利之。飲食少進，用陳皮、神麴。肺熱，宜黃耆、二冬、石斛、百合、山藥、犀角、桔梗、枯芩、梔子、杏仁之屬，有濕加木通、秦艽。心熱，黃連、苦參、牛黃、龍齒、牡丹皮、地骨皮、犀角。肝熱，生地、天冬、白芍、柴胡、龍膽草、白蒺藜、黃芩、黃連。脾熱痰濕，二术二陳、霞天膏等，甚則三化湯見中風、調胃承氣湯見大便不通下之，控涎丹見痰取之。腎熱，六味見虛損加知栢。濕熱，健步丸加黃栢、蒼术、黃[9]芩，或小胃丹見痰飲攻之。濕痰，二陳加蒼术、黃栢、竹瀝[10]、薑汁。血虛，四物見血。加減。氣虛，壯火食氣。補中益氣見氣加[11]蒼术、黃栢。死血，桃仁、紅花、歸尾、赤芍之類[12]。

---

〔1〕云　原作"於"，據乾隆本改。

〔2〕不　原無，據乾隆本補。

〔3〕筋弛長　此三字原無，據乾隆本補。

〔4〕大筋亦有弛長，小筋亦有緛短，勿泥　此十四字原無，據乾隆本補。

〔5〕痿，是　此二字原無，據乾隆本補。

〔6〕乾　原無，據乾隆本補。

〔7〕用术　"用"字原無，據乾隆本補。"术"原作"个"，據乾隆本改。

〔8〕壯　原無，據乾隆本補。

〔9〕栢、蒼术、黃　此四字原無，據乾隆本補。

〔10〕蒼术、黃栢、竹瀝　此六字原無，據乾隆本補。

〔11〕補中益氣見氣加　此七字原缺，據乾隆本補。

〔12〕之類　此二字原無，據乾隆本補。

若但兩足痿軟,病在下部,屬腎、膀胱。《經》[1]謂恐懼不解則傷精,傷腎亦多端矣,舉恐懼以該其餘,勿泥也。精傷則骨痿痠厥,精時自下。腎傷精脫,則水虛可知,水虛則火炎,熱而筋弛可知。又謂三陽即膀胱太陽經爲病,發寒熱,下爲癰腫,熱勝可知。及爲痿厥是也,又屬脾濕。《經》云:凡治痿厥,肥貴人猶言富貴人則膏粱之疾也。濃酒厚味,積爲濕熱。又云:秋傷於濕,秋爲燥令,而云傷濕者,以見秋亦有傷濕耳,勿泥。發爲痿厥是也。東垣治粘合公,三十二歲病此,尻陰皆冷,陰汗臊臭,精滑不固。此醇酒厚味滋火於內,逼陰於外,醫誤作寒治,十旬不愈,脈沉數有力。以滋腎大苦寒之劑,制之以急,寒因熱用,再服而愈。當是滋腎丸、神龜滋腎丸之類。左經丸、續骨丹,治濕痰污血,阻礙經絡而致者。兼表邪,越婢加朮湯。見腫脹。

肺痿肺癰

《金匱》問曰:熱在上焦者,因咳爲肺痿,火刑金,因咳,壯火食氣,故肺熱葉焦,手足困弱而不用,曰痿。肺痿何從得之? 師曰:或從汗出,言汗出過多也。或從嘔吐,或從消渴小便利數,或從便難,血已燥矣。又被快藥下利,重亡津液,已上數者,皆亡津液之由,可推廣之。故得之。津液亡則陰不濟陽,而熱甚矣。曰:寸口脈數,其人咳[2],口中反有濁唾涎沫者何? 津液既傷,則熱爲乾熱,何故反有唾沫吐出,故疑之。師曰:此爲肺痿之病。肺熱則清肅之令不行,水精不四布,留貯胸中化爲涎沫,不但不濡他藏,併肺亦不滋,乾者自乾,唾者自唾也。若口中辟辟燥,咳即胸中隱隱痛,脈反滑數,此爲肺癰。肺痿病在氣分,故津液隨氣分化爲涎而出諸口。肺癰病在血分,故津液隨血分凝爲膿而不出諸口。然亦有唾濁者,觀下文便知。滑爲痰[3]涎之診,既乾燥無痰涎,則脈應濇,何以反滑? 以血壅也。然初雖數滑,後則數實矣。咳唾膿血。癰潰膿血從咳唾出。脈數虛者爲肺痿,壯火食氣則氣

---

〔1〕若但兩足痿軟,病在下部,屬腎、膀胱。《經》 此十五字原無,據乾隆本補。

〔2〕咳　原作"刻",據乾隆本改。

〔3〕爲痰　原作"反滑",據乾隆本改。

虛，津液亡則陰虛。**數實者爲肺癰。**氣壅血滯爲實。問曰：病咳逆，何以知此爲肺癰？曰：寸口通三部言。脈微《金鑑》云：微當作浮，下同而數，微則爲風，數則爲熱；微則汗出，數則惡寒。此以外感言，故脈浮數而身熱，有汗，惡寒。**風中於衛，熱過於營，**過，入也。外感風寒，內鬱成熱，由淺入深。**呼氣不入，**句舊在熱過於營句上，今移此。**吸而不出。**言呼吸之氣，出入不利也，即下喘滿意。**風傷皮毛，熱傷血脈，風舍於肺，**由皮毛入肺。**其人則咳，**火刑金，肺癰故咳。**口乾喘滿，咽燥不渴，**熱尚在表，未遽傷其津液，故不渴，以初病時言。**時唾濁沫，**即傷風痰嗽也。**時時振寒。**即惡風寒意。**熱之所過，血爲凝滯，**時時振寒，則表久不解，而熱不散，於是日漸深入，而血凝滯。**畜結癰膿，**吐如米粥，潰後吐膿如米粥。**始萌可救，膿成則死。**亦有不死者，觀下文便知。此條舉外感而言，而內傷之致此者可例矣。**咳而胸滿，振寒脈數，咽乾不渴，時出濁唾腥臭，**可知肺癰亦有唾涎沫者矣，由此推之，則肺痿亦必有不吐涎沫者矣。必泥上條所云以辨証，得毋誤乎？再按肺痿有乾熱，有濕熱，而以乾熱爲主。即有涎沫，亦吐者自吐，乾者自乾，況無涎沫可吐者，其爲乾涸，又何待言乎？合痿門詳看，其理自見矣。熱得濕而後壅腫成癰，則肺癰多爲濕熱，故時吐濁。其不唾者，乃凝結在裏之故。謂肺癰無濕，恐非情理。**久之吐膿如米粥者，爲肺癰，桔梗湯主之。**以解毒排膿。上條言死，此條言不死，蓋証有輕重之別也。**肺癰喘不得臥，葶藶大棗瀉肺湯主之。**大苦大寒，峻瀉肺邪，恐稍遷延，膿成則死矣。**肺癰胸滿脹，一身面目浮腫，**濁氣不得下降之故。**鼻塞，**清涕出，熱氣上蒸成水也。**不聞香臭酸辛，**肺熱攻鼻，故酸辛，濁氣充塞，故不聞香臭。**咳逆上氣，喘鳴迫塞，葶藶大棗瀉肺湯主之。肺痿吐涎沫而不咳者，**肺痿咳而吐涎沫，本証也。今止吐涎沫而不咳，則似肺痿而實非肺痿矣。**其人不渴，必遺尿，小便數，所以然者，以上虛不能制下故也，此爲肺中冷。**肺冷則氣寒，不能攝津液，故上則吐沫，下則小便不禁也。**必眩，**經謂：上虛則眩是也。**多唾涎，甘草乾薑湯以溫之。若服湯已，渴者，屬消渴。**小便多而渴者爲消渴，小便多而不渴者爲肺冷。然消渴病初起，亦有不遽渴者，誤作肺冷治之，遂見渴証。此仲景教人辨別肺痿、肺冷、消渴之法。

喻嘉言曰：纔見久咳，先須防此兩証。肺癰由五藏蘊崇之火，與胃中停蓄之熱上乘乎肺，肺受薰灼，血爲之凝，痰爲之裹，遂成小癰，日漸長大，則肺日脧而脇骨日昂，乃至咳聲頻併，痰濁如膠，憎寒發熱，日晡尤甚，面紅鼻燥，胸生[1]甲錯。甲錯謂枯索粗糙，如鱗[2]甲相錯也。始先苟能辨其脈証，屬表屬裏，極力開提攻下，無不愈者。迨至血化爲膿，肺葉朽爛，傾囊吐出，十死不救[3]，嗟無及矣。又云[4]《金匱》治法，貴得其大要，多方圖之，生胃津，潤肺燥，下逆氣，開積痰，止濁唾，補真氣以通肺之小管，散火熱以復肺之清肅，亦能復起，可不致力乎？《尊生》肺痿，舉肺湯：桔梗、甘草、竹茹、二冬、阿膠、沙參、百合、貝母。肺癰，手掌皮粗，氣急顴紅，脈數鼻煽，不能飲食，不治。肺癰，清金飲：刺蒺藜、苡仁、橘葉、黄芩、花粉、牛旁、貝母、桑皮、桔梗。咳吐稠痰，胸脹喘急，發熱，玄參清肺飲：玄參、柴胡、陳皮、桔梗、茯苓、地骨、麥冬、苡仁、甘草、檳榔，煎成入童便一盞服。重者不能臥，寧肺桔梗湯：桔梗、貝母、當歸、瓜蔞仁、黄耆、枳壳、甘草節、桑白、防己、百合、苡仁、五味、甜葶藶[5]、地骨、知母、杏仁。身熱加柴胡，便秘加熟大黄。勿論已成未成，通用金鯉湯：鯉魚一個，重四兩，去腸，勿經水。貝母末二錢入魚腹内，線縫，童便一碗浸，重湯煮至魚眼出爲度，去鱗骨，淨肉仍浸童便内頓熱，連便服之，日三次，効速。已吐膿後，排膿散：黄耆、白芷、五味、人參各等分。

痹麻木

《內經》謂：風寒濕三氣雜至，合而爲痹。痹、閉滯也。身中血氣爲三者之邪所閉滯。風氣勝者爲行痹，風善行動，噓其寒濕走注不定，故痹痛亦走而不定。寒氣勝者爲痛痹，血氣痹滯無不痛者，而寒之痛爲甚。以寒則凝，其滯而不通，比風[6]濕尤甚，故痛若虎咬，世呼爲白虎風是也。濕氣勝者爲着

---

〔1〕生　原作“中”，據乾隆本改。
〔2〕鱗　原作“鱗”，據乾隆本改。
〔3〕救　原作“故”，據乾隆本改。
〔4〕云　原作“去”，據乾隆本改。
〔5〕藶　原作“藶”，據乾隆本改。
〔6〕風　原無，據乾隆本補。

痹，不如風勝者之流走，但着而不移；亦不如寒勝者之痛甚，但畧痛，或但麻木不仁。蓋濕如水而寒如冰，腠理之鬆滑與緊濇有異，則氣血之行，其爲阻滯冲擊者，固有微甚之分也。是名三痹[1]。

《經》又分，以冬得之爲骨痹，骨重不舉而痠疼。春得之爲筋痹，筋攣不伸。夏得之爲脈痹，血脈不流而色變。長夏得之爲肌痹，肌肉不仁，不知痛癢。秋得之爲皮痹，皮逢寒則急，逢熱則縱，雖麻木，尚知痛癢。是名五痹。

又謂：五痹久不愈，重感於邪，則各[2]傳其藏。如見胸滿煩喘咳嗽，是皮傳肺，爲肺痹也。嘔吐痰涎，心下痞硬，四支懈惰，是肌傳脾[3]，爲脾痹。心煩心悸，嗌乾善噫，厥氣上[4]則恐，如腎寒衝心則恐悸之類。是脈傳心，爲心痹。多驚善怒，脅脹，多飲，小便數，是筋傳肝，爲肝痹。善脹，尻以代踵，足攣不伸也。脊以代頭，傴僂不直也。是骨傳腎，爲腎痹。痹入五藏則死矣。又謂傳府。數飲而小便不通，中氣喘急，時作[5]飧泄，不瀉則脹，不脹則瀉。爲腸痹。大小腸也，舉腸該胃。小腹膀胱按之痛，若沃以湯，濇於小便，上爲清涕，爲胞痹。胞即膀胱，詳淋証門。不言膽者，缺文也。又有衆痹、周痹之名。謂各在其處，歇而復起，左[6]右相移，更發更休，名衆痹。若在血脈之中，止隨脈以上下，而不左右相移，名周痹。周痹似中風之偏廢，然有痛而無口眼喎斜爲異矣[7]。按以上諸痹，總皆風寒濕三氣爲患，特以其受病之所在，區別言之耳，要其病本則一也。

再按風，即寒也，說見瘧論。雖曰風寒濕，實寒濕二者足以盡之。氣爲寒濕所閉，氣盛而寒濕微者，則走注而不甚痛；若氣盛而寒濕亦盛者，則不甚流走而痛劇；氣弱而寒濕甚者，則着而不行，亦不甚

---

〔1〕痹　此字下原衍"者"字，據乾隆本刪。

〔2〕各　原作"名"，據乾隆本改。

〔3〕脾　原作"痹"，據乾隆本改。

〔4〕上　原作"土"，據乾隆本改。

〔5〕作　原作"爲"，據乾隆本改。

〔6〕左　原作"在"，據乾隆本改。

〔7〕矣　乾隆本無此字。

痛，或但麻木也。《經》所謂風勝爲行痹者，風有外風內風。以外風言，即寒之淺者，止傷於衛，風勝猶云邪偏勝於衛。不甚閉遏，故能流走而不甚痛。若以內風言，則即人身之氣矣。是《經》言風即兼言氣可知矣。至寒之痛，必由於氣盛衝擊；濕之着，必由於氣弱不運，固可推而得之耳。麻者非痛非癢，如千萬小蟲亂行，如麻之亂也，觀於腳麻可知。木者不癢不痛，併不麻，頑然一物，自己肌肉如他人肌肉，按之不知，搔之不覺，如木之無知也。河間論麻，謂是氣濇，東垣謂是氣虛。蓋氣盛能行，不麻；全無氣不行，亦不麻；惟氣衰不能運行流利，停滯此處，噓其津液痰涎，紛亂沸動所致也。若血液燥涸者，氣行不得滑利，紛然而竄走其空隙，亦麻。或言風者誤也。觀人之久坐而起則腳麻，及繩縛久，釋之，則亦麻，豈非氣久不行，得起得釋而微通，噓其久滯之血液而然哉？李正臣夫人病麻，晝減而夜甚，又閉目則甚，開目則否。蓋晝與開目，則陽行於外，氣得流通，故減也。再按外感之寒濕能痹，豈內生之寒濕獨不痹乎？寒能滯氣濇血，濕能停痰聚液，觀之瘀血痰飲之爲痹，而初無外感者，可見矣，不特此也。內生之風亦爲痹，內風者，熱氣之慓疾者也，熱盛亦生濕、生痰矣。熱甚則血枯，死血阻塞經隧，則亦不通而痹矣。又忍尿亦成痹。尿不行則氣亦不行而乍痹，必膝冷。支[1]飲臂麻木，一隅三反，是在明者。

治法

　　虛人痹者，小續命湯見中風加減：風勝倍防風，寒勝倍附子，濕勝倍防己，皮痹加黃耆或桂枝皮，脈痹加薑[2]黃或紅花，肌痹加葛根或白芷，筋痹加羚羊角或續斷，骨痹加虎骨或狗脊，有汗減麻黃，便溏減防己，寒勝減黃芩加乾薑，熱勝[3]減附子加石膏。壯者增味五痹湯：風痹以羌、防爲主，寒痹麻黃、附子爲主，濕痹防己、羌活爲

―――――――――

〔1〕支　原作“又”，據乾隆本改。
〔2〕薑　原作“羌”，據乾隆本改。
〔3〕勝　原無，據乾隆本補。

主，皮、脈等五痹，加藥照前條。三痹通用木通，不見水者二兩，以長流水二碗，煎一碗，熱服取微汗。昔有人[1]夢得此方而痹痛愈，此謂通則不痛也。不愈再三服，視所勝，照前方加味。不得過三錢。三痹湯、獨活寄生湯，併治各痹久不已，乘虛入藏。五苓散見傷濕。加附子治胞痹，加蒼术治腸痹。氣虛麻木，黃耆益氣湯。冷痹，身寒無熱，四支厥冷，蠲痹湯。熱痹，身熱如火。升陽散火湯見勞倦加犀角、羚羊角。又行痹，黃耆、蒼术各酒炒二錢，薑[2]一片煎，調威靈仙酒炒末，羚羊角灰，芥子末，溫服。走注與歷節不同，歷節是支節疼痛，未必行也，今將治走注諸方開後：如意通聖散、虎骨散、桂心散、仙靈脾散、没藥散、小烏犀丸、没藥丸、虎骨丸、十生丹、骨碎補丸、定痛丸、八神丹、一粒金丹、乳香應痛丸。外貼，用牛皮膠一兩，水鎔成膏，芸薹子、安息香、川椒、附子，各半兩，爲細末，和貼。亦有痰涎走注，變生諸疾，但察併非風寒濕外感，而忽然肢體上下走易作痛，神昏多睡，或飲食無味，痰唾稠粘，夜間喉有痰聲者是也，但用控涎丹見痰。數服即愈。

　　痛痹。上部痛：羌活、桂枝皮、桔梗、威靈仙，臂痛加桑枝、薑[3]黃。下[4]部痛：牛膝、防己、木通、黃柏，加烏、附以引經。關節痛：穿山甲、虎骨、松節。上部腫痛：五積散見中寒、烏藥順氣散，加薑[5]葱發汗。下部腫痛：五苓散、見傷濕。八正散見淋、大橘皮湯見腫脹，加燈心、竹葉利小便。腫而大便不通；大柴胡湯見瘧、防風通聖散見中風。筋痛：緩筋湯。渾身筋骨痛：立效散，覺冷者甘草附子湯，覺熱者當歸拈痛湯。見身體痛。歷節腫痛：犀角湯，再服茵芋丸。肢節痛：大羌活湯。外用熨法：三年釅[6]醋五升，煎三四沸，入葱白二三升，再煎一沸濾出，布裹乘熱熨之。又方：芫花、桑

---

〔1〕人　原作“入”，據乾隆本改。
〔2〕薑　原作“羌”，據乾隆本改。
〔3〕薑　校改同〔2〕
〔4〕下　原作“一”，據乾隆本改。
〔5〕薑　校改同〔2〕。
〔6〕釅（yàn 艶）　濃，形容流體味濃。蘇轍詩：“食飽山茶釅。”

157

白、川椒，各二錢，桂心一兩，柳蛀五錢，麥麩一升，醋炒熱，青布裹熨。樟木屑一斗，滾水泡薰洗，勿令氣入眼。着痹：白米半碗，薏苡仁數錢，生川烏末四錢，熬粥，宜稀薄，下薑汁、蜜各二三茶匙，空心啜之。然非有風，川烏不宜用。張子和以苦劑吐去濕痰，次用白术、茯苓，寒加附、薑[1]煎服。着痹：大概氣必虛，四君子見氣爲主，加去邪之品。

痙

痙，強直也，謂筋之收引緊急，而不舒縱也。其所以致此者有二：一曰寒，筋得寒則血凍而堅凝，故緊急，觀物之寒凝者必強硬可見，所謂寒則收引也。濕亦寒之屬，故《經》謂諸痙皆屬於濕也。一曰熱，熱甚則灼其血液乾枯，乾枯則短縮，觀物之乾者必縮可見也。又《經》謂諸強直皆屬於風者，風有內外，內風則從乎熱，外風則從乎寒也。《經》言痿屬濕熱，是濕與熱合，故筋脈緩縱。詳痿門。痙則濕與熱分，故筋脈短縮。蓋濕有寒濕，有熱濕，寒濕如水之冰凝，故堅強；熱濕如膠飴之鎔化，故柔軟。無濕而熱則筋乾，有熱而濕則筋潤也。

《金匱》痙証謂：身熱惡寒，傷寒証。頸項強急，面赤目赤，陽明証。頭熱足寒，陽性上升也。獨頭動搖，此下乃痙証所獨有，故用獨字以別之。卒口噤，背反張者，痙病也。太陽脈循背上頭，陽明脈挾口，寒客二經，故筋脈急致此。按此乃以寒則收引言。然熱爲鬱，而傷血液筋枯，致此者多矣。又謂：太陽病，無汗惡寒，爲剛痙；此寒傷營，寒勝血凝，筋脈收引之証也。有汗不惡寒，爲柔痙。汗出不惡寒，溫病也，此血枯筋乾縮之証。又謂：太陽病，無汗而小便反少，內氣虛寒，不化液也。氣上衝胸，寒氣上逆。口噤[2]不得語，寒氣盛，故牙關緊急。欲作剛痙，葛根湯主之。以發散太陽、陽明之寒。又謂：胸滿，裏熱壅也。口噤，臥不着席，反張甚也。脚攣急，齘齒，

---

〔1〕薑　原作“羌”，據乾隆本改。
〔2〕噤　原作“勞”，據乾隆本改。

牙緊甚也。可與大承氣湯。見大便不通。攻其熱以救液[1]。又謂：太陽病，其証備，身體强，几几然，俯仰不能自如之象。脈反沉遲[2]，應浮數，而反沉遲，是表裏皆寒矣。加栝蔞根何爲？遲當作數爲是，不浮而沉數，則内熱津乾，故加栝蔞根也。此爲痙，栝蔞桂枝湯主之。解太陽之表，加栝蔞根以生津潤燥。又謂：太陽病，項背强几几，太陽脈下項，循肩挾脊，陽明脈循喉嚨，入缺盆。無汗惡風，此寒傷營証。葛根湯主之。有汗惡風，此風傷衛証。桂枝加葛根湯主之。較葛根湯少麻黄一味。已上身體强，背項强，將欲成痙，故用解表之劑，使鬱熱得伸，以免焚灼筋縮也。又謂：太陽病發汗太多，因致痙。又謂：風病下之則痙。又謂：瘡家不可發汗，指潰後言。汗出則痙。皆血液傷損潤燥意。又謂：痙病有灸瘡，難治。血被灸益枯也。合而觀之，不出寒熱二端，虛實兩途，治者取衷焉可也。

　　按寒熱雖皆足以致痙，而多由於熱，以熱者火之有餘也。火之有餘，由水之不足，故血液枯竭之人，汗下過多，亡其津液，産後，失血後，大病後，血虛，小兒陰血未足。多患此。以水虛無以制火，火盛而水愈虧也，此爲内傷之証。若外感風寒濕氣，不過爲發熱痺痛等証，何遽致筋脈急縮，竟至頭摇齒齘腰反折之甚哉。仲景所言外感寒証，自不多見，辛温發散之劑，勿輕用也。

　　《準繩》謂：内熱因外寒所鬱則愈甚，甚則津液乾燥而無汗，大小筋俱受熱灼而枯縮，故曰剛痙。若柔痙則爲濕熱相兼，《經》謂濕熱大筋短，小筋長，又謂肺移熱於腎，傳爲柔痙。注云：柔謂筋柔無力，痙謂骨强不隨。則仲景所謂柔者，豈非小筋得濕而弛長，所謂[3]項背强反張者，豈非大筋得熱而强直乎？後人乃以無汗爲表實，有汗爲表虛，而用薑[4]附温熱等劑，寧不增大筋之熱歟？其說雖未盡[5]合仲景之意，亦自可取。

───────────

〔1〕液　原作“急”，據乾隆本改。
〔2〕遲　原作“述”，據乾隆本改。
〔3〕所謂　原作“豈非”，據乾隆本改。
〔4〕薑　原作“羌”，據乾隆本改。
〔5〕盡　此字原缺，據乾隆本補。

　　《醫宗金鑑》云：六經皆有痙，身背屬太陽，凡項背强急，脊腰反張，䯏不可以前曲，膕如結者，太陽也。身前屬陽明，頭面動搖，口噤齒齘，缺盆紐痛，肘膝相搆，陽明也。身側屬少陽，口眼喎斜，手足搐搦，兩脇拘[1]急，半身不遂，少陽也。至若腹内拘急，因吐利後而四支攣急，非太陰乎？尻以代踵，脊以代頭，脚攣不能行，背曲不能伸意。俯而不能仰者，非少陰乎？睾丸上升，少腹裏急，囊縮舌卷，非厥陰乎？按《經》言，足少陰之筋，主癇瘲及痙，在外者外，背也，腎筋之行於背者不能俯，在内者内，身前也，腎筋之行於身前者不能仰。又曰：腎脈爲病，脊强反折，然則反張亦屬腎痙，不獨太陽爲然矣。不獨能俯不能仰也。仲景謂：痙脈按之緊如弦，直上下行。又謂：寒濕相搏，發汗已，其脈如蛇，柔曲而不弦直。爲欲解。脈如故，反伏弦者，痙。從《金鑑》訂定。

　　治法：火盛血虛者，當歸、芍藥、生地、紅花、黃連、鈎藤鈎。兼氣虛加人參，兼痰加竹瀝。金衰木旺，壯火食氣也。先用瀉青丸見中風，後用異功[2]散見[3]氣。獨肝火旺者，先用加味小柴胡湯，見寒熱。次用四物湯見血。加柴胡、丹皮、山梔。鬱熱用加味逍遙散見鬱。若脾土受尅，補中益氣見氣加芍藥、山梔。脾土濕熱，三一承氣湯見大便不通。腎虛，六味丸見虛損。太陰寒濕凝結腹痛，桂枝加芍藥防己防風湯。手足厥逆，附子散、桂心白术湯。

汗

　　汗者，水也，腎之所主也。内藏則爲液，上升則爲津，下降則爲尿，外泄則爲汗。而所以外泄，則火之所蒸發也。火屬心，故謂汗爲心之液。火盛者，雖表固亦出；不盛者，必表疏乃出。自汗者，非[4]因發表而汗自出也，其出無時，火退乃已。傷風傷寒，皆熱蒸

---

〔1〕拘　原作“佝”，據乾隆本改。
〔2〕功　原作“攻”，據乾隆本改。
〔3〕見　此下原有“中”，據乾隆本刪。
〔4〕非　原作“乃”，據乾隆本改。

汗出,中暑病濕亦然。五志過極則生火,亦汗出。如驚則心神浮動飛越,汗隨出可見。勞動則生火,飲食則長氣,《經》云:食入於陰,長氣於陽。氣屬於[1]陽,氣有餘便[2]是火也。房事則精泄於下,火散於上,故皆汗出。火在裏,則汗隨藏府出;火在表,則汗從經脈出。如太陽傷風,熱在皮膚,則翕翕汗出,乃肌表之汗也。陽明胃實,則蒸蒸汗出,乃胃府之汗也。翕翕、蒸蒸皆熱貌,翕字爲合羽,其身如合羽所覆,捫之自溫;蒸蒸則如炊籠騰越,捫之熱氣透手也。春夏氣浮,汗出肌膚。秋冬氣沉,汗出骨髓,故筋骨之疾宜汗者,當於冬至後發之。自汗,舊云表虛,然不可概論。如傷寒其始無汗,後傳陽明即自汗,豈前者表實,後者表虛乎?前之無汗,則陰邪凝固使然,無論其人平素表實無汗,即表虛亦無汗。後傳陽明,熱盛蒸越,無論其人平素表虛有汗,即表實亦有汗。問:太陽傷風有汗,用桂枝湯,非表虛乎?曰:傷風有汗,有汗則表疏,故謂之虛。是因有汗而表虛,非因表虛而有汗也。因表虛而有汗,則重實表;因有汗而表虛,則重散熱。其用桂枝,是發散風邪,非固表也,固表乃其兼能耳。有實火,有虛火,陽虛,即東垣補中益氣証。陰虛,即血虛。腎陽虛,腎陰虛,皆發熱,皆虛火也。火炎則身溫汗熱而膚濇,陽虛則身涼汗冷而膚滑。陽衰則衛氣不固,又陽虛則不能內守,而易於浮越也。然亦有熱極而反出冷汗者,蓋熱聚於內,肌膚反冷,膚冷故汗亦冷也。或汗過多,陽從汗脱所致。然熱甚汗多而脱者,其汗必先熱,後乃冷耳。丹溪謂熱極反汗冷,乃火盛兼水化,其説牽強。盜汗者,寤時無汗,寐時汗出,如盜乘人睡熟而出也。人寤則氣行於陽,寐則氣行於陰。若其人表陽虛者,遇寐而氣行於裏之時,則表更失所護而益疏,即使內火不盛,而陽氣團聚於裏,與其微火相觸發,亦必汗出。若內火素盛,兩陽相搏,陰液被擾,雖表固者,亦必潰圍而出矣。其人陰虛尤易動。及其醒覺,則陽氣還出於表,而汗自止。傷寒之盜汗亦然,蓋邪在半表半里時,寤則氣挾邪還於表,陰得安静不擾,故無汗;寐則氣挾邪入於裏,陰被擾而不寧,故汗出也。丹溪謂雜証之盜汗,有陽虛,有陰虛,大病後陰氣未復,遺熱未清,或勞役、七情、色慾之火,或飲食積熱,皆足耗損精血。陰氣既傷,陽

---

〔1〕於　乾隆本無此字。
〔2〕便　原無,據乾隆本補。

火獨旺,內蒸成汗也。

心孔汗,別處無汗,獨心孔一處有汗。由思慮過多,心神浮越使然。頭汗,別處無汗,熱不得外越,但上蒸也。或因黃鬱未發,或因濕家誤下,或因水結胸蒸,或因火刼熱迫,或因陽明畜血,或因熱入血室,併詳《傷寒論》。手足汗,別處無汗,脾胃之熱達於四肢也。脾胃主肌肉、四肢,熱達於肌肉則體汗,若達於四肢則手足汗耳。冬月足多汗,氣降也。又有手足[1]汗,屬脾胃虛寒,不能運行津液,乘虛陽外越,虛陽被寒所逼外越。而橫溢於四肢者;如陰盛而淫雨滂沱,其汗必冷,與實熱之汗其汗必熱不同。

脫汗。陰盛格陽,汗從陽脫,味淡不鹹,久藏之液則鹹,若才經氣化之液則淡,鹹者已經出盡,併新化之液亦出,則津隨氣脫可知矣。如珠不流,無繼故也。爲絕汗,不治。淋漓如雨,拭揩不及,及液涸而火正炎,熬煎如膠之粘者,皆難治。

治法

自汗屬熱者,宜清火,胃實者宜下,涼膈散、白虎湯、併見發熱。承氣湯見大便不通酌用。氣虛者,生脈散見中暑、補中益氣湯見氣,加麻黃根、浮麥。血虛者,當歸六黃湯加地骨皮。血氣併虛者,黃芪建中湯見勞倦。自汗畏冷,雖炎天必棉衣,乃火鬱伏於內,不達於表,故外畏寒而內實熱也,防風湯。濕痰自汗,須去痰導濕。每飲食即汗出,益胃散。不論冬夏,額上長有汗出,因醉後當風致之,名曰漏風,漏風湯。病後汗常出,察其人精神飲食日增,是餘邪欲散也,不須治之。若陰氣未復,邪熱尚存[2],須與清[3]理。陽虛陰乘,陰寒之氣一逼,則虛陽浮越,而汗隨出矣。因自汗而厥者,黃芪建中湯見勞倦加附子,或耆附湯。盜汗,當歸六黃湯主之,無內熱者,表虛者,即內無火,而寐時陽氣入裏,久亦擾陰汗出。防風湯、白朮散。肝火,當歸龍薈丸,見

---

[1]足　原作“汗”,據乾隆本改。

[2]存　原作“作”,據乾隆本改。

[3]清　原作“汗”,據乾隆本改。

脇痛。有身熱加地骨皮、柴胡、黃耆、秦艽。肝虛加酸棗仁、實加龍
膽草。右尺實大，黃栢、知母。脾虛，參、术、白芍、山藥、白扁豆、浮
麥。經霜桑葉末，茶調服。心虛熱而陰氣不斂者，睡則多驚，酸棗
仁湯。心實熱者多煩，當歸六黃湯加連翹、丹皮、竹茹。虛勞盜汗，
青蒿散。

嘔吐 噦，惡心

有聲無物爲噦，於月切。乾嘔也。又《內經》以噦爲呃逆，義別。有物有
聲爲嘔，無聲有物爲吐，病在胃。趙以德則以有聲無物或有水爲嘔，有
物無聲爲吐，有物有聲爲嘔吐。謂胃分三脘：上脘法天爲清陽，屬氣
分，主動。下脘法地，爲濁陰，屬血分，主靜。雖陽中有陰，陰中有陽，
然上脘終是氣多血少，下脘終是血多氣少，中脘則氣血相半。飲食
入胃，亦分清濁，水飲物之清，穀食物之濁。而清中有濁，故清之清者，
上輸於肺，布爲津液。清之濁者，下輸膀胱，出爲便溺。濁中有清，故
濁之濁者，爲糟粕，由大腸出。濁之清者，淫精於血[1]脈。若邪在上
脘之陽，則氣停水積，飲之清濁混亂，爲痰飲涎唾，胸中阻礙不快，清
氣不升，激而成嘔，故嘔爲氣病。法天之陽，動而有聲，與水俱出，
猶雷震而雨注也。邪於下脘之陰，則血分滯而食停。吐法地之陰，
靜而無聲，食從吐出，猶萬物之吐於地也。若邪在中脘，則嘔吐併
作，飲食皆出矣。潔古謂：中焦吐者屬積，由食與氣相假爲積，或先痛而吐，或
先吐而痛，亦清濁相雜之義，氣清食濁也。又謂：下焦吐屬寒，朝食暮[2]吐，則亦屬
陰之義也。東垣亦謂：少陽多氣少血，有聲無物，陽明多氣多血，有聲有物，太陽多
血少氣，有物無聲，皆同此意。但氣血多少，不以胃之三脘分，而以三經分耳。勿
泥也。然上脘非不吐食也，設陽中之陰亦病，如上脘有痰血積滯[3]，是有
形之物，即屬陰。則食入即吐，不得入於胃見下篇，非若中脘之食已而

---

〔1〕血　原作“息”，據乾隆本改。
〔2〕暮　原作“墓”，據乾隆本改。
〔3〕滯　原作“帶”，據乾隆本改。

後吐,下脘之食久而後吐也。下脘非不嘔也,設陰中之陽亦病,如雷龍火上衝。則吐與嘔齊作,但嘔少於吐,不若上脘之嘔多於吐也。水穀入胃,若脾氣不運,清濁不分,下趨大腸則為泄,上壅則為吐,故吐與瀉對講,其義便明。水就下,火炎上,知嘔吐從於火化,而屬熱者為多,則知瀉利從於水化,而屬寒者為多。且可知小便淋漓,乃為火氣所持不得降,諸義皆明矣。是故外感邪入而嘔者,胃陽被鬱而上衝也,治宜辛散,生薑[1]所必用也。不因外感而內熱,胃火上衝者,治宜清降,石膏所必用也。痰濕鬱滯成熱上逆者,陳皮、半夏、茯苓所必用也。食鬱氣滯而上逆者,枳實、麥芽等所必用也。二便熱結下不通,而反干乎上者,大黃、滑石等所必用也。此治實熱之例也。若夫胃氣虛衰不運,鬱熱而嘔者,則推揚[2]胃氣。寒冷不運,壓火而嘔者,則溫中散寒。胸中虛熱,久不食而嘔者,但得五穀之陰以和之,則立止。此治虛熱之例也。熱固火逆而嘔,寒亦鬱火上逆而嘔,故嘔無不本於火者,但不得一概治以寒涼耳。又若翎[3]釵之探撩,舟車之搖撼,惡臭劣味之觸犯,皆能擾動胃氣而致嘔。夫擾動屬陽,火之化也,此雖不可以火治,而未始不可云火。若因其不可以火治而謂之非火,且反謂之寒,則誣矣。一切病証,皆同此論之,不特嘔吐為然也。或問《傷寒論》、《金匱》明言嘔吐為胃寒,而子必歸之火,何也? 曰:如但陰寒凝結,而氣不上逆,何以致吐。氣即火也,寒為本,寒鬱氣致上逆為標,仲景特言其本耳。熱嘔,喜冷惡熱,煩渴引飲,脈洪數,二陳湯見痰飲。加黃連、炒梔子、枇杷葉、竹茹、乾葛、生薑[4],入蘆根汁服。胃熱,惡食而吐,聞食氣即嘔,藥下亦嘔,併用蘆根汁。下焦實熱,二便不通,氣逆不續,嘔逆不禁,病名走哺,人參湯。身背熱,臂肋牽痛,膈間厭悶,食入即先嘔而後下,或作後瀉。病名漏氣,此因上焦傷風,鬱熱入裏,麥門冬湯。嘔苦水,乃膽熱汁泄,取足三里、

---

〔1〕薑　原作"羌",據乾隆本改。

〔2〕揚　原作"陽",據乾隆本改。

〔3〕翎　原作"鈴",據乾隆本改。

〔4〕薑　校改同〔1〕。

陽陵泉。經[1]曰：諸嘔吐酸，皆屬於熱。平時津液，隨上升之氣鬱積胃上，濕熱不宣，故作酸。即酒糟熱則酸之理。鬱極則上湧而吐，甚則牙齒酸澀，不能相對，此爲吐酸，平木湯，少用吳萸爲從治。若不能吐湧而出，伏於胃中，咯不得上，嚥不得下，此爲吞酸。肌表得風寒，則内熱愈鬱，而酸味刺心。若肌表得煖，腠理開發，内熱得泄，或得香熱湯劑，津液行散，亦可暫解。東垣謂：酸味爲收氣，乃金旺，寒水乃金子，子能令母實，故用辛熱之劑以治寒瀉肺。其意亦謂太陽經外感於寒，則皮毛閉而束熱於内耳。太陽屬寒水，皮毛屬肺金，故以金水言之。然熱劑終不可過用。丹溪用黄連、吳茱黄各製炒，隨時令迭爲佐使，蒼术、茯苓爲輔，爲小丸吞之。黄連湯作丸亦可。有宿食亦酸，如穀肉在器，濕熱則酸也，生料平胃散見傷食加麥芽、神麯，有痰者開鬱湯。怒氣吐逆，胸滿膈脹，不食常飽，食則吐，逍遙散。見鬱。予嘗病乾嘔，服生薑[2]少止，誤以爲寒，屢治不效者十餘年。後悟[3]爲胃熱，用清熱生津藥而愈。如果胃寒，則必喜熱惡冷，脈遲尿白，理中見中寒、吳茱萸等湯自可用。昔人患胃寒吐，用附子理中湯加丁香，到口即吐，後去乾薑[4]、白术，只用參、附加丁香、木香、沉香，立止。蓋乾薑[5]、白术滯故耳。又熱藥有須冷服者，若熱服則吐，此熱因寒用之法。羅謙甫云：服諸熱藥不愈者，紅豆丸神效。嘔吐，諸藥不效，當用鎮重之品，以墜其上逆之氣。痰氣結在咽膈間，粥藥不得下，到咽即吐，薑蘇湯下靈砂丹，俟藥可進治之。嘔膿，胃脘癰也，不必治嘔，膿盡自愈。嘔蟲，蟲動則惡心，故嘔，藥入則蟲必動，動則嘔，蟲不出而藥反出，非計也。必於藥中入炒川椒十粒，庶蟲見椒則伏而不動。泛泛兀兀，心中快漾，欲吐不吐，名惡心，氣與痰壅，非烏藥不開，大半夏湯，或小半夏茯苓湯。見痰飲。仲景云：欲吐者不可

---

〔1〕經　此字下原衍"經"，據乾隆本刪。
〔2〕薑　原作"羌"，據乾隆本改。
〔3〕悟　原作"悞"，據乾隆本改。
〔4〕薑　校改同〔2〕。
〔5〕薑　校改同〔2〕。

下之，以氣方上湧，不可逆之使下，致抑塞憒亂也。又云：食已即吐，火也。大黃甘草湯下之者，以既吐矣，吐而不已，有升無降，當引令下行也。嘔吐津液既出，必渴，宜生津。嘔吐大痛，色如青菜葉者死。

反胃噎膈

吐而不已，至每食必吐，名反胃。胃脘枯槁，梗澀難入，飲食噎塞，迎逆於咽喉之間，名噎。噎塞迎逆於胸膈之間，名膈。過此乃得入胃。《醫貫》謂：噎膈年高者有之，噎則水飲可入，食物難入，入亦不多。膈則食雖可入，亦不能多，良久復出。二者皆難於納，勉强吞下，終帶痰涎，或白沫酸水，或如醬汁者而出。反胃非不能納，原能多食。乃不能容受，朝食暮吐，暮食朝吐，或一二時而吐，或積至一日夜，腹中脹悶不安而吐，亦有食已即出者。原物酸餿不化，男女老少皆有之。丹溪謂：得之七情六淫，遂有火熱炎上之化，多升少降，津液不行，積爲痰飲。被刼時以熱藥刼治也暫得快，津液得辛熱暫行散。不久復作，前藥再行，積成其熱。血液[1]衰耗，胃脘乾枯，大便秘少，如羊矢然。火盛糞乾堅小，又腸亦乾小，故屎不潤不大也。必外避六淫，內節七情，飲食自養，滋血生津，以潤腸胃。則金無畏火之炎，腎有生水之漸，脾氣健運，而食積傳化矣。王太僕云：食入即出，是無水也，噎膈反胃皆有之。食久反出，是無火也。反胃有之，噎膈無此。無水者壯水之主，六味主之，無火者益火[2]之原，八味主之。併見虛損。火逆衝上，食不得入，脈洪數有力者，滋陰清膈飲，加枇杷葉二錢，蘆根一兩。又有一種，肝火鬱而不伸，亦嘔不納食，亦心痛，但所嘔者酸苦青藍水，大小便多不秘，亦有乍秘乍泄者。用吳茱萸、黃連濃煎，細細呷[3]之，再服逍遙散見鬱，愈後六味丸詳鬱門。痰飲阻隔，食纔下，

---

〔1〕液　原作"熱"，據乾隆本改。

〔2〕火　原作"水"，據王冰《素問·至真要大論》云："益火之源，以消陰翳"改。

〔3〕呷　原作"吸"，據乾隆本改。

便爲痰涎裹住吐出者,以八神來復丹控其痰涎見痰飲。血槁者,地黃、麥冬、當歸煎膏,入韭汁、乳香、童便、蘆根汁、桃仁泥,細呷之。大便秘濇,加桃仁泥、玄明粉。但食物下咽,覺屈曲自膈而下,梗濇微痛,多是瘀血,用前藥後,以代抵當丸見血行之。瘀[1]血在膈間,阻礙飲食,代抵當丸,芥子大三錢,去枕仰臥,細細嚥之,令搜盡停積,天明利下惡物,將息自愈。五靈脂爲末,黃犬膽汁和丸,龍眼大,每服一丸,好黃酒温服三次,亦行瘀之妙劑也。有蟲者,秦川剪紅丸取之。此丸亦取瘀血噎病。喉中如有肉塊,是食滯於此不下[2]也,麥昆煎。童便、降火。竹瀝、行痰。薑[3]汁、佐竹瀝。韭汁、行血。人乳、牛乳、補虛潤燥。蘆根汁、止嘔。茅根汁、凉血。甘蔗汁、和胃。驢尿、殺蟲。仍入燒酒、米醋、蜜各少許,和勻,隔湯頓温服。得藥不吐,切不可便與粥飯食物,每日用人參五錢,陳皮一錢,作湯細啜,數日後方可飲陳米湯及粥糜。張子和曰:《內經》謂三陽結爲膈,三陽,手足太陽,小腸經膀胱經也。結,謂結熱也。小腸結熱[4]則血脈燥,膀胱熱結則津液涸,二便秘塞,下既不通,必反上行,所以噎食不下。經又曰:少陽所至爲嘔涌,食不下。又云:肝移寒於心,爲狂膈中。蓋陽氣與寒相薄,故膈食,中不通,非獨專於寒也。醫者不察,妄用熱藥,人言可下,退陽養陰,張眼吐舌,恐傷元氣。惟劉河間三一承氣湯,見大便不通。獨超千古。假如久閟,慎勿陡攻,縱得攻開,必慮後患。宜先潤養,小作湯丸,累累加之,關[5]局自透。其或涎痰上阻,輕用酸苦微涌,因而治下,藥勢易行。設或不行,蜜、鹽下導,始終勾引,兩藥相通,結散陽消,飲食自下。一官病此十年,大便濇燥,小便黃赤,予以四生丸,下三十行,燥矢腸垢,何啻[6]數升。其人昏困一二日,頻以冰水呷之,漸投乳酪芝蔴飲,數日外,大啜飲食而

〔1〕瘀　此下原衍"瘀",據乾隆本删。
〔2〕下　原作"丁",據乾隆本改。
〔3〕薑　原作"羌",據乾隆本改。
〔4〕結熱　乾隆本作"熱結"。
〔5〕關　原作"聞",據乾隆本改。
〔6〕啻(chì赤)　猶止也。

愈。有極力叫呼，氣喉損破，氣併胃管，喉破，氣不能從喉管行，故從胃管行。壅塞致吐，法在不治，牛喉管焙乾服之。酒客多噎膈，飲熱酒者尤多，以熱傷津液，咽管乾濇，觀其口舌乾濇可知。食不得入也。

霍亂

霍，言其手足之擾動，如揮霍也；亂，言其内之邪正變亂也。其証心腹卒痛，或吐或瀉，或吐瀉交作，甚則兩足轉筋，轉筋甚而從足入腹，或通身筋皆轉，舌卷囊縮者死。若無吐瀉，而止轉筋腹痛者，名乾霍亂，即俗所謂攪腸痧也。病由邪氣結滯中焦，阻隔上下，正氣不通。上之陽氣不得下通於陰，則上壅，故吐。下之陰氣不得上通於陽，則下迫，故瀉也。此言陽上陰下之阻隔也，亦有陰上陽下者，又有陰陽參錯，清濁邪正混淆，寒熱互爭，彼此拒格不通者，於是血氣營衛之行失次，彼順此逆，搏擊於中矣。上吐下瀉，則中焦之邪得以分消，有不藥亦愈者。若邪氣熾盛，吐瀉適足虛其正氣，邪愈結而不運矣。轉筋由筋中素蘊火邪，血液久虛所致，然未遽然也。若因霍亂吐瀉，頓亡津液，則血液之虛者愈虛。或不因吐瀉，而外冒風寒，腠理閉密，熱氣怫鬱激發，則火邪之烈者愈烈，乾霍亂之轉筋，及尋常轉筋以此。於是攣縮急痛，而不可忍矣。觀其情形急暴，屬火無疑。或以爲寒，謂寒則收引，不知收引特拘急牽強耳，與轉筋之攣痛異常者不同，烏可混[1]哉。或疑轉筋多在足，明屬陰寒。蓋足居下部，屬陰多寒，又感風寒，筋脈收引勁急。霍亂不論寒証熱証，皆邪結中焦，陽氣不能下達，兩足必冷，故每轉筋。若果由火熱，則是筋皆轉矣，何獨足乎？此論足獨轉筋由於寒，亦有理，然謂一於寒，而中無火邪，則非矣。若無火邪，則陰凝而靜，斷無躁急轉戾之理。且霍亂乃脾胃病，故足獨轉筋，不可謂必由於寒也。丹溪治徧身轉筋入肚，作極鹹鹽湯於槽中燰浸，以潤其燥。血熱也，寒而勁急者，亦可用以軟堅。治霍亂當審其爲何邪。河間謂

---

[1]混　原作“溫”，據乾隆本改。

爲熱甚所致，火性躁[1]暴也。凡暴病暴死，皆屬於火也。《準繩》謂以脾濕爲本，脾濕盛則亦鬱而生熱也。張子和則以風濕熱三氣合而爲邪，蓋脾濕土，爲肝風木所尅，肝木清氣，爲濕所遏，不得升，不升則濕愈不行，若受木尅者然。鬱爲熱而暴發，發則心火上炎，故吐，脾濕下流，故[2]瀉也。王海藏亦謂，風濕熱與食相合爲邪。《明理論》則謂他病霍亂，多由飲食所傷，若傷寒霍亂，則由邪入中焦，胃氣不和，因之陰陽否隔而致。諸公之論，當兼採之，不可執一說以誤人[3]也。大抵夏秋之交，最多此証。蓋夏月人多食冷飲水，其寒濕之氣，與暑熱之氣，交搏胃中，是爲寒熱不和，即無所鬱遏，亦將久而病發。若外感風寒，內傷飲食，則閉滯不行，其發也暴矣。病之將作，必先腹中疙痛，痛高近心則先吐，痛下近臍則先瀉。因冒風則惡風有汗，因冒寒則惡寒無汗，冒濕則身體重着，傷暑則心神煩躁[4]。問其曾否食過何物，曾否七情動氣，更分寒熱虛實治之。氣少唇青肉寒，四支拘急，畏冷喜熱，脈沉遲，人事清醒者，寒也，霍亂暴証，原屬於火，但火由寒激，發則火泄而寒獨存也。理中湯見中寒。脈絕者，通脈四逆湯見厥。吐利不止，元氣耗散，格陽於外，或口渴喜冷，得水則不能飲，或發熱煩躁，欲去衣被，不可誤以爲熱，宜理中湯，甚則附子理中湯，併見中寒。不效則四逆湯見厥，併宜放十分冷服。轉筋者，理中湯去术，加生附子一枚。或理中湯加凍膠剉炒一錢。血爲寒凝，狀如凍膠，故加此治之，且以潤其燥。或煎濃鹽湯浸，仍縛繫其腿脛，勿令入腹。或灸承山二十七壯，神效。一法，男子手挽其陰，女子手牽乳近兩旁。身熱煩渴，氣粗口燥，喜冷畏熱，心神悶亂，脈洪數者，熱也。若更四支重着，骨節煩疼者，兼濕也。中暑霍亂，宜香薷飲見中暑，井底沉極冷頓服，桂苓白术散亦妙。濕盛者，除濕湯見中濕、訶子散。暑濕相搏者，二香散。熱多飲水者，五苓散見傷濕。轉筋者，木瓜煮汁

---

〔1〕躁　原作“燥”，據乾隆本改。
〔2〕故　原作“則”，據乾隆本改。
〔3〕人　原作“入”，據乾隆本改。
〔4〕躁　校改同〔1〕。

飲之，或香薷煮汁亦可，或燒梔子二十枚爲末，熟水調下。煩渴者，吐瀉後津竭也，止渴湯、增損縮脾飲、茯苓澤瀉湯、小麥門冬湯。霍亂後，下利不止，腹中疗痛，恐作痢，宜黃連丸。霍亂後，下利見血，止血湯、赤石脂湯。按寒熱諸症，疑似難決，必參諸脈。然霍亂氣閉，脈多沉伏不見，或澀滯歇至，須辨其應指有力無力。則亦難辨矣。切不可妄投藥，且先以陰陽水分理之，刮痧法最妙，乾霍亂尤宜。法用磁碗之精細者，湯溫之，香油抹邊令滑，不傷肉，刮脊兩旁俞穴，引出藏府之邪，又刮手足灣，引之四散，熱血隨刮透出，起紅紫疙瘩，紅者輕，紫者重，黑者更甚。蓋氣結則血凝，血凝而[1]氣愈滯，血散氣行，則立愈矣。七情鬱結者，七氣湯。脇下痛者，木尅土也，建中加柴胡[2]木瓜湯。兼外感風邪者，六和湯見傷暑。倍藿香，煎熟調蘇合香丸見諸中。大抵蘇合香丸、藿香正氣散見中風，最能通關理氣，所必用也。霍亂非有邪不致，有邪即爲實，雖虛人亦不得純補，惟吐瀉後當細察之。若已透暢，人困弱，脈虛軟，是邪已去而正虛也。若吐瀉未透，脈仍澀滯有力，人仍煩躁不寧，是邪尚未盡也，須別之。吐瀉不止，頭目暈眩，肢冷轉筋，須臾不救者，吳茱萸湯。汗出厥逆不解者，四逆湯見厥。吐瀉後，小便利，汗出者，即內外熱，亦宜溫之。吐瀉後，二便不通，胃中實痛者，結糞留滯，四君子見氣加大黃一兩。吐瀉後，胸膈高起，痞塞欲絕，理中湯見中寒加枳實、茯苓。吐瀉已透，而餘吐餘瀉未止，腹有餘痛[3]，宜一[4]味報秋豆葉煎服，乾者尤佳。羅謙甫治一人傷酒肉潼乳，霍亂吐瀉，脈沉數，熱未去也。按之無力。所傷之物已去。以新汲水半碗，調桂苓白术散，徐服之。少安，又於墻陰掘地二尺許，入新汲水攪之，澄清，名地漿，再調服之而愈。墻陰土，重陰也，暑熱躁甚，非此不除。又治一人，年八十，中暑霍亂，吐瀉昏迷，頭熱如火，足冷。以桂苓甘露飲瀉熱

---

〔1〕而　原作“則”，據乾隆本改。
〔2〕胡　原作“乎”，據乾隆本改。
〔3〕痛　原作“小”，據乾隆本改。
〔4〕一　原作“正”，據乾隆本改。

補氣，墜浮火以安神明，加茯苓以分陰陽，冰水調灌之而愈。再以參术調中湯，調理平復。妊娠產後霍亂，不外上法，但須顧胎防虛。

　　乾霍亂不得吐瀉，則邪結中焦，用溫熱立死。炒鹽入新汲水乘熱多飲，探吐之，不吐更服，吐乃飲，三吐乃止。大抵邪盡即止，勿泥。此法極妙，凡欲吐而不得吐，及吐不透者，併宜之。須極鹹乃妙。吐後心腹疗痛，頻欲登圊，苦於不通，藿香正氣散見中風加枳壳一錢，生者更速。多下來復丹。見中暑。若瀉則不可用此丹。不效，須用神保丸，見傷飲食。但此丸必到大腸乃行。若隔於上，則轉服轉秘，須用來復[1]丹研末，湯調，吞養正丹見氣百粒，庶可引前藥到下。戴復菴法，先服濃鹽湯探吐，次調蘇合香丸吞來復丹，仍進藿香正氣散加木香、枳壳。厚朴湯、活命散、冬葵子湯。頂心有紅髮急拔之，取青蒿汁和水飲愈。或刺委中穴，併十指頭出血亦妙。火甚者，藥須反佐。古方煎鹽湯調童便入藥，取其下降以通陰也，兼[2]能行血。

　　凡霍亂，切不可與粥飲。蓋邪滯未化，穀食一入，益結滯不行，往往致死。併忌酒、薑[3]湯、蒜、烏梅、梅[4]醬、熱湯，一切收歛溫熱之藥。

泄瀉

　　泄瀉之症，水穀或化或不化，腹痛或不痛，併無努[5]責，亦無膿血，及裏急後重，惟覺困倦耳，故與痢疾異。飲食入胃下小腸，得氣運行則清濁以分，水滲膀胱，穀趨大腸，二便調矣。何泄之有？若氣不運化，水穀不分，歸併大腸一路，則瀉矣。而氣之所以不運，則六淫七情種種之邪，皆得而滯之，畧具如左。

　　或因於風。經曰：春傷於風，夏爲飧泄。言春時傷於風寒，由

〔1〕復　原作“服”，據乾隆本改。
〔2〕兼　原作“关”，據乾隆本改。
〔3〕薑　原作“羌”，據乾隆本改。
〔4〕梅　原無，據乾隆本補。
〔5〕努　原作“帑”，據乾隆本改。

皮膚而經絡，傳入腸胃，腹脹腸鳴，風氣往來腸胃間，衝擊作響也。因而
殞泄也。泄出原食不化。此風非汗不出，始爲寒氣，久則鬱熱。又肝
木之氣，亦名爲風。春時肝氣宜升，爲邪所傷，鬱而下陷，鬱久成熱，
熱久蒸化爲濕，遂至殞泄，此宜升清除濕。二証皆腸鳴，肝風内煽亦
鳴響。脈弦，泄時或閉而不下，下多白沫，辟辟有聲，其氣不甚臭穢，
以完穀不化也。夏以久言，勿泥。或謂春木當令，雖不能升，亦不肯下趨，
但鬱成熱，至夏熱盛蒸濕，如雲蒸而雨降，故至夏乃泄，亦通。

　　或因於寒。蓋寒則氣凝，無以運行水穀，故泄也。寒氣攻刺，
腹中綿綿作痛，腸鳴，暴下無聲，水穀不化，所下清冷，如鴨屎之溏，
大便如水，中有少糞也。小便白，脈沉遲，身冷。脈細，心虛。皮寒，肺虛，
氣少，肝虛。[1]前後泄利，腎虛。飲食不入，脾虛。爲五虛，難治，用參
术補劑早救之，遲則不能挽矣。[2]

　　或因於熱。蓋火性急迫，逼其水穀下注，往往不及傅化即出。
勿因其完穀不化，誤作虛寒。其脈洪數，小便赤濇，腹中痛刺，痛
一陣瀉一陣，口燥渴，糞出辟辟有聲，肛門熱痛。熱瀉固由火性急
迫，亦有熱氣壅滯不行，不但寒不能運也，所下多垢粘，色黃赤，腹
中悶痛。

　　或因於暑。與熱瀉[3]同理。証則面垢，多汗，煩渴。

　　或因於濕。濕盛而小便不利，水走腸間，漉漉有聲，腹不痛，脈
沉緩，體重軟弱。治濕宜利小便。若氣虛下陷而利之，是降而又降
也，當升其陽，所謂下者舉之也。升陽用風藥，風藥又能勝濕。

　　或因於食。蓋傷食則脾滯，不能運行水穀，故泄，噫氣如敗卵
臭，腹中絞痛，痛一陣瀉一陣，下過稍寬，少頃又痛，所下臭穢粘膩，
前食既滯，則後食繼停，陳陳相因，久而乃出，故臭穢。色黃。

　　或傷於酒。每天明時瀉一二次。酒質濕，夜氣陰寒，不能久攝，故至
明必瀉。

---

〔1〕氣少，肝虛　原無，據乾隆本補。
〔2〕遲則不能挽矣　乾隆本無。
〔3〕瀉　原無，據乾隆本補。

　　或因於飲。渴而飲，飲而瀉，瀉而復渴，復飲復瀉也。

　　或因於痰。痰滯氣不行，故水穀不分，腹中隱隱微痛，或覺冷，下如稠飲，時瀉時不瀉，或多或少，不食不飢，昔肥今瘦，脈滑。

　　有脾虛不能受食，食畢即腸鳴腹滿，必瀉出所食方快，不食則無事，名脾瀉。

　　每天明時瀉一二次，名腎瀉。腎火虛寒也。

　　有肝氣滯。兩肋痛而瀉者，名肝泄。

　　有患口舌糜爛而瀉者，乃心脾二經之熱，心開竅於舌，脾開竅於口，其熱上攻故糜爛。若移其熱於胃與小腸，則運化失職，故泄也，名口糜泄。

　　久瀉不已名滑瀉，又名洞泄。大孔如竹筒，飲食入口，直出無禁，氣將脫矣，飲食不進則無救矣[1]。

　　治法：風瀉，升陽益胃湯見惡寒。寒瀉，理中湯見中寒、漿水散。熱瀉，益元散見傷暑加芩、連、燈心、竹葉。止瀉湯去白术，加黃連、滑石、扁豆。熱止在上膈[2]，渴而引飲，水入胃中，胃本無熱，不能行水，致瀉，灸第一椎下陷中，五苓散見傷濕。亦可。暑瀉，青六丸，見痢。玉龍丸。濕瀉，胃苓湯、五苓散、升陽除濕湯吞戊己丸、止瀉湯。寒濕加薑[3]、桂，熱濕加黃連、葛根。食瀉，平胃散見傷飲食加枳實。審其曾傷何物，仍燒此物存性，調服三五錢。形氣實者下之。酒瀉，理中湯見中寒加乾葛，吞酒煮黃連丸見傷暑，或葛花解酲湯見傷飲食。飲瀉，實者神佑丸見腫脹，虛者春澤湯見傷濕、白术調中湯。痰瀉，止瀉湯加半夏、海粉。實者吐之下之，虛者六君子湯。見氣。脾瀉，快脾丸。腎瀉，四神丸，早晚二服。肝泄，止瀉湯加柴胡、青皮。若因肝氣不歛，致脾氣散而不運，加白芍。口糜泄，其証上發則下止，下泄則上愈。當口糜發時，用瀉心導赤散，滾湯淬服。若當泄瀉時，則早晚用參苓白术散，糯米湯服。若小便少，利不止，乃水走大腸，

---

〔1〕矣　乾隆本無此字。

〔2〕上膈　《準繩》泄瀉篇“膈上”。

〔3〕薑　原作“羌”，據乾隆本改。

用茯苓、車前子各等分，煎湯代茶。若服寒涼藥，口瘡不效，則爲虛火上泛，理中湯加肉桂，大倍茯苓，降陽利水，陽降則口糜愈，水利則泄瀉止。久泄，八柱散，或四君子見氣加肉果、升麻。仲景云：下利不止，以理中與之益甚，理中者理中焦，此利在下焦，赤石脂禹餘糧湯丸主之。瀉久不止，多變爲痢，詳痢門。實者以厚朴枳實湯預防之，虛寒者四神丸。收澀之劑，固腸丸[1]、訶子散皆治熱瀉，扶脾丸、桃花丸、訶子丸、赤石脂禹餘糧湯皆治寒滑。泄瀉久不止，不可離甘草、芍藥，爲脾病也。不可離白术，爲濕也。忌枳壳，爲能寬腸也。忌當歸，爲能滑腸也。用補中益氣者白芍代之。瀉已愈，至明年此月復發者，有積也。熱積大承氣湯，見大便不通。虛者保和丸見傷飲食加三稜、蓬术之屬。寒積備急丸。見傷飲食。理中見中寒加茯苓、黃連，名連理湯，寒熱雜合而瀉者最宜。如暑瀉兼內傷生冷，或熱邪已解，而瀉仍不止，疑似之証，皆可服之。凡瀉，津液既去，口必渴，小便多赤澀，未可便作熱論。必初起即渴，即赤澀，乃爲熱。陰陽已分，瀉已止，而小便少者，此肺氣虛不能生水，補中益氣湯見氣加麥冬、五味。或腎陰虛而水自涸，六味丸見虛損加麥冬、五味。或腎陽虛而陰無以化，八味丸。見虛損。若再行滲利，則小便益不行，而水入不消，腫脹之証反作矣。瀉脈必沉，宜細小，不宜大數實。下泄，上吐痰，皆不已，爲上下俱脫，死。腹大脹，手足厥，利不止，形脫，死。

腸鳴

大抵氣與水液[2]相衝擊而成聲。氣多則響高，水多則響沉，或無水而有痰食之閉塞，氣閉忽通，則鳴也。氣有寒有熱，熱則氣盛，其衝擊必有力。寒則氣不足，不足本不能衝擊，然鬱積久之，則亦必通。觀寒凝腹痛者，以炒葱薑[3]鹽熨腹，則腹[4]響而氣行痛止，

---

〔1〕丸　原作“湯”，據乾隆本改。
〔2〕液　原作“泪”，據乾隆本改。
〔3〕薑　原作“羗”，據乾隆本改。
〔4〕腹　原作“痛”，據乾隆本改。

可見也。是故氣之和平而流暢者不鳴也，必其或熱或寒，有塞有通而後鳴。經謂熱淫所勝，病腹中雷鳴，氣上衝胸，治以鹹寒。又謂中氣不足，腸爲之鳴，脾虛腹滿，腸鳴殞泄，食不化是也。胃寒泄瀉腸鳴，升陽除濕湯見泄瀉加益智仁、半夏、棗、薑[1]。火擊水者，二陳見痰加芩、連、梔子。水氣客於大腸，疾行則鳴，濯濯如囊裹水之聲，河間葶藶丸。

痢

痢由濕熱所致。或飲食濕熱之物，或感受暑濕之氣，不論外感六淫，內傷七情，飲食勞倦，皆能致濕熱。積於腸胃，不論何藏府之濕熱，皆得入腸胃，以胃爲中土，主容受而傳之腸也。則正爲邪阻，脾胃之運行失常。於是飲食日益停滯，化爲敗濁，膠粘腸胃之中，運行之机，益以不利。氣鬱爲火，與所受濕熱之氣，混合爲邪，攻刺作痛，此痢症所以腹痛也。舊謂肺金之氣，鬱於大腸間，蓋以氣屬肺爲言耳，不必泥定是肺氣也。實熱者，火性急迫，不得宣通，其痛必甚。虛寒則痛微，蓋寒閉則痛甚，寒開則痛微。痢者雖滯而不暢，終是開而非閉，虛者少氣，不甚壅故痛微。邪能傷正，傷在血分則便血，曰赤痢。當與腸風參看。傷在氣分則便膿，曰白痢。膿有二：一則胃中津液，一則水穀汁漿，均爲邪火煎熬成膿。觀飯食腐敗，往往化爲白膿可見。而津液稠濁，上出爲痰，下出爲膿，尤其明著。景岳謂是腸間脂膏剥刮而下。不思腸胃之裏，併無脂膏，止有涎沫，觀豬腸可見矣。又大腸合肺主氣，小腸合心主血，故古謂血從小腸來，膿從大腸來，不必泥也。若血氣併傷，則赤[2]白兼見。又或濕盛血敗而色如豆汁，或熱極而色見紫黑，黑而光如漆者，爲瘀血，有血絲者亦然。或久痢而元氣虛弱，濕痰敗濁，色塵腐如屋漏水。中原蓋屋用泥，故漏水塵濁晦黑。或証轉虛寒，色如魚腦，如鼻涕，如凍膠。色同白痢，但有初起後劇，及寒熱不同。或藏府敗壞，面色如死豬肝雞肝，其色青黯。此痢之所以有各色也。氣既鬱滯腸中，則欲升不

---

〔1〕薑　原作"羌"，據乾隆本改。

〔2〕赤　原作"紅"，據乾隆本改。

升，欲降不降，忽而下逼，火性迫促，竟若不及更衣，然欲降而不能降，雖就圊却無所出。氣鬱不宣，則膠固之積不出，即日食之糟粕，亦銷鑠膠粘，所出無幾。不降而偏欲降，纔淨手又要更衣，急迫頻併，最是惱人，是爲裏急。邪迫肛門，氣凝血聚，因而重墜，亦有脫滑者，必病久[1]乃見。是爲後重。痢本濕熱，痢久陰傷，濕熱轉成燥熱，肛門如火，廣腸血枯，雖極力努責，責，求也，努力以求其出也。而糟粕乾澀，欲出不能，但虛坐而無所出，是爲虛坐努責。瀉痢皆由於濕，而濕有寒熱，皆能作瀉。痢則因濕熱，若是寒濕[2]，即當洞泄，無結滯不通，欲出不出等証。謂痢有因寒濕者，謬也。均之濕熱，而或瀉或痢，何也？曰：瀉因濕熱驟盛，火性急速，遽迫水穀暴下，不及蒸爲腐敗，傾盆而出，腸胃即清，故無膠固垢積。積滯既無，氣行弗礙，濁降而清[3]隨升，故無裏急後重。病發既速，則血氣未傷，故無赤白血膿。痢則初起[4]濕熱尚微，積漸乃盛，盛而後發，爲日既久，遂蘊釀出如許証候耳。有先瀉後痢者，因濕少[5]熱多，濕已瀉出，熱尚未除，且瀉久亡陰，陰虛又復生熱，濕火轉成燥火，刮逼腸垢與血而下，故轉而爲痢也。古謂此爲脾傳腎，以脾惡濕，腎惡燥。此証先濕傷脾，後燥傷腎，故曰脾傳腎也。其病爲進，賊邪也。有先痢後瀉者，因濕多熱少，痢久熱去，而濕猶存。火與元氣不兩立，邪熱既去，則正氣得復，正不容邪，所餘垢積與濕，至是盡行掃蕩，熱邪在中，肺氣被壅，熱去則肺氣下行，化水四佈，有若時雨，溝澮皆盈，垢積盡蕩矣。故轉爲瀉也。此爲腎傳脾，其病爲退，微邪也。

　　夏時受邪，至秋病發，或瘧或痢，其流雖[6]異，其源則同。蓋夏月感受風涼，喜食生冷，風寒客於肌膚，邪正雜處，生冷停於腸胃，濕熱相蒸，其時腠理開通，未至鬱閉，胃氣升發，未至遏抑。至秋而氣斂火降，邪在肌膚者，被斂而內蒸爲瘧，在腸胃者，被降而下迫爲痢也。瘧痢併作者，如瘧止痢甚，加

---

〔1〕病久　原作“久病”，據乾隆本改。
〔2〕濕　原作“㬚”，據乾隆本改。
〔3〕清　原作“氣”，據乾隆本改。
〔4〕初起　此二字原無，據乾隆本補。
〔5〕少　原無，據乾隆本補。
〔6〕雖　原作“則”，據乾隆本改。

腹痛，飲食少進，此虛寒也。瘧之止非真止，乃陰勝而陽不敢與爭耳，補中益氣湯見氣加薑、桂。一服愈，如痢止瘧復作，乃陽得補而漸伸，能與陰爭，故瘧復作，吉兆也。再服前方，以助微陽之力，加附子五錢，一証併除。按此說甚是，然豈無熱陷於裏，不與陰爭，又豈無熱勝寒衰，陰不敢爭，故瘧止痢甚者乎？一隅三反，是在明者。

再按瘧痢併作，必先治瘧，以表有風寒，宜先解表。若先治痢，恐虛其裏，致表邪內陷也。瘧後痢，乃餘[1]邪內伏，或脾氣虛下陷使然，謂之似痢非痢。痢後瘧，乃氣血兩虛，氣虛則[2]惡寒，血虛則發熱，故寒熱交爭，謂之[3]似瘧非瘧。二者俱作虛治，併用補中益氣湯。

凡痢証，有身熱者為重，若兼外感者，外感風寒鬱為濕熱致痢[4]。不在此論。苟非外感，而初起身熱，是毒盛於裏而達於外也。久痢身熱，是陰虛而陽越於外也，故皆為重証[5]。

嘔逆為火邪上衝，亦不宜見此，即防噤口。

噤口，有因積垢壅滯，有因宿食不消[6]，有因熱毒上衝，有因停飲上逆，有因兜澀太早[7]，邪反上干，有因過服寒劑，傷敗胃氣，以致飲食與藥俱不能入，入即吐，此為危候。胃憊氣陷，絕不思食者，不治。

屢止屢發，經年不愈者，名休息痢。多因兜澀太早，積熱未清。或過服寒涼，元氣下陷，腎虛不固所致。

時行疫痢，當求其時氣而治之。蓋必有彼此相同之証候，即其氣也。如皆見身腫，即為時氣之濕也。

凡痢初起，必無寒証。然其人平素陽虛，元氣衰弱，又復過食生冷，以致火鬱蒸成濕熱，其標雖熱，其本則寒，治當求本。若夫病

─────────────

〔1〕乃餘　原作"致飲"，據乾隆本改。

〔2〕則　此下原有"發熱"二字，據乾隆本刪。

〔3〕謂之　原無，據乾隆本補。

〔4〕痢　原作"用"，據乾隆本改。

〔5〕証　原作"論"，據乾隆本改。

〔6〕消　此下原有"者"字，據乾隆本刪。

〔7〕早　原作"旱"，據乾隆本改。

久氣虛，或過服凉劑，轉爲寒証，固甚多矣，所當細察。如始見煩渴引飲，喜冷畏熱，小便赤濇，面色黃赤，手足溫煖，脈見數盛。久之則心不煩，口不渴，即渴而喜熱飲，小水由赤而黃，由黃而白，面色亦轉青白，手足不溫而冷，脈變虛弱，則証轉虛寒無疑。虛實當辨。如腹痛拒按者爲實，喜按者爲虛。膿血稠粘，數至圊而不能便者爲實，不及抾衣而即泄出者爲虛。未經瀉蕩而後重者爲實，已經瀉蕩而仍後重者爲虛。邪實之重，糞出少減，名糞前墜，滯也。少頃又重；邪未盡也。虛滑之重，糞出愈甚，名糞后墜。少頃略可。較愈甚時畧鬆也，氣復升故也[1]。凡痢中所有之証，如煩渴，咽乾，舌黑，腫脹，悉有虛實之殊，無得概指爲實，當細別之。

脈法

痢爲裏証，脈宜沉惡浮，有表邪者不在此論。宜細惡大，初起邪盛者不在此論。宜緩惡弦。

治法

初起宜利濕清熱，疎通積滯。若久痢亡陰，濕轉爲燥，則利濕又在所禁。不特此也，濕不盛者，初起亦不可利，恐致津液乾涸，邪熱愈熾，不救。本寒標熱，証見陽虛[2]，則寒劑又在所禁。舊積已去，新積旋生，則下劑又在所禁矣。積去而復生者，血氣凝滯故也，但當調其血氣[3]耳。不特此也，舊積而挾虛亦不可下。丹溪治葉氏，先補完胃氣而後下之。再按積垢膠固腸胃，與溝渠壅塞相似，刮磨疏通則可，木香檳榔丸之類是也。輕用硝、黃、牽牛、巴豆等，辟以清水蕩壅塞之渠，安得疏暢。必壯實人初起，始可以一下而愈，胃氣弱者不宜。

　　利濕，五苓散見傷濕、益元散見傷暑等。清熱，香連丸、白頭翁湯

---

〔1〕也　乾隆本無此字。

〔2〕陽虛　原作"虛陽"，據乾隆本改。

〔3〕血氣　原作"氣血"，據乾隆本改。

等。蓋積，承氣湯見大便不通、芍藥湯、利積[1]丸、導氣湯。脈浮大忌下。調氣，藿香正氣散見中風加木香，吞感應丸見傷飲食。血痢加黑豆三十粒，黃連阿膠丸、白头翁湯、香連丸、蘇合丸。見諸中。和血，芍藥湯。腹痛，紫參湯。肺氣鬱於大腸，苦梗發之。或食粥稍多，或飢甚方食，在中作痛，白术、陳皮各半，煎湯和之，仍奪食。傷冷水，瀉變痢，腹痛食減，躁熱困軟，茯苓湯。脈弦，或濇或浮虛，建中湯。見勞倦。當歸、芍藥、甘草，能和腹痛。裹急，宜行氣清火。後重，宜調氣，木香、檳榔。宜下其積滯，下墜異常，積中有紫黑色，又痛甚，爲死血，桃仁泥、滑石粉行之。蓋積後仍重，爲大腸滑墜，餘邪未盡者，升消散，兼升兼消；已盡，宜御米壳等濇之，加升麻以升其陽。按東垣云：裹急後重，數至圊而不能便，或少有膿血，慎勿利之，宜升陽除濕防風湯見血。此當是濕熱鬱閉，上氣不通所致，故升其陽而便自下。古云大便不通用升麻，即此意也。虛坐努責，血虛腸燥不能出，當歸爲君，生血藥佐之。滑脱，桃花湯、斷下湯、養臟湯、白术安胃散。固濇藥中須加陳皮爲佐，恐太濇能作疼。甚者灸天樞、氣海。凡痢初起，邪實，當去積滯，俟腹不痛即愈，不愈可用鴉胆丸止之。脱肛，訶子皮散。磁石末二錢，空腹米飲下，外用鐵鏽磨湯溫洗。大孔痛，熟艾、黃蠟、訶子燒熏之，食淡味自安。大孔不閉，葱和花椒末擣爛，塞穀道中。御米壳、訶子皮各一錢，爲末，米湯下。噤口，以脈証辨之，如脾胃不弱，頭疼心煩，手足溫熱，未嘗多服涼藥者，此乃毒氣上衝心肺，所以嘔而不食，宜下之[2]。或用敗毒散見傷濕，每服四錢，陳倉米一[3]百粒，薑[4]三片，棗一枚，水一盞半，煎八分，溫服。若其脈微弱，或心腹膨脹，手足厥冷，初病不嘔，因服罌[5]粟壳、烏梅，苦濇寒冷太過，以致聞食先嘔

---

〔1〕利積　原作“積利”，據乾隆本改。

〔2〕之　原無，據乾隆本補。

〔3〕一　原作“三”，據乾隆本改。

〔4〕薑　原作“羌”，據乾隆本改。

〔5〕罌　原作“鴬”。

者,此乃脾胃虛弱,用山藥一味,剉如小豆大,一半入瓦銚內炒熟,一半生用,同爲末,飯飲調下。又方:石蓮搥去殼,留心,并肉研爲末,每服二錢,陳米飲調下。此疾蓋是毒氣上衝心肺,借此以通心氣,便覺思食。丹[1]溪用[2]人參、黃連、薑[3]汁炒,濃煎汁,終日細細呷之。如吐再吃,但一呷下咽便開,痢亦自止,神效。人參、黃連、石蓮,煎湯徐呷,外用黃瓜藤莖葉經霜者,燒灰,香油調,納臍中即效。仁齋用參苓白朮散,見泄瀉。加石菖蒲末,以道地粳米飲乘熱調下。或用人參、茯苓、石蓮肉,入些少菖蒲與之。愚謂莫妙於問病者所欲,食之即開。 挾暑 ,自汗發熱,面垢煩渴,嘔逆,小便不通,香薷飲見中暑加黃連,益元散見傷暑。腹痛,食不進,六和湯見傷暑。藿香正氣散見中風各半服。 挾寒 ,外感風寒,先宜發表,倉廩湯汗之,次乃治痢。 酒痢 ,葛根湯。 久痢 ,或瘀血,或食積,或頑痰,或元氣虛弱,當隨証治之。丹溪治族叔,病雖久而神不瘁,小便濇少而不赤,兩手脈俱濇而頗弦,自言胸微悶,食亦減。因悟必多年沉積,癖在腸胃。詢其平生喜食何物,曰:喜食鯉魚,三年無日不用。此積痰在肺,肺爲大腸之藏,宜大腸之不固也,當與澄其源而流自清。以茱萸、陳皮、青葱、蔴苜根、生薑[4]煎濃湯,和以砂糖,飲一碗許,自以指探喉中[5],吐痰半升如膠,其夜減半,次早又服,又吐痰半升,而痢自止。又與平胃散見傷飲食加白朮、黃連,旬日而安。愚按小便濇而不赤,非熱也。非熱而濇,則肺氣爲痰所滯,合之胸悶食減脈濇弦,知痰在肺也。 休息痢 ,宜四君子湯見氣加陳皮、木香,吞駐車丸。兜塞太早,有餘積者,利積丸去之,後用神效參香散。經年累月,愈而復發,補脾不效,此係寒積在大腸之底,諸藥不能到,故無愈日。用巴豆一味研炒,蠟丸,桐子大,空腹米湯送下七八

---

〔1〕丹　原作"山",據乾隆本改。
〔2〕用　原作"月",據乾隆本改。
〔3〕薑　原作"羌",據乾隆本改。
〔4〕薑　校改同〔3〕。
〔5〕中　原無,據乾隆本補。

丸，一服永不再發。感應丸見傷飲食亦佳。喻嘉言治周信川休息痢，
陽邪陷入陰分，以布條捲成鵝蛋狀，墊肛門，厚被圍坐，熱飲人參
敗毒散，見傷濕。良久又飲，遂覺皮間微有津潤，令其努力忍便，不
得移身。約二時久，病者心躁[1]畏熱不能忍，始令連被臥，病即減。
改服補中益氣湯，見氣。旬日愈。蓋內陷之邪，須提出之，以挽其下
趨[2]之勢，又須緩緩透出，方爲合法。凡久痢、久瘧、久熱等症，皆
須識此意。勞痢，痢久不愈致虛，五心發熱如勞証，蕷蓮飲：蓮肉、
山藥各等分，赤多倍蓮肉，白多倍山藥。愈後異功散見氣，或平胃散
見傷飲食加參、苓。清陽下陷，始則殞泄，久則腸澼，亦見裏急後[3]
重，膿血相錯，專用補中益氣，見氣。痢不治而自止。不效，是無火
也，急用八味丸。見虛損。大瘕泄，亦見裏急後重，紅白雜，便則痛，
欲小便大便先脫，欲大便小便自遺，或小便濇痛，或不通，或大
小便牽痛，急用八味丸、見虛損，加故紙、肉蔲、阿膠治之，不可用
痢門藥也。說詳《醫貫》瀉利門中。參下淋症似淋非淋條。刮腸，
諸病壞証，久下膿血，或如死豬肝色，或五色雜下，頻出無禁，有類
滯下，俗名刮腸。此乃虛脫之証，若投痢藥則誤，六柱散去附子，加
益智仁、白芍藥，或可冀[4]其萬一。痢後風，足[5]痛，或痿軟，或脛
腫，或膝腫，名痢後風。因痢後下虛，感受風濕，留滯關節所致。獨
活寄生湯見腰痛，吞虎骨四斤丸見脚氣，或大防風湯。外以杜牛膝、
杉木節、白芷、南星、萆薢煎湯薰洗。若惡血痢下未盡，留滯經絡作
痛叫號者，日久恐成鶴膝，四物湯見血。加桃仁、紅花、牛膝[6]、黃芩、
陳皮、甘草煎，生薑[7]汁研潜行散，入少酒飲之，數十貼。又刺委中
出血。又方，松明節一兩，乳香二錢，炒焦存性，蒼朮、黃柏各一兩，

---

〔1〕躁　原作"燥"，據乾隆本改。
〔2〕趨　原作"出"，據乾隆本改。
〔3〕後　原作"厚"，據乾隆本改。
〔4〕冀　《楚辭·離騷》："冀枝葉之峻茂兮。"王逸注："幸也。"
〔5〕足　原作"之"，據乾隆本改。
〔6〕膝　原作"漆"，據乾隆本改。
〔7〕薑　原作"羌"，據乾隆本改。

紫葳一兩半,甘草五錢,桃仁去皮不去尖一兩,爲末,每服三錢,生薑[1]同杵細,水盞起二三沸服。若由下多亡陰而致者,補脾胃生血,忌用風藥。

用藥禁忌:初起忌温補,即胃氣虛弱亦[2]不宜,黄耆尤禁,用之則發脹。忌兜塞,亦禁升麻,非元氣下陷而用之,升毒上干,速死之道。忌利小便,非濕盛小便不通而利之,致津竭熱熾,必劇。忌發汗,非表証而妄汗,致津涸熱盛,必劇。禁酒,痢時酒則難愈,愈後酒[3]則復發。

大便不通

有熱結者,熱耗血液乾燥,故結也。脈洪數,能食,即仲景所謂陽結。麻仁丸,四順飲子吞潤腸丸。若燥實堅,腹滿痛,承氣湯見中氣治之[4]。

有寒結,冷氣橫[5]於腸胃,陰凝不運,津液不通,故結也。脈沉遲,不能食,腹痛。即仲景所謂陰結也[6]。寒而實者,備急丸、見傷飲食。溫脾湯。寒而虛者,半硫丸,薑[7]汁調乳香吞之,或八味丸。見虛損。外用握藥。

有氣秘,氣壅滯[8]不通,不升不降,其人多噫。實者破結導滯,木香、檳榔、枳壳、陳皮、杏仁等類。虛者氣虛不運故壅滯補而行之,不宜破散[9],人參多用。若氣阻隔不通,而見膹膈反胃等証者,人

---

〔1〕薑　原作"羌",據乾隆本改。
〔2〕亦　原作"下",據乾隆本改。
〔3〕後酒　原無,據乾隆本補。
〔4〕見中氣治之　此五字乾隆本無。
〔5〕橫　原作"隱",據乾隆本改。
〔6〕也　乾隆本無此字。
〔7〕薑　校改同〔1〕。
〔8〕滯　原作"塞",據乾隆本改。
〔9〕散　原作"哉",據乾隆本改。

參利膈丸、四磨湯見氣選用。仍分虛實治之，若氣少氣弱，無力推送，則惟有助氣而已。肺主氣，肺與大腸爲表裏，氣秘治在肺。丹溪云：肺氣不降，則難傳送，用枳壳、沉香、訶子、杏仁等。老人、虛人津液少，宜滑之，用胡麻、麻仁、阿膠等。

　　有血秘，老人、老人後門固，壽之徵。產婦產後有秘至數十日者，勿亟通之。血液乾枯，或病後血虛，或發汗利小便以致津涸，津亦屬血。均宜潤劑，蓰蓉潤腸丸、更衣丸、四物湯見血、麻仁、杏仁辛潤之品。又腎司二便，腎水虛燥，宜以六味見虛損滋水，少佐辛味以潤之。若跌打損傷，瘀血凝滯，致氣不行，而大小便不通者，破瘀導滯爲主。

　　有風秘，其人腸胃素有風，風能燥濕燥血，故大腸不潤而結，搜風順氣丸見中風、滋燥養榮湯。

　　老人氣血多虛，察其脈浮虛者，氣虛也；沉虛者，血虛也。凡結實難下之証，可用穿結藥[1]及妙香丸。見煩躁。

　　燥屎巨硬，結在肛門難出，名直腸結，從導法治之。

　　導法：以蜂蜜煉成條，大如指，粘皂角末，油抹，入便門。寒結者加草烏頭末，以化寒消結。熱結者以[2]豬膽汁導。

大小便不通

　　証在危急，韭地中蚯蚓泥，搗，和水澄清飲之，立通。又方，大黃、滑石、皂角各三錢爲末，如小便勢急，倍滑石，大便勢急，倍大黃。又推車子七個，土狗七個，新瓦上焙乾爲末，以虎目樹即虎杖。皮向東南者，煎濃湯調服。又皂角末、葱白連鬚，加麝香二分，蜜少許，搗貼臍下至毛際。濕熱痰火結滯，脈洪盛，肢節煩疼，濕熱也。涼膈散見發熱、通聖散見中風。吐逆，二便不通，導氣清利湯。痰隔中焦，氣聚上焦不下，二陳見痰加木通，先服後吐。燒皂角灰爲末，粥

──────────

〔1〕藥　原無，據乾隆本補。

〔2〕以　原無，據乾隆本補。

清調服。皂角去皮弦、琥珀各一錢，麝少許，神麴爲丸，作二次服，用升提分利藥送下之，立通。少頃未通，探吐之，無不通者。

小便不通

　　點滴不出，小腹脹痛，由氣道閉塞。六淫七情，痰食血氣，內外諸邪，皆能閉氣。氣分上中下三焦。上焦之氣肺主之，肺熱則氣不下行，治宜清降。中焦之氣脾胃主之，濕盛或熱盛，而氣滯不行，須治濕熱。若氣虛而下陷不運，須升清以降濁。下焦之氣肝腎主之，腎移熱於膀胱，無陰則陽無以化，須純陰之劑，滋腎丸。肝脈過陰器，肝火鬱不伸，則癃閉，肝火疏泄，則爲遺溺，治取肝經俞穴。又下焦脈在膀胱經前，膽經後，出於膕[1]中外廉，曰委陽，膀胱經絡也。下焦火盛則癃閉，虛則遺溺。又督脈，女子入繫廷孔，男子循莖下至篡，其病癃閉遺溺，治取督脈俞穴。不取膀胱俞穴者，以膀胱但藏溺，其出溺皆從三焦督脈及肝也。丹溪云：肺熱不生水，清金，乃隔二之治也。脾濕不運，清不升，濁不降，故肺氣壅閉不下行，燥濕健脾，乃隔三之治也。若不關脾肺，但膀胱有熱，直瀉膀胱，乃正治也。東垣分在氣在血，以渴不渴爲辨。渴者熱在肺，屬氣分，用淡滲之藥，茯苓、豬[2]苓、澤瀉、琥珀、燈心、通草、車前、瞿麥、扁蓄等氣薄之品，氣薄爲陽中之陰，從陽而下降者也。不渴者熱在下焦，屬血分，須用純陰之劑，無陰則陽無以化，黃連、黃柏、知母、滑石之類。淡滲之品，乃陽中之陰，非陰中之陽，勿用。熱實者，八正散見淋加木香。腹痛不可忍，木通湯。上喘，紅秋散。腎虛寒，氣不化者，甚而轉筋，不救，腎氣丸見虛損。此爲下元冷秘，常有用桂附乃通者。氣虛不化，而不急滿，惟倦怠懶言，春澤湯見傷濕。津液藏於膀胱，氣化乃能出，故用沉香、橘紅之屬。或用吐法，以提其氣，氣升則水自降，如滴水之器，上竅開，下竅乃通也。氣虛而不升化，用參、耆等藥，先服後吐之，痰多閉氣，用二陳，

----

〔1〕於膕　原作“一幅”，據乾隆本改。
〔2〕豬　原作“荼”，據乾隆本改。

先服後吐之，更推類，以盡其餘。或由大便不通，而小便漸閉者，通大便則小便自行。瘀血閉氣者，宜多用牛膝，實者桃仁煎、代抵當丸、見血。牛膝膏。見淋。渴而腹冷，水氣也，水畜腹中故冷，停畜不運，清氣不升，津液不生，故渴。不降，故小便閉。栝蔞瞿麥丸主之，便利腹溫爲度。小便不通，及轉胞危急，諸藥不效，用豬尿脬一個，底頭穿一小孔，貫一通透翎筒[1]，線紮緊，翎筒口塞以蠟，從脬口吹氣，滿七分，線紮緊，再用手捻緊翎筒根，令不泄氣，乃去筒口之蠟，將筒口插入莖物竅內，放手，放開捻筒根之手也。却捻豬脬，使氣透入膀胱，小便即出。小便不通，嘔逆，飲食不得入，名關格。若頭汗出者陽脫死，脈細濇者知陰亦竭亦死。葱白一斤，碎切，入麝香五分，拌勻，分二包，先用一包置臍上，以炭[2]火熨斗熨之，半炷香久，換一包，以熨斗盛冷水熨之，互相換熨，以通爲度。或以木通、老葱煎湯服，頃時探吐，再服再吐，以通爲度。或身無汗，以葱湯入木桶內，令病者坐杌[3]上，沒臍爲度，匝腰繫裙以覆之，少時汗出尿亦出，即於桶中溺之，勿出桶，恐氣收而尿又回也。孕婦胎滿，逼壓尿脬，胞轉翻傾側，胞系了戾，不得小便，名轉胞。須舉其胎，令穩婆香油抹手，入產戶托起其胎，溺出如注。次以人參、白术、陳皮、升麻，加入四物湯見血內煎服，頃時以指探吐，如此三四次，則胎舉矣。一法令孕婦臥榻上，連榻倒竪起，尿自出，勝手托。男子亦有轉胞。婦人轉胞，不必盡由胎壓，多因尿急脬脹。而驟馬馳車，飛跑疾走，致脬攧翻，或水溢中焦，食滿腸胃，下壓膀胱，無處退避，以致閃側翻轉，熱攻氣迫者可推。併須吐法。滑石散。《金匱》，婦人病，飲食如故，病不在胃。煩熱不得臥，倚息，喘也，不下通則上干，故煩喘不得臥，陽被迫浮越，故熱。此轉胞不得溺也，此由虛寒，氣不化，溺急胞脹，重墜翻轉。腎氣丸。即八味丸，見虛損。

---

〔1〕筒　原作"管"，據乾隆本改。
〔2〕炭　原作"紅"，據乾隆本改。
〔3〕杌（wù 物）　坐具，一種小凳子。

淋

一滴不出名閉，即小便不通。點滴而出名癃，即淋。二証皆由氣閉澀，其理已見上篇。淋証大概腎虛膀胱熱。五藏六府所受內外諸邪熱，皆得入膀胱。腎虛則火動，常欲泄而不能藏，火動欲泄則屬之肝，故上篇言肝火疏泄爲癃。故數。膀胱熱則水道枯澀，故滲出澀滯，數而且澀，莖中痛，淋瀝不宣，故謂之淋。腎虛膀胱熱，則水液少。子和治一人，令頓食鹹魚，少頃大渴，令恣意飲水，然後以藥治之，立通。曰：淋者無水，故澀也。脈實大，宜分理之。脈虛細澀，精血敗壞，難治。治法：行滯氣，解邪熱，通水道，其大綱又在平心火。此証最忌發汗，淋証屬熱耗津液，發汗則愈涸，無水可出則動血矣。汗之則尿血。《準繩》謂暑月多此証，以汗多，小便常赤澀也，治用五苓散，見傷濕。歛其外發之汗，意謂內有白朮、桂枝能歛汗也，恐未必。不如去桂，合生脈散佳。使液聚於內，又從而導下之。然有虛勞汗出而赤澀者，乃津液枯燥，又不宜滲利矣，歛汗清熱滋液可也。失血亡精者，同此論之。淋証莖中必痛，若先痛後癃，則火退矣，或是實証轉虛。

氣淋。初起爲氣淋，以氣滯而澀痛也，白茯苓、甘草梢、白芷、山梔、木通、豬苓、澤瀉、車前、地膚子、葱白。生料五苓散見傷濕加阿膠，或五苓、益元見傷暑各半服。火府丹佐以導赤散、見發熱。石葦散。或四苓見傷濕加木通、滑石、瞿麥、燈心。肺熱，清肅之氣不下降，加味八正散。氣虛，八物湯見虛損加杜牛膝、黃芩。

膏淋。久爲膏淋及砂石淋。膏淋濕熱傷氣分，水液渾濁如膏，如涕，如米泔。實熱八正散加蒼朮，虛熱鹿角霜丸。精尿俱出，精塞尿道，欲出不能而痛。海金砂[1]散、兔絲子丸、鹿茸丸、見血。土牛膝、地膚葉汁、白茯苓、澤瀉、山梔、甘草梢、琥珀、鬱金、萆薢。

砂淋。尿爲熱所煎熬成砂石，如煮海水成鹽。八正散、神效琥

---

〔1〕砂　原作"沙"，據乾隆本改。

珀散、如聖散、石燕丸、獨聖散。石首魚腦中石十個煆,滑石二錢,琥珀三分,爲細末,每服一錢,木通湯下。螻蛄七個,鹽一兩,新瓦上鋪蓋,焙乾爲細末,每服一錢,温酒下。冬葵子、滑石、瞿麥、琥珀、土牛膝、車前、澤瀉、山栀、地膚葉汁。必斷鹽乃效,一則淡食能滲利,一則無鹽不作石也。

血淋。熱傷血分,莖中必痛,不痛爲尿血,見血門。歸尾、土牛膝、赤芍、玄胡、車前、澤瀉、鬱金、山栀、劉寄奴主之。血瘀則小腹硬痛,加紅花、五靈脂。血熱則色鮮紅,脈數有力,加生地。血虛,六味見虛損加車前、牛膝。血冷則色黯,面枯,尺脈沉遲,腎氣丸見勞損。死血,牛膝膏。牛膝根莖葉酒煮服,治小便不利,莖中痛欲死,及婦人血結堅痛,如神。但虛人不宜用,當同補藥用之,免損胃。側栢葉、生藕節、車前草等分,搗汁調益元散見傷暑、髮灰散、小薊子飲、併見血。立效散、瞿麥散。

痰淋。痰鬱氣成熱所致,七氣湯見氣、青州白丸子見中風。

勞淋。勞則動火,熱流膀胱所致,脾勞,勞倦所傷。補中益氣見氣合五苓見傷濕。腎勞,色傷。陽虛腎氣湯,陰虛知栢地黃湯。併見虛損。心勞,思慮所傷。清心蓮子飲見赤白濁。

熱淋。火府丹、益元散、見傷暑。導赤散見發熱、五淋散、榆白皮散。

冷淋。由冷氣客於下焦,滿於脬中,水道爲寒所凝,不得宣通,故先寒戰,而後便數成淋,邪正相爭,正氣怯邪氣之冷,故寒戰。又爲冷氣相激,則鬱熱而成淋。進冷劑愈甚者是也。宜地髓湯下八味丸見虛損,或用生料鹿茸丸見血、肉蓯蓉丸、澤瀉散、沉香散。若下元虛冷,水寒冰凝,小便不通,或淋瀝,証見轉筋,喘急欲死,不問男女胎產,急用八味丸料煎服,緩則不救。蓋寒得熱則流通,非附、桂何能直達膀胱,使雪消春水來耶?

又有似淋非淋者。老人陰萎而思色,則精不出而内敗,火雖動而氣已衰,不能送精使出[1]也。小便澁如淋,敗精流入莖竅。二便牽痛,精

---

〔1〕使出　原作"出外",據乾隆本改。

傷血枯燥，故大便亦痛。愈痛則愈便，愈便則愈痛，精傷血敗，氣亦下陷，大便紅白似痢，小便白濁如淋，因其痛而欲便以求通，因便多而氣愈墜，故痛更甚。大兔絲子丸見咳嗽、鹿茸丸見血、腎氣丸見虛損。

又有胞痺一証。小腹按之痛，水閉故按之痛。若沃以湯，水閉氣蒸成熱。小便不利，上爲清涕，由風寒濕三氣客於胞中，痺而不通，故氣不化。風寒由足太陽入，太陽經絡腦下鼻，故流清涕。治以腎著湯見傷濕、茯苓丸見小便不禁、巴戟丸。此本痺証而兼淋者也。

小便數

頻數無度，似淋而莖中不痛，故另分一篇[1]。數而少且濇，則似淋，以不痛故異。多且不濇，又似不禁，然可忍爲異。証由腎虛有火，火動欲出，水不得藏，腎虛六味丸，有火五苓散。數而少者，茯苓琥珀湯利之，免致濇痛成淋。數而多者，薯蕷、蓮肉、益智仁之屬收之。然此證固屬有火，亦有下元虛冷，腎不攝水者，兔絲子丸、八味丸。見虛損、鹿茸丸見血。中氣不足，數而多，補中益氣湯見氣。夜多小便，益智仁二十個爲末，鹽五分，水一碗煎，臨卧溫服，或蓯蓉丸。小便畢，少頃，謂已盡，忽再出些少，或尿後又急者，多由忍尿行房所致，忍尿則水不下行，行房則火炎，氣升而不降，水不下而氣不降，後雖便亦不暢，其去未盡，故情[2]狀如此。宜生料五苓散見傷濕加阿膠，吞加減八味丸見虛損。心移熱於小腸，致小便數，大喜動心火多有之。分清散見赤白濁、四七湯見氣，仍以辰[3]砂妙香散見心痛煎吞小兔絲子丸見赤白濁。大便硬，小便數者，名脾約，麻仁丸。見大便不通。說詳《傷寒·陽明篇》。天暖衣厚，則氣上升而外泄，故多汗。天寒衣薄，則氣內歛而下降，故多尿，不在病論。

---

〔1〕篇　原作“類”，據乾隆本改。
〔2〕情　原作“清”，據乾隆本改。
〔3〕辰　原作“長”，據乾隆本改。

遺尿、小便不禁

不知而出爲遺，知而不能忍爲不禁，比小便數爲甚，故另爲一篇[1]。多由肺腎虛寒，氣不能攝，補中益氣湯見氣送腎氣丸。見虛損。大抵上虛補氣，下虛固脫。睡着遺尿，大兔絲子丸見咳嗽，猪脬炙碎煎湯下。韭子丸、六味丸見虛損去澤瀉，加故紙四兩，益智仁、人參各三兩，肉桂一兩。老人尿不節，山茱萸一味最妙。産後不禁，血氣兼虛，八珍湯見虛損。已上皆言[2]虛寒之証，亦有熱甚神昏，尿出不知者，即《傷寒論》所謂直視失溲也，此爲死証。熱甚，陽[3]邪盛也，失溲，陰失守也，故死。河間謂熱甚客於腎部，干於肝經，廷孔鬱結之極，氣血不能宣通，神無所用，故遺尿不禁。肝主疏泄，鬱極則泄愈甚。後人又推廣之，謂各藏府之熱，皆能令小便不禁，皆熱証也。實熱者，神芎導水丸，見腫脹。每服百丸，空心白湯下，一服利，即止後服。

薛立齋治因勞發熱作渴，小便自遺，肝火疏泄。或時閉澀，肝血虛故澀，氣鬱故閉也。作肝火血虛，陰挺不能約制，午前服補中益氣湯，見氣。升散其鬱。加山茱、山藥，午後服六味丸。見虛損。滋陰養血。月餘悉退，此虛熱也。有洗手足，尿即急，不能忍者，豈房勞傷腎，尿爲火持不下，得水則陽得陰化，故尿出乎？又豈腎冷不攝，得水則益其冷，而即出乎？然陰性遲，火性急，似當以前說爲是。大抵內水與外水相感應之理。

小便黃赤

小便白則無火，是黃赤乃有火也，黃栢、知母主之。然有實火虛火之分。如天熱多汗，或陰分枯涸，則小便短少，短少則必黃，此爲虛火，不得專用寒凉。

---

〔1〕篇　原作"類"，據乾隆本改。
〔2〕言　原作"虛"，據乾隆本改。
〔3〕陽　原作"寒"，據乾隆本改。

交腸

大小便易位而出也，糞出前竅，尿出後竅。乃藏氣乖亂所致。或因醉飽，或因大怒，氣亂於中，腸胃失職，不循輸化之常道故也。法當宣吐以開提其氣，如走錯路者，仍令回至原處，則不再誤也。使闌門清利，得復司泌別之職，則愈矣。吐後宜五苓散見傷濕、木香調氣散見[1]中氣各一錢，加阿膠末一錢，湯調服。或研黃連阿膠丸爲末，加木香少許，湯送下。此皆除濕熱之劑。蓋氣亂由於鬱，不鬱則順道而行，何亂之有？惟鬱極暴伸，勢必肆行橫決，不循常道。氣鬱則爲濕熱也。嗜酒者血必瘀，濕熱所傷也，四物見血加海金砂、木香、檳榔、木通、桃仁。姜宜人二便俱從前陰出，以爲交腸，用五苓。喻嘉言曰：非也。交腸乃暴病，驟然而氣亂於中。此証乃久病，以漸而血枯於内，先由脾不攝血，下行有若崩漏，胞門子戶之血漸亡，轉吸大腸之血亦盡，又轉吸胃中之血亦盡，下脱之血始無源而止。血盡則氣孤而無偶，爲拳爲塊，奔迫散亂，水穀舍故趨新，水道闢爲穀道，江漢兩渠，併歸一路[2]，與交腸易位而出不同，安可用五苓再刼其陰。其説甚辨，録之。夏子益奇疾方，治婦人因産病交腸，用舊襆頭，燒灰酒服，仍間服五苓散分利之。如無襆頭，舊紗帽可代，以受頭氣日久，取陽氣上衝之義，即用吐升提意，故又治血崩。取漆能行敗血也。

關格

關格之説不一，而各有理。經謂寸口即手寸關尺之總名主中，寸口本肺脈，屬藏，以候内。人迎在結喉旁，乃胃脈，屬府，以候外主外，兩者相應，大小齊等。春夏人迎微大，秋冬寸口微大，曰平人。説見四診。人迎一盛，大於氣口一倍也。下倣此。病在足少陽，一盛而躁，病在手少陽。二盛，病在足太陽，二盛而躁，病在手太陽。三盛，病在足陽明，三

---

〔1〕見　原作“是”，據乾隆本改。
〔2〕路　原作“道”，據乾隆本改。

盛而躁,病在手陽明。四盛,且大且數,數即躁也。名曰溢陽,陽盛而溢。爲外格。拒飲食不得入。寸口脈一盛,病在足厥陰,一盛而躁,病在手厥陰。二盛,病在足少陰,二盛而躁,病在手少陰。三盛,病在足太陰,三盛而躁,病在手太陰。四盛,且大且數,名曰溢陰,爲內關,溲溺不通。皆死不治。人迎、寸口俱盛四倍以上,命曰關格,與之短期。按此皆以躁數爲言,是主熱立論,乃舉隅之詞。觀其又一條云:必審按寒熱,以驗藏府之病,可知此證有寒有熱矣。又謂五藏不和,則七竅耳目口鼻不通,氣不通矣。六府不和,則留結爲癰。故邪在府,則陽脈不和,不和則氣留而陽盛矣。氣太盛,則陰脈不利,此二句,當依《難經》云:邪在藏,則陰脈不利,接下不利則血留而陰盛,與上文邪在府對講。今云陽太盛則陰不利者,以見陰陽相關,彼此脈絡傳注之理,古人文字往往如此。不利則血留而陰氣盛矣。陰氣太盛,陽氣不能榮也,氣血[1]相和則榮茂,今血不行,而邪聚於陰經,則陽氣不能與通。故曰關陽。言閉關不使陽入也。陽氣太盛,則陰氣不能榮也,故曰格陰。拒格其陰不得入也。陰陽俱盛,不得相榮,故曰關格,不得盡期而死。按經言陰陽之邪,偏盛或俱盛,則其經脈不和,而見於人迎、寸口如此。後世獨診寸口,故秦越人以上魚爲溢,陽被陰格,脈從寸溢上魚際也。爲外關內格;外陽爲內陰所拒格,不得下通,如被關閉然。入尺爲覆,陰被陽格,脈從尺覆向臂上。覆,退却之義。爲內關外格。陰被格不上通,如被關閉也。仲景則謂,寸口脈浮而大,浮爲虛,正氣內虛,故外浮越。大爲實。邪氣實也。在尺爲關,在寸爲格,關則不得小便,格則吐逆。此與越人同意。越人以脈之長而有餘言,仲景以脈之大而有餘言,皆邪盛也。又謂下微本大者。下謂沉分,本謂尺言。沉分脈微小,惟尺畧大也。則爲關格不通,不得尿,沉而微小,陰虛,尺大寒邪盛。虛寒[2]無陽則不化,故小便不能出,不言格食者,省文也。頭無汗者可治,有汗者死。陽脫也。又謂趺陽脈伏而濇,伏則氣不[3]行,

---

〔1〕氣血　原作"血氣",據乾隆本改。
〔2〕虛寒　原作"寒虛",據乾隆本改。
〔3〕氣不　原無,據乾隆本補。

牆則血[1]不流[2]，無[3]以出納施[4]化。伏則吐逆，水穀不化，牆則食不得入，血枯[5]胃脘稿[6]也。名曰關格。不言小便不通，亦省文也。上二條以尺、寸言，此以趺陽言也。詳此二家[7]所云[8]，各有其理，亦推廣《內經》未盡之意也。又云岐子謂[9]，關格爲[10]陰陽易位，蓋陽上陰下，定位也。今寒反在胸中，舌有白胎，而水漿不下，熱在丹田，而小便不通，曰[11]關格。上寒治以熱，下熱治以寒。若兼有寒熱，分主客治之，治主宜緩，治客宜急，此亦一説也。由此論之，則夫陽極於上，陰極於下，否隔不交者，當通其陰陽，轉否爲泰，可知矣。又張景岳謂，《內經》謂人迎盛四倍以上，爲有陽無陰；寸口盛四倍以上，爲有陰無陽；二者俱盛四倍已上，爲陽極於上，下焦無陽，陰極於下，上焦無陰，陰陽離絶。多由酒色傷其精氣，以致陽飛於上，陰走於下，脈浮豁無根，散大躁動如此，爲欲脱危候。凡見六脈如弦如革，洪大異常，而且躁數，脈動則身亦動，乳下之虛里及臍旁，皆有動氣，舂舂築築，與脈相應。上氣微喘，動作則甚，肢體無力。謂爲虛損，則本無咳嗽失血等証，謂爲痰火，則又無實邪發熱等証，此真陰敗竭，元海無根，最危之候也。彼不納食，不得小便，自有本証，與關格何涉哉？其説雖與前人異，然理甚精。按諸家皆就吐食不溺之証言，而無一定之脈，景岳則指定大數之脈言，而無吐食不溺之証，各如其説，施治可也。

---

〔1〕血　原無，據乾隆本補。
〔2〕流　原作“化”，據乾隆本改。
〔3〕無　原無，據乾隆本補。
〔4〕納施　“納”原作“爲”，據乾隆本改。“施”原無，據乾隆本補。
〔5〕血枯　原無，據乾隆本補。
〔6〕脘稿　原無，據乾隆本補。“脘”似應作“脘”爲是。“稿”似應作“槁”爲是。
〔7〕二家　原作“後賢”，據乾隆本改。
〔8〕云　原作“論”，據乾隆本改。
〔9〕謂　原作“云”，據乾隆本改。
〔10〕爲　原作“者”，據乾隆本改。
〔11〕曰　原作“治”，據乾隆本改。

頭痛

頭爲清陽之分，外而六淫之邪相侵，內而藏[1]府經脈之邪氣上[2]逆，皆能亂其清氣，相搏擊致痛。須分內外虛實。實者，其人血氣本不虛，爲外邪所犯，或蔽覆其清明，或壅塞其經絡，或內之實火上炎，因而血瘀涩滯，不得通行而痛，其痛必甚，此爲實。虛者，其人氣血本虛，爲外邪所犯，或內之濁陰上干，雖亦血瘀涩滯，不能通行，而搏擊無力，其痛不甚，此爲虛。《準繩》謂真氣虛寒，遇外之寒濕所侵，血濇脈寒，卷縮緊急，引其小絡而痛，得煖則痛止。實者，邪氣實而正氣不虛，可任攻。虛者，正氣自虛，而邪氣自實，補正仍須治邪。若邪亦不實，但補正則邪自退。六淫外邪，惟風寒濕三者，最能鬱遏陽氣。火暑燥三者皆屬熱，受其熱則汗泄，非有風寒濕襲之，不爲患也。然熱甚亦氣壅脈滿，而爲痛矣。內邪不一，皆統於風，風即氣之飄颺上升者。以高巔之上，惟風可到也。故不論內外邪，湯劑中必加風藥以上引之。風藥味之薄者，陰中之陽，自地升天者也，升麻、薄荷之類。痛如破，不能忍，蔓荆子。風在太陽，巔頂連頸強痛，脈浮緊，君羌活，加薑[3]、葱。葱白宜連鬚用。風在少陽，頭角痛，口苦，脈弦細，君柴胡，加薑[4]、葱。風在陽明，額痛連目，脈浮長，君白芷，加薑[5]、葱。少陰、太陰，脈至胸頸而還，故無頭痛。惟厥陰脈會巔頂，故巔痛，君藁[6]本，如脈沉足冷，乾嘔吐沫，加吳茱萸、附子。用風藥者，由風木虛，不能升散，土寡於畏，得以壅塞而痛。猶言少陽清[7]氣不升[8]，脾濕上壅

〔1〕藏　原作“外”，據乾隆本改。
〔2〕上　原作“土”，據乾隆本改。
〔3〕薑　原作“羌”，據乾隆本改。
〔4〕薑　校改同〔3〕。
〔5〕薑　校改同〔3〕。
〔6〕藁　原作“膏”，據乾隆本改。
〔7〕清　原作“升”，據乾隆本改。
〔8〕升　原作“清”，據乾隆本改。

不降耳。故用風藥以散之。若疏散太過，服風藥反甚，發散太過，清陽之氣愈虛，濁陰終不降，且表虛易招外侮。宜補氣實表，順氣和中湯。凡外感頭痛，詳《傷寒論》。頭痛久不愈者，名頭風。頭風，頭面多汗，惡風，時止時發，先風一日則痛甚，至風日則少愈。清陽之氣被鬱，故喜通而惡塞。風者，天氣之通者也。先鬱後通，先風一日，正鬱極欲通之候也，欲通不通，故擾動而痛甚。至風日則天氣通，而人氣應之亦通，故少愈也。由內有鬱熱，或痰火，毛竅常疏，風易入，外寒束內熱，閉逆爲痛。醫用辛溫之藥散其標寒，雖暫效，以熱濟熱，病益深。宜瀉火凉血，佐以辛散，南星、蒼耳子、石菖蒲、天麻最當。頭風久不愈，恐損目，邪害空竅。清空膏主之。有痰加半夏，諸般頭痛併治。惟血虛頭痛詳下不宜，正巔頂痛者亦勿用。內傷頭痛，氣虛者耳鳴目眩，清氣不升，陰火上衝。九竅不利，氣不能達於九竅也。自覺空虛，惡勞動，動則痛更甚，脈虛大，必包裹其頭乃少寧，四君子湯見氣加風藥。血虛頭痛，魚尾眉尖後，近髮際終日星星如細筋抽引，痛不甚，脈芤或數，善驚惕，當歸、川芎、連翹、熟地各二錢，水煎，泡薄荷末二錢，鼻吸其氣，候溫服，安臥效。或四物湯見血加風藥。氣血俱虛者，調中益氣湯見勞倦加川芎、蔓荊子、細辛，神效。陰虛發熱，兩太陽穴作痛，此相火自下衝上，六味丸見虛損。產後血瘀頭痛，膈熱上干也。熱厥頭痛，雖嚴寒猶喜風寒，在煖處或見烟火則甚，宜清上瀉火湯，後用補氣湯。頭目赤腫，胸膈煩悶，大便微秘，身半已下寒，足骭尤甚，此條詳寒熱篇上熱下寒條。既濟解毒湯見熱。痰厥頭痛，暈眩煩亂，惡心欲吐，半夏白术天麻湯見眩暈。虛風內作，非天麻不治，痰非半夏不除，黃耆實表止自汗，人參補氣，二术、澤瀉、茯苓除濕，橘皮調中升陽，炒麯、麥芽消食蕩胃，乾薑[1]除寒，黃柏酒炒治伏火發燥。濕熱作痛，必昏重欲吐，兼眉稜骨痛，二陳見痰加風藥。傷食頭痛，胸膈痞塞，嗌酸，噫敗卵臭，惡食，治中湯加砂仁一錢，或紅丸子，或平胃散併見傷飲食加枳實。傷酒頭痛，惡心，昏冒眩暈，葛花解酲湯。見傷飲食。頭痛巔疾，下虛上實也。寒濕上干。過在足少陰太陽，甚則入腎，寒

---

〔1〕薑　原作"羌"，據乾隆本改。

濕自經而入藏也。腎主骨髓,髓通腦,寒入骨髓,逆上至腦,阻碍清陽,故腦痛連齒,亦骨之餘也。此幾幾乎真頭痛矣。濕熱上干者,必以苦吐之,輕者透頂散,搐鼻取涎。頭重如裹,由濕氣在頭,頭者輕清象天,清故輕也。濕者地之濁氣,濁故重也。外濕蒙蔽故如裹,宜微汗,勿大汗,恐汗去濕留,紅豆搐鼻散。外有嗅毒頭痛,吃炒香附一味愈。真頭痛,手足寒至節,全腦連齒皆痛,且發夕死,不治。與黑錫丹,見呃逆。灸百會,猛進參、沉[1]、烏、附或可生,然天柱折者必死。真頭痛與真心痛皆寒証,陰滅陽也。

偏頭痛。舊分右屬熱與痰,熱用黃芩,痰用半夏、蒼朮。以陽明胃府居右,多熱多痰也。分左屬風屬血虛,以肝木主風居左,又左屬血也。風用荊芥、薄荷,血虛用川芎、當歸、菊花。然不必泥定。生蘿蔔汁,仰臥注鼻中,左痛注右,左痛則左壅塞,雖注之亦不通,右通故可注,從右透左,則併通矣。右痛注左。蓽撥、散熱。猪膽清熱。搐鼻。川芎散、細辛散。川芎、柴胡為主,佐以蔓荊子、蒼耳葉、升麻、甘草、葱、薑[2]。大便秘,大黃下之。外用萆麻子五錢,大棗十五枚,搗成泥,塗綿紙上,箸捲成筒,去箸,納鼻中,良久下涕,痛止。又石膏二錢,牛蒡子二錢,為末酒下,飲大醉立愈。

雷頭風。頭痛而起核塊,或頭中如雷鳴,風動作聲,如籟之發。清震湯。或不省人事,地膚子、生薑[3]搗爛,熱酒衝服,取汗愈。子和用茶調散見傷飲食。吐之,後用神芎丸見腫脹下之,再服烏荊丸見血,及愈風餅子之類。弱者用凉膈散,見發熱。消風散熱。痰熱生風作響,半夏牙皂、薑[4]汁煮過,一兩、大黃酒浸透,濕紙包煨,如是者三次,二兩、白殭[5]蠶、連翹、橘紅、桔梗、天麻各五錢、片芩酒炒,七錢、薄荷葉三錢、白芷、青礞石、粉草各一錢,為末,水浸蒸餅丸,綠豆大,臨臥茶吞二錢,

---

〔1〕沉　原作"況",據乾隆本改。千頃堂本作"朮"。
〔2〕薑　原作"羌",據乾隆本改。
〔3〕薑　校改同〔2〕。
〔4〕薑　校改同〔2〕。
〔5〕白殭　原作"日羌",據乾隆本改。

以痰利爲度，後服清痰降火之藥。氣挾肝火作響，加味逍遙見鬱最當。亦有如蟲響者，名天白蟻，茶子爲細末吹鼻。

大[1]頭痛。頭腫如斗，俗云大頭瘟，天行疫氣所發。頭面赤腫，或發疙瘩。先發鼻額屬陽明，先發耳前後屬少陽，先發腦後及項屬太陽。若三陽俱受邪，則各處併發，治戒急下。恐遺高分之邪。當先緩後急，退熱、芩、連等。消毒，連翹、鼠粘子、板藍根之類。緩緩治之。細口呷，或食後服，或酒炒使上升不速下，皆緩之義。候大便熱結，上焦之邪熱皆降聚於中州，乃下之，三承氣見大便不通選用。此毒若結塊不散，必成膿，外用栢葉和蚯蚓糞泥搗敷。或井底泥調大黃、芒硝末亦可。赤腫結核，鈹[2]針出血愈。頭搖[3]掉眩屬風熱，風火主動也，羌活、川芎、白芷、藁本、蒼术、細辛、甘草、天麻。若因肝腎二經血虧，致火炎生風，須養血。又凡人內有痛則頭搖，心絕則頭搖，狀如烟煤，直視者死。痙病亦頭搖。

頭風屑。羅謙甫謂肝風盛，金來尅之，使頭有雪皮。難解。大抵風熱上蒸，其液乾，則化爲白屑耳。大便實，瀉青丸見中風，虛者人參消風散。

眉稜骨痛。或外邪鬱成風熱，上攻於腦，從目系過眉骨，下注於目。目系上屬於腦，過眉骨也。或內之風熱濕痰上攻，選奇湯主之。風熱者，清上散痰，二陳加酒芩、白芷。風寒羌烏散。肝虛者，纔見光明，眼眶骨痛，生熟地黃丸。肝血虛火旺也。肝經停飲，發則眉骨痛，眼不可開，晝靜夜劇，濕爲陰邪，故夜病甚。導痰湯[4]見痰，或小芎辛湯加半夏、橘紅、南星、茯苓。

眩暈

眩，惑亂也，從目從玄。玄，黑暗也，謂眼見黑暗也。虛人久蹲陡

---

〔1〕大　原作“太”，據乾隆本改。
〔2〕鈹　原作“排”，據乾隆本改。
〔3〕搖　原作“眩”，據乾隆本改。
〔4〕湯　此下原衍“痰”，據乾隆本刪。

起，眼多黑暗是也。暈與運同，旋轉也，所見之物皆旋轉如飛，世謂之頭旋是也。此風火上衝使然。經以掉眩屬風木，風即火氣之飄忽者，風從火生，火藉風煽，觀儵得風而旋轉，可見矣。外風、内風、熱風、冷風，皆能煽火。經言五藏六府之精氣，皆上注於目，然則目之能視者，乃藏府之精氣靈明為之也。此上注之精氣，必安靜不搖，而後矚物有定，若為風火所煽而旋轉，則所見之物亦旋轉矣。此乃目之精氣為病，非目睛之轉動也。然經謂目繫屬於腦，出項中，邪邪指風邪言中項入深，隨目繫入腦則腦轉，腦轉則引目系急，目繫急則目轉眩。趙以德謂順靜寧謐者水之化，動擾撓亂者火之用。頭以腦為主，腦者髓之海，目之瞳子亦腎之精，二者皆屬腎水，喜寧靜而惡動擾。寧靜則清明内持，動擾則散亂昏惑，故目眩腦轉云云。則風火煽動，固有腦轉繫急，而目轉眩者乎。六淫七情，飲食痰水諸邪，皆能動火生風，風火盛極即然，雖壯實人亦有之，不必虛弱也，但虛者多耳。昧者定歸之虛，試觀醉人眼花，與虛何涉哉。劉宗厚以為上實，經以為上虛，非相悖也。蓋虛者血與氣也，實者風火與痰涎也，正自虛而邪自實也。痰涎隨風火上壅，濁陰干於清陽也，故頭風眩暈者多痰涎。丹溪謂無痰不作眩，必搐去而後愈。

治法

氣虛者，補中益氣湯見氣。血虛者，補肝養榮湯，或四物湯見血加荆芥穗。腎陽虛，八味丸見虛損或黑錫丹見呃逆。腎[1]陰虛，六味丸。見虛損。中脘伏痰嘔逆，旋覆花湯。痰閉不出者吐之，獨聖散。見傷飲食。吐訖[2]，可用清上辛凉之藥，防風通聖散見中風加半夏等。青黛散，搐鼻取涎，神效。痰涎盛，而大小便結，利下之。但見有吐涎者，知其有痰，半夏、橘紅、旋覆等。風痰，南星、殭蠶。因停水眩暈者，詳水腫門。因濕者，頭重不起，虛人更甚，五苓散見傷濕、除濕湯見中濕。因熱者，煩渴，栀子、黄連、甘菊。實者，大黄酒炒三次，

---

〔1〕腎　此字上原衍"逆"，據乾隆本刪。
〔2〕訖（qì 氣）《爾雅·釋詁》："訖，止也。"

爲末,茶調,每一二錢。因氣鬱者,則志氣不舒,逍遥散見鬱加薄荷、菊花。虛寒者,宜三五七散,或芎附湯見血。生料正元飲加鹿茸一錢,下靈砂丹見嘔吐。或正元飲加炒川椒十五粒,下茸珠丸。不效,則獨用鹿茸一味,每服五錢,無灰酒煎,入麝香少許服。緣鹿茸生於頭,故治頭眩也。瀉多脱陰,虛陽上浮,時時眩暈,或視物不見者危。眩暈非天麻不治,不可缺。

項强痛

多由風寒邪客三陽,亦有痰滯濕停,血虛閃挫,久坐失枕所致。感冒風寒者,驅邪湯。痰盛者,消風豁痰湯。濕盛者,加味勝濕湯。血虛火盛筋燥者,項强急,動則微痛,左爲甚[1],脈弦而濇[2]。疏風滋血湯。閃挫,久坐,失枕,而致項强,不可轉移,多由腎虛不能生肝,肝血虛,無以養筋,六味丸見虛損常服[3]。

胸痛 缺盆下曰胸。當與痺滿門胸痺條參看。

五藏及膽、心包絡七經,筋脈俱至胸,是諸經之邪,皆得爲胸痛。而胸者,肺之部分,則其痛尤多屬肺可知。乃醫書多以肝病爲言,此舉隅之論耳,勿泥。須知胸爲清陽之分,其病也,氣滯爲多。實亦滯,虛亦滯。氣滯則痰飲亦停,宜行氣除飲,此治在肺分。肺主氣,宜下降,不宜上壅者也。至氣有餘爲火而屬心,痰本於濕而屬脾,其義可兼舉矣。若乃肝氣實而上衝,因載血以上,或肝虛而清陽不升,濁陰不降,此則病在肝膽,痛必連脇矣。至肝火之上炎,由腎水之竭,肝氣之虛寒,由腎火之衰,亦可推。治法於上下篇參之。經云:春脈如弦,其氣不實而微,此謂不及,令人胸痛引背,兩脇脹滿,此肝虛也,補肝湯。見

---

〔1〕甚　原無,據乾隆本補。

〔2〕脈弦而濇　“脈”字原無,據乾隆本補。“弦而濇”原作“眩而暈”,據乾隆本改。

〔3〕服　此下原有“更妙”二字,據乾隆本删。

脇痛。《金匱》肝中寒者，此下有兩臂不舉，舌本燥七字，《醫宗金鑑》謂是衍文，刪之。善太息，胸中痛，不得轉側，則脇亦痛可知。食則吐，肝性條達，爲寒所鬱不得伸，故太息以舒之。食則吐者，氣上逆也。而汗出也。又云肝着，氣着滯不行也。常欲蹈其胸，蹈者，按摩之意[1]。先未苦時，但欲飲熱，寒則凝[2]滯，熱則流通，故[3]喜飲熱。旋覆花湯主之。方用旋覆花三兩，葱十四莖，新絳少許，水三升，煮一升，頓服。《金鑑》謂與証不合，疑誤。愚謂此乃停飲，而陽氣不宣，故用此逐飲通陽[4]，加絳以和血也。此肝實也。《素問》曰：陽明所謂胸痛短氣者，水氣在藏府也。輕者五苓散見傷濕，重者用張子和法取之。木香、鬱金二味，氣鬱痛者倍木香，血鬱痛者倍鬱金，爲末，每服二錢，老酒下，虛者加人參。痰飲痛，輕者小陷胸湯，重者大陷[5]胸丸治之。若痰唾稠粘者[6]，則用控涎丹見痰飲[7]。

心痛 心包絡痛，胃脘痛。

心爲君主，義不受邪。若邪傷其藏而痛者，謂之真心痛。其証卒然大痛，咬牙噤口，舌青氣冷，汗出不休，面黑，手足青過節，冷如冰，且發夕死，夕發旦死，不治。不忍坐視，用猪心煎取湯，入麻黃、肉桂、乾薑[8]、附子服之，以散其寒，或可死中求生。如但見爬床搔蓆，面無青色，四支不厥，聲尚能出，即非真心痛，乃心包絡受邪作痛也。而包絡之邪，皆由各藏府經脈傳來。如從胸痛至心，是肺心痛；從胃脘痛至心，是胃心痛；從脇痛至心，是肝心痛；從腰痛至心，是腎心痛，可類推之。蓋五藏六府任督各支脈，皆絡於心，其邪氣

---

〔1〕意　原作“謂”，據乾隆本改。

〔2〕凝　原作“寒”，據乾隆本改。

〔3〕故　原作“非”，據乾隆本改。

〔4〕通陽　原作“陽通”，據乾隆本改。

〔5〕陷　原作“脂”，據乾隆本改。

〔6〕者　乾隆本無此字。

〔7〕飲　此下原有“甚合”二字，據乾隆本刪。

〔8〕薑　原作“羌”，據乾隆本改。

自支脈而乘心者，不易入於心，而但犯其包絡也。於是氣血爲邪所滯，邪正相擊，故痛矣。

　　心包絡痛，在胸下髑骭[1]骨處，稍下即爲胃脘痛。胃上脘名賁門，在臍上五寸，去髑骭骨三寸，而痛每相連，故世俗總以心痛呼之。且有九種心痛之説，曰：蟲、飲、食、風、冷、熱、悸、疰、去來痛。丹溪云：心膈痛須分新久，若明知身受寒氣，口食寒物，於新得之時，當與溫散，或溫利之。仲景九痛丸，潔古煮黃丸之類。病久則鬱蒸成熱，若用溫散溫利，恐助火，須加山梔仁。氣鬱即痛，不必待成熱也。而概以火鬱言之者，以氣屬陽，即屬火耳[2]，此義宜知。寒痛，寒氣客於腸胃，卒然而痛，二陳見痰飲、草果、乾薑[3]、吳茱萸、扶陽助胃湯、草荳蔻丸之類。熱痛，清中湯、黃連、龍膽草之屬。痰積痛，星半安中湯、海蛤丸，或吐之。痰痛，濕痰嘈雜不寧，如飢如飽，欲吐，吐即寬，二陳加草蔻、蒼术。清痰流飲，漉漉有聲，攻走腰肋，胃苓湯見泄瀉。寒痰，一月一發，或兩發，或二三月一發，發時痛極，悶死，偶怒或勞，乘勢湧起，平胃見傷飲食加乾薑[4]、草蔻、枳壳。咳逆上氣，痰飲心痛，海蛤粉煅、瓜蔞實帶穰。等分爲末，米糊丸。氣攻刺作痛，加味七氣湯、沉香降氣散，此及下方併見氣。正氣天香散。但忍氣即發者是也。死血作痛，脈必濇，發作時，飲米湯下。或作呃，有時氣逆騰，如蟲攪，唧唧有聲，勿誤作蟲。壯人用桃仁承氣湯見血，弱人用歸尾、川芎、丹皮、紅花、蘇木、玄胡索、桂心、桃仁泥、赤麯、番降香、通草、穿山甲之屬，煎成入童便、韭汁，大劑飲之，或失笑散。蟲痛如咬，面有白癜，又面色乍青乍白乍赤，脣紅，吐清水，或清黃水，時痛時止，能食，或食即痛，以蟲得食而動，故痛也，飽後痛即止。化蟲丸見蟲、川楝子、苦練根、使君子、檳榔、黃連、雷丸、烏梅，不可用花椒，太辣，恐大驚跳，治詳蟲門。食痛，如有物碍，纍纍不下，時

----

〔1〕髑（hé 何）骭（yú 于）　胸前骨骼之總稱。

〔2〕耳　原作"也"，據乾隆本改。

〔3〕薑　原作"羌"，據乾隆本改。

〔4〕薑　校改同〔3〕。

噯腐氣，畧傷食，悶悶作痛，平胃散見傷飲食加枳實、半夏、檳榔。舊
有酒食痰積，一遇觸犯便痛，挾風寒者，參蘇飲見發熱加葱薑[1]；挾
怒氣者，二陳，見痰加青皮、山梔、麯蘗、山查、草果；挾火熱者，二陳
加枳實、黃連、薑[2]汁炒。山梔。脈堅實，不大便，心下滿痛，不可按
者，實也，大柴胡見瘧、三承氣見大便不通下之。痛不可按爲實，可按
爲虛，虛者補而行之，或純補。丹溪治許文懿公食積痰飲，往來如
潮，湧上則爲心脾痛，降下則爲胯痛，以製甘遂末入猪腰內煨食之，
即張子和煨腎散，方峻，勿輕用。連泄七次，足便能步。然多年鬱結，一旦
泄之，徒引動其猖獗之勢，仍以吐劑達其上焦，連用瓜蒂、黎蘆、苦
參等。俱吐不透，仍用附子尖三枚，和漿水以蜜飲之，方大吐膠痰
一桶。然後治及中下二焦，以朴硝、滑石、黃芩、石膏、連翹等一斤，
濃煎冷飲之，四日服四斤，腹微痛，二便秘，脈歇至，於卯酉時，乃陽
明之應，胃與大腸積滯未盡也。乃作紫雪見遺精論末三日，服至五兩，
腹稍安。後又小便閉痛，飲以蘿蔔汁，得吐立通。又小腹滿痛，以
大黃、牽牛等分，水丸服至三百丸，下如爛魚腸者二升許，脈不歇。
又大便迸[3]痛，與前丸，下穢物如柏[4]油條尺許。自病至安，脈皆平
常弦大，次年行倒倉法見積聚全愈。此得於張子和，無膽識者敢乎？

腹痛 小腹痛。

經脈有正有別，其別分絡藏府部位，邪在正經，則注[5]於別絡，
而從藏府所虛之部位而入焉。胸爲心肺部位，肚腹脾胃[6]部位，胠脇小腹
肝胆部位，腰脊腎部位也。邪入則氣停液聚，痰血不行，脈絡皆滿，邪正
相搏故痛。六淫七情，飲食勞倦，皆能致之，不獨寒也。痛脈多緊

---

〔1〕薑　原作"羌"，據乾隆本改。
〔2〕薑　校改同〔1〕。
〔3〕迸　原作"併"，據乾隆本改。
〔4〕柏　乾隆本作"栢"。
〔5〕注　原作"泩"，據乾隆本改。
〔6〕胃　原作"肺"，據乾隆本改。

急,河間謂急脈固屬寒象,然寒脈當短小而遲,若兼洪數,則爲熱痛之脈。分寒熱、虛實、氣血、飲食、痰蟲施治。寒痛:綿綿無增減,喜熱惡寒,口中和,二便清利,脈沉遲,乾薑[1]、肉桂、吳萸、草蔻、木香、厚朴、陳皮、香附之屬。諸寒痛得熱即止者,用熟艾半斤,隔白紙鋪腹中,又以憨葱數枝,批作兩半片,鋪艾上,再用紙蓋之,慢火熨斗熨之,冷則易,覺腹中熱,腹皮熱難當,仍用帛裹緊,將冷乃解。一法用炒鹽熨。房事後受寒腹痛,灸神闕、氣海等穴,或炒薑[2]、葱熨之,內服理中、見中寒。四逆見厥等湯。熱痛:時痛時止,口乾舌燥,二便結澀,喜冷惡熱,脈洪數,白芍、黃芩、黃連、山梔、甘草之屬。寒亦有實,熱亦有虛,熱實者寒藥下之,三承氣等。寒實者熱藥下之。備急丸等。辨虛實法不一,而可按屬虛,拒按屬實,尤其顯著者。治虛分氣[3]血,痛時常覺虛豁,似飢非飢,呼吸無力,氣虛也,六君子見氣加木香。若愰愰作痛,似細筋抽引不寧,又如芒刺牽引,屬血虛,四物見血加陳皮、甘草、木香。氣滯作痛,則腹脹脈沉,木香順氣散、七氣湯,見氣此爲氣實。又飲食、痰濕、死血、蟲作痛,皆爲實。食痛:欲大便,便後痛減,脈沉滑或弦。食得寒則凝,得熱則行,平胃散見傷飲食加枳實、草蔻、半夏,保和丸、枳术丸二丸併見傷飲食之屬。酒積痛:三稜、蓬术、香附、蒼术、厚朴、陳皮、茯苓,木香檳榔丸主之。多年敗田螺壳煅存性,加三倍於木香檳榔丸中,更加山梔、茵陳,其效甚速。痰痛:脈必滑,眩運吐涎,或下白積,或小便不利,痰碍氣道也。或得辛辣熱湯則暫止,二陳見痰飲加蒼术、香附、撫芎、枳實、薑[4]汁。死血作痛,脈必澀,痛有定處,元胡、歸尾、五靈脂、蘇木、桃仁、没藥、赤芍等。或桃仁承氣湯見血,虛者加歸、地,蜜丸服,以緩除之。蟲痛:心腹懊憹,往來上下,痛有休止,或腹中塊起,惡心,吐清水,食厚味或飽即止,面色青白赤不定。蚘蟲攻咬,面必黄,參看心

---

〔1〕薑　原作"羌",據乾隆本改。

〔2〕薑　校改同〔1〕。

〔3〕氣　原作"血",據乾隆本改。

〔4〕薑　校改同〔1〕。

痛門。雞汁吞萬應丸見蟲。雄黃、白礬，飯丸亦可。感濕而痛，小便不利，大便溏泄，脈必細，胃苓湯見泄瀉。感暑而痛：吐利併作，脈必虛豁，十味香薷飲、六和湯。併見傷暑。詳霍亂門。失笑散見心痛。治心腹痛神效。劉寄奴末六錢，玄胡索末四錢，薑[1]汁熱酒調服亦佳，皆通理氣血之劑也。中脘痛，太陰也，理中見中寒、建中見勞倦之類。臍腹痛，少陰也，四逆見厥、真武之類。景東陽謂心脾筋結臍，胃筋脈挾臍，當臍明屬脾胃。其腎之筋脈從腰貫脊，併不及臍，當臍痛用腎經藥太誤。愚謂腎附於脊，正與臍[2]對。又胎胞初結，中起一莖，形如蓮蕊[3]，一莖即臍蒂，蓮蕊即腎。是臍乃腎之根蒂，而位又正對，則當臍痛，雖與少陰經無涉，而謂與腎藏無關，亦不可也。小腹痛，厥陰也，重則正陽散、回陽丹之類，輕則當歸四逆湯見厥。之類。小腹痛：因小便不利者，五苓散見傷濕。若小便利者，審是血証，桃仁承氣見血之類。若肝氣鬱痛者，青皮、柴胡之屬。亦以可按爲虛，拒按爲實。氣寒血結，威靈散。氣滯血凝，當歸散。若連陰作痛，按之即止，爲肝經血虛，四物見血加牛膝、人參、炙草。又白膠香一味最妙。其有青筋見於小腹及大腹，乃肝火乘脾，小柴胡見寒熱合四物，加胆草、山梔。若因睪丸腫疼，牽引而痛，乃疝氣病也。霍亂腹痛，必吐利兼作，亦有不吐利者，名乾霍亂。又腸癰腹痛，小腹痛併小便數，似淋，身甲錯，腹皮急，按之軟，如腫狀，或遶臍生瘡，可辨也。又有胞痺一証，小便不利，小腹按之痛，若沃以湯，詳痺及淋二門。

腰痛

　　膀胱脈抵腰，腎脈入腰。又經曰：腰者、腎之府也，轉搖不能，腎將憊矣。是腰痛乃腎與膀胱之病也。太陽經虛，則風寒濕諸客邪皆得爲患，而腎虛之所患尤多。腰肢痿弱，身[4]體疲倦，腳膝

---

〔1〕薑　原作"羌"，據乾隆本改。
〔2〕臍　原作"腎"，據乾隆本改。
〔3〕蕊　原作"澁"，據乾隆本改。
〔4〕身　原作"小"，據乾隆本改。

痠[1]軟,脈或洪或[2]細,皆無力,痛亦悠悠隱隱不甚,是其候也。分寒熱二証,脈細無力,氣怯弱,小便清利,爲陽虛,宜腎氣丸見虛[3]損、橘香丸、生料鹿茸[4]丸見血之類。仍以茴香炒研[5],猪腰切片,勿令斷,糝末其內,紙裹煨熱,黄酒下。脈洪而無力,小便黄赤,虛火時炎,爲陰虛。東垣所謂醉以入房,損其真陰,則腎氣熱,熱則腰脊痛不能舉,久則髓減骨枯,發爲骨痿,六味丸見虛損、滋腎丸見小便不通、封髓丹見遺精之類。瘧痢後,月經後痛者,多屬虛,於補氣血藥加杜仲、側栢葉。丹溪云:久腰痛,必用官桂開之,痛方止。脇腹[6]痛亦然。有風有寒,有濕有熱,有閃挫,有瘀血,有滯氣,有痰積。傷於風,脈必浮,或左或右,痛無常處,牽引兩足,羌、防、秦艽必用。感[7]寒而痛,腰間冷如冰,脈必緊,得熱則減,得寒則增,薑[8]附湯見中寒加辣桂、杜仲,外用摩腰膏。傷於濕,如坐水中,脈必緩,遇天陰或久坐久坐則濕凝必發,身體腫,滲濕湯、腎着湯。併見傷濕。體重腰冷,飲食如故,小便自利,名腎著,寒濕之氣,凝着不行。治宜除濕兼温散。風濕,獨活寄生湯。濕熱,蒼术湯、獨活湯、羌活湯。閃挫或跌撲損傷而痛。乳香趂[9]痛散,五積散見中寒加桃仁、大黄、蘇木各一錢,倍當歸。或以茴香根同紅麯擂爛,熱酒調服。若因勞役負重而痛,和氣飲見腫脹,或普賢正氣散。瘀血脈必濇,轉側若刀錐之刺,大便黑,日輕夜重,桃仁酒調黑神散,或四物併見血[10]。加桃仁、紅花之屬。氣滯脈必沉,烏藥順氣散見中風、人參順氣散。

---

〔1〕痠　原作“酸”,據乾隆本改。
〔2〕或　原作“細”,據乾隆本改。
〔3〕虛　原作“氣”,據乾隆本改。
〔4〕茸　原作“茸”,據乾隆本改。
〔5〕研　原作“砂”,據乾隆本改。
〔6〕腹　原作“服”,據乾隆本改。
〔7〕感　原作“惑”,據乾隆本改。
〔8〕薑　原作“羌”,據乾隆本改。
〔9〕趂　“趁”的異體字。
〔10〕血　此下原衍“血”字,據乾隆本刪。

痰注脈必滑，或沉弦，二陳見痰加南星、香附、烏藥、枳壳、威靈仙治痛要藥，爲末，每用二錢，糁猪腰内煨[1]吃，熱酒下，微利爲度。杜仲薑[2]汁炒斷絲、黑丑、破故紙、桃仁炒，去皮尖、玄胡索，等份爲末，酒煮麪糊，胡桃肉和丸，桐子大，空心温酒或白湯下五七十丸，宜下者用之。腰痛雖屬腎與膀胱，然有子病累母者，故鬱怒傷肝亦[3]致腰痛，宜調肝散。有土病及水者，故憂思傷脾，亦爲腰痛，沉香降氣湯見氣和調氣散見中氣。腰痛面忽紅忽黑，爲心腎交爭，難治之証也[4]。

背脊强痛

督脈主脊。經云：督脈之別，名曰長强，別走太陽，實則脊[5]强，取之所別也。刺灸之[6]。大腸筋挾脊。心脈與脊裏細筋相連貫，故心痛有連背者。脾筋着脊。腎筋脈貫脊，脊髓空則痛。膀胱筋脈挾脊，上項，爲風寒濕所襲，則倔强不能屈伸，取本經膕中血絡。背上兩角爲肩解，小腸脈出之，肩解下成片肉爲肩胛，大小腸筋脈俱繞之。又肩背屬肺部分。太陽中風濕，經脈不行，脊痛項强，不可回顧，羌活勝濕湯見傷濕。兼氣實鬱滯者，則常常作痛，加木香、陳皮、香[7]附。氣虛鬱滯者，則時止時痛，加升、柴、參、芪。血虛鬱痛者，則夜甚時止，加歸、芍。血瘀鬱痛者，則夜痛不止，加薑[8]黄、靈脂、紅花。風盛項背强，加威靈仙。濕盛肩背重，加二术。痰氣凝

---

〔1〕煨　原作“煹”，據乾隆本改。
〔2〕薑　原作“羌”，據乾隆本改。
〔3〕亦　原作“故”，據乾隆本改。
〔4〕之証也　乾隆本無此三字。
〔5〕脊　原作“脊”，據乾隆本改。
〔6〕之　此下原有“類”字，據乾隆本删。
〔7〕陳皮、香　此三字原脱，據乾隆本補。
〔8〕薑　校改同〔2〕。

滯則嘔眩，本湯送青州白丸子見中風。看書對奕[1]，久坐而脊背痛
者，補中益氣湯見氣，或八珍見虛損加黃芪。喘咳氣逆，肩背痛，汗出，
肺實也，熱也。肺虛亦痛，覺寒，少氣不足以息，當補氣。腎氣上逆，
先背痛，後及肩，和氣飲見腫脹加炒鹽、小茴。當肩背一片冷痛，而
用神保丸者見傷飲食，此有積氣故也。素虛人，或病後，或發汗過多，
心隔間痛引乳脇或肩背，此氣上逆，當引使歸元。有患肩胛縫一線
痛起，上跨肩，肩背屬小腸經。至胸前側脇止，膽經。晝夜不息。丹溪
謂因思慮傷心，心血虛而火動。移於小腸，及慮不能決，又歸之膽，膽
火亦動。子來乘母，爲實邪，以人參四錢，思慮則氣結不行，故補其氣以行
之。木通二錢引火從小腸出煎湯，下龍薈丸見脇肋痛。除肝胆火而愈。

脇肋痛 腋下爲胠，胠下爲脇，脇下爲肋，肋下爲季脇，季脇下爲䏚。

　　肝胆脈布脇，而心包絡筋脈亦挾脇。肝脈布肋，而脾筋亦結肋。
胆筋脈乘季脇，而肺筋亦抵季脇。胆脈乘䏚，是脇肋痛未必盡由肝
胆，而肝胆爲多。大概分氣血食痰四種，而怒氣瘀血居多，治者須
分左右，審虛實。左痛多留血，或肋[2]下有塊，右痛多氣鬱，氣鬱則
痰亦停，然左血右氣，亦難泥定。大抵瘀血按之痛，不按亦痛，痛無
時息，而不膨脹。氣痛則時止而膨，得噯即寬，以此辨之。脇痛火
實者，忌陳皮、生薑[3]、細辛，能令肝脹。火盛忌熱藥，三者性熱，而味又
辛散，火得風而益熾也，故忌之。龍薈丸、柴胡、青皮必用。肝火鬱甚，用
黃連、龍胆草等苦寒直折，火愈鬱愈烈。用大瓜蔞一枚，連皮搗爛，
加粉草二錢，妙，瓜蔞甘寒潤滑，於鬱不逆，又如油之洗物，未嘗不
潔也。詳《準繩》。氣實痛，枳殼、青皮、薑[4]黃、香附、甘草，有痰加
蒼术、半夏、白芥子。枳殼乃治脇痛之劑，必用。死血阻滯，必日輕
夜重，午後發熱，脈短濇，桃仁承氣湯見血加鱉甲、青皮、芎、歸之屬。

---

〔1〕奕　似應作“弈”，爲是。

〔2〕肋　原作“肺”，據乾隆本改。

〔3〕薑　原作“羌”，據乾隆本改。

〔4〕薑　校改同〔3〕。

痰飲痛,脈沉弦滑,導痰湯見痰。食痛,凡痛有一條扛起者是也。煮黃丸見心痛治脇下痃癖痛,如神。悲哀傷肝,氣引兩脇疼痛,枳殼煮散。房勞傷腎,氣虛血滯,胸脇多有隱隱作痛,宜補腎,加芎、歸之類和血。酒色太過,脇下一點痛不止,名乾脇痛,甚危,惟大補氣血而已。虛冷作痛,不宜疏散,須辛熱補劑。肝虛,視物不明,筋脈拘急,面青爪甲枯,脇引小腹痛,補肝湯。凡痛而脇骨偏舉者,肝偏傾也。

臂痛腋腫

臂痛有六道經絡,究其痛在何經,以行本經藥行其氣血,氣血通則愈矣。以兩手伸直,臂貼身垂下,大指居前,小指居後而定之。其臂臑之前廉痛者,屬陽明經,以升麻、白芷、乾葛行之。後廉痛者,屬太陽經,以藁本、羌活行之。外廉痛者,屬少陽經,以柴胡行之。內廉痛者,屬厥陰經,以柴胡、青皮行之。內廉痛者,屬太陰經,以升麻、白芷、蔥白行之。內後廉痛者,屬少陰經,以細辛、獨活行之,併用針灸法。臂爲風寒濕所搏,或飲液流入,或因提挈重物致痛,或腫或不腫,除飲証外,其餘併可五積散見中寒,及烏藥順氣散,見中風。或蠲痺湯見痺。審知是濕,蠲痺湯每服加蒼术末三匙,防己四分。挈重傷筋者,琥珀散、刧勞散,或和氣飲見腫脹,每服加白薑[1]黃五分,以薑[2]黃能入臂故也。薄桂味淡,能橫行手臂,引藥至痛處,亦不可少。痰飲,臂痠痛軟麻,導痰湯見痰。加木香、白薑[3]黃各五分,重者控涎丹見痰。加去油木鱉子一兩,桂枝五錢,每服二十丸,加至三十丸。血虛不榮於筋者,蠲痺湯、四物湯見血各半貼煎服。氣血凝滯者,舒筋湯。

腋屬心包經、肝經,腋前屬肺經,腋後屬心經,腋下屬肝經。經氣熱則腋腫,察其部位治之。

---

〔1〕薑　原作"羌",據乾隆本改。
〔2〕薑　校改同〔1〕。
〔3〕薑　校改同〔1〕。

身體痛　身體拘急

體痛，謂一身盡痛，傷寒、太陽表証，六脈俱緊，發汗後痛，爲氣血不和，脈弦遲。陰毒、傷寒陰毒，痛如被杖。霍亂、吐瀉腹痛。中暑、汗太多，脈虛。濕痺、濕流關節，一身盡痛，風濕相搏，重痛不可轉側，脈緩。虛勞，氣血虛損，脈弦小，或虛數。皆有之。寒者，甘草附子湯。熱者，當歸拈痛湯。內傷勞倦飲食，兼感風濕者，補中益氣湯見氣。加羌、防[1]、升麻、蒼术、藁本治之。春月寒濕鬱遏，清[2]陽不得升，火伏下焦，浮而躁熱，雖在陰室中亦汗出，壯火食氣，困乏懶言，以麻黃復煎湯，漸漸發之，令寒濕去，陽氣升，困倦乃退。編身痛如勞証者，參、耆、甘草、附子炮、羌活、木香、知母、芍藥、川芎、前胡、枳壳、桔梗、白术、當歸、茯苓、半夏製，各五錢，柴胡、鱉甲醋炙各一兩，桂心、酸棗仁各三錢，杏仁炒五錢，爲末，每服四錢，薑[3]三片，棗二個，烏梅三個，蔥白三寸，水煎空心調服。少年虛損冷愗，老人諸疾併治，惟傷寒體痛不宜。活血丹與四物蒼术各半湯相表裏，治編身骨節疼痛如神。身體拘急屬寒，寒則收引也。又屬濕，濕亦寒也。寒屬腎，濕屬脾，於二經取之。

面　詳四診察面。頰車蹉。

諸陽經皆上至於頭，而胃脈起鼻交頞中，俠口環脣循頰車，上耳前，過客主人，故面部屬胃經。按小腸脈別支從觀上頤。抵鼻絡顴，亦面部也。胃熱則面熱，便燥結者，先用調胃承氣湯見大便不通。徹其本，次用升麻加黃連湯，以去其經絡中上行之風熱。胃寒則面寒，先以附子理中丸見中寒溫其中氣，次以升麻加附子湯，以散其經絡中上行之寒。風熱甚則面腫痛，白芷、升麻、葛根、薄荷、防

---

〔1〕防　原作"黃"，據乾隆本改。
〔2〕清　原作"升"，據乾隆本改。
〔3〕薑　原作"羌"，據乾隆本改。

風、荆芥、羌活、蒼术、黃芩、石膏，外杵杏仁膏塗之。腫如蛇狀，青苔水調塗。風水亦浮腫，詳腫脹門。腫與浮異，風火上炎，紅腫而痛，此邪有餘而腫也。脾肺氣虛，不能運行，上壅不降，面目虛浮，此正不足而浮也。面瘡或粉刺，或起白皮作癢，但淺在皮膚者，皆屬肺經風熱，清肺飲。

　　面焦，胃脈衰，人參、黃耆、甘草、白芍、升麻、葛根、白芷。面塵，即晦暗。陽氣鬱滯則無光，水涸則不潤，故晦暗如蒙塵土，宜疏肝、清肺、滋腎。面上䵟黑斑，水虛也，女人最多，六味丸。見虛損。外用甘松、山柰、細辛、白芷、白蘞、白芨、防風、荆芥、殭[1]䘏、天[2]麻、羌活、陀僧、川椒、菊花、獨活、枯礬、檀香各一錢，棗肉七個，肥皂肉一斤，同爲丸，秋冬加生蜜五錢，皮粗稿加牛骨髓三錢，洗面。面上黑子，石灰、酸水[3]調稠，糯米插入灰內，留半截在外，片時米色如水晶，用以點之即落。疣瘊，雞子清調赤小豆末，加蝸牛、飛面搗勻貼之。又用靛缸底泥塗之[4]即消。面黑，有胃陽虛，腎寒侮土，故黑色見於面唇，唇者，脾[5]之華，土不勝水，故黑。以升麻、葛根、防風、白芷，推揚胃氣，而散其滯，蒼术散其寒，白芍以斂脾陰，參、耆、甘草、薑[6]、棗以補其陽。午前陽升之時服之，數貼而愈。又有登廁感非常臭氣而得者，以沉檀焚於帳內薰之，旬日而愈。蓋臭屬腎水，香屬脾土，取其相勝也。又有因吃斑鳩而得者，鳩常食半夏苗有毒，以薑[7]汁解之而愈。

欠伸頰車蹉，口開不能合，醉以酒，俟睡，皂角末吹其鼻，嚔即止。

---

〔1〕殭　原作“羌”，據乾隆本改。

〔2〕天　原作“大”，據乾隆本改。

〔3〕酸水　即碱水。

〔4〕之　乾隆本無此字。

〔5〕脾　原作“皮”，據乾隆本改。

〔6〕薑　原作“羌”，據乾隆本改。

〔7〕薑　校改同〔6〕。

耳

經謂腎開竅於耳。又謂心開竅於耳。解者謂心本開竅於舌，因舌無竅，故借竅於耳。肺絡會於耳。胆、三焦脈皆走耳前，入耳中，過耳後。胃脈上耳前，筋結耳前。小腸、膀胱脈，俱結耳後完骨。胃之支脈亦過耳後。又《素問》謂[1]心、腎、肺、脾、胃五絡，皆屬之[2]於耳中。又謂肝病氣逆則耳聾。

耳聾，聲有所蔽塞則不通，在外之蔽塞，與在内之蔽塞一也。内氣本流通，何以蔽塞？則風火痰血之爲之也。在上爲心肺之氣，在下爲肝腎之氣，在中爲脾胃之氣。氣動而爲火，火動而爲風，壅於上焦，擾攘不清，則外入之聲，爲其所亂。若更蒸[3]液而痰凝，傷陰而血瘀，則耳竅蔽塞。甚則爲痛爲腫，結核停膿，不但聾也。不甚則爲鳴，氣上出於耳而作響也。氣上盛則鳴甚，不盛則鳴不甚。上焦氣壅屬實，下焦氣逆屬虛，或陰虛而火上炎，或陽虛而火上浮也。中焦多屬濕熱，酒食之所鬱積也。各藏府經脈，皆能動氣生火作聾，豈必拘定脈絡通耳者乃然哉。此皆言内氣上壅者，若氣虛下陷則亦聾。以清氣自下，濁氣自上，清不升則濁不降也。更有老年精脱氣衰，不能上通者，即無濁火上亂，而精氣萎弱，既不上通，則竅遂漸閉，如路久不行而茅塞也。亦有沉静之人，收視返聽，精氣退藏於密，而上竅亦漸閉者，乃高壽之徵也。明此義，而紛紛之説，皆一以貫之矣。耳聾治法：熱者犀角飲子，大便秘者加大黄。壅熱生風，犀角散。兼外風者，防風通聖散見中風。兼痰者，滾痰丸。見痰。鬱火，防風通聖散，加大黄酒煨，再用酒炒三次，又同各味通用酒炒。加味逍遥散見鬱。厥氣上逆者，多見眩暈之証，沉香降氣湯，蘇子降氣湯。甚者吞養正丹併見氣，以鎮墜之。腎水虛精脱者，必

---

〔1〕謂　原無，據乾隆本補。

〔2〕之　乾隆本無此字。

〔3〕蒸　原作“精”，據乾隆本改。

顴頰黑,六味地黃丸見虛損,《本事》地黃湯。內有羌、防二味,爲腎虛而兼受風邪也,無風邪者去之。腎虛寒者,八味丸見虛損、益腎散。多恐爲肝虛,四物湯見血加羌、防[1]、柴胡、菖蒲、伏神。勞役傷,房勞傷,虛火上炎,瘦悴昏瞶,是爲勞聾,益氣聰明湯。耳者,宗脈之所附,脈虛而外風襲,使經氣閉塞,是爲風聾,多見頭痛,排風湯見中風、桂心散、磁石丸。氣壅頭目不清,清神散。氣閉不通,通氣散。外治:通神散、通耳法、追風散。甘遂半寸,綿裹插耳中,口嚼甘草。蒼术長七分,一頭削尖,插耳內,一頭平,安艾灸,覺耳中有熱氣,效。久[2]聾,萆麻子丸、勝金透關散。

耳鳴。經謂上氣不足。又謂腦髓不足,則腦轉耳鳴。皆精氣虛弱之故也。王汝言謂耳鳴甚者,多是痰火上升,又感惱怒而得。若腎虛而鳴者,其鳴不甚,當見勞怯等証。薛立齋云:若血虛有火,四物湯見血加山梔、柴胡。氣虛,補中益氣湯見氣。血氣俱虛,八珍見虛損加柴胡。若怒而鳴,氣實,小柴胡見寒熱加芎、歸、山梔;虛用八珍加山梔。若午前甚者,陽氣實,熱也,小柴胡加黃連、山梔;陽氣虛,補中益氣見氣加柴胡、山梔。午後甚者,陰血虛也,四物見血加白术、茯苓。若腎虛火動,關關[3]然,脛痠,或痰盛作渴,必用地黃丸見虛損。甚者當鎮墜,正元飲見眩暈咽黑錫丹見呃逆。有熱者,龍齒散。腎者,宗脈所聚,竅於耳。宗脈虛,風邪乘虛隨脈入耳,氣與之搏而鳴。先用生料五苓散見傷濕,加製枳壳、橘紅、紫蘇、生薑[4]同煎,吞青木香丸,見氣。散邪疏風下氣,續以歸芎[5]飲和養之。若更四肢抽掣痛,睡着如[6]打戰皷,耳內覺有風吹奇癢,黃耆丸甚效[7]。

---

〔1〕羌、防　原作"防風",據乾隆本改。

〔2〕久　原作"人",據乾隆本改。

〔3〕關　通"閞"。

〔4〕薑　原作"羌",據乾隆本改。

〔5〕歸芎　原作"芎歸",據乾隆本改。

〔6〕如　原作"加",據乾隆本改。

〔7〕甚效　乾隆本無此二字。

耳腫痛生瘡,鼠粘子湯、柴胡清肝飲。耳濕腫痛,凉膈散見發熱加酒炒大黃、黃芩,酒浸防風、荊芥、羌活。濕多,外用枯礬吹入耳中。耳濕結塊,生猪脂、地龍糞、釜下墨研末、葱汁和捏如棗核,綿裹入[1]耳,潤則換。耳乾痛亦用此方。耳痛如蟲内走,蛇蜕灰[2]吹入立愈。

聤[3]耳。勞傷氣血,熱氣乘虛入聚,則生膿汁也。内服柴胡聰耳湯、蔓荊子散,外用紅綿散。壯人積熱者,玉屑無憂散送解毒雄黃丸,併見咽喉。下三四次效。出膿,髮灰吹之。耳膿潰爛,礬灰、鉛丹吹。又方,陳皮燒灰一錢,輕粉三分,麝五厘,吹入即乾。耳出血,龍骨末吹即止。按初起忌歛澀,鉛丹、礬不宜用,紅棉散亦勿用也。

耳癢。沈存中病赤目,百治不瘥,邱華問耳中癢否,癢是腎風,四生散見中風二三服即瘥。如言服二次,目反大痛,更二服遂愈。以語孫和甫,孫曰:嘗見吕吉甫目久病,服透冰丹乃瘥,透冰丹亦療腎風也。《聖惠》云:有耳癢直挑剔出血乃止者,此腎虛浮[4]毒上攻也,宜透冰丹。戒酒、麪、雞、猪之屬一月,若[5]不能戒者[6],無效也[7]。

蟲入耳,生薑[8]擦猫鼻即尿,取滴耳,蟲即出。或[9]用管入耳極力吸之。蟻、蜈蚣入耳,生薑[10]汁或蒜汁灌,或炙猪肉、雞肉置耳邊。蒼蠅入耳,皂角子蟲研爛,生蟶血調灌耳中。蚤、虱入耳,菖蒲末炒,乘熱棉裹着耳邊。蜒蚰入耳,鹽擦耳内,或硼砂、胆礬等分爲

---

〔1〕入　原作"塞",據乾隆本改。
〔2〕灰　原無,據乾隆本補。
〔3〕聤　原作"瑝",據乾隆本改。
〔4〕虛浮　原作"浮虛",據乾隆本改。
〔5〕若　乾隆本無此字。
〔6〕者　乾隆本無此字。
〔7〕也　乾隆本無此字。
〔8〕薑　原作"羗",據乾隆本改。
〔9〕或　乾隆本無此字。
〔10〕薑　校改同〔8〕。

末吹,即化水。水入耳,薄荷汁點立效。耳中有物不能出,弓弦頭
散處傅好膠,入耳中粘[1]之,徐徐引出立效[2]。百蟲入耳,用茶油一
滴滲入耳內,即效而安。[3]

[1] 粘　原作"點",據乾隆本改。
[2] 立效　乾隆本無此二字。
[3] 百蟲入耳……即效而安　乾隆本無此句。

醫碥卷之四　雜症

鼻

　　肺開竅於鼻。胃脈起鼻兩旁，筋亦結鼻兩旁。交頞。即山根。大腸脈夾鼻孔。小腸脈抵鼻。膀胱筋結鼻下兩旁。氣出於鼻，氣熱且鬱，則蒸成水而爲涕；但熱不鬱，則乾且痛而帶辛。鼻塞，一由腦冷而氣化液，下凝於鼻；如天寒呵氣成水也。腦煖立通。一由氣熱蒸涕壅塞。固矣，乃極力去其涕而仍不通者，則竅之外皆涕液之所浸淫，肉理脹滿，竅窄無縫故也。風寒外束，氣不外越，止從鼻竅上出，則鼻氣盛而喘息有音，初時氣勢上壅之甚，故化水速而多，且清；後則勢略緩，故涕不即出，久蒸而成濁。然濁涕有不由外感者，《素問》謂：膽移熱於腦，則辛頞鼻淵，鼻流濁涕，如泉不止也。傳爲衄衊、衄衊，鼻出血也，熱甚所致。瞑。目暗也。血因衄而虛，不能養目。由膀胱脈絡腦，受腦之熱，注於胃脈，薄於頞中，故鼻辣痛而濁涕下。蓋腦液下滲也，俗名腦漏，防風湯。衄血，詳血症門。偶感風寒鼻塞者，自作風寒治。若平日常常鼻塞，不聞香臭；或值寒月，或略感風寒即塞者，乃肺經素有火鬱。喜熱熱則行散，故喜之惡寒，故略一感寒即發。氣壅不舒，熱鬱於腦，衄、淵、瘜、痔，皆由此生，清金降火爲主，桑白皮不可少。佐以通氣之劑。氣有餘爲火，固矣。亦有脾胃氣虛不能升發，鬱而成火者，補中益氣湯見氣主之。外治：瓜蒂、細辛、麝爲末，棉裹[1]塞鼻；或萆麻仁和棗搗[2]塞，每日易之。

　　常流濁涕名鼻淵，六味丸見虛損，甘菊、薄荷、玄參、蒼耳子。腦屬腎[3]，故用六味。又有腦痛鼻出臭黃水，俗名控腦砂，有蟲食腦，用絲瓜藤近根者三五寸，燒存性，酒服二錢，立効。外用桃葉作枕。

---

〔1〕裹　原作“裏”，據乾隆本改。
〔2〕搗　原作“搗”，據乾隆本改。
〔3〕腎　原作“賢”，據乾隆本改。

鼻淵又見傷風門。

常流清涕名鼻鼽，肺熱者，肺熱則氣盛化水成清涕。其不爲稠濁者，火性急速，隨化隨流，不及濁也。桔梗、山梔、薄荷、麥冬、玄參、辛荑、甘草；若因腦冷所致，腦冷則氣化液下溜，若天寒呵氣成水也。蒼耳子、乾薑、升麻、藁本、辛荑、川芎、肉桂。

瘜[1]肉痔癃[2]，鼻中肉贅，臭不可近，痛不可搖，此濕熱壅盛所生，如地濕熱而蒸成芝菌也。清肺飲、羌活勝濕湯，見傷濕。或白茯、桔梗、山梔、黃芩、辛荑、白芷、木通、柴胡、防風、蒼术、薄荷，外用白礬末加硇砂少許吹之；或瓜蒂、細辛、麝香爲末，棉裹塞鼻，即化黃水。桃葉嫩心亦可塞。又雄黃、白礬、苦丁香爲末，霜梅肉搗膏作條，入鼻內，亦效。

鼻瘡，黃連、大黃、麝香爲末，擦鼻中。辛荑膏亦可。內服烏犀丸。肺熱鼻乾無涕，心神煩亂，犀角散、桑根白皮散。

鼻痛，葛根、竹葉、青黛、薄荷、防風、石膏、升麻、石斛。外用宣腦散，取鼻中黃水。食物卒從鼻中縮入，介介痛不出，以牛脂或羊脂如指[3]頭大，內鼻中，吸入須臾，脂消則物與同出。

鼻紅赤或紫黑，陽明血熱，多得之好酒，熱氣薰蒸肺葉，故鼻紅赤。若爲寒冷所搏，凝結不行，則瘀濁而變爲紫黑。治須融化滯血，滋生新血，去風熱，丹參、生地、當歸、紅花、山梔、桑白[4]、防風、薄荷，煎服。或酒製四物湯見血加酒炒片芩、陳皮、生甘草、酒紅花、生薑煎，調五靈脂末。形肥氣弱者，加酒黃耆，臨服入好酒數滴爲引。若素不飲酒，則爲肺家風熱，前一方加荊芥。亦或藏中有蟲，用去蟲藥。外用杏仁二十個去皮、油、胡桃二個連皮，瓦上焙，不可焦，大楓肉三個、水銀三分，唾津手研[5]成黑水塗之，三兩次愈。

---

〔1〕瘜　原脱，據乾隆本補。
〔2〕癃　原作"癃"，據乾隆本改。
〔3〕指　原作"脂"，據乾隆本改。
〔4〕白　乾隆本作"皮"。
〔5〕研　原作"研"，據乾隆本改。

鼻氣臭，非瘜痔，其人病重者，乃藏壞氣臭，不治。

口

脾開竅於口。胃筋脈夾口，胃經血氣少，兩吻多紋畫。大腸脈夾口，交人中。

口苦，心熱，黃連、生地、麥冬、丹皮必用。膽[1]熱則膽汁上溢亦苦，柴胡、龍膽草、生甘草、棗仁、茯神、生地。口淡，胃熱，石斛、石膏、竹葉、青黛，濕盛加白术、半夏、茯苓。又大瀉後多有口淡者，不可作熱治。口甘，脾熱，白芍、山栀、蘭草、花粉、黃連。口鹹，腎熱，六味湯見虛損加玄參、知、栢。口酸，肝熱，柴胡、黃連、胆草，逍遙散、越鞠丸。併見鬱。口辛，肺熱，桔梗、山栀、黃芩、桑皮、二冬、沙參。

口常流涎，脾胃熱，津溢也，清胃散。見齒。亦有脾虛不攝者，六君子見氣加益智妙。亦有腎熱者，六味丸見虛損加知、栢。

口乾濇，火盛津虛，大忌五苓、星、半。五味爲君，加二冬、白芍、生甘草、人參、烏梅。又用黃芩、葛根、生[2]津防風、薄荷、二味疎風。按風，即熱也。栝蔞。去痰不用星、半而用此，取潤惡燥也。又生津方神效。

口瘡，熱與痰上盛也。口舌狀如無皮，曰口瘡；糜爛，曰口糜。實熱者可[3]用寒涼，金花丸、涼膈散、見發熱。升麻飲之類。西瓜漿最妙，冬月[4]西瓜皮燒灰，噙。黃連散去熱涎。亦有虛熱者，脾胃氣虛下陷，鬱而成火，上炎所致，補中益氣湯見氣。加竹葉、花粉。若下焦虛寒，逼其無根之火上炎者，八味丸引火歸元，外用生附子末，唾調塗足心。若腎水虛火炎[5]者，六味丸加知、栢。晡熱、夜熱，血虛也，八物併見虛損加丹皮、五味、麥冬。口破，色紅，腮舌腫，乾渴，涼膈散見發熱、赴筵散；色淡白，不渴，由思煩多醒少睡，虛火

---

〔1〕膽　原作“膽膽”，據乾隆本改。

〔2〕生　原作“主”，據乾隆本改。

〔3〕可　原作“板”，據乾隆本改。

〔4〕月　千頃堂本作“用”。

〔5〕炎　原作“淡”，據乾隆本改。

所發，滋陰四物湯、柳花散。口瘡連牙根爛痛，玄參散。久不愈，以五倍末擦之，使收斂。鵝口，初生小兒滿口生白屑也，心脾熱所致。先用綿蘸水洗去，後用冰硼散吹之。內服涼膈散。口疳，多食肥甘，積熱所致，用口疳藥吹之。

口苦[1]無皮，中氣虛熱，清熱補氣湯。

口臭，竹葉石膏湯見煩躁加減、甘露飲。胃火之臭必穢濁，若臭而餿腐，則食停不化之臭，當辨。口腥臭，肺熱也，桑白皮、地骨皮、黃芩、知母、五味子、麥門冬、桔梗。

懸癰，生上腭，發紫泡者是。銀針挑破，吹口疳藥，碧丹見咽喉亦可。口菌，生牙肉上，隆起形如菌，紫黑，或生舌上，俱口疳藥吹，或用茄母蒂燒灰，鹽拌醋調，時擦。

脣

脾之榮，在脣四白。胃脈環脣。肝脈環脣內。三經熱盛則脣紅甚，寒則青黑，氣血兩虛則黃白，血液虛熱則乾燥，燥[2]甚則裂，風動則瞤。脣動不止也。驗藏府之寒熱，莫便於此。

脣乾，生地、麥冬、山藥、當歸、白芍、人參、蜜。冬月脣乾折[3]裂血出，用桃仁搗，豬脂調塗。脣裂，石膏、黃連、當歸、生地、石斛、竹茹、生甘草、蜜。風熱者，白芷、升麻、防風、黃芩、甘草。脣瞤，柴胡、防風、荊芥、山梔、生甘草、當歸、赤小豆、薏苡。脣青黑，理中湯見中風[4]。脣繭[5]，腫起白皮，皴裂如蠶繭。亦有脣下腫如黑棗者。亦有不腫，縮緊小，起白皮者，名緊繭。皆燥熱所致，治須潤燥、清火、消風，大概以養血為要。腎虛者，內熱口乾，吐痰體瘦，濟陰地黃丸；肝火，柴胡清肝散；胃火，清胃散見齒；脾經風濕，瀉黃飲

---

〔1〕苦　乾隆本作"若"。
〔2〕燥　原脫，據乾隆本補。
〔3〕折　乾隆本作"拆"，疑為"坼"之誤。《廣雅·釋詁》："坼，裂也。"
〔4〕風　疑為"寒"之誤，中寒門下載理中湯。
〔5〕繭　即今之"茧"字。

子。唇瘡,蟲食喉則上唇瘡,聲啞;食肛則下唇瘡,咽乾,黃連、犀角、烏梅、木香、雄黃、桃仁,煎服。亦有氣鬱生瘡,甑[1]上滴下汗,傅[2]之如神,白荷花[3]瓣貼之亦效。小兒燕口瘡,燕窠土擦,髮灰擦,併效。大抵唇、口、舌諸瘡,暴[4]發赤腫痛者,多實熱,涼膈散見發熱、梔子金花湯可用。若日久色淡瘡白,時痛時否,多屬虛熱,清心蓮子飲見赤白濁、四[5]物湯見血加知、栢、丹皮,少佐肉桂,補中兼清可也。若服涼藥久不愈者,以七味地黃湯見虛損冷服,引火歸元,甚則加附子。

齒取牙

男子八歲腎氣實而生齒,三八則真牙生,五八則齒槁,八八而齒去矣。女子亦然,以七爲數。蓋腎主骨,齒乃骨之餘,髓之所養,故隨天癸爲盛衰。又胃經之支者,入於上齒;大腸經之支者,入於下齒。故腎髓足、腸胃實則齒堅牢,虛則齒搖動。齒痛者,皆齒之根肉痛也,由風熱濕之邪入聚爲液、爲涎,與齒間之氣血相搏擊[6]而痛。濕熱盛則痛且腫,風熱盛則痛而不甚腫。又濕熱生蟲,蝕其牙根,則亦痛。又風熱盛,搏[7]擊於血則血出,甚則氣血腐化爲膿,出臭汁,名齒齲。齦肉消蝕則齒根露而挺出,名齒挺[8]。腎熱則齒色黑而槁,腎竭則面亦[9]黑。

齒痛,腎虛無熱者,但搖動不痛。痛必因風火與蟲。風有外風,

---

〔1〕甑(zèng 贈)　《一切經音義》引《字林》:"甑,炊器也。"
〔2〕傅　乾隆本作"傅",千頃堂本作"敷"。
〔3〕花　原作"化",據乾隆本改。
〔4〕暴　原作"恭",據乾隆本改。
〔5〕四　原作"曰",據乾隆本改。
〔6〕擊　原作"繫",據乾隆本改。
〔7〕搏　原作"博",據乾隆本改。
〔8〕挺　原作"挺",據乾隆本改。
〔9〕面亦　原作"而赤",據乾隆本改。千頃堂本作"面赤"。

有内風,内風即熱氣,外風則外感之風寒也。内有火,爲外風所鬱則益烈,故痛甚。亦有頭腦感受風寒,腦痛連齒者,羌活附子湯發散之,此腎經虚而犯風寒也。齒屬腎,腦亦屬腎,寒邪犯腎爲傷根本,宜急治,緩則不救,真頭痛者必死,是也。白芷散亦可。此証必喜熱,齒亦不腫、不蛀,蓋暴病也,與素病齒者異。若不連腦,止連頭項[1]者,乃外風鬱熱於内也,立效散。濕熱甚而痛者,承氣湯見大便不通[2]下之;輕者,清胃散。六鬱而痛者,越鞠丸。見鬱。風熱而痛者,獨活散,不愈,茵陳散。中氣虚而痛,清陽不升而濁火上炎也。補中益氣湯。見氣。此証多有齒縫䤵不能嚼者。腎經虚熱者,六味丸。見虚損。諸証未能細辨,且與消風散見頭痛。揩抹。又併宜香附炒黑。三分,炒鹽一分,研[3]擦。又石膏、胡椒爲末擦,立愈。牙痛用清涼藥反甚者,從治之,蓽撥、川椒、薄荷、荆芥、細辛、樟腦、青鹽爲末擦,則熱散而不鬱。得熱則痛,得涼則止,常欲吸冷風者,以黄連、梧桐律之苦寒,薄荷葉、荆芥穗之辛涼,治其濕熱,更以升麻引入胃經,以羊角灰引入腎經,加麝香少許爲末擦。又以調胃承氣[4]湯見大便不通去芒硝[5]加黄連,下三五次。胃熱致痛不可忍,連頭腦,滿面發熱大痛,其齒喜寒惡熱,清胃散。亦有得寒而反痛者,熱被鬱也;亦有惡風寒者,熱已爲風寒所鬱故惡也,金沸草散見咳嗽。齒縫有紅肉努出者,消風散見頭痛,臨臥茶點服。仍[6]入荆、防、白芷、蜂房之屬煎,頻漱口。亦有寒熱併惡者,寒熱之邪混雜作痛也,宜當歸龍胆散、益智木律散。惡寒之情多於惡熱者,寒多熱少也,草豆蔻散。惡熱之情多於惡寒者,熱多寒少也,立效散、麝香散。上牙疼,升麻

---

〔1〕項　原作"頂",據乾隆本改。

〔2〕通　原作"痛",據乾隆本改。

〔3〕研　原作"研",據乾隆本改。

〔4〕風　諸本皆同,疑爲"氣"之誤。

〔5〕硝　原作"砂",據乾隆本改。

〔6〕仍　原作"乃",據乾隆本改。

散,惡熱者,灸[1]足三里。下牙疼,白芷散,惡寒者,灸[2]三間。腎虛牙浮長,動搖欲脫而痛者,六味丸、八味丸、併見虛損。黑錫丹見呃逆。擇用。齒長漸至難食,名髓溢。蓋腎水不藏而浮泛之故,白术煎[3]湯漱服。長用刷[4]牙,牢牙散、白牙散、羊脛散。

齲蛀,數年不愈,當作陽明畜血治之,桃仁承氣湯見血料,丸服。好酒者多患此。參血証齒衄。蛀牙痛,蘆薈白膠香塞蛀[5]孔內。松脂銳如錐者,塞孔中,少頃蟲出脂上。溫米醋漱出蟲,愈。天仙子燒烟,用竹筒抵牙,引烟薰之,蟲即死。水[6]瓦片置油拌韭子燒烟,閣[7]在水碗上,以漏斗覆之,薰牙,蟲如針者皆落水中。蟲出穴空而痛者,乳香炙軟實之。樟腦、川椒各五分,研碎放銅杓內,茶鍾蓋,稠麵封四圍,勿令走氣,微火升之,少頃覺聞樟腦氣取起,地上候冷揭開,藥俱升在鍾底,入磁器收貯。每用少許塞痛處,立愈。

牙齦宣露,蔓荊子、生地黃、地骨皮、青蒿各一兩,郁李根皮二兩,每用五錢水煎,熱含[8]冷吐。蚯蚓屎水和爲泥,火煅赤,研如粉,臘月豬脂調傅,日三次。

牙齒動搖,還少丹、地黃丸見虛損。陰虛內熱者,甘露飲。

牙齒不生,黑豆三十枚,牛糞火燒,令烟盡取出細研,入麝香少許研勻。先以針挑破不生處,令血出乃塗藥,不可見風,忌酸鹹物。露蜂房散、川升麻散。

牙槽風,齒痛不已,齦肉連頰浮腫、紫黑、出血、腐爛,口疳藥內加牛黃、倍珍珠、兒茶,頻吹。久不愈,牙縫出膿,甚則齒落,名牙漏,上邊龍門牙落,不治。外吹疳藥,內用滋陰降火之劑。又牙槽風潰後,

---

〔1〕灸　原作"炙",據乾隆本改。

〔2〕灸　校改同〔1〕。

〔3〕煎　原作"前",據乾隆本改。

〔4〕刷　原作"制",據乾隆本改。

〔5〕蛀　原作"蛙",據乾隆本改。

〔6〕水　乾隆本作"小",似是。

〔7〕閣　通"擱"。

〔8〕含　原作"舍",據乾隆本改。

腫硬不消，出臭血而不出膿者，名牙疳。臭穢難近，清胃散。有風加防風，甚則用無荑消疳湯數下之。牙疳爛黑，防穿腮，蘆薈消疳飲，外用人中白散。疳速者，一日爛一分，兩日爛一寸，殺人最速，名走馬疳。鼻梁發紅點如硃，及上唇龍門牙落者死，口疳藥見口加牛黃。小兒痘後毒發，多此証。或用綠礬一塊，安鐵繡器上燒乾，先用青絹蘸濃茶攪口淨，乃敷之。若惡寒喜熱，胃氣傷者，補中益氣見虛損。

牙癰，俗名牙蜞，初起齦肉或上、或下、或內、或外腫硬成條是也，口疳藥吹之。牙皰，牙盡處腫也。初起勢盛，夜尤痛甚，清陽[1]散火湯，外用金、碧二丹吹。併見咽喉。若牙關緊閉，用黃熟香削釘，漸漸撬進，牙關漸開[2]即吹之。牙肉腫如豆大，或內或外，無定處，先用金丹，後用口疳藥。

穿牙疔，先二日牙痛，發寒熱，後痛更甚，齦上發一紫塊，齦肉皆紫黑者是。主金丹加碧丹吹之，內服涼血、清火、解毒之劑。破者，口疳藥加牛黃。小兒馬牙，齦上有白色如脆骨者是，將發此毒即打嚏，日日以針挑之。牙楚，因食酸所致，胡桃解之。

滿口牙出血，枸杞爲末，煎湯漱之，然後吞下，立止。又馬糞燒灰存性，擦之立止。

欲取牙，鳳仙花子爲末，糝牙根自脫。乾玉簪花根亦效。

舌

舌爲心苗。脾脈連舌本，散舌下。腎脈挾舌本。膀胱、三焦筋併結舌本。肝脈絡舌本。

舌胎，見四診察舌條。舌衄，詳血門。舌腫痛，舌下腫似又生一小舌，名重舌。腫硬不柔活，名木舌。皆心、脾、胃經蘊熱，涼膈散見發熱、梔子金花湯見唇、玄參升麻湯。熱而痰盛者，清熱化痰湯。

〔1〕陽　原作“湯”，據乾隆本改。
〔2〕開　原作“聞”，據乾隆本改。

重舌外治,桑皮、殭蠶、髮灰,醋調敷舌下,金丹見咽喉吹更妙。併用黃連、犀角、山梔、丹皮、生地、木通、赤芍、麥冬、連翹、生甘草。木舌腫甚,色如猪肝,滿口脹塞,先於舌尖或兩旁刺之,又看舌下有如蝼蛄、臥蠶腫突者刺出紫血,棉蘸甘草水潤之,用百草霜細研醋調傅[1]舌上下,或同鹽等分井花水調塗。凡舌腫脹,宜刺舌尖或舌上或兩旁出血,惟舌下廉泉穴屬腎經,慎刺,恐出血太過則瘖。按木舌有不痛者,痰濕盛於熱也。又有麻舌,火噓痰沸故麻,或血虛氣濇亦麻,理詳痺門。舌强,舌腫必强,即木舌之不能柔活也,牛[2]黃散。又用蛇蛻燒存性,全蝎等分,爲細末傅[3]之。又有痰涎滯其筋脈,不能轉運而强者。詳中風門。又有熱極燥血不能榮其筋脈,拘急而强者,詳中風門。甚則爲卷縮。舌卷縮,肝經熱極,血枯不能榮筋,故卷縮。又傷寒直中陰經,寒甚筋脈收引,亦卷縮。併詳傷寒。然《經》謂:邪客三焦之絡,喉痺舌卷,口乾心煩。又謂:大腸筋病,轉筋舌卷。則不止肝之一經爲然可知,亦不止傷寒一証爲然可知矣。風寒濕所中而舌强卷縮,小續命湯。見中風。挾熱,升麻湯加桔[4]梗漱之,碧雪傅[5]之。舌出不收,熱甚,縱長之與腫大,一也,故皆爲熱甚。珠末、冰片等分敷之,內服黃芩、殭蠶、胆星、烏藥、竹瀝等,去痰清熱。傷寒熱毒攻心,及傷寒愈後不能調攝,陰陽易常有此。與中毒、大驚、產後俱有之。甚有出數寸者,用巴豆一枚,去油取霜,紙撚卷之,內鼻中,舌自收,此治傷寒後不調攝者。產後者,硃砂末[6]傅[7]舌,令作產子狀,以二女掖之,乃於壁外潛累盆盎[8],觸倒作聲,聲

---

〔1〕傅　原作"傳",據乾隆本改。

〔2〕牛　原作"干",據乾隆本改。

〔3〕傅　校改同〔1〕。

〔4〕桔　原作"吉",據乾隆本改。

〔5〕傅　校改同〔1〕。

〔6〕末　原作"未",據乾隆本改。

〔7〕傅　校改同〔1〕。

〔8〕盎(àng 昂去)　《急救篇》:"甄缶盆盎……"顏師古注:"缶盆盎,一類耳。"

聞而舌收矣。餘者，雄雞冠血浸舌，或冬青濃汁浸。舌縱流涎，涎從舌下廉泉穴出，乃腎火盛而逼津液上出也，神龜滋陰丸，見痿芩、連、梔、栢、竹瀝、薑汁等可用。舌乾裂，花粉散、瀉心湯。舌生瘡，甘露飲。口舌生瘡，體倦食少，清熱補血湯。不應，補中益氣湯見氣加五味子。思慮太過，血傷火動者，歸脾湯見血加柴胡、梔子、丹皮。舌下生水泡，初起一，漸至七八枚，名連珠疳，吹口疳藥。見口。

咽喉

咽在喉後，主納食，胃之系也；喉在咽前，主氣出入，肺之系也。胃、腎、肝三脈循喉。任脈至咽喉。《靈樞》謂：手陽明大腸、手太陰肺經之正，循喉嚨。足少陽膽經之正，挾咽。脾脈挾咽。心脈支者挾咽。小腸脈循嗌咽。按咽喉爲飲食、呼吸之路，居藏府之上，不論何經之邪皆得上干之。觀《經》謂邪客手少陽三焦經之絡，令人喉痺，可知。不必其經脈之循於咽喉者，乃能爲病矣。咽喉之病，皆屬火。有上焦火盛者，有下焦火衝者，以致痰涎、氣血聚結，腫痛閉塞。

蛾喉，腫痛在咽喉兩旁者，名雙乳蛾；形若蠶蛾故名，亦有形若棗栗者。在一邊者，名單乳蛾；如白星上下相連者，名連珠蛾。但張口可見者，吹藥易到，針刺易施；深而不可見者，頗難治。俱宜服清咽利膈湯，吹冰硼散。見口。易見者，膿熟針之；難見者，桐油餞[1]探吐膿血。若痰壅氣急聲小，探吐不出者危。急用三稜[2]針刺少商穴在大指甲內邊，去甲韭葉許，刺深二分出血，仍吹、服前藥，緩緩取效。若形如圓眼[3]，有紅絲相裹[4]，或單或雙，生於喉旁，有頂大蒂小者。不犯不痛，名爲喉瘤，由肺經鬱熱，多言損氣而成，忌針，益氣清金湯，外用消瘤碧玉散點之。

---

〔1〕餞　原作“錢”，據乾隆本改。
〔2〕稜　原作“陵”，據乾隆本改。
〔3〕圓眼　即龍眼果。
〔4〕裹　原作“裏”，據乾隆本改。

　　喉痺，痺者，閉塞之謂。飲食難入，語言難出，喉中或有瘡，或無瘡，或有塊如丸、如拳。若初起即發寒熱，勢盛而急，且痛且癢，繞頸紅腫，痰涎壅塞，聲如拽鋸，即名纏喉風。須臾不救，急令張口，針其喉中腫處，併刺兩手少商穴出血，或以桐油餞[1]探吐其痰，隨用甘草湯漱口，以解桐油之氣爲上策。若牙關緊閉，用巴豆油，紙撚蘸燃吹滅，令鼻吸其烟，即時口鼻流涎，牙關自開。或水化解毒雄黄丸，吹鼻達咽即吐，牙關亦開。隨用上法以通其閉塞，頻服喉痺飲或清咽利膈湯，吹金、碧二丹或冰硼散，見口。藥內須加牛黄，功效乃速。《準繩》急喉痺，有聲如鼾，痰涎響者，此爲肺絕之候，宜參膏，用薑汁、竹瀝開服，或先煎獨參湯救之，遲則不及。予按此証屬風火急暴，痰涎壅塞，致氣閉塞以死，非氣虛也。不務撩痰出血而補氣何也？及見《醫貫》引此有註[2]云：類中風多此証。又觀《景岳全書》論陽虛喉痺謂：非喉痺因於陽虛，乃陽虛由於喉痺，緣患喉痺而過服寒涼，或艱於飲食，致中氣虛寒暴脫，聲如鼾，痰如拽鋸，宜人參湯救之云云。乃知《準繩》所言，不爲初起實証立法，勿誤會也。腫發項外，膿脹痛者，防透咽喉，不可輕針。急用皂角末吹鼻取嚏，其腫即破，或兼用皂角末醋調，厚敷項腫。凡喉証皆由內火熾盛，若兼感風寒，則火被寒束，其性更烈。有舌脹出口攪動者，名弄舌喉風，治法大概相同。凡兼外感者，切忌胆礬等酸收之藥吹點，斂熱不散；又忌硝、黄等下劑，致陽下陷。凡同時多病此而惡寒者，屬時行之寒疫也，即爲外感。當用甘桔湯加黄連、殭蠶、荆芥、半夏、鼠粘子根、薄荷等發之。挾虛者，加人參、當歸輩。水漿不入者，先用解毒雄黄丸四五粒，極酸醋磨化灌，令吐痰，上言不可用酸收，此用醋者，爲吐痰計也。吐痰須收斂在一處乃吐之，既吐則醋亦隨出矣。又醋能消積血。更用生薑汁灌之，一以散寒，一以去用醋之濇。却用上藥。咽喉証最忌半夏、生薑，以內火得辛散愈熾也。惟兼外感可用。若風寒結熱，先於耳前聽會穴起，形如瘰癧，漸攻咽喉腫痛者，宜速用牛黄清心丸，兼服清咽

─────────

〔1〕餞　原作“錢”，據乾隆本改。
〔2〕註　原作“証”，據乾隆本改。

利膈湯,吹冰硼散見口。若純是内火,不兼外寒,則酸醶之品,硝、黃之劑,正當用矣。大約撩痰出血,爲此証急務。按此証有無兼外感,最難辨,何則？外感必發熱惡寒脈浮,而此証急者,初起亦發寒熱,脈浮,若初起一二日不發寒熱,三日後乃發者,則爲緩証。故難辨也。須問其有無受風受寒,及有無時行証同,細細察之。大抵無外感者,必先一二日見胸膈氣滯痰壅,後見喉痛,乃身發寒熱;若因外感者,必先發寒熱,後見胸膈氣滯痰壅,咽喉痛也。已上皆言急証,若[1]緩証便宜緩治。喉痺飲,徐徐頻與,不可過用寒涼,恐痰結胸中,得寒則凝滯不運,漸至喘塞不治。其有氣急閉甚者,殭蠶爲末,薑汁調下立愈。或馬藺根苗搗汁,鵝翎蘸探吐,或飲汁亦妙,或以汁和醋含漱,皆可。此証必問二便,便利者浮遊之火上攻,宜消風熱,降氣解毒。

　　喉痛,連胸紅腫而痛,恐是肺癰,必用蜜調藥,加百草霜、桔梗爲要。婦人喉証,先問月經,閉者用通經藥,一服愈。此証雖因於火,而火有虛實。實火,因過食煎炒、濃酒、厚味,蘊積熱毒,其証煩渴便閉,宜用重劑潤下,泄其積熱。大便通後,乃用去痰解熱之藥清和上焦。然元氣有餘,可用硝、黃;弱者,須滋燥潤腸,或蜜導。虛火,由勞心好色,七情内傷,以致腎水虧損火上炎,午後痛甚者,宜滋陰降火。此証初起,有覺咽喉乾燥,如毛草硬物刺梗,微紅腫痛。甚者,日久紫暗不鮮[2],頗似凍榴子色。其後,破爛腐衣,疊若蝦皮,聲音雌啞,臭腐延蝕,妨碍飲食,宜知栢地黃湯。見虛損。若吐酸甜涎者,甘露飲見齒加黃連。便燥者,煉過猪油、白蜜各半,挑服二匙,日三五次。腫,吹紫雪散;腐,吹八寶珍珠散,此治腎水虛火炎者。若腎陽衰虛,下焦陰寒之氣,逼其無根之火上衝者,亦午後痛甚,須八味丸見虛損料,大劑煎湯,冰冷[3]與飲,引火歸原乃可救,切不可用寒涼。人之咽喉如曲突。曲突,火炎若以水自上灌下,突爆裂矣。

─────────────

〔1〕若　原作"苦",據乾隆本改。

〔2〕鮮　原作"鮭",據乾隆本改。

〔3〕冷　原作"冶",據乾隆本改。

惟竈床下以盆水映之，上炎即熄，所謂上病療下也。亦忌發汗、針
砭出血。又有中焦陽衰，虛浮之火上炎而咽痛，面赤喉乾，口舌生
瘡，過勞更甚，或午前甚者，其[1]脈必浮大，理中湯見中寒加山藥、以
右降之。山茱萸，以左降之。理見六味丸註。或補中益氣湯見氣加麥冬、
桔梗、牛蒡子。若面脣俱白，不寐懶食，歸脾湯見血加酒炒川黃連。
俱用冰硼散見口一錢，加燈草煆灰存性者三分，吹之立效。凡紅腫無
形者，燈草灰最宜。凡屬虛証，其勢必緩，其色亦淡，其腫亦微。

　　喉癬，喉間生紅絲，如戈窑紋，又如秋海棠葉背，乾燥而癢，久
則爛開，有小孔如蟻蛀，故又名天白蟻。由過食辛熱，致胃火上炎
灼肺所致。癆証亦多此，皆屬火盛水虛，觀其乾燥不腫可知矣。宜
廣筆鼠粘湯。未潰吹礬精散，已潰吹清涼散。須清心寡欲，戒厚味
發物，庶可保全。若至喉啞，或爛開疊起腐衣，形如蟻蛀，多不救。
喉菌，狀如浮萍，色紫，憂鬱氣滯血熱使然，婦人多患之。初用碧丹
五、金丹一，後則碧三、金二，吹之。噙清靈膏，服喉痺飲。喉瘤，
層層如疊，不痛，日久有竅出臭氣，枸[2]杞葉燒酒頓服。久嗽喉痛，
烏梅肉五分，柿霜、天冬、麥冬、硼砂各二錢，玄參一錢，蜜丸含[3]
化。會厭痛，詳下瘖門。喉柱腫痛，燒鹽、枯礬研勻，箸頭點之即消。
內[4]服甘桔射干湯。禁針，傷命。

　　凡喉証已碎破損也者，先吹長肉藥，後用碧丹。痰不出，用金丹
加製皂角少許。倘至穿爛，多用口疳藥見口加龍骨、珍珠。凡喉証
無痰者，不治。水涸也，且無可去，閉從何通！故難。凡喉証舌腫
滿口，色如胡桃、茄子、硃砂紙，不治。最忌口渴氣喘，痰如桃膠，一
頸[5]皆腫，面紅紫或青白無神，皆惡候。凡喉証，急切無藥，牙皂一
個，蜜調和[6]水煎服。凡喉証，用諸冷藥不效者，宜薑汁。然已破

---

〔1〕其　原作“甚”，據乾隆本改。
〔2〕枸　原作“枹”，據乾隆本改。
〔3〕含　原作“合”，據乾隆本改。
〔4〕內　原作“肉”，據乾隆本改。
〔5〕頸　原作“脛”，據乾隆本改。
〔6〕和　原作“程”，據乾隆本改。

損者,用薑汁則辣痛,且散而難收,又在所禁矣。

喉痛則呼吸難通,言語難出;咽痛則不能嚥唾、納食。喉痺必兼咽痛;咽痛未必兼喉痺。

咽中結塊,飲食不通,此危証,射干、牛舌葉汁、海藻,俱治此。然不若,百草霜蜜丸茨實大,新汲水化服,甚者不過兩丸。

咽痛,必用荊芥。陰虛火上炎者,必用玄參。氣虛,人參加竹瀝。血虛,四物見血加竹瀝。實熱,三黃丸。見發熱。或黃連、荊芥、薄荷爲末,薑汁、蜜調嚥。或山豆根嚥。風熱,表散之,散之不已,則收之。或單用硼砂,或和胆礬、白殭蠶、白霜梅嚥,不宜過用寒藥。栝蔞一個,白殭蠶微炒五錢,桔梗七錢,甘草炒二錢,爲末,每用少許吹之。紅腫,可用此散一錢,加朴硝一錢吹之,嚥津。有小白頭瘡者,此散一錢加白礬五分,吹之。咽痛,諸藥不效者,非咽痛也,乃鼻中生一紅絲懸一黑泡,如櫻珠垂掛到咽門,碍飲食。用生牛膝根直而獨條者,洗净,加好醋三五滴同研細,就鼻孔滴二三點入去,則絲斷珠破,立安。若潰腐久不愈,由楊梅毒者,須以萆薢、土茯苓爲主。

咽喉中有物,不能吞吐,如毛刺、如絮、如膜、如梅核、如肉臠,均名梅核氣。由氣結生痰,日久恐成噎膈。木香四七丸、蘇子降氣湯、四七湯,二方見氣。或人參、官桂、枇杷葉各五錢,杏仁二錢五分,蜜丸彈子大,含化,以愈爲度。或胆礬、硼砂、牙皂、雄黃、棗肉,丸茨實大,嚥化。溫黃酒一杯過口,清咽屑更加。

諸物哽喉,《三因方》煮薤白令半熟,以線縛定[1],手執[2]線頭,少嚼薤白嚥之,度薤白至哽[3]處便牽引,哽[4]即出矣。秘方用傾銀爐上倒掛灰塵,砂糖和丸,嚥之自下。骨哽[5],槿樹葉油、馬屁勃、砂糖三味,熬膏爲丸,嚥化。苧麻杵爛,丸如彈子大,將所哽物煎湯

---

〔1〕定　原作"守",據乾隆本改。

〔2〕執　原作"熱",據乾隆本改。

〔3〕哽　原作"硬",據乾隆本改。

〔4〕哽　校改同〔3〕。

〔5〕哽　校改同〔3〕。

化下。禽獸骨哽，以犬弟一足，取其涎，徐徐嚥之。剪刀草，如野茨菇，生籬塹間，其根白，研之則如膠，用順水吞下，即吐出骨，不過兩三口，效。研萱草根，順水下，亦佳。朴硝研，對入雞蘇，丸如彈子大，含化，不過三四丸。南硼砂，井花水洗滌，含化，最頓骨。貫衆濃煎一盞半，分三服連進，片時一喀骨自出。魚骨哽，以皂角少許入鼻中，得嚏哽出。細茶、五倍子等分爲末，吹入咽喉，立愈。食橄欖即下，或用其核爲末，順流水下。魚骨在肚中刺痛，煎吳茱萸汁一盞飲之，則骨頓而出。雞骨哽[1]，用水簾草搗汁飲之，其骨自消。野苧麻洗淨，搗爛如泥，每用龍眼大。如被雞骨所傷，雞羹化下；魚骨所傷，魚湯化下。稻芒糠[2]穀哽喉，將鵝弟一足，取涎，徐徐嚥下即消。或取薦頭草嚼，亦妙。吞釘鐵金銀銅錢等物，但多食肥肉，自隨大便而下。吞錢及鐵物在喉不得下，南燭根燒，細末，湯調一錢下之。吞鐵或針，用飴糖半斤，濃煎艾汁，調和服。或用磁石磨如棗核大，鑽眼以線穿，令吞喉間，針自引出，磁石須陰陽家用驗者。吞錢，燒炭末，白湯調服。數匙即出。或服蜜升許，或食荸薺、茨菇，其錢自下。或用艾一把，水五升，煎至一升，頓服即下。或用百部根四兩，酒一升，漬一宿，温服一升，日再。吞釵，取薤白曝，令萎黃，煮使熟，勿切，食一棗大即出。吞錢釵及鐶，飴糖一斤，漸漸食之。吞[3]髮纏喉不出，取自亂髮作灰，白湯調服一錢。陳無擇云：凡治哽之法，皆以類推，如鸕鷀治魚哽，磁石治針哽，髮灰治髮哽，狸虎治骨哽，亦各從其類也。《金鑑》魚骨，用河中養畜之鴨倒掛取涎，仰臥頻灌。

瘖

　　一曰舌瘖，乃舌不能轉運言語，而喉嚨聲音如故也。婁全善云：

---

〔1〕哽　原作“硬”，據乾隆本改。
〔2〕糠　原作“糖”，據乾隆本改。
〔3〕吞　原作“舌”，據乾隆本改。

人舌短語不清，乃痰涎閉塞舌本之脈而然。蓋腎脈挾舌本，脾脈連舌本，心脈別繫舌本，三脈有虛則痰涎入之，脈道閉塞不能運舌矣。以參、耆、朮、歸、陳皮、竹瀝、薑汁治之，半月愈。若三脈亡血筋枯縮，亦瘖。《經》云：刺舌下，中脈太過，血出不止，爲瘖。又云：脈濇甚爲瘖，是也。前方加補血藥。又風寒客之則急縮。《經》云：脈搏堅而長，即弦勁意。病舌卷不能言，是也。大秦艽湯。見中風。又熱則脈弛緩，亦不能運，宜清熱。《經》云：脾脈病，舌本强，視盛虛熱寒，陷下取之。又云：手太陰之別曰通里，去腕下一寸五分，別而上行，入於心中，繫舌本，虛則不能言，取之掌後一寸。產後敗血迷心竅，心氣不通，脈亦不行，舌强者，七珍散。妊娠瘖者，其言啞細無音，由腎脈爲胎盛阻絶，不能上通舌本也，不必治。

　　一曰喉瘖，但喉中聲啞而舌則能轉運也。由勞嗽久而然，蓋聲出於肺，凡物中空有竅者能鳴，肺有竅而虛者也。喉爲道路，勞病日久，火刑肺金，金傷，破則不鳴。又火盛則痰壅，痰塞肺竅，是爲金實亦不鳴也。若熱壅成瘡，肺癰喉爛，則更甚矣。不甚者聲止嘶破，甚則竟不出聲也，此屬內傷。又有外感風寒入肺，鬱熱成痰，痰火窒塞，肺竅不利，聲亦嘶啞重濁。又有大聲疾呼、謳歌失音者，亦金破之義也。平常痰火上壅，香附，童便浸透，爲末，調服，以疏通上焦。訶子，泡，去核，以消痰、降火、開音；木通以降火清肺，導熱由小腸出；桔梗以利肺氣；童便以降火潤肺，故諸方通用之。發聲散，開結痰。橘紅煎湯，化痰甚捷。寒包熱者，解表，鬱金、生地、阿膠、知母、杏仁、桔梗、沙參、蟬退、牛蒡子、童便。寒痰結滯，五粉丸。積血作痛失音，蛤蚧丸。血爲熱壅，結滯肺竅。勞証血枯火盛，青黛、蛤粉，蜜調服。狐惑聲啞，詳傷寒。氣虛感濕，痰涎凝肺，補虛去濕。風寒鬱熱，暴咳失音，杏仁煎。或灸豐隆二穴各三壯、照海二穴各一壯，立效，仍藥之。

　　又有寒客會厭而卒瘖，吞吐不利者，生附子去皮、臍，切大片，蜜炙，噙之勿嚥，一云嚥津。忌苦寒藥，恐成瘡，難消難潰。

皮毛鬚髮肌肉筋骨四肢二陰

皮毛,《經》曰:肺之合皮也,其榮毛也。又云:肺主皮毛,肺氣不榮,則皮毛焦,津液去,爪枯毛折。

皮膚痛,屬火邪傷肺。《經》云:夏脈太過,則病身熱膚痛,爲浸淫。濕熱小瘡。

皮膚索澤,枯索而不潤澤也。由精血枯涸,清燥潤肺可也。牛骨髓、真酥油合煉一處,每日空心熱酒調服三匙,治皮膚枯燥如魚鱗。糙濇如鱗甲之相錯,曰甲錯。仲景謂:勞傷虛極羸瘦,内有乾血,兩目黯[1]黑,肌膚甲錯,大黃䗪蟲丸虛勞主之。又云:咳有微熱煩滿,胸中甲錯,爲肺癰,葦莖湯主之。

皮膚麻木,詳痹[2]証門。《傷寒論》曰:身如蟲行,汗多亡陽也。可見麻由氣虛,氣虛則運行不能流利,噓其痰液,紛然沸動,有如蟲行。若爲風邪所湊,痰被風噓[3],如波浪[4]沸騰,其麻更甚矣。先用生薑爲嚮導,枳壳以開氣,半夏以逐痰,羌、防以散風,木通、牙皂以通經絡,又殭蠶爲治麻聖藥。麻在手臂加桑條,在股、足加牛膝。待病減用補中益氣見氣加參、耆。暑天熱傷元氣,手與背麻,參、耆、升、柴、白芍、五味、甘草,空心服。手摩患處,午前又一服。經年累月無日不木,乃死血凝滯於内,外挾風寒,用附、桂爲嚮導,烏藥、木香行氣,當歸、桃仁、紅花、阿膠活血,木通、牙皂、穿山甲通經絡。待病減用八珍見虛損補氣血,必效。渾身麻木,八仙湯:當歸、茯苓、川芎、熟地、陳皮、半夏、羌活、白芍、人參、秦艽、牛膝、白术、桂枝、柴胡、防風、炙草,煎服。四肢面目皆麻,補中益氣見氣加木香、炮附、麥冬、羌、防、烏藥。但在腿麻木沉重,黃耆、甘草、五味、升、柴、

---

〔1〕目黯　原作“日黯”,據乾隆本改。千頃堂本作“目黯”。
〔2〕痹　原作“痰”,據乾隆本改。
〔3〕噓　原作“噎”,據乾隆本改。
〔4〕浪　原作“湧”,據乾隆本改。

當歸、紅花、陳皮、青皮、澤瀉,名除濕益氣湯。瘀[1]血麻木,四物見血加桃仁、紅花、韭汁。因氣麻木,紫蘇、陳皮、香附、烏藥、川芎[2]、羌活、蒼术、南星、半夏、當歸、桂枝、甘草。身麻有痰,黃連、半夏、栝蔞仁、黃芩、茯苓、桔梗、枳壳、陳皮、天麻、細辛、南星、甘草,煎。口舌麻木吐涎者,併治。

皮膚癢,痛癢皆屬火,火甚則痛,微則癢。觀火近灼則痛,遠烘則癢,可見。或以爲風者,風即火氣,非有二也。此內風也。亦有火[3]氣欲散,忽感外風,鬱火不得外散,進退皮膚間,擾動作癢者。仲景《傷寒論·太陽篇》有脈浮遲,面熱赤,不能得小汗,身必癢之文,可參也。若無外風,不得誤用風藥,以証既屬火,則血必虛,風藥燥血,不可用也,但宜清火養血。血行風自滅。又火與元氣不兩立,火之盛,氣之虛也。然瀉火便是補氣,不必用補中、四君併見氣等。大抵遍身搔癢,由肺家血虛火盛而生風,宜四物見血加二冬、桑枝、蟬蛻、殭蠶、牛蒡、刺蒺藜、威靈仙,外用蒼耳葉、地膚子、浮萍,煎水浴。

遍身搔癢起疙瘩,俗名風疙瘩。紅者,名血風,血分風熱也;白者,名白膜,氣分風熱也,廣州名風落瘼。魚鬐煮水浴,或羊桃葉火燂熱擦,併效。此與赤白遊風相類,所異者,彼遊走而此否耳。又與發斑異,此無病而陡發,彼因病而後發也。

暑月痱子癢痛,苦參四兩,菖蒲二兩,水五瓢,煎數滾,添水二瓢,蓋片時,臨洗和入公豬胆汁四五枚洗之,不三次痊癒。若抓破者,綠豆粉一兩、滑石五錢、黃柏三錢、輕粉二錢,搽之。

遍身青紫斑點,色若葡萄,初起用羚羊角、防風、玄參、麥冬、知母、黃芩[4]、牛蒡[5]各八分,甘草二分。

髮鬚,《經》曰:腎之合骨也,其榮在髮。多食甘,則骨痛而髮落。

---

〔1〕瘀　原作"疼",據乾隆本改。

〔2〕芎　原作"弓",據乾隆本改。

〔3〕火　原作"大",據乾隆本改。

〔4〕芩　原作"苓",據乾隆本改。

〔5〕蒡　原作"旁",據乾隆本改。

又曰：女子七歲腎氣實，齒更髮長；五七陽明脈衰，面始焦，髮始墮。丈夫八歲腎[1]實，髮長齒更；五八腎氣衰，髮墮齒槁。又曰：衝任皆起於胞中，上循胸裏，爲經絡之海。其浮而外者，循腹上行，會於咽喉，別絡脣口。婦人數脫血，衝任之脈不榮口脣；宦者，去其宗筋，傷其衝任，血瀉不復[2]，脣口不榮，故鬚不生。有人未嘗有所傷，不脫於血，其鬚不生，何也？曰：此天之所不足也，稟衝任不盛，宗筋不成，有氣無血，脣口不榮，故鬚不生。張子和曰：年少髮早白落，或頭起白屑者，血熱太過也。世俗止知髮者血之餘，以爲血衰，不知血熱髮反不茂，火多水少，木反不榮，火至於項，炎上之甚也。大熱病汗後、勞病後，髮多脫落，豈有寒耶？用鈹針刺神庭、上星、顖會、前項、百會出血，次調鹽、油以塗髮根，甚者至再、至三，少白可黑，落髮可生。按子和所論甚是，嘗見人年三、四十後，頂髮脫落者，其人必躁動多火，常患目疾；頂髮茂密者，其人必沉靜少火，從不病目，可驗也。丹溪治一少年髮盡脫，飲食起居如常，脈微弦而濇，輕重皆同。此厚味成熱，濕痰在膈間，又平日多喫梅，故脈弦濇。酸味收濕熱之痰，隨氣上升，薰蒸髮根之血，漸成枯槁，故脫髮。處以補血升散之藥，用防風通聖散，見中風。去朴硝，嫌其速下也。大黃三度酒炒，使上行瀉熱。兼四物湯見血。酒製，合和作小劑，治上故小其服。煎以灰湯，灰可治梅酸。入水頻與之。在上之藥，不厭小而頻也。兩月後診其脈，濕熱漸解，停藥，淡味調養，二年髮長如初。甜瓜葉搗汁塗，即生。麻葉、桑葉，泔煮，沐髮七次，可長六尺。三青膏可染鬚。

肌肉，《經》曰：脾主肉。邪在脾胃，則病肌肉痛。邪溢氣壅，脈熱肉敗，營衛不行，必將爲膿。濕傷肉，風勝濕，甘傷肉，酸勝甘。又云：多食酸，則肉胝䐢而脣揭。久坐傷肉。形樂志樂，病生於肉，治之以針石。

筋骨，《經》曰：肝主筋，筋病無多食酸，酸傷筋，辛勝酸。又云：多食辛，則筋急而爪枯。爪爲筋之餘。又云：久行傷筋。諸筋皆屬於節。

---

〔1〕腎　《素問·上古天真論》腎下有"氣"。
〔2〕復　原作"傷"，據乾隆本改。

手屈而不伸者,病在筋也;伸而不屈者,病在骨也。轉筋皆屬血熱,四物見血加黃芩、紅花、蒼术、南星。因[1]於熱者用此。攣急疼[2]痛,松節二兩,細剉如米粒,乳香一錢,共放銀石器內,慢火炒出火毒,研末,每服一二錢,熱木瓜酒調下。因於寒者用此。婁全善謂:轉筋之時,當隨其所痛之處,燔針刺之,以知爲度。愚謂:用燈心蘸油燃焠,可也[3]。因寒因熱俱可用。餘詳霍亂門。腎主骨,寒則堅,熱則腐。骨病無多食甘,食甘積熱傷骨,故過食甜而齒病。齒者骨之餘。又苦走骨,骨病無多食苦。久立傷骨。

四肢[4],《經》謂:四肢爲諸陽之本。又云:陽受氣於四肢。又云:陽氣者,起於足五趾之表。其說可疑。人身陰陽之氣,皆從藏府外達至於四肢,故四肢爲末。今反以爲本,謂陽受氣於此,起於此,可乎?若云手之三陽從手走頭,則足之三陽又從頭走足矣。此等疑義,千古莫晰,何也?陽實則肢腫,熱腫也;陽虛則肢滿,寒脹也。脾主四肢,脾實則四肢不舉,濕熱盛也;脾虛則四肢不用,氣困乏也。風淫末疾,故四肢顫掉。五藏有邪,留於肢節。《經》云:肺心有邪,其氣留於兩肘;肝有邪,其氣留於兩腋;脾有邪,心有邪[5],其氣留於兩髀;腎有邪,其氣留於兩膝,是也。手心熱屬心與包絡。手熱赤癢,掌皮厚裂,脾熱肝風也,脾主四肢,風淫末疾加味逍遙散加鈎藤、熟地。手足心腫,風也,花椒、鹽、醋和敷之。手足抽掣動搖,弄舌吐沫,不可遽作風火痰治,其脈沉弱,即是脾虛生風之証,宜大補,歸脾湯最妙。臂發熱,四物湯加秦艽、丹皮、白术、茯苓、鈎藤、甘草、柴胡。亦有怒動肝火,小柴胡加川芎、當歸,亦可用加味逍遙散。膝屬脾、腎、肝,凡人逸則痿軟無力,勞則痛如針刺,脈洪數有力,皆肝腎陰虛所致。痿軟無力,真病之形,作痛如錐,邪火之象,

---

〔1〕因　原作"四",據乾隆本改。

〔2〕疼　原作"痛",據乾隆本改。

〔3〕可也　其下原有"而用發散者……餘詳臂痛、厥逆、攣、抽",爲錯簡,今從乾隆本移至下"此証多有疑其風痰"之後。

〔4〕肢　原作"服",據乾隆本改。

〔5〕心有邪　乾隆本無,疑爲衍文。

六味加牛膝、車前。此証多疑其風痰而用發散者，是促其危也。有飲食過當，腿足或臂內疼[1]脹浮腫作痛，又責之脾胃，補中益氣加茯苓、半夏。足腿熱漸至腰胯，蒼术二兩，酒黃柏、熟地各一兩，川牛膝、歸尾、萆薢、防己各五錢，酒糊丸。腳弱無力，及小兒不能行走，天麻、白附、牛膝、木鱉子各五錢，烏頭炮一錢，羌活五錢，地龍一分、乳香、没藥各二錢，硃砂一錢，酒煮南星，末爲丸，每十丸薄荷湯下。一切腿痛，乳香、官桂、血竭、丁香、麝香各六分，杏仁一分四厘，蘄艾一兩，木香六分，沉香四錢，檀香四錢，各爲粗末，捲紙捻用油蘸點着，烏滅，照穴道針之。腨痛，足肚疼[2]疼也。疼音淵。足太陽膀胱病，防風、羌活、紫蘇、蔓荆之類。腳赤腫痛潰膿，足三陽濕熱下注，可治；微赤微腫膿清，足三陰虧損，難治。若黑暗不腫痛不潰膿，煩熱作渴，小便淋漓，陰敗未傳，急証，急用八味丸，着肉灸，亦有生者。濕熱下注，隔蒜灸，解壅毒，次服補中益氣、六味丸，自愈。又四肢皆稟氣於胃，胃血氣盛則善步，胃血氣少，足少肉、善寒，漸成痿厥足痹，故足疾必用補中益氣，不可不知。足跟痛，足跟屬膀胱、腎。熱痛，乃陰血虛極，聖愈湯：生地、熟地、當歸、人參、黃耆。又經驗方：牛膝一兩，苡仁一兩五錢，蒼术七錢五分，杜仲、黃柏、當歸、石斛、萆薢、木瓜、秦艽、木通各五錢。足心屬腎，或熱或癢痛，是水虛。或麻或腫脹，是火虛。皆腎虛，六味、八味消息之。又有足心如中箭，發歇不時，腎不虛而熱盛也。此腎之風毒，瀉腎則愈。餘詳臂痛、厥逆、攣、抽搐、顫振、腳氣各門。

　　二陰，詳泄瀉、痢、二便不通、小便淋數、黃赤、遺尿不禁、交腸、關格、赤白濁、遺精、陰痿、陰縮陰縱、疝、脫肛、穀道癢痛各門。

厥逆

　　仲景所謂厥逆，與《內經》所言不同。蓋仲景單就傷寒言，以

---

〔1〕疼　原作"痰"，據乾隆本改。
〔2〕疼　校改同〔1〕。

陰邪直中，寒入三陰而手足冷者爲寒厥；陽邪傳經，熱入三陰而手足冷者熱深入，陽內陷，不達於四支，故冷也爲熱厥。蓋主外邪言，不論寒熱証皆手足冷者也。《內經》則指內傷言，以上盛下虛，氣血逆衝而上，暴仆卒倒者爲厥逆。厥者盡也，逆者上衝也，言正氣虛竭，上衝而欲脫也。又分熱厥者手足熱，寒厥者手足寒，其不同如此。仲景所謂寒厥、熱厥，及蚘厥、藏厥等，已詳《傷寒論》，此[1]篇止就《內經》所論言之。

《經》云：內奪而厥，則爲瘖痱，此腎虛也。詳中風門。又云：氣血併走於上，則爲厥，暴死，氣復反反於下則生，不反則死。又云：脈至如喘，急促之意。曰暴厥，不知與人言。即中風不識人証。又云：陽併於上則火獨光，陰併於下則足寒。又云：陽氣者，煩勞則張，氣高喘也。精絶，熱耗水虛。辟積於夏，使人煎厥。辟積，即襞積，衣褶也，有叠積意。叠積至夏令，則益熱而如煎如熬矣。即中暑証。又云：大怒則血菀於上，血隨氣上壅也。使人薄厥。薄者，相迫之謂。言氣血亂於胸中，相迫而厥。即中氣証也。又云：偏枯痿厥，肥貴人則膏粱之疾也。即中食証。又云：衝脈者，藏府之海。其上者，出於頏顙，滲諸陽，灌諸精，其下者，併於少陰之經，滲三陰，下循跗，故別絡結則跗上不動，不動則厥，厥則寒。詳《靈樞·逆順肥瘦篇》。愚按：衝脈實通身經絡之所會歸，故又稱血海，與任督二脈併起胞中。胞中即丹田，在女子謂之胞，在男子爲精室，乃性命之根本也，根本一敗，諸經皆敗。然則卒厥暴仆，豈止一經一藏之所致哉？又云：邪客於手足少陰、太陰，足陽明之絡，此五絡皆會於耳中，上絡左角。左額角也。五絡俱竭，謂脈爲邪阻，不至也。令人身脈皆動而形無知也，所謂形如死人。其狀若尸，曰尸厥。鬄即薙[2]其左角之髮方一寸燔治，即燒灰存性也。飲以美酒一杯，血餘通血，酒通氣，氣血通則甦。不能飲者口噤也灌之，立已。此即中惡証也。

已上經文與《諸中篇》中所言無異，是《經》所謂厥逆者，明以暴仆卒倒爲言，初不繫於手足之爲寒爲熱也。此其與《傷寒論》所

---

〔1〕此　原無，據乾隆本補。

〔2〕薙（tì 剃）《禮記·月令》："燒薙行水。" 鄭玄注："薙謂迫地芟草也。"

稱固大異矣,然《經》亦有以手足寒熱爲言者,詳下文。

《厥論》謂:陽氣衰於下則爲寒厥,以陰氣起於五趾之裏而聚於膝,陰氣勝則從趾至膝上寒,由此人質壯,以秋冬奪於所用,於秋冬陽氣收藏之時,妄行耗散,其陽如被奪去也。陽氣衰損,陰氣獨在,故手足寒也。陰氣衰於下則爲熱厥,以陽氣起於足五趾之表,陰脈者集於足下而聚於足心,故陽氣勝則足下熱,由其人數醉,若飽以入房,氣聚於脾中不得散,酒食在胃,因房事傷其精氣,不能運行也。酒氣與穀食相薄,熱盛於中,遍於身,内熱則溺赤,腎氣日衰,水受火耗。陽氣獨勝,故手足爲之熱也。

詳此經文,熱厥則手足熱,寒厥則手足寒,亦與仲景不論寒熱厥皆手足寒者,異矣。

治法:煎厥,人參固本丸。薄厥,蒲黃湯。尸厥,二十四味流氣飲、蘇合香丸,見諸中。菖蒲末吹鼻。寒厥,四逆湯、六味附子湯,灸陽輔、絶骨,或酒水各半温漬至膝。熱厥,六味地黃丸,見虛損。小便三升温漬手足。另有痰厥,即《中風篇》丹溪所云因於濕熱生痰者也。若是寒痰迷悶,四肢逆冷而卒倒,薑附湯。見中寒。又氣厥分氣虛、氣實。虛者,即《中風篇》東垣所謂因於氣虛者也;實者,即《中氣篇》所言者是也。又有血脱之厥,大吐大崩,多致卒倒。宜先掐人中,或燒炭沃醋薰鼻,以收其氣,急用人參一二兩煎湯灌之,然後依血証門用藥。有色脱之厥,淫慾過度立即脱死者,急掐人中,令陰人摟定,用口相對噓煖氣通接之,切勿放脱,隨灸氣海數十壯,飲以獨參湯。如遲至三兩日乃脱者,精去於先,而氣脱於後也。亦灸氣海,飲參湯。酒厥,葛花解醒湯。見傷飲食。大醉則上盛下虛,故卒厥。食厥,過飽適有感觸,胃氣不行,陽併於上,上半身熱,下半身冷,即中食上部有脈下部無脈証。擁爐不煖。誤行温補則死,此陽明氣逆,故兩手不冷,平胃、加減保和丸。併見傷食。

攣

攣者,久不伸,錮則難醫,非如抽搐拘急暫病可比。其理不外

寒則收引,熱則乾縮二端,而寒者易治,熱者難治,何則？寒雖收引
而筋脈不枯,但用溫熱之劑以去其寒,則陽回凍解而縮者以舒,不
難治也。亦有日久寒氣聚沫結痰,包裹[1]堅凝,藥不能攻者,然熨、洗、烙、灸法,
皆可施也。惟熱而乾縮者,日久槁枯已定,雖極力滋潤,終難復元耳。
熱者多虛,血液枯也。亦有實者,或爲風寒所閉,或爲痰涎所滯,血
脈不得流通,火性不受遏鬱,激而暴發,陡然攣曲,如蛇之動而攣曲,是
其象也。觀脚之轉筋抽縮可見矣。寒者多實,血液痰濕爲寒所凝滯。
亦有虛者,陽氣不足也。丹溪治一村夫,背僂足攣,已成廢人,脈沉
弦而濇,用張子和煨腎散治之,吐瀉兩月餘而愈。

抽搐《準繩》謂即瘈瘲。瘈,拘急也；瘲,弛縱也。抽搐屬瘈,然亦微異。
蓋拘急者,筋脈拘束緊急不得伸舒,觀脚指受寒筋急可見。抽搐,則頻伸頻縮也。

　　抽搐者,手足頻頻伸縮也。或言搐搦[2]者,搦謂十指頻頻開合,
兩拳緊捏也。証屬風火,風火爲陽邪,主動而不寧。其不爲躁擾而
爲搐搦者,血枯筋急也。若妄加灼艾,或發其表,則死不旋踵。小
兒急驚風多此証。宜瀉木火,涼驚丸主之。血虛,續斷丸。肝邪盛,
宜救脾者,小建中湯見勞倦加減。熱傷元氣,人參益氣湯。見痺。血
氣虛弱,內火盛,兼中外風,風火相煽,則不得不加發散之品,續命
煮散。兼心神昏憒者,獨活湯。產後血虛發熱,熱盛生風得此,八
珍湯見虛損加丹皮、鈎藤,以生陰血。不應,兼補脾胃以生血。小兒
吐瀉後,脾胃之陰氣虧損,成慢驚風者,亦多見此,爲虛風虛熱。若
更陽氣虛陷,其風火尤爲無根之虛燄。虛者,十全大補見虛損加桂、
附；陷者,補中益氣湯見氣虛加桂、附。此等陽虛之証,肢體惡寒,脈
微細,爲真狀。若脈浮大,發熱煩渴,爲假象,不可泥於証屬風火一
語,以爲實邪也。若戴眼反折,汗出如珠,不治。按血枯筋急,恐未盡然。
觀瘈痛者恒握拳咬牙,與小兒驚搐咬牙捏拳形狀相同,可知此証必因風火內攻,有
難於禁當者,故有此抵禦情狀。風火忽動忽息,故搐搦有作有止,若果由血枯筋急,

[1] 裹　原作"裏",據乾隆本改。
[2] 搐搦　原作"抽搐",據乾隆本改。

則應縮多伸少，兩拳常捏，且不必有咬牙情狀矣。抽搐，風木曲直之象也；握搦咬牙，病人禁當之情也。

顫振

顫，搖也；振，戰動也。亦風火搖撼之象，由水虛而然。水主靜，虛則風火內生而動搖矣。風木盛則脾土虛，脾爲四支之本，四支乃脾之末，故曰風淫末疾。有頭搖動而手足不動者，木氣上衝也。風火盛而脾虛，則不能行其津液，而痰濕亦停聚，當兼去痰。子和治馬叟，風搐三年，掉顫抖搜之甚，如線引傀儡，以防風通聖散見中風汗之，繼服湧劑吐痰一二升，又下行五七次，數日又再湧去痰三四升，又下數行乃愈。但覺極寒，蓋衛氣未復也，以散風導氣藥調之。不用溫熱，恐又動火故也。風火交盛者，摧肝丸。氣虛者，參术[1]湯。氣虛不能周，四支爲虛風所鼓故動。心血虛者，補心丸。挾痰，導痰湯見痰加竹瀝。老人戰振，定振丸。

脚氣　酒風脚　脚腕瘡　脚跟注孔

脚氣之名，始於晉蘇敬，上古所無。然其腫痛頑麻，即《經》所謂痺也；縱緩不收，即《經》所謂痿也；甚而氣上衝心腹，即《經》所謂厥逆也。病由濕致，或水濕外侵，或水飲內注。其初多寒，止見頑麻，其後濕鬱成熱，遂爲腫痛。濕熱蒸發則腫，血氣壅滯則痛也。若加以風寒外襲，則熱愈不得泄，而痛益甚矣。兩脚之氣血既壅滯不行，則周身之氣血亦不宣[2]通，鬱而發熱；氣不宣[3]通則不周於表，故洒洒[4]惡寒，而証類傷寒矣。縱緩不收者，筋得濕熱則軟而無力也。凡物之濕熱者必軟。甚而上衝者，下不通則反干乎上也。治

---

〔1〕术　原作“木”，據乾隆本改。
〔2〕宣　原作“宜”，據乾隆本改。
〔3〕宣　校改同〔2〕。
〔4〕洒洒　原作“酒酒”，據乾隆本改。

法須分濕熱多寡，濕多熱少，則腫甚而痛微；濕少熱多，則腫微而痛
甚。亦有單濕而無熱者，但腫脹而不痛，俗名濕脚氣；單熱而無濕
者，但熱痛而不腫，甚者枯細。俗名乾脚氣。雖曰無濕，亦必有老痰惡涎
凝聚不散。初起止覺冷凍頑麻而腫，灸患處二三十壯以引濕氣外出，
更飲驅濕藥酒以通經散邪，用藥宜麻黃、川烏、薑、附之屬。麻黃發
散，使濕從外泄；川烏辛熱，走而不守，以通行經絡；薑、附以散其
寒；羌、防、升麻、葛根輩以升散之，風勝濕也；二术以燥之，土尅水
也；兼用二苓、澤瀉輩以利之。此治寒濕之大法也。苡仁酒、獨活寄生
湯可用。若初起止覺熱痛不腫，乃三陰血虛，陽邪下陷成熱不散，血
脈不通而痛也，無濕故不腫。治宜清熱養血，四物見血、六味見虛損，
併加牛膝、黃栢、知母。又用補中益氣湯見氣。以升提陽氣之下陷。
此治虛熱之大法也。實熱則兼濕痰，腫而痛也。便結者，羌活導滯
湯微利之，後服當歸拈痛湯。見身痛。身有寒熱者，加味敗毒散，後
服當歸拈痛湯[1]。見身痛[2]。疼如火燎，熱至腰胯，加味二妙丸。痛不
可忍者，五積散見中寒加全蝎三個，酒煎。大抵濕熱壅塞[3]，治宜宣
通，活絡丹見中風最妙。邪深伏者，非此不能透達。若壅塞既成，須
砭惡血以殺其勢，而後藥之。此証須分經用藥，前廉爲陽明，白芷、
升麻、葛根爲引；後廉爲太陽，羌活、防風爲引；外廉爲少陽，柴胡爲
引；內廉爲厥陰，青皮、川芎、吳茱萸爲引；內前廉爲太陰，蒼术、白
芍爲引；內後廉爲少陰，獨活爲引。又須察其有無外感，感風則自
汗，感寒則無汗，併加發散之品。風加羌活、防風，寒加麻黃、細辛。若病
甚而上攻，少腹不仁，或見食嘔吐，腰脊身體俱痛，胸脇痛，則爲重
証。但見少腹不仁，不過二三日即上攻心，心煩氣喘，嘔逆頭痛，眩
冒不得眠，譫妄，目額黑，汗大出，脈短促而數，左寸乍大乍小乍無，
尺絕者，皆不治，所謂衝心即死也。今列數方於左。丹溪用四物
湯見血加炒黃栢，另以附子末津調傅湧泉穴，安艾灸之，以引熱下

---

〔1〕湯　此下原衍"痛湯"二字，據乾隆本刪。
〔2〕痛　此下原衍"身有寒熱者……後服當歸拈痛湯。"據乾隆本刪。
〔3〕塞　原誤作"寒"，據乾隆本改。

行。血虚熱上衝者宜之。金匱八味丸見虚損治脚氣上入少腹不仁，腎寒濕氣上衝者宜。或茱萸丸、茱萸木瓜湯。檳榔爲末，童便調服。大腹子散。三脘散。桑白皮散。已上實者宜之。犀角散。熱者宜之。沉香散。無熱者宜之。紫蘇葉三兩，桑白皮炒二兩，前胡去盧一兩，每服八錢。檳榔二枚，杏仁去皮、尖二十粒，生薑五片，水煎湯服。蘇子降氣湯，佐以養正丹或四磨飲。併見氣。已上氣喘急者宜之。八味平胃散見嘔吐，畏食者，生料平胃散見傷飲食，併加木瓜一錢。半夏散。橘皮湯。已上嘔逆惡心者宜。嶺南人嗜酒者，每多病此，名酒風脚。由酒之濕熱傷脾，不能運化，因而下墜，結爲痰涎，不得解散所致。其痛不可忍，雖蚊蠅着脚重若石壓。治此鮮有效者，蓋利濕清熱易，而去結痰難也。《準繩》載治廉平章患此，初用當歸拈痛湯見身痛，二服效。後食濕麵復發，以羌活辛温透關節去濕爲君；當歸辛温散壅，枳殼苦寒消食爲臣；大黃苦寒導濕麵下行，併利留結老血爲使，全愈。又云：控涎丹見痰加臙脂一錢，檳榔、木瓜各一兩，卷栢半兩，先以鹽水煮半日，又用白水煮半日。同爲丸，每服三十丸，加至五十丸，利下惡物立效。又云：威靈仙爲末，蜜丸桐子大，酒下八十丸，利出惡物如青膿桃膠。當做其意用之，先去其濕熱使氣血得通，次以升、柴等輕清之藥提拔痰涎上行，以控涎丹及諸軟堅消結之品取之，更砭去惡血，可見。《活人書》云：脚氣忌服補藥，禁用湯淋洗。按此爲邪氣壅實者言，故忌補。又爲濕氣太盛將欲上衝者言，恐淋洗蒸動其濕，助之升騰也。若濕正沉墜在脚，不能外達，正宜淋洗以導之外出，用防風、荊芥、威靈仙、草烏、川椒、白芷、烏藥、蒼术、紫[1]蘇之屬，煎湯熱洗可也。兩脚須常護，令煖有微汗，仍不時令人按揉。飯後常自行動，以散泄其濕熱爲佳。夜飯宜少，不食更好，蓋夜食難消，最能壅滯氣血也。脚氣有腿腕生瘡者，腫痛用漏蘆、白薇、五加皮、槐白皮、甘草各七錢半，蒺藜子二兩，水煎去渣，於無風處洗之。心煩亂者，犀角散。脚跟注一孔，深半寸許，每下半日痛異常，以人中白火上煅，中有水出，滴入瘡口。

---

〔1〕紫　原作“柴”，據乾隆本改。

赤白濁

有精濁，有便濁。精濁出自精竅，與便濁之出於溺竅者大異。其出不因小便，竅端時常牽絲帶膩，如膿如眵，頻拭頻出，莖中或癢或痛，甚如刀刮火炙，大抵初起火盛則痛，日久火微則癢。而小便自清，不相混也。多由房事時精已離位，或强忍不泄，或被阻中止，離位之精化成敗濁，流出竅端，故如膿如眵，其氣臭腐。又不泄則腎火鬱而不散，敗精挾鬱火以出，故莖腫竅溝而痛也，日久敗精盡出則止矣。而不止者，雖火勢已衰，但病久滑脫，已敗之精與未敗之精相引而出，故源源不絕也。若火勢不衰或反盛者，則併其未敗之精亦鼓之使出。甚者精已枯竭，併其未及化精之血亦出，故有赤濁也。精爲血化，觀天癸初至之子，强力好色，所泄半精半血可見矣。其後火勢亦衰，証轉虛寒者有矣。舊分赤濁爲熱，白濁爲寒，非也。若寡欲之人患此，多因濕熱流注精房，精爲所逼，不得靜藏所致，與濕熱遺精同理。熱者清心蓮子飲。寒者草薢分清飲。虛勞者滋其陰。胃弱者參朮加升麻、柴胡。濕熱流注，二陳見痰加白朮、升、柴。感暑熱者，四苓見傷濕加香薷、麥冬、人參、石蓮肉。白濁初起勢甚，敗精結塞竅道，溝痛異常，五苓見傷濕、妙香散合清心蓮子飲。白濁清火爲主，補次之。赤濁補爲主，清火次之。清心、健脾、滋腎、固脫，缺一不可，清濁飲主之。

便濁多是胃中濕熱下流。傷氣分則白，即膏淋也，便濁飲主[1]之。傷血分則赤，即血淋也，多者爲尿血，治詳淋証及血門溲血條。

遺精

精者，一身之至寶，原於先天而成於後天者也。精者水也，天一生水，原於有生之初而成於水穀之滋長。五藏俱有而屬於腎，靜則藏，動則泄。靜者水之德，動者火之用，火不勝水，故在平人雖動而非與內

---

〔1〕主　原作"生"，據乾隆本改。

接，則亦不至於泄也。若水極虛火極炎，則心有所感，雖不交亦泄矣。夫必交乃泄者，亦必寐且夢交乃遺可知也。不必交亦泄者，亦不必夢交與寐乃遺可知也。故有不寐之遺與寐而不夢之遺，寐而夢交之遺，宜分別論之。夢交何也？曰：相火客於陰器也，陰器爲客火所動，動則舉，舉則欲交，故夢接內也。使火不客於陰器，則但爲他夢矣。然有有慾無慾之分焉，無慾念而夢交者，氣壹則動志也；有慾念而夢交者，志壹則動氣也。氣動志者，夢不必遺；志動氣者，夢無不遺。相火獨肝腎乎？曰：足三陰陽明之筋，與衝任督三脈之所會，諸筋皆結聚於陰器[1]，則諸經之火皆得客之矣，豈特肝腎爲然哉？以腎主精、肝主泄，故歸重此二者耳，治者當審其所由致可也。有腎水虛而火炎者，滋陰降火爲主。有肝氣鬱滯而火盛者，散鬱升陽爲主。有脾胃濕熱下流者，除濕清熱升清爲主。有用心過度而火熾者，清心養血爲主。有肺感外邪，或悲哀所傷而動火者，散邪清肺爲主。此皆易治。有久曠之人，盛滿而溢者，更不用治。惟思慕色慾者爲難，非斬斷情根，滌除妄念，雖藥亦無濟也。若乃不寐亦遺，慾念一萌即泄。與纔寐不待夢交即遺，則精滑之至也。或房事過多而滑，或夢遺日久而滑，或虛寒不固而滑，氣不攝精。比之夢遺爲甚矣。然其治法亦無異也，鎖精丸、固本丸、金櫻丸、鳳髓丹、固真散。用心過度，心不攝腎者，遠志丸，用交感湯加蓮肉、五味子吞下，仍佐以靈砂丹。見嘔吐。思色不遂，精以離位，客於陰器，至臥而夢泄者，四七湯見氣吞白丸子見中風。甚者耳聞目見聞見其所思者之聲容也其精即出，名曰白淫，妙香散見赤白濁吞玉華白丹。色慾過度，下元虛憊，泄滑不禁，鹿茸丸見血、山藥丸見腰痛、大兔絲子丸見咳嗽、固陽丸之類。按此等皆熱劑，非虛寒勿輕用。五倍澀精，敏於龍骨、牡蠣。交通心腎，菖蒲、遠志、蓮子等不可少。古方多治鬱滯，庸醫誤用澀劑。一少年遺濁，少腹有氣衝上，肝氣逆也。每日腰熱，腎火鬱也。知其有鬱，先用滾痰丸見痰。大下之，次用加減八物湯吞滋腎丸見小便不通百粒。若稍用蛤粉等澀劑則遺濁更甚，遂改用導赤散，

---

〔1〕器　原作"氣"，據乾隆本改。

見發熱。大劑煎服,遺濁皆止。又一男子夢遺,與澀藥更甚,因與神芎丸見腫脹大下之,却製豬苓丸,與服而愈。脾胃濕熱下流者,蒼白二陳湯見濕加黃栢、升、柴。慾火大熾者,清心使火不妄起,遠志丸、伏神湯。一人勞心讀書致此,臥時陰器但着被與腿即夢交而遺,懸空則不夢。蓋用心太過,血虛火炎,腎水亦竭,火客下焦,鼓其陰房,精不得藏,陰器着物如得接然,故作淫夢而遺。上則補心安神;中則調其脾胃,升舉陽氣;下則益陰固精,病隨安。此等當以六味、歸脾、補中之屬主之。一人年六十患瘧嗽,誤治致濕熱下盛,脈數而有力,與補中益氣見氣加涼劑,續與黃栢丸,尺脈頓減。問之曰:夜來夢交否? 曰:然,幸不泄。曰:年老精衰,固無可泄,然火之結於精房者,得藥已散走於陰器之竅,病可減矣。再服二日,又夢,其瘧嗽全愈。亦有鬼魅相感者,其狀不欲見人,如有晤對,時獨言笑,或時悲泣,如痴如呆是也,脈乍大乍小,乍有乍無,左右互異,治以硃砂、雄黃、麝香、鬼箭、虎頭骨之屬。喻嘉言治崇方亦佳。方見中惡門論末[1]。以澀治脫不止,不如瀉心,瀉心不止,不如升陽,升陽最妙。腎氣獨沉者宜升,脾濕下流者宜升,肝鬱者宜升,不止一途也。思想氣結成痰,迷於心竅,豬苓丸之類利其痰。經絡熱而得者,作虛寒治則愈甚,清心丸。一人至夜脊心熱夢遺,用珍珠粉丸、豬苓丸,遺止。終服紫雪,見篇末。脊熱始除。又有腰熱遺精者,用滾痰丸下之,又用導赤散見發熱治其火,乃愈。知身[2]有熱而遺者,多爲熱遺也。心神浮越,水火不交而滑泄者,鎮固之,秘真丸、八仙丹之屬。命門火衰,精脫,玉關不閉者,急用八味丸或金鎖正元丹。遺証初起,未有不由火盛者,久則火衰氣虛而精滑矣。若因過服涼劑而致寒者,脈多緊澀,寒鬱火於下焦也,當先升提。若脈沉遲,是下元虛冷,惟亟與温補,仍升提以挽其下趨。有一種肝經濕熱,甚者莖中作痛,或挺縱不收,白物如精隨溺而下,此筋疝也,龍膽瀉肝湯主之。此爲白[3]濁之類。

───────────

〔1〕末　原作"未",據乾隆本改。

〔2〕身　原作"者",據乾隆本改。

〔3〕白　原作"曰",據乾隆本改。

　　紫雪方：黃金百兩、石膏、寒水石、磁石、滑石，各三斤，碎。共用水一斛，煎至四升，去滓，入犀角屑、羚羊角屑、青木香、沉香、各五兩。玄參、升麻、各一斤。甘草、炒，八兩。丁香，一兩。煮取一斗五升，去[1]滓，入朴硝精者十斤、消石，四升。如無，芒硝亦可。每升重七兩七錢半。微火煎，柳木攪不住手，候[2]煎至七升，投水盆中半日[3]，欲凝，入麝香、當門子一兩二錢半。飛硃砂三兩。攪勻，候[4]冷成霜雪紫色，冷水調服一二錢，小兒量減。能治煩熱狂躁，兼解諸熱藥毒，及小兒驚癇等証。按咽喉門有紫雪散與此大同小異，當參之。

陰痿

　　陽動則舉，陰靜則痿，雖無慾亦然，觀小[5]兒子夜朘[6]作可知。況有心者乎？然而不舉者，則氣不從心也。其故有六：一則天稟使然，而不可強者也。一則有所恐懼，而氣餒也。一則神搖火飛，氣上不下也。此皆無病之人也。一則濕熱太盛，下注宗筋，弛縱不收也。一則耗散過度，命門火虛也。一則腎水虛衰熱盛，壯火食氣也。薛立齋所謂如木得露則森立，遇酷暑則痿瘁也。蓋水火和平則舉，有水無火，有火無水，及水火淫盛為濕熱者，亦不舉也，參痿門自明。此有病之人也。火虛者，附桂八味丸；水虛者，知柏八味丸。併見虛損。濕熱，固真湯、柴胡勝濕湯。其証多有陰汗臊臭，兩股熱者。或反冷，陰頭兩丸如冰冷，不可誤認為寒，蓋濕熱在藏府，熱親上而濕流下，故証如此也。火上炎不下交者，降之。恐懼者，鎮之。

---

〔1〕去　原作“法”，據乾隆本改。
〔2〕候　原作“侯”，據乾隆本改。
〔3〕日　原作“目”，據乾隆本改。
〔4〕候　校改同〔2〕。
〔5〕小　原作“子”，據乾隆本改。
〔6〕朘(zuī 最陰平)　同“朘”，男子生殖器，多指幼兒。《說文新附》：“朘，赤子陰也。從肉夋聲，或從血。”

陰縮陰縱

陰受寒則縮,受熱則縱。傷寒囊縮,陰証固有之,熱証亦有,以熱灼筋燥故縮也。但以平人論,則縮必因寒,觀夏月囊軟縱,冬月囊硬縮可知矣。丹溪治鮑姓,莖挺長腫瘃,皮撏濕潤,磨股不能行,兩脇氣上,手足倦弱,以小柴胡見寒熱加黃連大劑,行其濕熱,略加黃栢,以降其逆上之氣,挺腫收減。但有堅塊未消,又以青皮爲君,佐以散風之藥末[1]服,外以絲瓜汁調五倍末傅之,愈。濕熱腫挺,朴硝、荊芥煎湯浸洗。甚者,三一承氣湯見大便不通下之。

疝

睪丸連小腹急痛,曰疝。或無形無聲,或有形如瓜,有聲如蛙。小腹、陰囊、睪丸皆肝經部分,蓋肝經筋脈環陰器而上抵小腹也。故張子和謂此爲肝經之病,肝主筋,睪丸非肝筋,環引與玉莖,無由伸縮。《經》謂:足厥陰之經筋聚於陰器,傷於寒則陰縮入,傷於熱則縱挺不收。又言:足厥陰之別曰蠡溝,循脛上睪結於莖,其病氣逆睪腫卒疝。可見矣。俗稱膀胱冷,或曰腎冷,腎氣通於外腎,膀胱系與睪丸系會也。或曰小腸氣,皆非也。膀胱爲水府,小腸爲水道,專主滲泄通流,腎統二水,皆與筋無涉。雖《經》有言邪在小腸,連睪系,屬於脊,貫肝肺,絡心系,氣盛厥逆,上衝腸胃,薰肝,散於肓,結於臍,取之肓原以散之,刺太陰以平之,取厥陰以下之,取巨虛下廉以去之。此其初雖言邪在小腸,至其治法,必曰取厥陰以下之,乃知疝必關於厥陰無疑。又謂:三陽膀胱經。爲病發寒熱,其傳爲癩疝。此亦言膀胱非受病之處,必傳於厥陰部分乃爲疝也。又言:脾風傳腎,病名曰疝瘕,小腹冤熱而痛,出白,精濁也。風者熱也,精得濕熱爲敗濁。一名曰蠱。強中入房,女所惑也。曰風,則屬之肝木可知矣。已上

[1]末　原作"夫",據乾隆本改。

言疝非膀胱、腎、小腸之病。又云：厥陰滑爲狐風疝，滑爲陽邪，熱則生風也。少陰滑爲肺風疝，心火乘肺。太陰滑爲脾風疝，陽明滑爲心風疝，金燥則熱，熱屬心也。太陽滑爲腎風疝，膀胱與腎爲表裏也。少陽滑爲肝風疝。皆言風者，厥陰木氣之所主也。又云：心脈滑爲心疝，肝脈腎脈滑甚爲癃癇。亦以滑爲疝也。意謂上條言滑乃風疝之脈，則此條之滑亦爲風脈可知也。又云：脈大急則爲疝，心脈滑搏爲心疝，肺脈沉搏爲肺疝。搏急非肝邪而何？又云：督脈生病，從少腹上衝心而痛爲衝疝。蓋足厥陰與衝任督俱會於前陰也，然則疝爲肝病，豈不明哉？已上言諸經之疝，皆歸於肝也。按子和以疝病屬肝部分，甚是。然各藏府經脈相通，有由肝經自病者，則亦有由諸經之病傳注者，其論中所舉已自可見。況《經》又有云：足陽明之筋病㿗疝，腹筋急；足太陰之筋病陰器紐痛。小腸病者，小腹痛，腰脊控睪而痛，腎下則腰尻痛，不可以俯仰，爲狐疝。寸口脈沉而弱曰寒熱，及疝瘕少腹痛。黃脈之至也，大而虛，有積氣在腹中，有厥氣，曰厥疝。其詞不一而足，此當細察。蓋肝經爲朝宗之地，少陰、太陰、陽明、少陽、太陽諸經，亦會於小腹前陰。各經爲發源之區，源流併究可耳。再按張子和以疝屬之肝，趙以德則又屬之任脈，謂衝任二脈起於胞中，諸經皆受氣於此，因以海名之。二脈通，則陽氣下降，陰氣上行，塞則陽壅於上，陰結於下。其所以閉塞者，或任脈之自病，偏寒偏熱。或各經病邪相犯，致任脈結滯，陰氣不化使然。引《經》任脈爲病，男子內結七疝，女子帶下瘕聚爲據，其説甚有理。然衝任督同體，何不併舉乎？竊謂諸經之邪，皆得傳注衝任督三脈，而結於肝經部分爲疝，則諸説皆會通矣。再按趙以德謂疝有二，不必小腹痛引睪囊乃名疝，但心腹痛即名爲疝。引巢氏七疝爲據，一曰厥疝，厥逆心痛，飲食吐不下也。二曰癥疝，腹中氣乍滿痛，氣積如臂也。三曰寒疝，飲食寒冷即脅下腹中痛也。四曰氣疝，腹中乍滿乍減而痛也。五曰盤疝，腹中痛在臍旁也。六曰胕疝，腹中臍下有積聚也。七曰狼疝，小腹與陰相引而痛也。趙氏蓋以上六疝，止言腹脇痛而不及睪囊，故謂心腹痛即名爲疝，庸詎知其非省文乎？今定以小腹痛引陰丸爲疝，庶免岐惑。又子和謂遺癃滑濁，陰痿胞痺，皆男子之疝。血涸不月，經後腰膝上熱，足蹵嗌乾，癃閉，小腹有塊或定或移，前陰突出，後陰痔核者，皆女子之疝。但女子不曰疝而曰瘕，蓋皆肝經任脈之病，故云爾。疝病之由，人皆以爲經絡得寒，收引不行而作痛。丹溪謂是始於濕熱鬱遏，又感外寒，濕熱被鬱作痛。其初致濕熱之故，固太勞而火起於筋，醉飽而火起於胃，房勞而火起於腎，大怒而火起於肝。火鬱之久，蒸爲盛濕，濁液凝聚，併入血隧，流於厥陰。肝火性最急暴，爲外寒所束，宜其痛暴而甚也。痛者，熱氣之衝擊[1]；腫而重墜，則濕之爲耳。虛亦腫，但不甚墜耳。左丸屬血，諸寒收引則血泣，故左丸痛多而腫少。右丸屬氣，諸氣鬱蒸則濕聚，故右丸痛少而腫多。張子和分七疝：一曰寒疝，囊冷結硬如石，陰莖不舉，或控引睾丸而痛。得於坐臥濕地，或寒月涉水，久而無子。宜以溫[2]劑下之。二曰水疝，腎囊腫痛，陰汗時出，或囊腫如水晶，或囊癢，搔出黃水，或小腹按之作水聲。得之飲水醉酒，使內過勞，汗出遇風，寒濕之氣結於囊中。宜以逐水之劑下之。三曰筋疝，陰莖腫脹，或潰或膿，或痛而裏急筋縮，或莖中痛，痛極則癢，或挺縱不收，或白物如精隨溲而下。得於房勞，及邪術淫方所致。宜以降心火之劑下之。四曰血疝，狀如黃瓜，在小腹兩旁、橫骨兩端約文中，俗云便癰。得於重感春夏大燠[3]，熱則血流溢。勞動使內，氣血流溢，滲入胕[4]囊，結成癰腫，膿多血少。宜以和血之劑下之。五曰氣疝，上連腎區，下及陰囊。或因號哭忿怒，則氣鬱而脹，過後氣散則消者是也。宜以散氣之藥下之。小兒亦有此疾，得於父已年老，或年雖少而多病，陰痿精怯，勉強入房有子，此胎中病，不可治也。築賓穴言之[5]。六曰狐疝，狀如瓦，臥則入小腹，行立則下入囊中，狐晝出穴夜入穴，與相似故名。今人帶鉤鈐[6]者是也。宜以逐氣流經之藥下之。七曰癲疝，陰囊腫墜，如升如斗，不

---

〔1〕擊　原作“繫”，據乾隆本改。

〔2〕溫　原作“濕”，據乾隆本改。

〔3〕燠（yù 愈）《説文》：熱在中也。

〔4〕胕（pāo 抛）《説文》：膀胱也。

〔5〕築賓穴言之　諸本皆同，疑爲“築賓穴灸之”。

〔6〕鉤（gōu 溝）鈐（qián 錢）　即今之疝氣帶之類。

癀不痛者是也。得之地氣卑濕所生，潮濕之鄉多感此疾。宜以去濕之藥下之。女子陰戶突出雖亦此類，乃熱則不禁固也，不可便謂虛寒而澀之、燥之，本名曰瘕，宜以苦[1]下之、堅之。按子和於七疝皆言下之者，以內有濕熱，結聚不通也。然必有此實証乃可下耳，不可泥。趙以德云：予嘗病脾肺濕熱流入，右丸腫大，寒熱交作，雖張子和言疝病在下，當下不當吐，然脾氣下陷必升舉之，因先服調胃之劑一二貼，次早注神使氣至下焦，嘔逆而上，覺脅下積動到中焦，則吐而出之，腫減半。次早復吐，吐後和胃氣，疏通經絡而愈。凡用此法治傷酒水注右丸腫者，輒效。

治法：內寒者，當歸溫疝湯。外寒入腹者，烏桂湯。外寒內熱者，川烏頭炮、梔子仁炒各三錢，煎服。濕熱受外寒，十味蒼柏散。水疝尿不利，茴楝[2]五苓散。瘕硬血疝，大黃皂刺湯。衝疝、厥疝，奪命湯。氣疝、諸疝走注痛者，青木香丸神效。狐疝及一切疝，茴香楝實丸。婦人產後血分受寒疝者，羊肉湯。諸疝，灸[3]大敦穴即安。《尊生書》謂：治法斷不宜補，薑、橘同煎補肝，細辛閉肝氣，必禁。虛亦須補，此太泥。疝脈必弦急，忌微[4]弱。亦有挾虛者，脈雖沉緊，必豁大無力，其痛亦輕，但重墜牽引耳，人參、牛膝可用。餘皆作實治，破疝湯主之，木香、玄胡、橘核、荔枝核、茴香、川楝子、沒藥、地膚子、青皮，馬鞭草根煮汁煎。寒疝，加吳萸、附、桂。亦有睪丸升上入腹者，加飛鹽、沉香。或用雞鵝蛋殼燒灰，空心酒下三錢，二服壓至故所。亦有脅旁動氣，橫入陰處，響聲如蛙，墜下，照前方去鹽、沉。水疝有一丸漸小，竟消盡成獨丸者，沉沉牽小腹作痛，水疝湯：白茯苓、萆薢、澤瀉、石斛、車前各二錢，臨臥及五更各一服。外用帶鬚蔥一大把，煎湯洗睪丸，頻添熱湯，以手挪之，即在湯內撒尿，其病易去。若囊破水流，竈心土糝之。狐疝晝病夜安，氣病血不病

---

〔1〕苦　原作"若"，據乾隆本改。

〔2〕楝　原作"揀"，據乾隆本改。

〔3〕灸　原作"炙"，據乾隆本改。

〔4〕微　原作"徵"，據乾隆本改。

也，不宜辛香流氣之劑，補中益氣湯見氣加知、栢、虎骨治之。血疝睾丸偏大，宜和血，四物見血加桃仁、玄胡、橘核，于夜分時，一手托下，一手按上，由輕至重，丸[1]弄百迴，彌月瘀血盡散。筋疝莖筋挈痛，得之房術者，宜解毒緩急，甘草梢、黑豆、五倍同煎服。癩疝，五苓散見傷濕加葱白、茴香、鹽。若丸腫如斗，不癢不痛者，得之有生之初，無治法。又有木腎，頑痺硬大，或痛或不痛者是也，由寒冷凝滯，當溫散，破疝湯加海藻、昆布、川椒、附子。外用艾炒熱裹[2]丸，冷則頻換。疝由小腸經得者，舊名[3]小腸氣，又名橫弦、豎弦，遶臍走注，小腹刺痛，喝起湯、救痛散。由膀胱經得者，舊名膀胱氣，毛際上小腹作痛，五苓散見傷濕加川楝子。形如瓜，聲如蛙，木香神效散。偏墜，不拘左右，川楝、木香、茴香、蒼朮、石菖蒲爲丸，每服三錢，空心鹽湯下，安臥片時，微汗既止。左邊痛不可忍，茹神散。外腎脹大，麻木痛硬，七治金鈴丸。偏墜藥不愈，用萆麻子每歲一個，研爛貼頂門，以繩縛兩足中指，合縫處艾如麥粒大灸七壯，即時上去，隨去萆麻。肛門、陰囊、腎莖癢甚，抓破好了又癢，人言熬醋洗立愈。外有發熱，忽生痄腮，痄腮愈睾丸脹者，耳後屬膽，膽受風熱生痄腮，移熱於肝故睾丸腫，加味逍遥見鬱入防風、荆芥、青皮。

脫肛

氣虛不能收者，宜補氣以升提之，血虛加血藥，寒者以香附、荆芥等分煎湯洗。若大腸受熱而突出者，朴硝煎湯洗之。腸風者，涼血清腸散。虛寒者不痛，其脫而出、托而入必滑，實熱者必痛而腫，突而出、托而入必澀。虛而挾熱者，槐花散、薄荷散。日久不愈，常宜服收腸養血和氣湯，更須澀之，龍骨散、澀腸散。外用五倍末糝蕉葉上托之，數次即不復脫。生鐵三斤，水一斗，煮取五升洗，內服磁石散。一法，

---

〔1〕丸　原作"九"，據乾隆本改。
〔2〕裹　原作"裏"，據乾隆本改。
〔3〕名　原作"茗"，據乾隆本改。

鱉頭燒灰塗。

穀道癢痛

多因濕熱生蟲，欲作痔瘻。以雄黃入艾棉燒烟薰之，併納蜣蜋丸。蜣蜋七枚，五月五日收，去翅、足，炙爲末，新牛糞五錢，肥羊肉一兩炒香，共[1]爲丸如棗肉大，炙令熱，新棉裹[2]，納穀道中，半日莫喫飯，蟲即出，三五度瘥。杏仁搗膏傅。枰桃葉一斛蒸極熱，納小口器內，坐薰之，蟲即死。木鱉子肉四五枚，研如泥，沸湯冲洗，另用少許塗患處。

怒

陽爲陰閉不得伸則怒，如雷之奮於地也。震[3]爲雷，陽在陰下，陰雨則雷動。陰雨，以氣言之則寒也，以象言之則水也。水者，有形之物也。故人身陽氣，或爲無形之寒氣所閉，或爲有形之痰血所遏，皆不得伸而鬱爲怒。《經》謂血併於上，氣併於下，則善怒[4]是也。東垣以食填太陰爲木鬱，用吐以達之，亦此理也。陽氣主升，屬肝膽，故雷發於春。陽主舒，遇怫逆之事則不得舒而怒，亦鬱遏之義也。怒而不得發者，發之。怒而屢得發者，平之。《經》曰：悲勝怒。

太息

《經》曰：憂思則心系急，急則氣道約，約，結而不行也。憂思鬱結則氣不行，志爲氣帥，自然而然，何必推說到心系急乎？此真形骸之論，後人之偽說耳。故太息以出之。舒之也。氣盛而鬱則爲怒，氣不盛而鬱則爲太息。

---

〔1〕共　原作“其”，據乾隆本改。
〔2〕裹　原作“裏”，據乾隆本改。
〔3〕震　卦名，卦形爲☳，象徵雷震。《易·震》：“象曰：洊雷，震。”
〔4〕怒　原作“惡”，據乾隆本改。

觀《經》謂膽病者，氣不得升故爲膽病。善太息，口苦[1]嘔汁可知。太息之與怒，同屬於鬱矣。

喜笑不休

笑由於喜，喜屬心，則笑亦屬心。《經》曰：心藏神，神有餘則笑不休。神即心火也，觀於火燔爍甚則鳴笑可知也。燭笑而光搖，人笑而氣浮。子和以燒鹽滄鹽二兩，火燒通赤，放[2]冷研細，河水煎服。探吐熱痰，及黃連解毒湯而愈。水尅火，寒勝熱也。

悲

悲屬肺，悲則氣降，肺主降，故屬肺也。仲景云：婦人藏躁[3]，則悲傷欲哭，象如神靈所作，無故而哭，即本人亦不自知，故如鬼神所憑也。小麥一升，大棗十枚，水煮服。子和診一婦人，問曰：娘子常欲痛哭爲快否？婦人曰：然。子和曰：火灼肺金，金受屈制，無所投告，肺主悲，故欲痛哭也。投黃連解毒湯見喜而愈。

喻嘉言診姜宜人大腸血枯燥，曰：病中多哭泣否？曰：然。蓋大腸與肺爲表裏，大腸燥則火熱干肺也。

驚

遇事而驚者，由於外也；因病而驚者，動於中也。心爲熱所乘，則動而驚。而屬之肝膽者，以肝主動，而膽虛則善驚也。膽小及膽大而虛者，皆善驚，由血液不足也。血液者水也，水主靜，水足則靜而不易動，故不驚。心肝賴血以養，血虛則心之神無所依，肝之魂亦不藏。五藏之熱，皆得乘心而致驚。《經》謂：陽明病者，惡人與火，胃熱則惡人之擾與火

---

〔1〕苦　原作“若”，據乾隆本改。
〔2〕放　原作“疒”，據乾隆本改。
〔3〕躁　諸本同誤作“燥”，此據《金匱要略》第二十二甘麥大棗湯方條改。

之熱,不得安靜清涼也。聞木音則惕然而驚。木生火而主動故也。舉陽明可概其餘矣。內火之驚,脈多浮數;外事之驚,脈多浮動,動脈如豆搖搖不定是也。黃連安神丸。驚則氣上,以重墜之藥鎮其浮越。丹砂、龍骨之類。由於火盛血虛者,甘寒滋潤之劑以瀉心補血。驚則心神出而舍空,液入成痰,拒其神不得歸,而驚不能已,十味溫膽湯、養心湯、壽星丸、見狂癲。控涎丹見痰加辰砂、遠志。驚由於火,而致火多端,有五飲停蓄鬱成火者,五飲湯丸。見痰飲。由濕鬱成熱者,羌活勝濕湯。見傷濕。因寒而鬱成熱者,散寒火自退。熱鬱有痰,寒水石散。氣鬱有痰,加味四七湯。睡臥不安,時時驚覺者,溫膽湯加棗仁、蓮肉,以金銀同煎,吞十四友丸,或鎮心丹、遠志丸。驚者平之,子和謂平,乃平常之義。如聞響而驚者,常擊物作響,使習聞如平常,則不驚矣。

悸 即怔忡

悸者,心築築惕惕然,動而不安也。俗名心跳。一由血虛,血虛則不能養心,心氣常動,幸無火熱相乘,故不至於驚而但悸也。若血不虛而動者,則為心火盛,亦有腎火上衝者。火主動也,幸血不虛,故但動而不驚。此驚與悸之別也。一由於停飲,水停心下,心火為水所逼,不能下達而上浮,故動而不安也。必有氣喘之証[1]。腎水上泛凌心,義亦如之,而治有異。飲食所停之水宜疏導,腎陰上泛之水宜益火。但思慮即動者,屬血虛。時作時止者,痰因火動。有失志之人,由所求不遂,或過誤自咎,恨歎不已,獨語書空,則心不息不安,時常勞動而怔忡作矣。溫膽湯見驚去竹茹,加人參、栢子仁各一錢,下定志丸,仍佐以酒調辰砂妙香散。見心痛。有痞塞不思飲食,心中常有所歉,愛處暗地,或倚門後,見人則驚避,似失志狀,心常跳動,此

---

〔1〕証 原作"正",據乾隆本改。

爲卑慄[1]之病，以氣血兩[2]不足也，人參養榮湯。見虛損。飲食少者，嘉禾散見癥加當歸、黃耆各一錢。

恐

　　恐者，心有所怯也，蓋心氣虛使然。而屬之腎者，恐則氣下，故屬腎也。經曰精氣併於腎氣本親上，今因虛而下，與精血併居腎部。則恐是也。又屬之肝膽者，以肝膽之氣旺則上升，虛則下降，今恐而氣下，是肝膽之氣不足也。故勇者謂之膽壯，怯者謂之膽小。張子和曰：驚者不自知，因外有所觸而卒動；恐者自知，不能獨坐安臥，必須人爲伴侶。驚由血虛，恐因氣怯，此大概也。恐亦有由血虛者，熱傷腎陰，水涸血虛，復爲火所擾，則志昏惑而不定。腎藏志，志者心之定向也。腎屬水，水清故鑒物分明，明則不惑，慧生定也。火擾之則濁，濁則昏暗，又火爲熒惑，故昏惑也。不定則不靜故恐，恐亦心之動也。故孟子言不動心，以無懼爲訓。驚恐常相因，恐則驚矣，驚則恐矣。驚則安其神，恐則定其志。心之神下交，則腎有所主而志定，即坎中之一陽也。腎之精上奉，則心有所滋而神安，即離中之一陰也。丹溪治周本心病恐，如人將捕之，夜臥不安，口乾，飲食不知味，以參、术、當歸爲君，陳皮爲佐，鹽炒黃柏、炙玄參各少許，煎服，月餘而安。經云恐傷腎，恐則精却而走失，蓋腎精方欲化氣而上，因恐則退却而下，則精傷矣。精傷則腎氣亦虛，而陰痿、骨痿等証皆作矣。故用柏、玄[3]引之入腎以補之。人參散、茯神散、補膽防風湯，皆治膽虛。

健忘

　　水清明而火昏濁，此智愚之別。水靜而神藏，火躁[4]而消亡，

─────────

〔1〕慄（dié 碟）《後漢書·班固傳下》：“慄然意下。”李賢注：“猶恐懼也。”
〔2〕兩　原作“雨”，據乾隆本改。
〔3〕玄　原作“立”，據乾隆本改。
〔4〕躁　原作“燥”，諸本同誤，據文意改。

此存亡之殊。故性靜則心如止水，情動則心如亡猿，煩擾外馳，存乎中者幾希[1]矣。存乎中者幾希，則語後便忘[2]，不俟終日，縱復追憶，邈若山河。惟當夜半雞鳴牿亡[3]之餘，靈明復蘖[4]，日間所作、所言、所誦，皆歷歷能記。由是言之，藥雖有安心養血之功，固不若自爲存養之爲得耳。七情五志，動即爲火，皆足擾我安靜之神，而痰閉血鬱，又無論矣。若乃精神衰短，心惝然不能須臾，苟非老[5]而遺忘，何以天奪其魄，牿之反覆，夜氣不足以存[6]，此孟氏所爲致歎於牛山之木[7]也。思慮過度，心血耗散，不任思索[8]，每一追憶，心火即動，如油竭之燈，倏[9]然燄大，即滌慮凝神，收斂久之，乃略寧息。歸脾湯，見血。有痰加竹瀝。痰迷心竅者，導痰湯見痰吞壽星丸。見狂癲。精神短少者，人參養榮湯。見虛損。讀書勤政勞心者，安神定志丸。心腎不交者，朱雀丸。孔聖枕中丹。菖蒲一，茯苓、茯神、人參各五，遠志七，爲末，服如上法。商陸花陰乾百日，爲末，暮服方寸匕。汪韌菴曰：金正希先生嘗言，人之記性皆在腦中，凡人外見一物，必有一形影留在腦中，小兒腦未[10]滿，老人腦漸空，故皆漸忘。愚思凡人追憶往事，必閉目上瞪而思索之，此即凝神於腦之意也。案此説甚善，腦者髓之海，腎之精也，在下爲腎，在上爲腦，虛則皆虛，此証之爲腎虛，信矣。《易》曰：智以藏往。智，於五行配

[1] 幾希　《孟子·離婁》：“人之所以異於禽獸者幾希。”趙岐注：“幾希，無幾也。”
[2] 忘　原作“妄”，據乾隆本改。
[3] 牿亡　因受束縛而致喪失。《孟子·告子上》：“則其旦晝之所爲，有牿亡之矣。”趙岐注：“其所爲萬事，有牿亂之使亡失。”牿通“梏”。
[4] 蘖（niè 聶）　李賢注《後漢書·虞延傳》云：“蘖，伐木更生也。”
[5] 老　原作“者”，據乾隆本改。
[6] 牿之反覆，夜氣不足以存　見《孟子》。
[7] 牛山之木　見《孟子》。
[8] 索　此下原衍“索”，據乾隆本刪。
[9] 倏　原作“條”，據乾隆本改。
[10] 未　原作“末”，據乾隆本改。

水、屬腎,腎虛故不能藏也。

煩躁

煩者,心煩亂不安;躁者,手足擾動不寧也。大概皆火之為病。五藏之火,皆令煩躁,故或言心熱,或言脾熱、肺熱、腎熱、肝熱也。而有分煩為陽躁為陰者,以陽火內生,心為熱所乘,惡其擾亂,故煩悶。非甚而狂越,則不必手足之擾動,蓋火在內而不在外也。若陰寒內生,逼陽於外,中寒而外則熱,熱在外而不在內,故但手足躁擾而心不必煩也,此陰陽以寒熱分也。又心火為陽,火盛則煩;腎火為陰,火炎則躁,此陰陽以心腎分也。又人將死,則手足擾亂急遽,毫無和緩之象,此與真藏脈弦强挺勁毫無胃氣同理。是名鬼躁,亦陰象也。煩,有實有虛。虛煩者,或氣虛,或血虛也。血虛則無以養心,而怔忡不寧,不得寐則煩矣。氣虛則火旺,東垣所謂邪火與元氣不兩立,此衰則彼旺是也。故乘心而煩也。治法:熱在心肺,起臥不安,宜梔子豉湯、竹葉石膏湯、竹茹湯、朱砂安神丸。下利後更煩,梔子豉湯。身熱,汗出煩不解,名風厥。太陽傷風則發煩熱,曰風;少陰之熱亦上衝,故汗出不解,曰厥。《經》謂:表裏刺之,太陽為表,少陰為裏。飲以湯。止其上逆之氣也。仲景麥門冬湯之煩。不煩而心手極熱,喜居陰處,脈沉口渴,妙香丸下其熱痰。不得眠,溫膽湯見驚、酸棗湯。見不得臥。津耗者,生其津。血耗者,補其血。腎水竭者,滋腎。産、痘、滯下後,血液耗散,心煩不安,危矣,猛進獨參湯。心中蘊熱,清心蓮子飲。見赤白濁。虛煩有身熱,與傷寒相似,但頭身不痛,不惡寒,脈不緊為異。陰躁,欲裸衣坐井中,以熱藥治之,四逆見厥、理中見中寒之類。

嘈雜

俗名心嘈。其証似飢,急欲得食,心中擾擾不寧,如酸如辣,似慌張。由肝火乘於脾胃,土虛不禁木搖,故煩擾不安。火盛則穀易消,食已則飢,得食則安,少頃又飢,又復嘈矣,此為火嘈,宜清火。

若有痰飲停聚，似飢非飢，欲食而不能多食，脈滑，爲痰嘈，宜化痰。若兼吞吐酸水，乃痰飲與火所爲，清火去飲兼治。總以補土爲主，六君子湯見氣加減。久不愈者，養血，以火盛則血虧也。故思慮血虛五更嘈者，及婦人嘈雜，恒用四物見血加減。

不得臥

臥屬陰、屬静。陰虛有火則動擾，故心煩而不得臥也。《經》謂：衛氣日行於陽則寤，夜行於陰則寐，因厥氣逆氣也。諸逆衝上皆屬於火，即陰火也。客於藏府，則衛氣不得入於陰，不得入息。故目不瞑。又曰：胃不和或熱或痰則臥不安。皆此義也。虛勞虛煩不得臥，酸棗仁湯。骨蒸煩心不得眠，酸棗仁一兩[1]，水一大盞半，研絞取汁，下米二合煮粥，候熟，下地黃汁一合，更煮過，不拘時服。已上補血。溫膽湯見驚，治大病後虛煩不得眠。流水千里外者八升，揚之萬遍，取其清者五升，煮以葦薪火，沸，入秫米一升，北人謂之黃米，可以釀酒。製半夏五合，炊熟去滓，飲一小杯，日三。已上去痰。不寐有二：有大病虛煩，及高年人陰虛陽孤不寐；有痰舍心經，神不歸舍不寐。虛者，六君子湯見氣加炒酸棗仁、炙黃耆各一錢。痰者，溫膽湯減竹茹一半，加南星、酸棗仁各一錢，下清靈丹。或導痰湯見痰加石菖蒲五分。喘不得臥，治其喘。厥不得臥，治其厥。咳嗽不得臥，左屬肝脹，宜清肝；右屬肺脹，宜清肺。

多臥

《經》謂：其人腸胃大，則衛氣之入於陰者留久，皮膚濕，分肉不解，膚腠因濕而密緻也。則衛氣之行於陰者遲，則其還於表者亦遲可知。留久而行遲，其氣不精，氣鈍而不精靈也。視出陽入陰爽利而不滯者，異矣。故多臥。大抵精明之人臥少，昏濁之人臥多。飽食終日，無所用心，

---

[1]兩　原作“雨”，據乾隆本改。

静而不擾，則多臥。若因濕盛而然者，則必怠惰，四肢不收，或大便溏泄，脈緩，去濕爲主。亦有屬熱者，火主動，本應不得臥，然火盛瀰漫壅閉，閉則不通，不通反不擾，精神爲熱所耗而昏，故沉困嗜臥也，然必臥不能安，除熱爲主。熱病愈後，陰氣得復，必恬睡，醒則清爽，與熱証昏睡醒亦沉迷者不同。食入則困倦欲睡者，脾弱得食不能即運，不運則静矣，静故欲睡也，六君見氣加麥芽、山查、神糆之類。

狂癲癇[1]

狂者，猖狂剛暴，裸體詈罵，不避親疎，甚則持刀殺人，踰垣上屋，飛奔疾走，不問水陸，多怒不臥，目直叫呼，時或高歌大笑，妄自尊貴，妄自賢智者是也。癲者，如醉如囈，或悲或泣，或笑或歌，言語有頭無尾，穢潔不知，左顧右盼，如見鬼神，有時正性復明，深自愧沮，少頃狀態復露者是也。癇者，發則昏不知人，卒倒無知，口噤牙緊，將醒時吐痰涎，甚則手足抽搐，口眼相引[2]，目睛上視，口作六畜之聲，醒後起居飲食皆若平人，心地明白，亦有久而神呆者，然終不似癲狂者常時迷惑也。諸中卒仆似之，而仆時無聲，醒時無涎沫。《内經》論狂爲陽証，其詞不一而足，病爲火邪無疑。觀傷寒熱入胃府，往往發狂可見。然傷寒乃暴病，不過一時火熱乘心，心神狂越，熱除[3]則已。若經年累月病狂不省者，則豈徒火之爲哉？必有痰涎迷留心竅，乃成固疾也。蓋火氣乘心則心血必虛，兼之心神浮越，不守其舍，以故痰涎得乘虛入踞耳。癲亦同此而痰火不甚，不似狂之火盛而暴也。癇病亦屬痰熱，而有發有止，則痰未入心，不過伏於心下，氣動則發而上乘，氣平則止而下退，與癲狂之痰常迷心竅者異矣。三証各別，皆屬於熱。而《難經》以癇爲癲，有重陽者狂，

---

〔1〕癇　原作"癎"，據乾隆本改。本篇中所有"癎"字均同此，以下不另出注。
〔2〕引　原作"卭"，據乾隆本改。
〔3〕除　原作"陰"，據乾隆本改。

重陰者癲之説。於是後人以癇爲陰寒之証,亦有分癇爲陰陽二証,以陰癇爲寒者。夫癇証,或因誤治而轉爲虛寒者有之,未有初起即屬陰寒者。劉宗厚謂:陰陽癇,如小兒急慢驚。陽癇不因吐下,由痰熱客心胃間,因驚而作。舊有胎癇之説,謂兒在母胎,母受驚恐,驚氣傳子,生後尚未^[1]即發,因遇大驚,與所受於母之驚氣相搏而作,作則神越舍空,痰得入心而成此疾。劉氏説本此。若熱盛,雖不驚亦作,治宜寒藥。陰癇亦本痰熱,因寒涼攻下太過,變而成陰,宜溫平補胃燥痰之藥。若謂不因壞証而有陰陽之分,則是指痰熱所客藏府表裏淺深而言,癇病豈本有陰寒者哉? 按《難經》謂脈居陰部,尺也^[2]。沉分亦是。而反見陽脈者,常見浮滑長大數脈。爲陽乘陰也。陰虛陽入乘之,主發熱。脈雖^[3]時浮滑而長,此爲陰中伏陽也。陽脈雖暫時一見,不如乘陰之常見,然此爲陰中伏陽,至夏必病^[4]矣。脈居陽部,而反見陰脈者,爲陰乘陽也。主惡寒。脈雖時沉濇而短,此爲陽中伏陰也。至冬必病。原文錯簡,今訂正。重陽者狂,重陰者癲,不論陰陽部皆見陽脈,爲重陽;皆見陰^[5]脈,爲重陰。其説如此。然《難經》又云:癲病始發,意不樂,直視僵仆,癲只痴呆,無直^[6]視僵仆。直視僵仆,乃癇証也。《難經》以癇爲癲,故其詞如此。其脈三部陰陽俱盛是也。既云三部陰陽俱盛,則重陰者癲一言,固未可泥定矣。

　　治狂,《內經》謂:宜奪食。以食入於陰,長氣於陽也。生鐵落飲、抱膽丸。陽明實則下之,當歸承氣湯見大便不通,後用黃連解毒湯見喜。吐痰,瓜蒂散;下痰,清心滾痰丸。併見痰。病久而虛者,寧志膏、一醉膏、靈苑辰砂散。蓋此病少臥,衛氣不行於陰,故陽盛陰虛今^[7]昏其神,使得睡則衛氣得入於陰,陽不偏盛,陰不偏虛,陰陽

---

〔1〕未　原作"木",據乾隆本改。
〔2〕也　原作"地",據乾隆本改。
〔3〕雖　原作"踒",據乾隆本改。
〔4〕病　原作"疾",據乾隆本改。
〔5〕陰　原作"陽",據乾隆本改。
〔6〕直　原作"真",據乾隆本改。
〔7〕今　諸本同,據上下文意似爲"令"。

均平矣。《經》謂：悲哀動中則傷魂，魂屬陽，主動主升。悲哀則歛抑，違其性故爲傷。故狂當以喜勝之。又謂：喜樂無節則傷魄，魄主靜主降，喜則氣浮越故傷。故狂當以恐騰之。按此係舉七情之致狂者言耳，夫致狂亦多端矣。

治癲，星香散見中風加石菖蒲，人參，和竹瀝、薑汁，下壽星丸。或[1]湧去痰涎，後服寧神之劑。因驚而得者，抱膽丸。思慮所致者，酒調天門冬地黃膏，多服取效。鬱金七兩、明礬三兩爲末，薄荷汁，丸桐子大，每服五六十丸，湯水任下，最能去心竅鬱痰。孫兆治一僧，令食鹹物使渴，與藥，調酒飲之，愈。問其治法，曰：醫能安神矣，而不能使神昏得睡，此乃靈苑辰砂散也，人不能用耳。若脈乍大乍小，乍有乍無，忽而如平人，忽而如雀啄、屋漏、遐遊、魚翔，此鬼祟也。秦[2]承祖灸鬼法，及針鬼宮等十三穴。見針灸。

治癇，趙以德曰：癇疾淺者，止在經脈，氣不通，眩運仆倒；深者，入腎，邪留於陰不行，不行則陰氣畜滿，鬱極乃發，發則相火自下逆上，填塞其聲音，惟迫其羊鳴者一二聲而出，遍身之涎沫皆迫而上胸臆，流於口，諸經脈筋骨皆不勝其衝逆，故卒倒無知，少頃火氣退散乃醒，不治則邪不散，遂成常証。《經》謂：癲者《內經》亦以癇爲癲，宜當癇字看。氣下泄，及發如狂者死。蓋邪入於陰者，陰氣滿，閉塞於下而逆上，令氣下泄，則腎氣下脫故死。又心之陽不勝其陰氣之衝逆，陽氣暴絕，故如狂亦死也。然不可一概論，蓋陰脫者尺脈不應，如狂者寸脈不應，若尺寸俱盛，則是陰陽俱實，不可斷爲必死也。先身熱瘛瘲，驚啼叫呼乃發，脈浮，病在府也，爲陽癇易治。先身冷，不驚掣，不啼呼，忽然而發，脈沉，病在藏，爲陰癇難治。久則有六畜之聲，反折上竄，聲如犬吠屬肝；目瞪口呆，聲如羊叫屬心；直視腹滿，聲如牛叫屬脾；驚跳反折，聲如雞鳴屬肺[3]；如尸，吐沫，聲如豬叫屬腎。然治法則一，總以行痰爲主，逐痰飲：南星、半

〔1〕或　此下原衍“或”，據乾隆本刪。
〔2〕秦　原作“奉”，據乾隆本改。
〔3〕屬肺　原作“叫屬”，據乾隆本改。

夏、竹瀝、薑汁、瓜蔞、殭蠶、天麻、龍齒、石菖蒲、遠志,加附子少許。
犬加柴胡,羊加黃連,牛加白芍,雞加黃芩,猪加知母。痰盛必用吐,
先一餐[1]勿食,次早搗茶子煎湯,束小腹飲之即吐。虛者先補後攻。
妙功丸、久而有蟲亦用此丸。妙香散、見心痛。牛黃丸、楊氏五癎丸選用。
晝發灸陽蹻,夜發灸陰蹻,爲二蹻能行下焦之氣也。二蹻爲病主癲癎,
見奇經八脈。各二七壯。凡灸癎,必須先下之乃可灸,否則氣不通
能殺人。平旦發者足少陽,晨朝發者足厥陰,日中發者足太陽,黃
昏發者足太陰,人定[2]發者足陽明,半夜發者足少[3]陰,加引經藥。
愈後,痰熱藥中加養血寧神之品。脈虛弦屬驚,沉[4]數屬實熱。虛
者脈宜虛緩,若急實沉小,或虛而弦急,皆難治。

---

〔1〕餐　底本脱,校本亦脱,據文義補。
〔2〕人定　指夜深人靜的時候。《後漢書·來歙傳》:“臣夜人定後,爲何人所
　　　賊傷。”王先謙集解:“《通鑑》胡注:日入而羣動息,故中夜謂之人定。”
〔3〕少　原作“小”,據乾隆本改。
〔4〕沉　原作“淀”,據乾隆本改。

望色

察面

庭即天庭以候首面,闕即眉心以候肺,闕以上候咽喉,下極即山根以候心,年壽即鼻柱以候肝,其左右以候膽,面王即準頭以候脾,方上即鼻隧[1]以候胃,人中以候膀胱、子宫,面中央顴骨之下,迎香之外以候大腸,大腸之旁頰之上也以候腎,面王以上兩顴內,鼻準旁以候小腸。右本《内經》,後人又以天庭候心,左頰候肝,右頰候肺,鼻候脾,頦候腎,參而查之可也。

面有青黄赤白黑,以應五藏。岐伯曰:生於心,如以縞素帛也裹

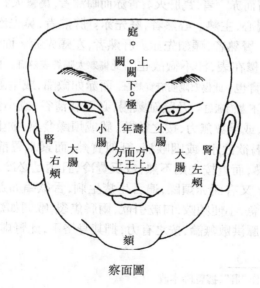

察面圖

---

〔1〕隧　原作"隨",據乾隆本改。

朱;生於肺,如以縞裹紅;紅,謂淡紅。生於肝,如以縞裹紺;青含赤色。生於脾[1],如以縞裹括蔞實;黃含赤色。生於腎,如以縞裹紫,黑含赤色。按五色俱[2]帶赤,乃血之本色。然色爲精神所發現,欲藏不欲露,故如縞裹。若露則爲藏氣失守,精氣外浮,中藏告竭矣。此爲無病之色。若病而色見,則以相生者吉,相尅者凶;如脾病泄瀉,而見赤色,爲相生,見青色爲相尅。又秋見黃色,爲相生,見赤色爲相尅也。滋潤而明亮者吉,枯槁而晦滯者凶。即《內經》所謂赤欲如白裹朱,不欲如赭之意。面不潤責之水,無光責之火。晦滯之色,上行者,病益甚,審其色之尖銳向上,知爲上行,向下知爲下行。下文內走外走等仿此。下行如雲散者,病漸已。女子色見右爲逆,左爲從,男子反此。色散未聚,病亦未聚。凡色明顯者爲新病,濁晦者爲久病。色從面內走面外,病亦自內走外。左右上下,以此推之。

　　青色屬肝,主風,主驚,主寒,主痛。面脣青者,寒極也。青而脫色,脫色,謂面無血色,神采脫也。驚恐也。青而黑者,多寒痛。青而白者,多虛風。已上皆寒証。蓋肝腸不足,陰寒內凝,脾失其運行之權,故多腹中冷痛,吐泄之疾。青而赤[3]者,爲肝火。青赤而晦滯者,爲鬱火。已上熱証。

　　赤色屬心,主熱。心熱者,庭先赤。脾熱者,鼻先赤。肺熱者,右頰先赤。腎熱者,頤頰先赤。肝熱者,左頰先赤。面色緣緣正赤者,陽氣怫鬱在表,汗不徹故也。此傷寒太陽經表熱証。面赤而潮熱譫語者,胃實也。此傷寒陽明府實熱証。面赤如微酣,或兩顴淺紅嬌嫩,游移不定,不盡面通紅。乃陰証戴陽,必下利清谷,或小便清白,或淡黃。脈沉細,或浮數無力,按之欲散。雖或煩躁發熱,欲坐臥泥水中,外熱甚也。渴欲飲水,或咽喉痛,証似實熱,而索水置前却不能飲,肌表雖大熱,而重按之則不熱,或反覺冷,且兩足必冷,須審。此傷寒直中寒証。又有面赤煩躁,遍舌生瘡生刺,舌歛縮如荔枝狀,或痰涎湧盛,喘急,小便頻數,口乾引飲,兩脣焦裂,喉間如烟火上攻,兩足心如烙,脈洪數無論,按之有力,捫其身烙手,此腎虛火不歸元所

---

〔1〕脾　原作"肝",據乾隆本改。

〔2〕俱　原作"但",據乾隆本改。

〔3〕赤　原作"亦",據乾隆本改。

致,証最難辨。但病由内傷,其來以漸,是乃乾柴烈火,不戢自焚,與上所列三証,固自[1]不同也。又有久病虛人,兩顴至午[2]後帶赤者,此則陰虛火動之常証,雖未至如上証之烈,亦[3]内傷也。已上二証皆虛熱。赤色出於兩顴,狀若裝朱。大如拇指者,病雖愈必死。又熱病無汗顴赤死,蓋顴以骨爲主,骨屬腎,水惡反尅也。

黃色屬脾,主濕熱,食積。黃而明如橘子者,濕少[4]熱多也。黃如烟薰,暗濁不明,濕多熱少也。濕土瘀濁。黃而黯淡者,則爲寒濕。黃而枯癟者,胃中有火。黃而色淡,胃氣虛。黃而青黑者,爲木尅土,肝陽不升,脾爲寒滯。水無制。脾不運則水停。

白色屬肺,主氣血虛寒,縱有虛火,斷無實熱。白而無神者,爲肝泄脫血。白而青者,氣寒血凝。白而淖澤,肺胃之充也。白而肥,有痰。白而瘦,爪甲鮮赤,氣虛有火也。

黑色屬腎,主寒,主痛。青黑爲陰寒,焦黑齒槁,爲腎熱。黑而枯夭,見於耳目口鼻,不論何處,俱不吉。若見於天庭,大如拇指,必不病而卒死。陰晦之色,加於陽之高位,故死。

面慘不光者,陰寒也。面光不慘者,陽熱也。面如錦紋者,陽毒也。面垢如油,喘促者,暑病也。

凡暴感客邪之色,不妨昏濁壅滯,病久氣虛,祇宜瘦削清癯。若病邪方銳,而青白少神,氣羸久困,而嫵媚鮮澤,咸[5]非正色,五色之中,青黑黯慘,無論病之新久,總屬陽氣不振。惟黃色見於面目,而明潤者,向愈之候也。此經所以謂面黃,目青或赤,或白或黑,皆不死。以黃色在也。面青,目赤或黑;面赤,目白或青;面黑,目白,皆死[6]。以無黃色也。按面[7]目色同,爲順,色異爲逆,説本華佗。則此所謂不

---

〔1〕自　原作“有”,據乾隆本改。
〔2〕午　原作“五”,據乾隆本改。
〔3〕亦　原作“赤”,據乾隆本改。
〔4〕少　原作“小”,據乾隆本改。
〔5〕咸　原作“減”,據乾隆本改。
〔6〕死　原無,據乾隆本補。
〔7〕面　原作“而”,據乾隆本改。

死者,但不死耳,非順也。

察目

凡目明能識見者,可治。昏不識人,或反目上視,或瞪目直視,或目睛正圓,或戴眼,反折,或眼胞陷下者,皆不治也。凡開目而欲向明,欲見人,多言好動者,陽証也。陽盛,欲以動而散其熱也。又有病熱而惡日與火者,惡其助熱也。目閉惡明,不欲見人,懶言惡動者,陰証也。陰盛則陽衰,故惡動散。又有陽虛而喜見日光者,樂其助正也。目痛爲陽明表証,目赤爲經絡熱盛。

目黃,頭汗,欲發黃。白睛黃,欲發疸。目睛不了了,不了了,猶不瞭瞭,火薰[1]而朦朧也。爲胃府實。睛不和,黑白不分明也,似即俗所謂半朧眼。爲內熱甚。目眩爲痰火。眼胞微腫,爲有水。目下灰色,爲寒飲。眼胞上下如烟煤者,寒痰。眼黑頰赤,爲熱痰。眼黑,而行走艱難呻吟者,痰飲入骨也。眼黑,而面赤土色,四肢痿痺,屈伸不便者,風痰也。

目眥黃者,爲病欲愈。

目痛,赤脈從上而下者,太陽病。足太陽經,爲目之上綱。從下而上者,陽明病。足陽明經,爲目之下綱。從外眥走內者,少陽病。足少陽經,行銳眥之後。

瘰癧發寒熱,赤脈上下至瞳子,見一脈,一歲死;邪銳而專也。見一脈半,一歲半死;見二脈,二歲死;二脈半,二歲半死;三脈,三歲死。邪散而緩也。

察耳

耳輪紅潤者生。乾枯塵[2]垢而青黑者,爲腎敗,死。

耳中策策痛,而耳輪黃者,病名黃耳,類傷寒也。風入於腎,卒然發熱惡寒,脊強背直,如痙狀。

---

〔1〕薰　原作“黃”,據乾隆本改。
〔2〕塵　原作“鹿”,據乾隆本改。

察鼻

鼻頭色青，腹痛苦[1]冷者死。中寒暴証。微黑而澤者，水氣。黑而枯燥者，房勞。黑黃而亮者，瘀血。黃色者，小便難。濕熱不泄，故瘀而黃。鮮明者，有留飲。津液不行，濕生熱，故色黃而明潤。赤爲肺熱。鼻孔乾燥，目瞑，漱水不嚥者，欲衄也。鼻孔黑如烟煤而燥者，陽毒也。黃黑枯槁，爲脾火，津涸，大便燥結。鼻塞涕濁者，風熱也。白爲氣虛，爲亡血。鼻孔冷滑而黑者，陰毒也。鼻孔煽張者，肺絕，不治。鼻上汗出如珠，爲心脾痛極。男子色見於準頭，爲小腹痛，爲卵痛。其圜直，其色直垂而繞於面王之下。爲莖痛、狐疝、㿉陰之屬也。女子爲膀胱子處之病，散爲痛，色散，但爲氣痛，無積聚。搏色若結滯。爲聚，血凝氣滯。方圓左右，以積之形位爲言。各如其色形。

察唇齒

唇焦乾燥裂，爲脾熱。經謂脾胃之華在唇四白，四白者，唇之四際白肉也。唇赤腫，爲胃濕熱。鮮紅，爲火盛。淡白，爲氣虛。淡而四邊起白暈，爲亡血。青黑爲寒。唇青[2]舌卷，或還口黧黑，唇口動顫不止者，皆死証也。唇下有瘡，名狐，上有瘡，名惑。

齒槁者，腎熱。前板齒燥者，中暑。

察舌

舌青，或青紫而冷滑者，爲寒証。青紫而焦燥，或脹大，或卷縮者，爲熱証。寒甚亦卷縮，筋脈得寒而收引也，然必不焦燥。

凡舌强硬短縮，而神氣昏亂，語言不清者死。亦有痰証而舌本硬及縮者，不在此論。熱病，舌本爛，熱不止者死。陰陽易病，舌出數寸者死。傷寒熱止在表者，舌無胎。熱邪傳裏，則胎漸生，由白而黃而黑，由潤而燥，而拆裂，由滑而澀、而芒刺，皆以熱之淺深微甚爲

---

〔1〕苦　原作"若"，據乾隆本改。

〔2〕青　原作"黑"，據乾隆本改。

層次。胎因內熱，致脾氣閉滯不行，飲食津液停積於內，故胎見於外。若脾氣不滯，則飲食運化，津液流通，雖熱甚，不必有胎也。此理宜知。署具如左：

純白舌　傷寒白滑胎舌，爲熱初入內，猶帶表証，表劑中加清凉之品。又有胃中虛冷，寒飲結聚膈上，成白滑胎者。又脾閉甚，則白如積雪。又有藏結証，詳《傷寒論近言》。而胎白滑者，須[1]辨。溫熱病，一發便壯熱煩渴，舌正赤而有白胎者，雖滑，即當用白虎，治其內熱而表自解，切不可用表藥。時疫初起，胎白如積粉。

白雜色舌　傷寒熱入胃，則白胎中黃，白多黃少而滑，尚帶表証，仍宜於解表藥中加清凉之品。黃多白少，乾濇，無表証者，或清或下。有夾食痰血而滑，須下者，參下黃雜色舌條。若燥裂生芒刺，則必下無疑。溫熱時疫，則雖潤滑，亦宜凉膈、白虎、承氣之屬，以清熱攻裏，萬不可發表也。

純黃舌　潤滑者須審，若熱尚未結聚，不可便攻。若在夏月，便宜攻下，不必待胎燥乃攻也。

黃雜色舌　根黃硬，尖白，中不甚乾，亦不滑，短縮不能伸出，譫妄煩亂者，此挾痰食，大承氣加生薑、半夏治之。舌色青紫，而胎却黃厚，甚則紋裂，但覺口燥，舌仍不乾者，此陰証挾食也。脈或沉細而伏，或虛大而濇，按其心下或臍旁硬痛，而時失氣者，急宜大承氣，另煎生附子，佐大黃下之。脈虛大者，黃龍湯下之。熱極煩躁者，更加生地、麥冬，夏月尤宜。此証若胎黃不燥，在冬月，宜附子理中湯合小承氣湯下之。大抵舌有積胎，雖見陰象，亦是虛中有實，急當攻下，但與常法不同耳。又中宮有痰飲水血者，舌多不燥，不可因其不燥，而延緩[2]至誤也。中暑証夾血，多有中心黑潤者，勿誤作陰証治之。

純黑舌　遍舌黑胎，夏月或可救，以炎令邪火內外燔灼，黑胎易生也，猶可攻治。冬月得此舌，必死。

黑雜色舌　中黑邊黃，承氣下之。邊白，大柴胡下之。若生芒

---

〔1〕須　原作“雖”，據乾隆本改。
〔2〕緩　原作“綏”，據乾隆本改。

刺裂瓣，不論邊系何色，但看瓣底色紅活者，急下之。如俱黑者，不治。若腐爛卷縮，亦不治。發疱生蟲，雖爲濕，亦屬肝傷，俱爲危候。大抵尖黑尚輕，根黑則重。夏月中暑，多黑舌，邊紅中黑乾者，宜白虎湯。已上皆邪熱實熱，然亦有虛熱者。舌心雖黑或灰黑，而無積胎，舌形枯瘦，而不甚赤，其証煩渴，耳聾，身熱不止，大便五六日或十餘日不行，腹不硬滿，按之不痛，神不昏，不得睡，稍睡或呢喃一二句，或帶笑，或歎息，此爲津枯血燥之虛熱，宜大料六味丸合生脈散、炙甘草湯。誤與承氣必死。若直中寒証，始病不發熱，舌心便黑色，非由[1]自黃變化。雖黑而滑，舌亦瘦小，當急溫之。

赤色舌　温熱時疫，熱毒內盛，潤滑者未可便下，黃連解毒、白虎等湯。乾而有黃白黑等胎，及芒刺、紋裂、坑爛、起疱者，皆下証也。一種柔嫩如新生，望之似潤，而燥涸殆甚者，爲妄行汗下，津液竭所致，多不治，宜生脈散等。又紅痿舌，痿軟不能動也。及紅細枯長舌，併難治。

紫色舌者，兼酒毒所致，其色必深紫而赤，且乾涸。若淡紫而帶青滑，則又爲直中寒証矣，須辨。

灰色、有寒有熱。醬色、焦黃爲醬色，夾食熱証也。藍色、木尅土敗之色。及妊娠各舌，面赤舌青，子死母活，俱青則俱死，宜潤澤，忌枯敗。併當詳審。

總之，舌胎不論何色，但乾燥者必屬熱，惟潤滑者須審。

察身

身輕，自能轉側者可治。沉重，不能轉側者難治。足冷惡寒，踡臥向壁，爲陰証。陽病者，不能俯，陰病者，不能仰。身目齒爪俱黃者，疸病也。脾病者，色黃而肉蠕動。肺病者，色白而毛敗。頭重視身，此天柱骨倒也，死。搖頭，以手捫腮者，齒痛也。坐而伏者，短氣也。身汗如油，形體不仁，乍靜乍亂，喘而不休者，死。肉形脫者，脈雖調，亦死。皮膚潤澤者生，枯燥者死。皮膚着者死。皮膚枯燥着骨也。

---

〔1〕由　原作"油"，據乾隆本改。

察手足

手足冷，名厥。在傷寒則有寒有熱。初病即手足冷者，直中寒証也。爪甲青冷，或過肘膝，且常冷。若先發熱，以漸入內，而手足乃冷者，傳經熱証也。爪甲紅，乍冷乍溫，不過肘膝，此仲景之説也。在雜証，則手足冷者名寒厥，手足熱者名熱厥，此《內經》之説也。詳厥逆門。但足冷，手不冷，身發熱者，爲外感夾陰，宜五積散。不可汗下及小柴胡，以有黃芩苦寒也。又夏暑病濕溫，人必足冷手溫[1]，多汗妄語，宜蒼术白虎合五苓，不可用五積助熱。有兩手逆冷，而兩足熱如火烙者，此陰氣衰於下，則陽下乘之而足熱。陽氣衰於上，則陰上干而手冷。陰陽否隔之兆也。若初起而脚膝奕弱，或足脛赤熱腫痛，當從脚氣治之。手足冷至節，而心痛甚者，名真心痛，且發夕死。循衣摸床，撮空理線，揚手擲足，此神去而魂亂也，死。坐而下一脚者，腰痛也。坐久腰痛，故下一脚以伸之。行遲者，表強也。風邪束其筋絡，故步履不隨。肝熱者，色蒼而爪枯。搐搦者，肝邪也。搐，抽搐，手足頻頻伸縮也。搦，十指頻頻開合，拳緊握也。經曰：肝病變動爲握。瘛瘲者，虛而有風也。瘛，筋脈收引。瘲，筋脈弛縱。脈急者，尺之皮膚亦急。急，緊急也。脈緩者，尺之皮膚亦緩。緩，縱緩也。脈小者，尺之皮膚亦減而少[2]氣。脈大者，尺之皮膚亦賁音忿，大而沸起也而起。脈滑者，尺之皮膚亦滑。脈濇者，尺之皮膚亦濇。尺膚滑而澤脂者，風也。熱風鼓其血液外見，故滑澤。尺膚濇者，風痺也。血少則內熱，熱則生風。尺膚粗，如枯魚之鱗者，水泆同溢飲也。脾土衰而肌肉消，水反乘之也。尺膚熱甚，脈盛燥者，溫病也。尺膚寒甚，脈小者，泄、少氣。掌中熱者胸中熱，寒者胸中寒。掌中爲三陰脈所聚，其藏皆在胸中。臂多青脈，曰脱血。張景岳云：血脱則氣去寒凝，故色見青黑，言臂則他可知，即診尺之義。愚按此説，乃血脱後方見青脈也。然有先見青脈而後脱血者，則氣虛寒凝，不能攝血耳。

---

〔1〕溫　原作“濕”，據乾隆本改。
〔2〕少　原作“小”，據乾隆本改。

聞聲

肝聲呼。怒則叫呼，或驚而呼也。心聲言《洪範》言屬火。笑狂笑爲實熱，微笑爲虛熱。脾胃聲歌，輕顫如歌。又爲噦。噦，乾嘔，詳嘔吐。肺聲哭，又爲咳。腎聲呻，又爲欠，爲嚏。陽未靜而陰引之，故欠。陽欲達而陰發之，故嚏。聲清朗如平日者吉。聲濁鼻塞者，傷風也。聲如甕中出者，混濁不清之意。必中濕也。攢眉呻吟者，痛也。暴啞者，風痰伏火，或怒喊哀號所致也。聲啞如破而咳者，客寒裏熱也。傷寒壞病，聲啞，而唇口有瘡者，狐惑也。聲啞形羸[1]者，勞瘵，肺有瘡也。驟然聲瘖，咽痛如刺，而不腫不赤不發熱，二便清利，陰寒也。驟然音瘖，而喉頸赤腫脹閉，或發熱便秘，龍火也。鼻息鼾睡者，風溫也。診時吁氣者，鬱結也。噫氣，以手撫心者，中脘痛也。搖頭言者，裏痛也。少氣不足以息者，氣虛也。平人無寒熱，而短氣不足以息者，痰火也。言而微，終日乃復言者，正氣奪也。語言蹇澀者，風痰也。言驟及多言者，火也。言語善惡，不避親疏，衣被不斂者，神明亂也。譫語者，邪氣實也。鄭聲者，正氣虛也。

問証

問寒熱

凡平素無病，而突然惡寒發熱，多屬外感。必有頭痛體痛，拘急無汗，或有汗等表証，浮緊浮大等表脈可據。若無表証表脈，病由漸致者，屬內傷。外感則寒熱齊作而無間，內傷則寒熱間作而不齊。外感惡寒，雖近烈火不除。必表解乃已。內傷惡寒，得就溫暖即解。外感惡風，乃不禁禁，禁當也。一切風寒。內傷惡風，惟惡夫些小賊風。又外感証顯在鼻，故鼻息氣促而鳴，壅盛有力，不若內傷之息短而氣乏。內傷証顯在口，故口中不和，飲食無味，不若外感初則知味，傳裏則不能食也。又

---

〔1〕贏　原作“窮”，據乾隆本改。

外感熱傳裏，渴，其飲甚多，不若内傷液虧之渴，畧飲即正。又外感則邪氣有餘，故發言壯厲，先輕而後重。内傷元氣不足，故出言懶怯，先重而後輕。又外感頭痛，常常而痛。内傷頭痛，時作時止也。外感手背熱，手心不熱。亦有背熱於腹。内傷手心熱，手背不熱。亦腹熱於背。背微惡寒者，陽微不能勝陰也。陽明中暍亦有此。宜白虎加人参湯。勞役内傷亦有此，必乍寒乍止，爲陽虛内熱。升陽散火湯。濕痰証亦有此，必身重體痛。導痰湯。凡脾胃素虛之人，暑月飲食生冷冰水，寒氣畜聚，陰上乘陽，多見背寒冷如掌大。宜溫。惡寒踡卧不發熱者，陰証也。壯熱而渴，不惡寒反惡熱者，溫熱証也。來往寒熱，有定期者，瘧也；無定期者，傷寒少陽經証，及内傷虛証也。潮熱在日晡所者，傷寒陽明証也；在子午者，内傷証。

問頭身

傷寒，太陽經頭痛，自腦後上至巔頂，項强，腰脊痛。陽明頭痛在額前，連目珠，鼻孔乾，不眠。少陽頭痛在兩角，及耳聾，脇痛。厥陰頭痛在巔頂，收引頭角，脈沉弦，手足厥冷，此爲在經。當歸四逆湯。若在裏，則乾嘔，吐涎沫。吳茱萸湯。太陰、少陰脈不上頭，無頭痛証。然太陰中濕亦頭痛，鼻塞，吐痰，腹滿自利。要知是濕濁之氣上干清陽之分使然耳。少陰中寒，亦有頭痛，連腦齒，爪甲青，此真頭痛，不治。亦寒邪上攻使然。溫熱病，時疫病，凡一切内火上炎之証，皆頭痛。内傷火升，新産血虛，皆有頭痛，但時痛時止，而無腦後痛者。蓋火炎則痛在兩角，血虛則痛連魚尾，以其自内達外，必由少陽。是以痛見兩角者，則有少陽風熱與虛火之別。若痛在額前者，亦有陽明與食積之殊。其見腦後者，必太陽無疑也。頭痛如破者，風火相煽也。眩運者，痰火上升也。頭傾視深，目陷。精神奪矣。耳聾耳疼，胸脇痛，寒熱口苦[1]者，少陽經証。耳聾，舌卷唇青，爲直中厥陰。耳鳴及痛，火上衝也。耳聾，又手冒心者，汗多而陽虛也。耳聾者，耳内無聲，竅常閉而不聞也。耳鳴者，耳内有聲，竅不

---

〔1〕口苦　原作"门若"，據乾隆本改。

閉，時聞時不聞也。火動而上衝則鳴，而不聞外聲，火静氣下，則不鳴而聞。面熱者，足陽明病。邪在肺，則皮膚痛，喘咳動肩背。邪在肝，則脇痛，惡血在内抽掣，舌卷卵縮爲肝絶。邪在脾胃，則肉痛善飢。熱也。邪在腎，則骨痛腰痛。腰者腎之府也，轉搖不能，腎將憊矣。傷寒太陽身痛，但拘急耳。若陰毒身痛，則體勢沉重如被杖。中濕身痛，不可轉側。骨節掣痛，屈伸不利，身重或腫，汗出惡風，不欲去衣。中暑亦身痛。汗後身仍疼，邪未盡也。然血虚者身亦疼。頭痛身熱自汗，與傷寒同。而默默但欲眠，鼻鼾，語言難出，四肢不收者，風温也，不可發汗。霍亂亦頭痛身痛，惡寒發熱如傷寒，而有吐利爲異。身熱惡寒，頭項强急如傷寒，而頭熱目脈赤，面赤，獨頭摇，口禁齒齘，背反張者，痙也。無汗爲剛痙，有汗爲柔痙。頭疼發熱與傷寒同，而身不痛者，傷食也。必中脘痞悶，噫氣作酸，或惡聞食臭，或欲吐不吐。煩熱似傷寒，而脈不浮緊，頭身不疼，不惡寒，或煩時頭亦痛，煩止而痛止者，虚煩也。身熱惡風自汗似傷寒，但頭不痛，項不强，或亦頭痛而作止無常者，痰也。或胸滿氣上衝，或目下如灰烟黑者，是其候也。發熱惡寒頭痛，肢節痛，嘔惡，似傷寒，而病自脚，脚膝痛，或腫滿，或枯細者，脚氣也。身熱惡寒，若有痛處者，癰疽也。發熱如傷寒，小便自利，口[1]不渴，按其心下或脇下，或臍腹間有痛處，或至手不可近者，畜血也。凡勞逸、七情、房勞，皆能瘀血，不止一途。勞損病劇，忽身痛甚者，此陰虚之極，不能滋養筋骨也，難治。胸腹間脹悶而痛，邪在中上二焦，不可補。若氣虚不運，但痞滿者，不可攻。勿因其胃口不開，妄行消導。虚症須補，而脹滿不受補者難治。卒然仆倒，昏不知人，痰涎壅盛，口眼喎斜，手足癱軟，或半身不遂者，中風也。若見口開手撒，眼合遺尿，痰聲如鋸，不治。卒倒，而身體强直，口噤不語，或四肢戰掉，發熱無汗者，中寒也。卒然悶倒，昏不知人，汗出面垢，手足微冷，或吐或瀉者，中暑也。中氣大類中風，卒倒，痰塞，牙關緊急，然中風口有痰涎，身温，中氣口無痰沫，身冷也。中食亦似中風，難辨。須審其曾着怒氣否，曾飲食否。若

---

〔1〕口　原作"曰"，據乾隆本改。

在醉飽後着惱，或感風寒，食填胸中，胃氣不行，便致厥倒，昏迷不醒，其脈氣口急盛，或沉伏，宜鹽湯探吐之，吐不出者死。中痰者，卒然麻眩，舌本強直，痰涎有聲，四肢不舉，重者不醒，爲痰中。輕者自醒，爲痰厥。心火暴甚，熱氣怫鬱，而卒倒無知。輕者發過自醒，重者陰氣暴絕，陽氣後竭而死。中惡者，忽然手足逆冷，肌膚粟起，頭面青黑，精神不守，或錯言妄語，牙緊口噤，卒然暈倒，昏不知人，此是卒厥客忤，飛尸[1]鬼擊。凡吊死問喪，入廟登塚，多有此証。腹痛，氣自下衝上者，火也。從上轉下，趨少腹者，寒也。氣從少腹上衝者，陰火也。從兩脇上衝者，肝火也。少腹痛引腰背睪丸者，疝病也。肉瞤筋惕者，血虛也。身如蟲行者，表虛也。不能仰臥，仰臥則咳者，水氣也，水氣上乘於肺，則氣喘促。身重難行。胃主肉，其脈下行於足，水犯胃，故肉重而足不能行。口苦，爲膽熱。口甘，爲脾熱。口淡，爲胃中虛熱。胃爲一身之主，淡爲五味之本。口酸，爲肝熱。口鹹，爲腎熱。口中常覺血腥，爲肺傷。口燥咽乾赤爛，爲內熱。口辣，爲肺熱。所謂內傷則口中不和，飲食無味也。

問飲食

外感邪未入裏，則知味而食如常，入裏則不思食矣。喜冷者，內熱也。喜熱者，裏寒也。得食稍安者，虛也。得食更甚者，實也。虛人過食亦不安。病由飲食而致者，須問所傷何物。熱者必渴，喜冷飲，飲必多。若喜熱飲，或冷飲而不多，乃虛熱，非實熱也。火虛者，必不能飲冷。水虛者，雖火燥津乾，然少得清潤即止，以本虛，不能勝水之冷氣，故不能多飲也。

問二便

大小便不禁，爲腎敗。腎開竅於二陰，腎敗則失其閉藏之職。小便清白而長者，必非熱証。亦有火在上焦者，導之使下則反黃矣。黃赤而短者，熱也。然勞倦生火，或思慮動火，或瀉利忘陰，或陰虛內熱等証，小

---

〔1〕尸　原作"尺"，據乾隆本改。

便多黃,雖亦爲熱,然是虛熱,非實熱也。津液由於氣化,氣病則小便不利。氣上脫者,必無小便。氣閉者,亦無小便。小腹硬痛,小便不利,爲溺澀。利而大便黑,爲畜血。瀉而腹滿者,死。大便閉結,腹堅滿,痛不可按者,熱結也。大便瀉利爲寒,然亦有熱者,經所謂暴注屬熱也。火性急速,不及傳化即出也。其勢急迫,辟辟有聲,如蟹沫然。若熱隨瀉去,痛隨利減,可不治。又有純瀉清水者,謂之熱結旁流。內有燥矢,結成彈丸,攩住糟粕,止於其旁漏下清水也,必極臭。皆熱証也。又大便鴨溏者,爲寒。色如黴醬,粘膩不見糟粕顆粒也,爲熱所爍化之故。極臭者,又爲熱。

問汗液及血

外感身熱有汗,爲傷風;無汗,爲傷寒。盜汗,爲邪初傳陽明,又爲陽入擾陰。自汗,爲陽明邪實,手足心、腋下皆汗。又爲表虛不固。自汗,身重鼾睡,爲風溫。服藥後得汗,表應解,不解是汗未徹也。必汗出至足乃爲徹。頭有汗,身無汗,若小便不利,熱渴,則發黃。小便利而大便黑,則爲瘀血。若胸滿咳喘,則爲水氣。大抵陽明實熱,不得發越者多。頭汗多可下之証。關格証,小便不通,頭汗出者死。額上及手足冷汗者,陰毒也。汗多則津脫而亡陽。凡熱汗必濡,肌肉熱而濡也。冷汗必滑。肌肉冷而滑也。汗味淡而不鹹,綴而不流者,爲絕汗,即死。心爲汗,肝爲淚,肺爲涕,脾爲涎,腎爲唾。婦人病須問經候,若經水適來,或適斷,而病熱者,熱入之,名曰熱入血室。其証胸脅下滿,晝日明了,夜則譫語,如見鬼狀。嘔吐血,皆由胃出。若傾盆成塊而來,或紫黑,爲瘀[1]血。或鮮紅,爲新血。此太衝、腎、二經合行。肝經之血,由胃併出者也。雷火勢暴,故大出。若止數口,或一二鍾,或紅或紫[2]或黑,此胃經血自出者也。胃雖多血,然其熱不若雷火之暴,故所出比之畧少。咳血者,因咳嗽而出,痰中見血絲血點,此乃熱傷肺絡。肺少血,雖少亦出,恐致肺枯難治。又肺病久及腎,

---

〔1〕瘀　原作“痰”,據乾隆本改。
〔2〕紫　原作“柴”,據乾隆本改。

腎與衝脈併經出入，血從腎衝咳出者，其血必多，腎雖血少，合衝則多，須知。其來喉必癢，或有聲響，或有硬氣自下衝上。咯唾血者，或隨氣逆火炎而唾，不用力。或隨痰而咯，用力，痰中有血散漫[1]者是。此肺腎之血也。上焦血浮，中焦血不沉不浮，下焦血沉，以水試[2]之可見。衄血，詳血門。太陽經血，有從鼻嚏出者，其經從背上腦注鼻，不衄則嚏出也。腸風血鮮，藏毒血黯。溲血，痛爲血淋，不痛爲尿血，皆與尿同出。若不與尿同出者，乃從精竅出也。漱水不嚥，小便利，大便黑，多是畜血。畜於上，善忘，時鼻血。畜於中下，心腹腫痛，如狂，譫語發黃。好酒者，陽明多畜血。

問晝夜輕重

陽虛則畏寒而惡陰，故旦安而暮亂；至夜則寒也。陰虛則畏熱而惡陽，故夜寧而朝爭，晝則熱也。此正虛之候也。陽邪實者，遇陽而愈旺，故朝熱而暮輕；陰邪實者，逢陰而更強，故夜寒而晝減，此邪實之候也。陽虛而陰邪乘於陽分，則氣行陽二十五度而病發，故日寒而夜息。陰虛而陽邪陷於陰分，此証頗多。則氣行陰二十五度而病發，故夜熱而晝涼，觀癆瘵疾或日發或夜發可見矣。此正虛挾邪之候也。其有晝夜俱熱甚者，爲重陽無陰；晝夜俱寒甚者，爲重陰無陽，晝寒夜熱者，乃陰陽交錯也。共有久病虛弱，無分晝夜，作止不時者，以正氣不能主持，而陰陽相乘，勝復無常也。若壯實人初病見此，又爲邪正相攻，不時擾動之故。觀傷寒少陽証，往[3]來寒熱，初無定期，可見矣。

問証見先後

先瀉後痢，爲脾傳腎，先痢後瀉，爲腎傳脾之類。

---

〔1〕漫　原作“浸”，據乾隆本改。
〔2〕試　原作“試”，據乾隆本改。
〔3〕往　原作“徃”，據乾隆本改。

問七情

肝氣虛則恐。實則怒，怒傷肝，以悲勝之。肝火乘心，則動而驚。心氣虛則悲，實則喜笑不休，喜傷心，以恐勝之。脾爲思，思傷脾，以怒勝之。肺爲憂，憂傷肺，以喜勝之。腎爲恐，恐傷腎，以思勝之。怒則氣上，又云氣逆。喜則氣緩，悲則[1]氣消，恐則氣下，驚則氣亂，思則氣結。

切脈

脈之部位

脈者，血氣經隧合而成名者也。非血則不充，非氣則不行，非經隧則散漫而不就軌。以經隧乃脈之道路，猶水之有渠。人身無處非血，無處非氣，如地無處非水，而必注於江河，乃有其流動可見，故診脈必於經隧也。人身血脈流行之路，大者爲經，小者爲絡，經如正河，絡如支河，但有其外見之處，即皆可診。

《内經》分三部九候。出《素問·三部九候論》。

上部天，兩額之動脈，當頷厭之分，足少陽膽經脈氣所行。以候頭角之氣。

上部人，耳前之動脈，即和窌之分，手少陽三焦經脈所行。以候耳目之氣。

上部地，兩頰[2]之動脈，即地倉、大迎之分，足陽明胃經脈氣所行。以候口齒之氣。

中部天，手太陰也，即寸口，肺經脈氣所行。以候肺。

中部人，手少陰也，即神門，心經脈氣所行。以候心。

中部地，手陽明也，即合谷，大腸經脈氣所行。以候胸中之氣。

---

〔1〕則　原無，據乾隆本補。
〔2〕頰　原作"額"，據乾隆本改。

下部天，足厥陰也，氣衝下三寸，五里之動脈，肝經脈氣所行。卧而取之，女子取大衝，在足大指本節後二寸陷中。以候肝。

下部人，足太陰也，魚腹上越筋間，箕門之動脈，沉取乃得之，脾經脈氣所行也。若候胃氣者，當取足跗上之衝陽。以候脾胃之氣。

下部地，足少陰也，即太谿，腎經脈氣所行。以候腎。

按上部以候頭，則下部以候足可知。以本藏之經脈候本藏，則亦以本府之經脈候本府可知。古人多以互文見意，當善會之。再按藏府經脈共十二，以止九候，故遺手太陽小腸，手厥陰心包，足太陽膀胱三經，不知當診何處。又胃經之人迎與寸口併診，而不列九候之中，皆不可曉，此後人之所棄而不講也。

《內經》診寸口寸口即氣口，內分寸、關、尺三部，解見下文。

《素問·脈要精微論》曰：尺內即尺部兩旁，則季脇也。季脇，小肋也。尺部所主藏府，其於身之兩旁，則當季脇。蓋肝候於關而主脇，則腎候於尺，當主季脇也。尺外以候腎，外，謂浮也。裏以候腹。裏，謂沉也。下文內外倣此。中附上，言附尺之上而居中，即關部也。左左關外以候肝，內以候膈，胸之下，腹之上爲膈。右右關外以候胃，內以候脾。上附上，言附中部之上而居上，即寸部也。右右寸外以候肺，內以候胸中，左左寸外以候心，內以候膻中。即心包，在兩乳間，謂之氣海。按心、肺、肝、腎，藏也，反候於外，胸中、膻中、膈、腹，包裹此藏者也，反候於內，恐傳寫之誤，當以胃外脾內例之，易其位爲是。前寸也以候前，前，身面。後尺也以候後，後，身背。此分候身之面、背，下文分候身之上、下，皆[1]就軀體[2]言，與上文分候藏府對講。上竟上者，竟，盡也。胸喉中事也，頭面可推。下竟下者，少腹腰股脛足中事也。言寸不獨候胸，尺不獨候腹也。

按《內經》謂脈皆伏行於分肉之間，深不可見，所常見[3]者皆絡脈。惟手太陰肺經脈外見於寸口，此其獨診寸口之故也。後人

---

〔1〕皆　原作"者"，據乾隆本改。

〔2〕體　原作"休"，據乾隆本改。

〔3〕見　原作"是"，據乾隆本改。

宗此，皆惟寸口是求。而古之診分三部九候者，不復講矣。

所謂寸口者，合寸關尺而爲名者也。何謂寸關尺？曰：自手肘中橫紋，至魚際橫紋，得一尺一寸，所取診者，止長一寸九分，前不及魚際橫紋一分，後不及肘中橫紋九寸，古人於此一寸九分，分爲三部。下部在一尺之內，故名爲尺；上部在一寸之內，故名爲寸；中部爲上下交界之處，陰陽出入之所，故名之曰關也。寸口又名氣口，何也？以此爲肺經肺，肺爲氣主，故曰氣口，又曰脈口。問：人身有藏有府，此獨候五藏，而六府止候胃，何也？曰：《內經》原以人迎候陽，以氣口候陰，府陽藏陰，此五藏所以候於[1]氣口也。而兼候胃者，則以五藏皆稟氣於胃，五藏之氣不能自致於手太陰，必因胃氣乃至，故胃氣當併察也。

問：膽、膀胱、大小腸、命門、三焦諸府，當候何處？曰：《內經》無明文，故後人之論不一。有謂小腸與心爲表裏，從心候於左寸，大腸與肺爲表裏，從肺候於右寸者。此《難經》之說，非出高陽生也。有謂小腸候於左尺，大腸候於右尺者。又有謂小腸爲丙火，當從命門之火候於右尺，大腸屬庚金，母隱子胎，當從左腎之水候於左尺。三說不同，今人多從後二說。以大小腸在腹中，位居至下，經言尺內以候腹，應候之於尺，不應與位處至高之心肺同候於寸也。愚謂藏府相移，如心移熱於小腸，則小便赤，大便不通則肺氣壅之類。上下相關，診之於寸，亦無不可。況二腸位雖居下，而其經脈皆上行，則候經[2]於寸，候府於尺，前說未可廢也。如膀胱府居腹下，而寒傷太陽，六脈皆浮，豈徒左尺；胃府居中，而邪在陽明，六脈俱大，豈獨右關，可泥定哉？後二說，當以左小腸，右大腸爲是。蓋藏府相配，本因經絡相聯，相聯乃相配，相配乃有庚金丙火之稱，名實相衡，當從其實[3]，從其所聯所配爲左右可也。膽同肝候於左關，膀胱同左腎候於左尺，從無岐議。惟右尺所候，其說不一。有謂三焦、命門、右

---

〔1〕於　原作"乏"，據乾隆本改。

〔2〕經　原作"脈"，據乾隆本改。

〔3〕實　原作"中"，據乾隆本改。

腎三者各別，均於右尺候之。有謂右腎即命門，與三焦同候。説者紛紛。《難經》謂腎有二枚，左名腎屬水，右名命門屬火。後人非之，謂左腎爲形水，右腎爲氣水，總皆屬水，兩腎之中，乃爲命門。按二説雖異，然皆謂腎有水，又有火，所用補火之藥無殊，則亦無庸分別矣。愚謂右尺所候，只一命門盡之，不用更舉三焦、右腎名色。何則？三焦若以位言，則即經之所謂胸中、膈中、腹中也。若以三焦之元氣言，則即命門之真火耳。蓋此火宅於命門，布乎三焦，隨藏發而異名，豈有二火哉？則言胸、膈、腹，即言三焦之部位，言命門，即言三焦之元陽，而三焦之名，可不立矣。兩腎既皆屬水，則當統於左腎，而右腎之名固可不立。況[1]命門爲火氣，居中而親右，陽能生陰，氣能化水，診命門之火氣，即是診右腎之水源，右腎之名，益可不立矣。蓋左尺以候先天之真陰，右尺以候先天之真陽，百川總歸一海，千炬無非一燈，何必多立名色，以滋惑亂哉？

　　問：藏府之部位何如？曰：府陽藏陰，陽浮陰沉，不易之理也。《難經》謂三菽之重爲肺[2]脈，則候胸中當輕於三菽可知。六菽之重爲心脈，則候膻中當輕於六菽可知。九菽之重爲脾脈，則候胃當輕於九菽可知矣。又胸中、膻中，均即上焦，候於兩寸；腹中即下焦，候於兩尺；則膈中即中焦，亦當兩關併候，可知矣。然此但言其理耳，實則何可泥哉？何則？部位雖分，氣脈實貫，寸口三部，僅長寸許，除浮沉大小不能無異外，其餘遲數等脈，大概無殊。從未見有寸遲而關數，寸滑而尺濇者。假令診得六脈俱數，而斷爲五藏六府皆熱可乎哉？則必從心肺俱浮，肝腎俱沉，脾胃在中之説以察之，始可以知爲何藏何府之熱。詳脈配四時五藏條。而手法之輕重一差，則以府爲藏，以藏爲府，固有之矣。即不謬，而浮主表病，亦主裏虛；沉主內邪，亦主陽陷，其爲虛熱實熱，內因外因，非參合四診，安能細辨？而但從區區之部位爲斷，何異膠柱以鼓瑟也。如胃停冷食，而六脈皆遲，肺被火刑，而六脈皆數，不獨見之右關右寸，必分疆畫界以求之，則固

---

〔1〕況　原作“矣”，據乾隆本改。
〔2〕肺　原作“胳”，據乾隆本改。

矣。問：子言六脈數則俱數，遲則俱遲，則經言七診，謂獨小、獨大、獨疾、即數。獨遲、獨熱、獨寒、謂手捫之，而覺有一處獨熱獨寒也。獨陷下者謂沉伏不起皆病，其說非歟？曰：此以三部九候言，非言寸口也。按即以寸口言亦得，如診得數脈兼浮，浮在寸部，即謂之寸數可也。觀下心肺俱浮，何以別之條自明。

脈之形體

脈之形體長而圓，如以水貫葱[1]葉中，有長有短，有大有小，有虛有實，有緩有緊[2]。長短以縱言，大小以廣言，虛實以蘊積言，緩緊以張弛言。

長　溢出三指之外爲長。

短　歉於三指之中爲短。

按寸口之脈，由胸中行至大指端，非有斷截，本[3]無長短可言。然脈體有現有不現，不現者按之止見其動於三指之內，現者見其長出於三指之外，則長短宜分矣。高鼓峰云：有形體之長，有往來之長，往來之長，謂來有餘韻也。按高說甚善，長短雖本言形體，而凡脈之以神氣悠長爲貴者，固可因此說而想見其狀矣。

大　大而盛於浮分，名洪；大而散漫滲開，脈與肉無界限，名散。

小　與大相反，一名細，細甚無力名微。

虛　虛，不實也。虛甚則中空，名芤。

實　實，結實之謂。實如按豬筋，虛如按燈心，芤如按葱。舊謂浮中沉皆有力爲實，皆無力爲虛，浮沉皆有力，惟中無力爲芤，雖未嘗不是，然尚非正解。實如葱中水充實，虛則不充，芤者尤其不充者也。

緩　柔軟之意，甚則失之軟弱，而名軟名弱。舊以緩屬遲，蓋緩兼兩義也。

緊　即搏急，與緩相反。如張弦，如引繩，兩頭牽緊，必挺勁抗指，緊不甚，名弦。弦緊而大者，名革牢。

---

〔1〕葱　原作“葉”，據乾隆本改。
〔2〕緊　原作“長”，據乾隆本改。
〔3〕本　原作“木”，據乾隆本改。

長短有得於禀賦者，筋現者脈怕長，筋不現者脈怕短也。有隨時令變異者，則春脈長，而秋脈短也。有因病而變異者，則邪氣長而脈長[1]，正氣短而脈短也。

大小有得於禀賦者，世所謂六陽六陰也。生成脈大者名六陽脈，小者名六陰脈。有隨時令變異者，時當生長則脈大，當收斂則脈小也。有因病而變異者，邪有餘則脈大，邪氣壅滿。正不足則脈小[2]也。血氣衰少。

虛實亦有得於生成者，肉堅實者脈多實，虛軟者脈多虛也。亦有變於時令者，春夏發泄，雖大而有虛象；秋冬斂藏，雖小而有實形也。若因病而異，則大而實，不特壅滿，而且積實。小而虛者，不特衰小，而且空虛。可驗正邪之主病。俱盛邪盛，俱衰正衰。大而虛，氣有餘，血不足，如葱中少水，但吹之使脹也。小而實者，血能充，而氣衰不鼓。可驗陰陽之偏枯。

緊緩有得於生成者，皮膚綳急者脈多緊，寬鬆者脈多緩也。其變於時令，則天氣嚴凝而筋脈收引，天氣暄熱而筋脈弛縱也。其因病而變者，則或外感風寒，或內傷生冷，寒勝故脈收引，而緊急有力。或熱或濕，筋脈縱弛，而軟弱無力也。

附：洪、散、微、芤、弦、革、牢、軟、舊作耎，又作濡。弱各脈。

洪　洪即大耳。舊以洪爲來盛去衰，是大之盛於浮分者也。

散　脈形本圓斂，今散漫不收，似大而實非大，蓋虛甚而四散者也。

微　古以微屬浮，細屬沉。分微爲陽衰，細爲血少。本集各脈皆直指本義，故以細甚無力爲微。

芤　脈虛而且中空者。芤，慈葱名。如臥葱管於指下，輕取重取皆有，而中取則無，此爲失血之脈。

弦　似緊而畧遜，但稍見抗指即是，不若緊之搏手。凡弦緊之脈，由外邪而致者，猶易爲治，由正虛而致者，則難爲功。蓋脾胃虛

---

〔1〕長　此下原衍“而脈長”，據乾隆本刪。
〔2〕小　原作“少”，據乾隆本改。

敗,中和之氣,化爲勁急,土敗木賊,不可救矣。古人有時以長爲弦,如謂春脈弦,而言其軟弱直長,是弦即長也。今分爲二,則弦自有急勁之意,不僅長而已。

革牢　弦大遲而浮虛者爲革,如按鼓皮,內虛空而外綳急也。弦大遲而沉實者爲牢,寒氣深痼,如牢獄也。

軟弱　皆柔緩之甚而無力者。舊以軟屬浮,弱屬沉。

脈之行動

脈之行動,如以氣鼓蔥葉中之水,使之流動也。有浮有沉,有遲有數,有濇有滑。

浮　古人於一身中分三部九候,後人亦於寸口中分三部九候。寸關尺三部也,部各有浮中沉三候,三而三之,九候也。是故候之於皮毛間而即得之者,謂之浮;候之於筋骨間乃得之者,謂之沉;候之於皮毛之下,筋骨之上,適當肌肉之中而得之者,謂之中。

沉　沉之極名伏。

數　疾也,躁也。一息六至,數而跳突名動。

遲　與數相反,一息三至。

《內經》謂人一呼出氣也脈再動,動,即至也。一吸入氣也脈再動,呼吸定息一呼一吸爲一息,定息者,前息已盡,後息未起之時也。脈五動,閏以太息,數息必有一息畧長者,名太息,如月之有閏也。一呼一吸本止四動,有五動者,則以其爲太息也。診時當別令一無病人,調定呼吸,默數得十息,診者亦默數,得四十五至,爲平脈。命曰平人。一呼脈一動,一吸脈一動,曰少氣。即一息二至也,此遲之甚。一呼脈三動,一吸脈三動,即一息六至,此爲數。而躁,即數疾意。尺熱,尺,即手臂[1]曰溫病。溫病熱証。一呼脈四動即一息八至以上,曰死。脈絕不至,不特遲,且不至。曰死。乍疎疎,即遲乍數,曰死。

滑　滑即滑溜之謂,言其行動往[2]來之流利也。在平脈則爲

---

〔1〕臂　原作“擘”,據乾隆本改。

〔2〕往　原作“徃”,據乾隆本改。

血充,在病脈則爲血熱鼓動,痰氣流注。

澀　糙[1]澀也。與滑相反,往來粘滯者是。

浮沉有得於稟賦者,趾高氣揚之輩脈多浮,鎮静沉潛之士脈多沉也。又肥人多沉,瘦人多浮。有變於時令者,春夏氣升而脈浮,秋冬氣降而脈沉也。其因病而致者,則病在上、人身之上部也。在表、在府者,其脈浮。上、表、府皆屬陽,浮脈亦屬陽,陽病見陽脈也。在下、在裏、在藏者,其脈沉也。

問:浮則外有脈而内無脈,謂之裏虛;沉則内有脈而外無脈,謂之表虛。可乎?曰:不由稟賦時令與外感内傷,無故而浮沉,謂之虛,可也。以浮爲陰失守,沉爲陽内陷也。有故則不可,如以爲可,則四季之月,無病之人,脈本和平,常[2]居中候,亦可斷爲表裏兼虛乎?然則古人謂浮爲裏虛,又謂浮脈[3]舉之有餘,按之不足。其説非歟?曰:謂浮爲虛者,必浮而兼虛者乃名之,非浮即可名虛也。謂浮爲虛於裏者,必有裏虛之實乃名之[4],非浮則必虛其裏也。至脈體之爲虛爲實,本不因[5]浮沉而變,實則浮沉皆有餘,虛則浮[6]沉皆不足。而輕取之與重按,勢有不同。則夫脈之實者,愈按愈實,虛者愈按愈虛。蓋重按則脈被遏抑,實者鼓擊有力,故愈形其實,虛者無力鼓擊,故愈形其[7]虛。是則舉之有餘,按之不足,止可言浮而虛者,不可言浮而實者也。或曰:如子言,浮而實者愈按愈實,是三候皆有,又何以名之爲浮乎?曰:浮脈本浮,按抑之而後沉,不按之則仍浮,故曰浮也。又問:亦有脈浮而言表虛,何也?曰:外感發汗太過,或内傷自汗太多,皆令表陽虛,氣外越,故浮也。

---

[1] 糙　原作"糙",據乾隆本改。

[2] 常　原作"當",據乾隆本改。

[3] 浮脈　原作"脈浮",據乾隆本改。

[4] 非浮即可名虛也……必有裏虛之實乃名之　原無,據乾隆本補。

[5] 因　原作"固",據乾隆本改。

[6] 浮　原作"浄",據乾隆本改。

[7] 其　此下原衍"其",據乾隆本删。

遲數得於禀賦，則性急躁者脈多數，性寬[1]緩者脈多遲。變於時令，則晴燠而脈躁，陰寒而脈静也。至其應病，則亦如之矣。仲景以遲爲藏寒，數爲府熱，可不泥。以府亦有寒，藏亦有熱也。

滑濇亦有得之禀賦者乎？曰：富貴之子，神氣通暢，則脈亦流暢；貧賤之子，神氣沮抑，則脈亦塞滯，此即《太素》以脈之滑濇論窮通之意也。若夫時令，則肝脈屬春而微滑，肺脈屬秋而微濇矣。至其應病，則本乎氣血之通塞耳。

附：伏[2]動脈

伏[3]　沉極爲伏，按至骨乃見，或竟有不見者。

動，跳動之意，大驚多見此脈。蓋驚則心胸跳突，故脈亦應之而跳突也，必帶數，故上文繫之數脈條下。

張仲景曰：若數脈見於關，觀若字，則關是偶舉可知，非動脈止見於關也。上下無頭尾，狀其圓而突耳，非真上不至寸，下不至尺也。如豆大，厥厥動搖者，名曰動。

脈之歇止

脈之歇止者有三：

結　脈來遲，時一止而復來者，曰結。如人之徐行而歇也。

促　脈來數，時一止而復來者，曰促。如人之疾行而蹶也。數亦名促，此之促，指歇至言，須分別觀之。

代　結促之止無常數，代之止有常數。常數，即下文四十動三十動之數。代，又爲更代之稱，別見胃氣條，義與此異，須分別觀[4]之。

《內經》曰：脈一日一夜五十營，營運也。經謂人周身上下，左右前後，凡二十八脈，共長一十六丈二尺，五十運[5]計長八百一十丈。呼吸定息，脈行六寸，一日夜行八百一十丈，計一萬三千五百息。按此偶説也，人一日夜豈止一

---

〔1〕寬　原作“寏”，據乾隆本改。
〔2〕伏　原作“伏”，據乾隆本改。
〔3〕伏　校改同〔2〕。
〔4〕觀　原作“勸”，據乾隆本改。
〔5〕運　原作“還”，據乾隆本改。

萬三千五百息哉。五十動而不一代者，代，歇至也[1]。五藏皆受氣。四十動一代者，一藏無氣。腎氣先盡也。其吸不能至腎，止至肝而還。景岳曰：觀此，則下文所謂二藏三藏云云者，當自遠而近，以次而短，由腎而肝而脾而心而肺。故凡病將死者，必氣促，僅呼吸於胸中數寸之間而已。三十動一代者，二藏無氣。二十動一代者，三藏無氣。十動一代者，四藏無氣。不滿十動一代者，五藏無氣，予之短期。此皆死在旦夕。而王氏《脈經》謂一藏無氣，后四歲死，二藏無氣，后三歲死，云云，恐非。

脈配四時五藏

《內經》曰：春脈如弦。如弦則非過弦可知。通指六脈言，非單指左關。下倣此。春脈者肝也，東方木也，萬物之所以始生也。故其氣來耎同軟。弱和柔之意輕虛向浮之意而滑，端正也直以長，曰弦。其氣來實而強，堅勁也。此謂太過，病在外。外感也，邪盛故脈強。不實而微，此謂不及，病在中。內傷也，正虛故脈弱。按長弦緊三脈，相似而不同。蓋弦而軟者爲長，強者爲緊。此所言如弦者，實即長。所言太過，乃弦而且緊。觀虛軟實強字可見，勿以此弦字與他處弦緊弦字同論。

夏脈如鈎。鈎，曲也。脈來洪盛，如湧起而曲也，言其大而有力。夏脈者心也，南方火也，萬物之所以盛長也，故其氣來盛來盛，浮大也。凡脈自骨[2]肉之分出於皮膚之際，曰來去衰，曰鈎。凡脈自皮膚之際還於骨肉之分，曰去，衰減也。浮取有餘，沉取不足，時當發泄，大而有虛象也。其氣來盛去盛，大且實也。此謂太過，病在外。其氣來不盛，去反盛，浮取不足，沉取有餘，是沉盛反多於浮。此謂不及，病在中。不言來不盛去不盛[3]，而言來不盛去反盛[4]者，以來不盛去反盛，似爲有餘於內，不知此乃反浮爲沉，火失其職，即爲不足也。

秋脈如浮。如浮，則非過浮可知。秋脈者肺也，西方金也，萬物之

---

〔1〕也　原無，據乾隆本補。
〔2〕骨　原作“滑”，據乾隆本改。
〔3〕去不盛　原無，據乾隆本補。
〔4〕盛　此下原衍“去反盛”，據乾隆本刪。

所以收成也。故其氣輕虛以浮，來急收引之意去散，散漫之意，浮取則收歛，重按則散漫。蓋秋令收而未藏，故脈體如此。故曰浮。其氣來毛，義取毛之輕浮，浮之太過者也。而中央堅，兩旁虛，虛猶散也。惟兩旁散，而中央不散，與上所謂去散者異矣。而中央曰堅，則亦非但收歛而已，亦與來急異也。此謂太過，病在外。其氣來毛而微，此謂不及，病在中。

　冬脈如營。如營壘之固者，內守意。冬脈者腎也，北方水也，萬物之所以合藏。故其氣來沉以搏，堅實擊指。故曰營。其氣來如彈石者，彈擊也，如擊手以石，堅實之甚也。此謂太過，病在外。其去如數者，沉取似數也。數本屬實熱，而真陰虧損之脈亦多數，愈虛則愈數，原非實熱之數，故云如數。此謂不及，病在中。

　脾脈者土也，善者不可得見，蔡西山所謂不長不短，不疎不數，不大不小，應手中和，意思欣欣，難以名狀者也。惡者可見。其來如水之流，滑而動也。此謂太過，病在外。如鳥之喙，銳而短也。此謂不及，病在中。

　按四時之升降動靜，發歛伸縮，相爲對待者也。極於二至，平於二分，故脈子月極沉，午月極浮，至卯酉而平。觀經又謂秋脈中衡，如衡之平。又謂夏脈在膚，皮也。秋脈下膚，冬脈在骨。則秋之不當以浮言可知也。特以肺位至高，其脈浮，秋金配肺，故亦言浮耳。夫秋初之脈，仍帶夏象，言浮猶可。若於酉戌之月，仍求浮脈，不亦惑乎？夫於[1]春言長滑，則於秋言短濇可知，於冬言沉實，則於夏言浮虛[2]可知。書不盡言，言不盡意，是在讀者之領會耳。

　《難經》曰：初持脈，如三菽大豆也之重，與皮毛相得者，肺部也。如六菽之重，與血脈相得者，心部也。如九菽之重，與肌肉相得者，脾部也。如十二菽之重，與筋平者，肝部也。按之至骨，舉指來疾者，腎部也。

　又曰：心肺俱浮，何以別之？然浮而大散者，心也。心主血脈，位在肺下，按至血脈而得者爲浮，稍加力脈道粗大爲大，又稍加力脈道散開爲散。浮而短濇者，肺也。肺主皮毛，位居最上，按至皮毛得者爲浮，稍加力脈道不

---

〔1〕於　原作“予”，據乾隆本改。
〔2〕虛　原作“盧”，據乾隆本改。

利爲濇,不見長出指外爲短。腎肝俱沉,何以別之? 然牢即沉弦而長者,肝也。肝主筋,位在脾下,按至筋上爲沉,脈道如弦爲長。按之濡,舉指來實者,腎也。腎主骨,在肝下,按至骨上得之爲沉,又重按之脈道無力爲軟,舉指來疾,滑利而充實曰實。脾者中州,故其脈在中。脾主肌肉,位在心下,按至肌肉脈道和柔而緩,又稍加力脈道敦實而大。王宗正謂:診法當從心肺俱浮,肝腎俱沉,脾胃在中之説,王叔和但守寸關尺分藏府位部者非。其説甚是,然二説亦不相悖。蓋寸關骨高肉薄,尺骨低肉厚,故寸關恒浮,尺恒沉。假如診得三部俱浮之脈,亦必兩寸較尺更浮,故可從其大槩通言,亦可從其甚者獨舉,不相悖也。若弦緩遲數各脈,則三部僉同,有不可分指者矣。

問:脈氣當隨時令變更,則夏月脈浮,不特心肺浮,即肝腎亦浮矣。最浮爲肺,次心次脾次肝次腎。冬月脈沉,不特腎沉,即心肺亦沉矣。最沉爲腎,次肝次脾次心次肺。何必泥定肺脈常在皮毛,腎脈常在骨上乎? 曰:夏浮冬沉,特微浮微沉[1]耳,其變更固不遠也。

按肺較心更浮,肝較脾畧沉,是右寸關比左寸關差浮也。以例兩尺,亦應右浮於左,蓋右腎爲水中之火,左腎爲水中之水,自應少異耳。合而言之,右三部皆浮於左。古人謂右屬氣,左屬血,氣浮血沉,不亦宜乎?

脈無胃氣則死

經曰:人無胃氣則死。此言脈以有胃氣爲主也。胃屬土,其德中和,其氣之達於脈也,不剛不柔,不疾不徐,不大不小,不浮不沉,有雍容和平之狀,無過不及之傷者也。春胃微弦曰平,雍容和緩中畧帶弦意也。弦多胃少曰肝病,肝邪勝,胃氣衰也。但弦無胃曰死,胃氣已絶故也。胃而有毛猶云得秋脈。曰秋病,金尅木也,春木旺尚無傷,至秋則必疾矣。毛甚曰今病。目下即病也。

夏胃微鈎曰平,鈎多胃少曰心病,但鈎無胃曰死,胃而有石曰冬病,石甚曰今病。石者,沉實之意,冬脈也。

長夏胃微耎弱曰平,長夏未月也,土濕則軟,故微軟弱,即緩脈也。弱多胃少曰脾病,猶言脾胃自病也。但代無胃曰死,代,更代也。春弦、夏

---

〔1〕微沉　原無,據乾隆本補。

鈎秋毛、冬石，脈體隨時而更，但見其所更者，而不見胃氣則死矣。不言但弱無胃曰死，以弱但正氣不足，非有邪氣相乘，且弱止可言胃氣衰，不可言胃氣絶也。何則？胃脈雖曰中和，而長夏土濕，則畧近柔軟一邊，可云柔軟之甚爲弱，不可云但弱無柔軟也。臾弱有石曰冬病，土氣衰而水反乘之，故至冬必病矣。弱當作石甚曰今病。春夏以尅我者言，此下皆以我尅者言，互文以見例也。又春言胃有毛，夏言胃有石，此及下文變胃言軟弱毛石，亦互文也。

秋胃微毛曰平，毛多胃少曰肺病，但毛無胃曰死，毛而有弦曰春病，弦甚曰今病。

冬胃微石曰平，石多胃少曰腎病，但石無胃曰死，石而有鈎曰夏病，鈎甚曰今病。

真肝脈至，此下皆言真藏脈，真猶言純。真肝脈者，言此爲純乎肝脈，毫無胃氣者也。蓋肝弦肺濇心浮腎沉，各得一偏，惟胃氣六脈，不弦不濇，不浮不沉，中和合德，有以化四者之偏。故肝雖乘春令，以呈其弦象，而中和柔軟之胃氣，即與之偕行，而胃之和緩意多，肝之弦意少，是爲平脈。若弦多胃少，即爲病脈矣。況毫無胃氣，而純乎弦勁耶？此蓋胃絶使然。故凡病真藏脈現者，必死也。餘藏倣此論之。如循刀刃，如按琴瑟絃。皆挺勁之意。真心脈至，堅而搏，如循薏苡子。堅實之狀，纍纍然見手指下也。真肺脈至，大而虛，如以毛羽中人。虛浮無力之意。真腎脈至，搏而絶，絶，陡絶，無餘韻也。如指彈石。堅實。真脾脈至，弱而乍數乍疏[1]。

各脈主病

病非表則裏，非熱則寒，非虛則實耳。故序浮沉遲數虛實六脈於先，餘脈於後。長大實滑等有餘之脈，主証多同；短細虛濇等不足之脈，爲病相類，當會通觀之。非入於此者，即不入於彼也。如頭痛身熱，隸之浮數，豈他脈便無此二[2]証哉？覽者但取其意，勿泥其文，便觸類旁通，引伸不盡矣。

浮　陽脈也。陽外陰內，故浮主表，沉主裏。又陽上陰下，故

―――――――――――――
〔1〕疏　原無，據乾隆本補。
〔2〕二　原作“三”，據乾隆本改。

浮主上部,沉主下部。以外感言之,凡六淫之邪中於表,清邪中於上,脈必浮也。以内傷言之,裏氣失守而虛邪外越,腎陰失守而浮陽上衝,脈亦必浮也。

浮遲　爲表冷,浮主表,遲主寒也。傷濕,表中濕邪,滯其經絡。中風。虚風内發故浮,内虚寒故遲。若兼風邪中表,滯其經絡,則亦浮遲也。

浮數　爲頭痛,運眩,吐衄,皆風熱上攻所致。表熱,瘡,陽結,能食,不大便。胸滿,肩背痛。

浮虛　爲表陽虛,傷暑,大熱傷氣,汗出過多故虛。勞倦,喘,咳血。

浮實　爲表邪實,六淫之邪,或痰凝血滯之在表者,皆是也。脹滿,胃熱。氣逆痛,肺熱。膚痛,瘡。

浮大　爲風熱癮疹,風熱噓血,沸騰於外也。身癢,名泄風,熱蒸汗出,爲風所閉,故癢也。表邪盛,痂癩,即癘風。風熱久不散,鬱而爲濕,相蒸生蟲,肌肉潰爛也。氣高,氣實血虛,失血,燥結,陽厥,關格,浮爲正虛,大爲邪實,邪實正虛,不能運化,故關而不得小便,格而不納食也。爲癲疾。

浮小　爲表陽衰。

浮緩　爲傷風,傷風有汗,内熱得泄,故脈不緊。傷濕。濕傷肌表、肌肉,血脈緩弱,如土濕則軟也。

浮緊　爲傷寒,身痛。

浮弦　爲頭痛,吐食,風飲。

浮滑　爲風痰,衄血,吐逆。

浮濇　爲麻木,身熱無汗,肺燥,汗多津傷,血虛氣浮。

浮長　爲頭痛,風癇。

浮短　爲喘乏。

沉　　主裏,主下部。七情鬱結,痰血停滯,凡屬内邪,脈必見沉。若不因内邪而見沉,則爲陽氣内陷,爲裏虛不能外達,分別觀之。

沉遲　爲裏寒,泄瀉,氣血滯,畜水。

沉數　爲内熱外寒,内熱反覺外寒,熱聚於内,不達於外也。便難,消穀,食多而便少也,蓋爲熱所消化。熱厥。厥,手足冷也。熱聚於内,不達於四肢,故冷。又有手足熱者,詳《醫碥》厥門。

沉虛　爲裏虛,瀉血,下利。

沉實　爲積聚，血瘀，煩心，熱乘心。咳唾。熱乘肺。

沉緩　爲裏濕，畜水。

沉緊　爲冷痛，奔豚，腎中陰寒之氣，從小腹上衝心，若豚奔突。瘕疝，瘕，積塊也。疝，爲小腹有形之病，皆寒邪之凝聚而成者。腰脊痛。腎附背，腎寒則氣滯而脊痛。

沉弦　爲脇下有積，弦爲肝脈，肝主脇腹。少腹痛，內飲，疝。

沉滑　爲食痰，便膿血。

沉濇　爲血滯，精傷，不月，不孕，內疽。

沉大　爲內邪盛。

沉細　爲血少，洞泄亡陰。

遲　主寒，以寒則氣少而行慢也，屬水。

遲大　爲寒邪，頑痺。

遲細　爲寒瀉。

遲虛　爲虛寒。

遲實　爲寒積。

遲緩　爲寒濕。

遲緊　爲寒痛，寒滯氣不通故痛。爲筋急，筋寒則收引故急。

遲濇　血寒而滯。

數　主熱，以熱則氣盛而行速也，屬火。

數大　爲煩躁，渴，癰疹，脹滿。

數虛　爲虛熱，怔忡，虛損。

按虛熱者，脈必虛數無力，固矣。然有過服寒劑，寒熱搏擊，或肝邪尅土，脈反弦大有力者，投以溫補之藥，則數者靜，弦者緩，大者歛矣。此最當知。又有虛寒而逼火浮越者，真陽欲脫者，脈皆數，甚者亦弦大有力，皆當以証參之，勿誤也。

數實　爲實熱，癰瘡，煩躁，譫妄。

數滑　爲熱痰，血熱，渴。

數濇　爲熱灼血乾。

虛　爲正氣不足。

虛滑　爲正虛挾痰。

虚濇　爲血液不足,氣滯。

虚弦　爲虚損,少食,虚痛。

虚緩　爲虚弱,泄瀉。

虚細　爲氣血不足。

虚大　爲血虚。

實　爲邪氣有餘,不作正氣充實論。以正氣止有不足,無太過,太過即爲邪氣也。參長脈條。坎中滿,離中虚,水脈多實,火脈多虚。

實滑　爲痰結,爲宿食。

實大　爲邪盛而實。

實大浮數　爲腫,胸脇壅滿,不小便。氣有升無降。

緊　爲寒邪,爲木邪。微者不過抑遏正氣,甚則戕賊中州,爲真藏見。

緊遲　爲肝氣寒滯。

緊數　爲寒鬱熱,咳嗽,外寒束熱攻肺。痛。寒熱相搏故痛。

緊大　爲寒邪盛,下利。土敗木賊,難治。

緊實　爲有形之邪。瘕疝瘀血之類。

緩　主濕邪,土濕則泥濘而軟也。問:緩本和柔之名,乃脾胃之正氣,何以謂之病脈? 曰:脾胃脈本中和,不緊不緩,原無緊緩可名,今曰緩,即非不緊不緩之中和矣。蓋凡有可名者,即非中和,即爲病脈也。舊謂四至爲緩,三至爲遲,濕滯故脈遲緩,亦通。蓋緩有兩義:一對數言,一對緊言。以主濕則亦有兩義:一爲濕滯之而遲,一爲濕浸之而軟也。

緩大　爲濕盛。

緩細　爲正虚挾濕。

緩數　爲濕熱,肉痿。不能行動曰痿,肌肉、四肢併見軟弱也。脾主肌肉、四肢,濕熱盛則困倦。經謂脈緩多熱,蓋對脈急多寒言。寒則筋脈收引故緊,熱則筋脈弛縱故緩也。然必兼見熱証,乃爲熱,不可不知。

緩浮數　爲多汗。

緩數大　爲狂笑,心熱則笑。濕熱壅脹。

緩長數　爲喜嘔，濕熱挾肝火上逆[1]。水瘕，水積也，土受木尅，不能制水，水鬱成熱也。痺。麻木[2]不知痛癢也。土受木尅，不能行痰，聚於肌膚，故痺。痺而不行，鬱滯成熱，故數。

緩滑　爲濕痰。

緩澀　爲解㑊。因倦意，氣血衰弱使然。

長　爲邪氣長。問：經曰長爲氣治，是長本佳脈，何以云病？曰：長大實滑，皆有餘之脈，短小虛澀，皆不足之脈，不及太過，皆爲失中，故長大不作正氣有餘，實滑不作血氣充足也。然衰弱之病，脈由短而漸長，則爲佳兆。諸脈之變異，皆當以此推之，吉凶自見也。

長數　爲熱熾。

寸長　爲足脛痛，陽盛陰傷也。格，寸脈長九分，過此爲太過，遂上魚名溢。格，不納食也。陽盛於上，胃中血枯，故食不得入。逆氣喘息。

尺長　爲關。尺脈長一寸，過此爲太過，名覆。關，不得小便也，熱結在下，故不得小便。

尺寸俱長大　爲陽明病。傷寒熱在陽明，則脈大而長。

短　短，爲正氣短。

短澀　爲肺燥。

寸短　爲頭痛。陽不足，則陰氣得而上干之。

大　爲邪氣盛。經謂大爲病進，乃指大而有力者，其病爲實邪，邪加盛則脈加[3]大也。仲景謂大爲虛，又謂大爲勞，乃指大而無力者，其病爲虛邪，虛則氣散，勞則氣張，故脈亦應之而虛大也。當分別觀之。陰靜而斂，陽動而張，故火旺者脈必大而浮數虛豁，水足者脈不必大，即大亦沉靜而有力也。

小　爲正衰，血氣皆少，形體消瘦。陽不張則小，水不足亦小，兼遲則火尤衰，兼數則水更損。

---

〔1〕逆　乾隆本作"道"。

〔2〕木　原作"本"，據乾隆本改。

〔3〕加　原作"如"，據乾隆本改。

細數　爲血虛發熱。虛勞得此難治。

芤　爲失血。

芤數　爲亡血發熱，身體瘦，肌肉甲錯。甲錯，枯燥也。

芤遲　爲氣虛脫血。

芤動微緊　爲男子失精，女子夢交。

弦　爲肝邪傷脾，爲痛，爲飲，皆脾氣被傷而停滯之故。甚則與緊
同論。

弦遲　爲寒瘕，慢驚風。

弦數　爲熱痛，急驚風，正氣大虛。

弦實　爲肝實，善怒不樂，肝鬱不暢。眩冒，肝火上衝故眩，乘心故
冒。巔病。肝脈會於巔，火上衝故痛。

弦大　爲肝邪盛。

弦小　爲虛損。

弦滑　爲痰飲。

滑　流動屬陽，主風熱，熱氣如風，吹血流動。主痰飲，凡物乾涸則
澀，濕潤則滑，故滑爲血盛痰多。主胎孕。

滑大　爲多痰，多血。

滑緩　爲痰濕。

滑緊　爲寒痰，冷食。

澀　血少而滯，屬陰。

澀大　爲[1]火盛血枯。此經所謂陽有餘也。

澀小　爲血氣俱少，少食，心痛，血少不養心。痹，氣滯血澀。瘲瘈，
血不養筋。噎膈反胃，腸結。

微濡弱　皆血氣衰微之脈。

微浮　爲陽氣微。

微緊　爲虛損多汗，陰寒逼陽於外。短氣陰寒逼陽浮上。

微澀　爲體痹，氣滯血澀。寒慄，咳逆唾腥。

濡弱　爲亡血發熱，煩心，厥逆。陽氣不能四達，故手足冷。

---

〔1〕爲　原無，據乾隆本補。

弱濇　爲精冷無子。

散　爲脫，爲眴仆。

牢　爲痼寒，癩疝，陰病，睾丸連少腹急痛。痃瘕。

革　爲寒盛，男亡血失精，女半産漏下。併寒不攝血。

動　陰陽相搏，虛者則動，陽動見於寸，陰動見於尺，陰動爲發熱，血崩，陽動爲汗出，驚，痛。陰陽相搏，氣不順，故痛。

伏　不過一時偶伏，乃暴病，久元氣調即通。爲霍亂，痛劇，陰陽否隔，氣閉，血滯，忿怒氣逆，戰汗。傷寒服藥後，煩躁冒瞀，脈忽伏不見，寒戰，此正邪相爭，欲作汗，宜靜待，勿倉皇誤治。

伏濇　爲吐逆，血枯不能納食。水穀不化。氣滯不運。

結　爲寒滯，七情鬱結，氣血滯，疝，癖。

促　爲熱壅，癰毒，便膿血。癰毒不成，則下泄也。若非熱壅，則爲氣脫。

代　爲藏絕，霍亂，跌打悶絕，暴絕，瘡痛極，胎氣阻。

按以上所列脈病，畧舉大槩，難以執泥。如浮主表，沉主裏，而內傷發熱，大類外感，脈亦浮數。寒邪初感，遏鬱表氣，脈不能外達，反見沉緊，不細辨，則以表爲裏，以裏爲表，而誤治矣。脈數爲熱，然陰虛發熱，陽虛發熱者，脈皆數，愈虛愈數，一當滋陰，一當補陽，而槩以實熱治之，可乎？嘗見實熱之脈，多緩軟不數，故經以緩爲熱，宜知。脈遲爲寒，然熱滯於內者，脈亦壅滯似遲，以爲寒，誤矣。有邪盛而正未衰者，有邪盛而正已衰者，脈見實則不見虛，既無虛脈可參，則正之已衰者，又何由而見乎？按此當以兼緊兼緩辨之，又以形氣之盛衰參之。凡此皆當參伍求之，而不可刻舟求劍者。況一脈而數病，亦一病而數脈，即欲膠執[1]言之，又烏可得哉？

人迎氣口

按《內經》謂：寸口主中，寸口爲太陰肺經脈[2]，肺爲藏，故以此通候五

---

〔1〕執　原作“熱”，據乾隆本改。

〔2〕脈　原作“肱”，據乾隆本改。

藏之氣。人迎主外。陽明胃經脈也，胃爲府，故以此通候六府之氣。府陽藏陰，陽外陰内，故寸口以候内，人迎以候外。人迎本在頸下，夾結喉旁一寸五分，後世既廢古人三部分診之法，遂改候人迎於左手關脈，而名右手關脈爲氣口，與之相衡。謂氣口大於人迎，爲内傷飲食，以右關屬胃也，此有理。人迎大於氣口，爲外感風寒，以左關屬肝，肝主風也。然内風與外風無涉，於理未的。分主表裏。雖與經意無異，而部位不同矣。猶之足少陰腎氣，本於太谿診之，在足内踝後五分，筋骨上動脈陷[1]中。今則診於兩尺。足陽明胃氣，本於趺[2]陽即衝陽，在足跗上，去陷谷二寸，高骨間動脈中。診之，今則診於右關也。張仲景每以寸口、趺[3]陽、腎少陰併言，喻嘉言謂即寸關尺。

再按結喉旁人迎脈，怕大於兩手寸口脈數倍，從無寸口反大於人迎者。經謂平人春夏人迎微大，秋冬氣口爲大，恐非。此後人所以改候人迎於左關，以與右關較大小也。

男女脈同異

古謂男脈左大於右，女脈右大於左，驗之不然。蓋人之右手，比左手畧大，脈亦應之而右大於左，不論男女皆然也。惟男兩尺怕虛，女兩尺怕實，差不同耳。

胎孕脈

經曰：婦人手少陰動甚者，任子也。少陰脈指神門言，今則診於左寸矣。動甚，流利滑動也。舊說謂心生血，血旺故能胎。按手少陰，全元起[4]作足少陰，謂太谿脈，《準繩》從之。陰搏陽別，舊注謂陰尺陽寸，尺脈搏指與寸殊別，《準繩》從之。謂之有子。子，男女通稱。按叔和王氏曰：左疾爲男，右疾爲女。疾者，滑利之意。又曰：左尺偏大爲男，右尺偏大爲女。又曰：

---

〔1〕陷　原作“中”，據乾隆本改。
〔2〕趺　原作“跌”，據乾隆本改。
〔3〕趺　校改同〔2〕。
〔4〕全元起　原作“全起元”。

左沉實爲男，右浮大爲女。蓋左屬陽，右屬陰，陽道實，故脈實而沉；陰道虛，故脈浮而虛也。觀坎離二象可見。大字含有虛意。而滑伯仁則云：左尺洪大爲男，右尺沉實爲女。與叔和相反，滑説恐非。再按胎孕之脈，六部皆滑疾，而兩尺尤甚，不求於尺，而求於寸，亦誤信經語矣。經言心生血，謂血色之赤，自心火來耳，豈真血生於心哉？《準繩》曰：妊娠初時，寸微小，呼吸五至，三月而數，尺滑疾，重按之散者，胎已三月也。不散，但疾不滑者，五月也。胎至五月，則乳頭乳根必黑，乳房亦升發，更爲實據。《脈經》云：尺脈按之不絕，妊娠也。羸弱之婦，不必脈皆滑實，但按尺中應指，源源不絕便是。滑伯仁謂：三部浮沉正等，無他病而不月，爲胎妊。亦此意。其脈離經，經，常也，與常日脈異者是。一説離經謂歇至，及大小不勻，如雀啄者是。而腹痛引腰背，爲欲生也。腹不痛，痛不引腰脊，俱未產，當靜待之。張路玉云：胎[1]形如抱甕，按之冰冷，而脈乍大乍小，乍有乍無，浮沉動止，早暮不同，爲鬼胎。又有如風雨亂點，忽去忽來，或指下見兩岐者，爲夜叉胎。又云：孕脈沉細弦急，憎寒壯熱，唇青黑，是胎氣損也。胎若不動，反覺上搶心悶絕，按之冰冷者，是胎已死。

脈有順逆

脈得四時之順，曰病無他；脈反四時，曰病難已。春夏而脈瘦，小也。秋冬而脈浮大，曰逆四時。春得秋脈，夏得冬脈，長夏得春脈，秋得夏脈，冬得長夏脈，命死不治。春不沉，春脈宜弦，然春初尤帶[2]冬沉，今[3]但弦不沉也。餘倣此。夏不弦，秋不數，冬不濇，是謂四塞。爲病脈。沉甚、弦甚、數甚、濇甚，曰病，參見曰病，復見曰病，未去而去曰病，去[4]而不去曰病，反者死。

按脈與時違，須問有病無病。無病而得此，誠爲可虞。無病何

---

〔1〕胎　原作"胞"，據乾隆本改。
〔2〕帶　原作"滯"，據乾隆本改。
〔3〕今　原作"分"，據乾隆本改。
〔4〕去　原無，據乾隆本補。

因脈變，非無病也。不見其病耳，如受蠱之木，如磨刀之石，不見其損，日有所虧，不無枝葉未壞，本實先撥之憂耳。若因病而致，不過難治，非必死也。如秋月病熱，脈得浮洪，爲脈証相合，寧可斷爲必死乎？

形盛脈細，少氣不足以息者危。形瘦脈大，胸中多氣者死。經又云：形氣有餘，脈氣不足死。脈氣有餘，形氣不足生。當參看。形氣相得者生，參伍不調者病，三部九候皆相失者死常死。上下左右相應如參舂，此來彼去，如參舂者之彼起此落也。不可數者死。中部獨調，中部在手，即寸口。衆藏相失者死。上部在頭，下部在足，所候各藏若失常，中雖調亦死。中部獨減者死。上下部雖調，而中部獨衰減亦死。

脈從陰陽，謂陽病見陽脈，陰病見陰脈也。病易已。逆陰陽，病難已。脈從而病反者何如？曰：脈至而從，按之不鼓，諸陽皆然。陽証見陽脈，爲脈至而從矣。然使按之無力，不能鼓指，便非真陽証，不可作熱治。凡諸脈之似陽非陽者，皆然也。諸陰之反何如？曰：脈至而從，按之鼓甚而盛也。陰証雖見陰脈，然鼓指有力，則亦非陰。熱病，汗出而脈尚躁盛者死。溫病時疫，皆以數盛有力爲順，細小無力爲逆，汗後脈靜身凉爲順，脈仍躁、身仍熱爲逆。風熱而脈靜，泄、脫血而脈實，病在中。邪內結也。脈虛，病在外。外感也。脈濇堅，皆難治。已上皆經語。諸卒仆暴厥証，舊名中風，張景岳易名非風。皆元氣素虧，故爾卒倒，不省人事，脈宜小弱，不宜數盛。中毒宜浮大數實，浮則毒尚活動，可行散。不宜微細虛濇。正被毒傷矣。勞倦傷，脈以虛大弱緩爲順，緊數大汗出，熱不止者死。飲食傷，以滑大爲順。若胃停生冷則兼緊。霍亂吐利後，搏大者逆，太微遲者逆。未吐利前，脈伏或歇至，不妨，以氣滯不行也。吐利後脈歇亦不妨，以氣暴虛，不能接續也。噎膈，脈浮滑而大便潤者順，不過痰氣阻逆。數弦濇，大便燥結者死。氣血枯結也。腫脹，宜浮大有力，忌短濇虛細。肺痿，虛數爲順。肺癰，過於洪[1]數者逆，已潰宜緩滑。失血証，脈宜虛弱，弦實數者逆，加以身熱不得臥，必死。畜血？脈實大可攻，爲順。痢疾爲裏証，宜沉，惡浮與發熱，久痢，虛陽外越也。若初病兼表邪者，不在此論。宜緩細有神，惡強弦。頭目痛，脈浮滑，爲風痰上攻，可治。

---

〔1〕洪　原作“治”，據乾隆本改。

短濇爲血虛火逆，難治。卒視[1]無所見者死。清陽失守，邪火僭逆於上
也。痕疝積聚之類，沉實有力可治，虛弱者死。癲狂宜滑大，忌濇小。
癰瘡未潰，浮滑數大爲順，沉細遲濇者逆。痙病，浮弦爲陽，沉緊爲
陰，然過於堅強者不治。胎脈宜和滑流利，忌虛濇。新産[2]及崩漏
宜緩弱，忌弦數。大抵新病陽病，凡屬邪氣有餘之証，法當攻伐者，
須見盛大有餘之脈，乃可受攻。若見細微不足之脈，則邪盛正衰，
攻邪恐傷乎正。仲景謂陽病見陰脈者死，雖未盡然，然亦難爲力矣。
久病陰病，凡屬正氣不足之証，法當培補者，須見虛弱不足之脈，乃
可受補。補之而脈之弱者漸大，虛者漸充，是陰脈轉爲陽脈，此仲
景所謂陰病見陽脈者生也。若見強實有餘之脈，則土敗木賊，任補
不應，或反以助邪，不可救矣。凡敗証脈脫，治後脈氣以漸生復爲佳。若
陡然而出，如復元者，必復脫不可救矣。此燈將滅而復明之義也。再按陽病而
得盛大之脈，須察其胃氣之虛實，必盛大而和緩，方任攻伐。若弦
多胃少，或形氣不足，俱不可攻。若癥瘕積聚，脈本帶弦，亦須看弦
中胃氣仍在，且形氣未損，又處不得不攻之勢[3]，方可議攻。病去
六七即已，所謂大積大聚，衰其大半而止也。

脈証從舍

　　凡脈証不相合，必有一真一假，須細辨之。如外雖煩熱，而脈
見微弱者，必虛火也。腹雖脹滿，而脈見微弱者，必胃虛也。虛火
虛脹，其[4]堪攻乎？此宜從脈之真虛，不從証之假實[5]也。其有本
無煩熱，而脈見洪數者，非火邪也。本無脹滯，而脈見弦強者，非内
實也。無熱無脹，其堪瀉乎？此宜從証之真虛，不從脈之假實也。
如寒邪内傷，或食停氣滯，而心腹急痛，以致脈道沉伏，或促或結，

[1]　視　原作“神”，據乾隆本改。
[2]　新産　原作“部産”，據乾隆本改。
[3]　勢　原作“熱”，據乾隆本改。
[4]　其　原作“若”，據乾隆本改。
[5]　實　原作“據”，據乾隆本改。

此以邪閉經絡而然。既有痛脹等實証可據，則脈之虛乃假虛，當從証不從脈。又若傷寒，四肢厥逆，寒戰，而脈見數滑，此由內熱格陰。何以知之？以病由傳經漸致，併非直中陰經，從無熱証轉寒之理，既有數滑之脈可據，則外証之虛爲假虛，亦從脈不從証也。

南北政辨

《內經》謂：少陰所在，其脈不應。謂沉細不應指也。歷驗不然，此僞説也，不必爲其所惑。

附：奇經八脈診法

岐伯曰：前部寸也。外者，外謂浮候。足太陽也，膀胱經脈。內者，沉候。足厥陰也。肝經脈。中部關也。外者，足陽明也，胃經脈。內者，足太陰也。脾經脈。後部尺[1]也。外者，足少陽也，膽經脈。內者，足少陰也。腎經脈。前部中央不浮不沉爲中候。直者，直對斜言，觀下文自明。手少陰心經脈。太陽也。小腸經脈。中部中央直者，手厥陰也。心包絡經脈。後部中央直者，手太陰肺經脈。陽明也。大腸經脈。

按此與《素問·脈要精微論》不同，殊[2]無理。蓋《內經》乃後人所撰，非出一手，故互異。但此爲下文奇經八脈章本，存之。

前部橫於寸口丸丸者，橫如連橫之橫，浮中沉一體，無異也。説詳下文。丸丸猶動脈，所謂如豆也。詳動脈。橫於寸口丸丸者，謂寸口脈團結滑動如丸，浮中沉皆然也。任脈也。《脈經》則云寸口緊細實長，下至關，爲任脈。此與[3]岐伯異，參察可也。三部俱浮，督脈屬陽，故浮。直上直下者，直謂不斜，觀下文自明。督脈也。三部俱牢，沉實也。衝爲血海，陰盛故沉實。直上直下者，衝脈也。前部陽蹻屬陽，故候於寸[4]左右兩手也彈者，弦緊彈指。陽蹻也。後部陰蹻屬陰，故候於尺左右彈者，陰蹻也。中部帶脈居中，故候於關左右彈者，帶脈也。從足少陰猶言尺沉分，即上文所謂後部內爲足少陰也斜

---

[1] 尺　原作"犬"，據乾隆本改。

[2] 殊　原作"硃"，據乾隆本改。

[3] 與　原作"語"，據乾隆本改。

[4] 寸　原作"左"，據乾隆本改。

至足太陽者，足太陽，上文屬前部外，乃寸浮分也。從尺沉分上至寸浮分，與督脈三部俱浮，衝脈三部俱沉實，皆直上直下者不同，故曰斜也。陽維也。屬陽，故始沉終浮。從足少陽上文言後部外者足少陽，乃尺浮分也斜至足厥陰者，上文言前部内者足厥陰，乃寸沉分也。陰維也。屬陰，故始浮終沉。

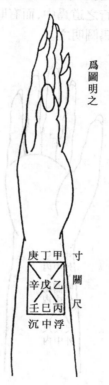

為圖明之

庚丁甲　寸
　　　　關
辛戊乙
壬巳丙　尺
沉中浮

甲　寸浮候　乙　關浮候　丙　尺浮候　丁　寸中候　戊　關中候

巳　尺中候　庚　寸沉候　辛　關沉候　壬　尺沉候

横於寸部丸丸者，任脈也。横於寸部甲丁庚也。借算書勾股法譬之，甲乙丙直線為股，甲丁庚橫線為勾，庚戊丙斜線[1]為弦，任脈見寸口三部，如勾之

〔1〕線　原作“綿”，據乾隆本改。

橫。寸關尺俱浮者,督脈也。甲乙丙也,如股之直。寸關尺俱沉者,衝脈也。庚辛壬也,亦如股之直。從足少陰斜至足太陽者,陽維也。即從尺沉斜至寸浮,乃壬戊甲也,如弦之斜。從足少陽斜至足厥陰者,陰維也。即從尺浮斜至寸沉,乃丙戊庚也,亦如弦之斜。

　　按李瀕湖則以脈常行之道爲中,而有時偏於外而近臂廉,有時偏於內而近臂中筋間。爲圖明之。

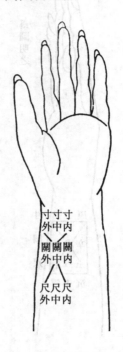

　　所謂從足少陰斜至足太陽者,乃從尺內斜至寸外也。所謂從足少陽至足厥陰者,乃從尺外至寸內也。所謂左右彈者,即內外彈也。與愚說不同,未知孰是,請質高明。

　　再按奇經之病,當以証診,勿專恃脈,其病証詳針灸奇經病篇。

醫碥卷之六　諸方（上）

諸方門目（上）（删）

氣

四君子湯

人參　白术　茯苓各二錢　炙甘草一錢　水煎服，加薑棗。

異功散即四君子湯加陳皮。

六君子湯即異功加半夏

黃蓍四君子湯即四君以黃蓍易炙甘草。

正氣天香散

烏藥二兩　香附米八兩　陳皮　紫蘇葉　乾薑各一兩　右爲細末，每服一錢匕，鹽湯調服。

四七湯

半夏湯泡五次，一錢五分　茯苓去皮，一錢二分　紫蘇葉[1]六分　厚朴薑製，九分　水一盞，生薑七片，紅棗二枚，煎至八分，不拘時服。

蘇子降氣湯

紫蘇子炒　半夏湯泡，各二錢半　前胡去蘆　甘草炙　厚朴去皮，薑製　陳皮去白，各一錢　川當歸去蘆，一錢半　沉香七分　水二鍾，生薑三片，煎至一鍾，不拘時服。虛冷人加桂五分、黃蓍一錢。

木香流氣飲

半夏湯洗七次，焙，二兩　青皮去白　厚朴薑製，去麁皮　紫蘇去梗　香附去毛，炒　甘草炙，各一斤　陳皮去白，二斤　肉桂去麁皮，不見火　莪术煨　丁香皮不見火　大腹皮製　麥門冬去心　檳榔　木香不見火　草果仁各六兩　木通去節，八兩　白芷　藿香葉　赤茯苓去

---

〔1〕葉　原無，據乾隆本補。

301

皮　白术　乾木瓜　人參去蘆　石菖蒲各四兩　右咬咀，每服四錢，水一盞半，薑三片，棗二枚，煎七分，熱服。

分心氣飲

紫蘇莖、葉三兩　半夏製　枳殼[1]製，各一兩半　青皮去白　陳橘紅　大腹皮　桑白皮炒　木通去節　赤茯苓　南木香　檳榔　蓬莪术煨　麥門冬去心　桔梗　辣桂　香附　藿香各一兩　甘草炙，一兩二錢半　右剉散，每服三錢，水一大盞，生薑三片，棗二枚，燈心十莖，煎七分，不拘時服。

補中益氣湯

黃蓍一錢　當歸　人參　炙甘草　陳皮　升麻　柴胡　白术　此方東垣所製，止有黃蓍一錢，其餘各三分。薛立齋常用參、蓍各錢半，白术一錢，當歸一錢，陳皮七分，升麻、柴胡各五分，東垣取清輕上升，故分[2]數少。立齋每用以濟危急，故隨証加多，然亦相所主以爲輕重。進退加減，神應無窮。如病甚者，參、蓍或三錢、五錢，隨証加用。凡脾胃此方本主脾肺，脾運則陽明之氣上達而胃開，然不得肺藥之力，則不能親上也。喜甘而惡苦，喜補而惡攻，喜溫而惡寒，喜通而惡滯，喜升而惡降，喜燥而惡濕，此方得之。東垣此方，原爲感証中有內傷一種，故立此方，以補傷寒書之所未及，非補虛方也。今感証家多不敢用，而以爲調理補虛服食之藥，則謬矣。調理補虛，乃通其義而轉用者耳。

木香調氣散

白荳蔻仁　丁香　檀香　木香各二兩　藿香葉　炙甘草各八兩　縮砂仁四兩　右爲細末，每服二錢，入鹽少許，沸湯不拘時點服。

四磨湯

人參　檳榔　沉香　天台烏藥　右四味，各濃磨，水煎三五沸，放溫，空心服，或下養正丹尤佳。本方去人參，加木香、枳實，名五磨飲子，白酒磨服。

---

〔1〕殼　原作“穀”，據乾隆本改。
〔2〕分　原作“各”，據乾隆本改。

養正丹

水銀　黑錫_{去滓,净秤,與水銀結砂子}　硫黄_研　朱砂_{研細,各一}兩　右用黑盞一隻,火上溶黑鉛成汁,次下水銀,以柳條攪,次下朱砂攪,令不見星子,放下少時,方入硫黄末急攪成汁,和勻。如有飲,以醋洒之。候冷取出,研極細,煮糯米糊丸,綠豆大,每三十丸,鹽湯、棗湯下。

沉香降氣散

沉香_{二錢八分}　縮砂仁_{七錢半}　甘草_{炙,五錢五分}　香附子_{鹽水炒,}_{去毛,六兩二錢五分}　右爲極細末,每服二錢,入鹽少許,沸湯調服,不拘時。淡薑湯下亦得。

青木香丸

黑牽牛_{二百四十兩,炒香取末,一百二十兩}　補骨脂_{炒香}　華澄茄_各_{四十兩}　木香_{二十兩}　檳榔_{用酸粟米飯裹,濕紙包,火中煨令紙焦,去飯,四十}_兩　右爲細末,清水滴爲丸,如綠豆[1]大,每服三十丸,茶湯、熟水任下。

七氣湯

人參_{去蘆}　肉桂_{去皮}　甘草_{炙,各一兩}　半夏_{湯泡七次,焙乾,五}_兩　右㕮咀,每服三錢,水一盞,薑三片,煎至八分,食遠服。

人參黃蓍散

人參　桔梗_{各一兩}　秦艽　鱉甲_炙　茯苓_{各二兩}　知母_{三錢五}_分　半夏_{湯洗}　桑白皮_{各一兩五錢}　紫菀　柴胡_{各二兩五錢}　黄蓍_三_兩　右爲粗末,每服五錢,水煎服。

血

茅花湯

茅花　每服三錢,水一盞半,煎七分,不拘時温服。

止衄散

黄蓍_{六錢}　赤茯苓　白芍藥　川當歸　生地黄　阿膠_{各三}

---

〔1〕綠豆　原作"同子",據《準繩》改。

錢　右爲細末，食後，黃耆湯調服二錢。

犀角地黃湯

犀角　丹皮各二錢半　白芍一兩　生地黃二兩五錢　每服五錢，水煎。

柴胡清肝散

柴胡　黃芩炒　人參各三分　山梔炒　川芎各五分　連翹　桔梗各四分　甘草三分　水煎服。

四物湯

地黃或生或熟，三錢　芍藥或白或赤，二錢　川芎一錢半　當歸三錢　水煎服。

加味四物湯即四物加梔子、丹皮、柴胡。

知栢四物湯即四物加知母、黃栢。

六物湯即知栢四物湯。

四神湯

當歸　川芎　赤芍藥各一兩　乾薑五錢，炮　右爲細末，酒調服三錢。

槐花湯

槐花炒　側栢葉杵　荆芥穗　枳殼[1]麩炒黃色，各二錢五分　水二鍾，煎八分，空心溫服。

芍藥黃連湯

芍藥　黃連　當歸各半兩　大黃一錢　淡桂五分　甘草炙，二錢　每服五錢，水煎。痛甚者，調木香、檳榔末一錢。

黃連湯

黃連　當歸各五錢　甘草炙，二錢半　每服五錢，水煎。

平胃地榆湯

蒼术　升麻　黑附子炮，各一錢　地榆七分　白术　陳皮　茯苓　厚朴　乾薑　葛根各五分　甘草炙　當歸　炒麯　白芍藥　益智仁　人參各三分　水二盞，生薑三片，棗二枚，煎至一盞，

---

〔1〕殼　原作“穀”，據乾隆本改。

去渣，食前溫服。

升陽除濕和血湯

生地黃　牡丹皮　炙甘草　生甘草各五分　黃蓍一錢　白芍藥一錢半　升麻七分　熟地黃　當歸身　蒼术　秦艽　肉桂各三分　陳皮二分　水四大盞，煎至一盞，稍熱，空心服。

牛膝四物湯即四物湯倍加牛膝。

珀珠散

琥珀末，一錢　珍珠末，五分　硃砂末，五分　滑石飛，六錢　甘草末，一錢　每服三錢，引用整木通，去粗皮，黃色者，煎湯調服。若有熱，尿濇，導赤散加牛膝、鬱金清之。大便不通，八正散加牛膝、鬱金下之，利後仍服此方自效。

抵當丸

水蛭二十個　䗪蟲二十五個　桃仁二十個，去皮尖　大黃三兩　右四味杵，分爲四丸，以水一升煮一丸，取七合服之，晬時當下血，若不下者連服。

代抵當丸

大黃川產，如錦紋者，去皮及黑心，四兩　芒硝一兩，如欲穩，以玄明粉代　當歸尾　桃仁麩炒黃，去皮尖，另研如泥，六十枚　生地黃　穿山甲蛤粉炒，各一兩　桂三錢或五錢　右爲極細末，煉蜜丸，如桐子大。畜血在上焦，丸如芥子大，臨臥去枕仰臥，以津嚥之，令停留喉下，搜逐膈上。中焦食遠，下焦空心，俱桐子大，以百勞水煎湯下之。

用歸、地者，欲下血而不損血耳，且引諸藥至血分也。諸藥皆獷悍，而欲以和劑緩之也。如血老成績，此藥攻之不動，宜去歸、地，加廣茂、醋浸透，焙乾，一兩。肉桂。七錢。

桃仁承氣湯

桃仁五十個，去皮尖　桂枝二兩，去皮　大黃四兩　芒硝二兩　甘草二兩，炙　右五味，以水七升，煮取二升半，去滓，內芒硝，更上火微沸，下火。先食，溫服五合，日三服，當微利。

黃蓍六一湯

黃蓍六錢　甘草一錢

雞蘇丸

雞蘇葉八兩　黃蓍　防風去蘆　荊芥各一兩　菊花三錢　片腦五分　川芎　生地黃　桔梗　甘草各半兩　右爲細末，煉蜜和丸[1]如彈子大，每服一丸，細嚼，麥門冬去心煎湯下，不拘時服。

五陰煎

熟地　山藥炒　扁豆炒[2]　炙草　白茯苓　芍藥炒黃　五味子　人參　白术炒　加蓮肉煎。

五福飲

人參心　熟地腎　當歸肝　白术炒。肺　炙草脾　水煎服。

歸脾湯

人參　白术土炒　茯神　棗仁炒　龍眼肉各二錢　黃蓍炙，一錢半　木香　甘草炙，各五分　薑、棗煎。此嚴用和原方也。薛立齋加遠志、當歸各一錢，以治血虛，從肝補心，從心補脾，乃隔二之治也。脾氣虛寒，不能運血歸經，故用參、蓍、术、草以補脾，又用木香行之，氣虛則易散，故用棗仁以歛肝血，不歸經則心失所養而不寧，故用圓眼肉、茯神以補心。高鼓峰謂：木香本以噓血歸經，然香燥反動肝火而乾津液，故每去之，而加白芍以追已散之真陰。且白术燥烈，肺中有火者，恐助咳嗽，得芍佐之，則术止爲養榮之用，而不上僭。惟脾虛泄瀉者，方留木香以醒脾，甚有理。

加味歸脾湯即上方既加遠志、當歸，又加丹皮、梔子。

天門冬湯

天門冬去心　遠志去心，甘草煮　黃蓍去蘆　白芍藥　麥門冬去心　藕節　阿膠蛤粉炒　生地黃　當歸去蘆　人參　沒藥　甘草炙，各一錢　水二鍾，生薑五片，煎至一鍾，不拘時服。

黑神散

黑豆炒，半斤，去皮　乾熟地黃酒浸　當歸去蘆，酒製　肉桂去粗皮　乾薑炮　甘草炙　芍藥　蒲黃各四兩　右爲細末，每服二錢，酒

---

〔1〕丸　原無，據乾隆本補。
〔2〕扁豆炒　原無，據乾隆本補。

半盞,童便半盞,不拘時,煎調服。

小烏沉湯

烏藥去心,十兩　甘草炒,一兩　香附子炒,盆內淅去毛皮,焙乾,二十兩　右爲細末,每服一錢,不拘時,沸湯點服。

補肺湯

鍾乳碎如米粒　桑白皮　麥門冬去心,各三兩　白石英碎如米粒　人參去蘆　五味子揀　款冬花去梗　肉桂去粗皮　紫菀[1]洗去土,各二兩　右爲粗末,每服四錢,水二盞,薑五片,大棗一枚,粳米三[2]十餘粒,煎一盞,食後溫服。

三炒丹

吳茱萸去枝梗,洗淨,以破故紙一兩同炒　草果仁一兩,以舶上茴香一兩炒　葫蘆巴以山茱萸一兩同炒,俱候香熟,除去同炒之藥。以上各一兩　右爲末,酒煮麵糊丸,如梧桐子大,每服六十丸,不拘時,鹽湯下。

百花膏

款冬花　百合蒸,焙,各等分　右爲末,煉蜜丸,如龍眼大,每服一丸,臨臥嚼,薑湯下。

七傷散

黃藥子　白藥子各一兩半　赤芍藥七錢半　知母　玄胡索各半兩　鬱金二錢半　當歸半兩　山藥　乳香　沒藥　血竭各二錢　右爲末,每服二錢,茶湯下,或紅花、當歸煎湯下。

大阿膠丸一方無卷栢、生地、大薊、雞蘇,有丹參、貝母、茯神、杜仲。

阿膠微炒　卷栢　生地黃　熟地黃　大薊獨根者,晒乾　雞蘇葉　五味子各一兩　栢子仁另研　茯苓　百部　遠志　人參　麥門冬　防風各半兩　乾山藥一兩　右爲細末,煉蜜丸,如彈子大,煎小麥、麥冬湯嚼下一丸,食後。

七珍散

人參　白术　黃蓍蜜炙　山藥　白茯苓　粟米微炒　甘草各等

---

〔1〕菀　原作"苑",據乾隆本改。

〔2〕三　原作"二",據乾隆本改。

分　爲細末，每服三錢，薑、棗煎。服如故，不思飲食，加扁豆一兩，名八珍散。

滋陰保[1]肺湯

黃櫱鹽水炒　知母各七分　麥門冬去心,三錢　天門冬去心,一錢二分　枇杷葉去毛尖,炙,一[2]錢五分　當歸　芍藥煨　生地黃　阿膠蛤粉炒,各一錢　五味子十五粒　橘紅　紫菀[3]各七分　桑白皮一錢半　甘草[4]五分　水煎服。

白芨[5]枇杷丸

白芨[6]一兩　枇杷葉去毛,蜜炙　藕節各五錢　右爲細末,另以阿膠五錢,剉如豆大,蛤粉炒成珠,生地黃自然汁調之,火上頓化,入前件爲丸,如龍眼大,每服一丸,噙化[7]。

白芨蓮鬚散

白芨一兩　蓮花鬚金色者佳　側栢葉　沙參各五錢　爲細末,入藕節汁、地黃汁,磨京墨[8]令黑,調藥二錢,如稀[9]糊啜服。

芎附飲

川芎二兩　香附四兩　右爲細末,每服二錢,不拘時,茶湯調服。

膠艾湯

阿膠碎,炒燥　芎藭　甘草炙,各一兩　當歸　艾葉微炒,各三兩　白芍藥　熟地黃各四兩　每服三錢,水一盞,酒六分,煎八分,空心稍熱服。

---

〔1〕保　原作“補”,據乾隆本改。
〔2〕一　原作“三”,據乾隆本改。
〔3〕菀　原作“苑”,據乾隆本改。
〔4〕草　原無,據乾隆本補。
〔5〕芨　原作“芳”,據乾隆本改。
〔6〕芨　校改同〔5〕。
〔7〕化　原無,據乾隆本補。
〔8〕墨　原作“黑”,據乾隆本改。
〔9〕稀　原作“和”,據乾隆本改。

鹿茸丸

川牛膝去蘆,酒浸　鹿茸去毛,酒蒸　五味子各二兩　石斛去根　棘刺　杜仲去皮,炒　陽起石煅　川巴戟去心　山藥炒[1]　兔絲子淘净,酒蒸　附子炮[2],去皮尖　川楝子取肉炒,各一兩　沉香半兩,另研　磁石煅　官桂不見火　澤瀉各一兩　右爲末,酒糊丸,梧桐子大,每服七十丸,空心温酒下。

鹿角膠丸

鹿角膠半兩　没藥另研　油頭髮灰各三錢[3]　右爲末,用茅根汁打麵糊爲丸,如桐子大,每服五十丸,鹽湯下。

枳殼散

枳殼去瓤,炒,二十四兩　甘草爁,六兩　右爲末,每服一錢,空心沸湯點服。

斷紅丸

側栢葉炒黃　川續斷酒浸　鹿茸火去毛,醋煮　附子炮,去皮臍　阿膠蛤粉炒成珠子　黃蓍去蘆　當歸去蘆,酒浸,已上各一兩　白礬枯,半兩　右爲末,醋煮米糊丸,如梧桐子大,每服七十丸,空心米飲送下。

生地黃湯

生地黃自然汁一升,如無生地黃,只用生乾地黃末一兩　生藕自然汁半升,如無藕,用薊刺汁半升,如無薊刺汁,用薊刺[4]末一兩　藍葉一握切碎,乾者末一兩　䖟蟲三十個,去足翅,炒黃　大黃一兩,剉如骰子大　桃仁半兩,麩炒　水蛭十個　右同一處,水三升半,慢火熬及二升以來,放冷,分三服。投一服至半日許,血未下,再投之。此湯比抵當湯、丸爲輕。

花蕊石散

花蕊石煅存性,童便、酒各半,女用童便,醋各半。煎調二、三錢服,

---

〔1〕棘刺　杜仲去皮,炒　陽起石煅　川巴戟去心　山藥炒　原無,據乾隆本補。

〔2〕炮　原作“泡”,據《準繩》改。

〔3〕錢　原作“兩”,據乾隆本改。

〔4〕汁,用薊刺　原無,據乾隆本補。

能化瘀血成黃水。

當歸補血湯

黃耆一兩　當歸二錢,酒洗　右㕮咀,作一服,水三盞,煎至一盞,去滓溫服,食前。

升陽除濕防風湯

蒼术酒浸,去皮,淨炒,四錢　白术　茯苓　白芍各一錢　防風二錢　水煎,空心服,濕去泄止。不止[1],加風藥升陽,蒼术去濕。

白通湯

葱白四莖　乾薑一兩　附子一枚,生,去皮　右三味,以水三升,煮取一升,去滓,分溫再服。

一字散

雄黃　細辛各半兩　川烏尖生,五個　右爲細末,每服一字,薑汁、茶芽煎湯,不拘時調服。

髮灰散

用亂髮灰,入麝香少許,每服一錢,用米醋溫湯調下。

烏荊丸

川烏炮,去皮臍,一兩　荊芥穗二兩　右爲末,醋糊丸,如梧桐子大,每服二十九丸,酒、湯任下。有疾,食空時日進三四服,無疾早晨一服。

小薊飲子

生地黃四兩　小薊根　滑石　通草　蒲黃炒　藕節　淡竹葉　當歸去蘆,酒浸　山梔仁　甘草炙,各半兩　右㕮咀,每服四錢,水一盞,煎八分,空心溫服。

發熱

涼膈散

連翹四兩　大黃酒浸　芒硝　甘草各二兩　梔子炒黑　黃芩酒炒　薄荷各一[2]兩　爲末,每服三錢,加竹葉、生蜜煎。

---

〔1〕不止　原無,據乾隆本補。
〔2〕一　原無,據乾隆本補。

白虎湯

石膏一斤　知母六兩　甘草二兩　粳米六合　水煎服。

地骨皮散

地骨皮　茯苓　甘草　柴胡　半夏　人參　知母各等分　右爲末，每服一二錢，水煎。

瀉白散

桑白皮炒黃　地骨皮各一兩　甘草炒，半兩　右爲細末，每服二錢，水一盞，入粳米百粒煎，食後服。

黃連瀉心湯

黃連一兩，去鬚　爲極細末，每服一字至半錢、一錢，臨臥溫水調下。

導赤散

生地黃　木通　竹葉　甘草梢各等分　水煎。

左金丸

黃連薑汁炒，六[1]兩　吳茱萸鹽水泡，一兩　右爲末，粥丸，每服五十丸。

瀉黃散

防風四兩　藿香七錢　山梔炒黑，一兩　石膏五錢　甘草二兩　右末，微炒香，蜜、酒調服。

火鬱湯

升麻　葛根　白芍藥　柴胡根各一兩　炙甘草　防風各五錢　右㕮咀[2]，每服三四錢，水二大盞，入連鬚葱白三寸煎，去滓，稍熱服。

三黃丸[3]

黃連　黃芩　大黃　各等分，蜜丸，如梧子大，每服三十丸，食後熟水下。一方用腦、麝爲衣，丸如豆大，夜間嚼化一、二丸。

---

〔1〕六　原作“大”，據乾隆本改。
〔2〕咀　原作“且”，據乾隆本改。
〔3〕丸　原無，據《準繩》補。

參蘇飲

人參　紫蘇　前胡　半夏薑製　乾葛　茯苓各七錢半　陳皮　枳殼麩炒　木香　甘草各二錢　桔梗二錢　每服五錢,加薑、棗煎。

白虎加人參湯 即白虎湯加人參三兩

蒼术白虎湯 即白虎湯加蒼术

人參黃蓍散

人參　桔梗各一兩　秦艽　鱉甲去裙,酥炙　茯苓各二兩　知母二錢半　半夏湯洗　桑白皮各一兩半　紫菀　柴胡各二兩半[1]　黃蓍三[2]兩半　右爲粗末,每服五錢,水煎服。

柴胡升麻湯

柴胡　升麻　葛根　獨活　羌活[3]各半兩　防風二錢半　甘草生二錢,炙二錢　人參　白芍藥各半兩　右㕮咀,每服半兩,水二大盞,煎至一盞,去滓,稍熱服。忌冷物冰水月餘。

潮熱

茯苓補心湯

木香五分　紫蘇葉　乾葛　熟半夏　前胡去苗　茯苓去皮,各七分　枳殼去穰,麩炒[4]　桔梗去蘆　甘草炙　陳皮去白,各五分　生地黃　白芍藥　川芎　當歸各一錢　薑五片,棗一枚,水二鍾,煎一鍾,食遠溫服。

八珍散

人參　茯苓　白术　黃蓍　山藥　粟米炒　扁豆　甘草

五飲湯

旋覆花　人參　陳皮　枳實　白术　茯苓　厚朴　半夏　澤

---

〔1〕半　原無,據乾隆本補。

〔2〕三　原作"二",據乾隆本改。

〔3〕羌活　原無,據乾隆本補。

〔4〕炒　原無,據乾隆本補。

312

瀉　朱苓　前胡　桂心　白芍　炙草　薑煎服。

四物二連湯

當歸　生地　白芍炒，各一兩　川芎七錢　黃連炒，五錢　胡連三錢　每服五錢，水煎服。

惡寒

升陽益胃湯

黃耆二兩　半夏湯洗，脈濇者可用　人參去蘆　甘草炙，各一兩　獨活　防風以秋旺，故以辛溫瀉之　白芍藥何故秋旺用人參、白术、芍藥之類，反補旺肺，爲脾胃虛，則肺最受邪，故因時而補，易爲力也　羌活各五錢　橘皮四錢，不去白　茯苓小便利、不渴者勿用　柴胡　澤瀉不淋勿用　白术各三錢　黃連二錢　右㕮咀，每服三錢，水三盞，薑五片，棗二枚，煎至一盞，去滓溫服。早飯後、午飯前服之，漸加至五錢止。服藥後如小便利，而病增劇，是不宜利小便，當少去茯苓、澤瀉。若喜食，初一二日不可飽食，恐胃再傷，以藥力尚淺，胃氣不得轉運升發也。須薄滋味，或美[1]食助其藥力，益升浮之氣而滋其胃氣，慎不可淡食以損藥力，而助邪氣之降沉也。可以小役形體，使胃與藥得轉運升發，慎勿大勞，使氣復傷。若脾胃得安靜尤佳。若胃氣稍强，少食果，以助穀、藥之力。經云：五穀爲養，五果爲助者也。服藥訖，忌語話一二時辰，及酒濕麵大料物，及冷熱寒涼淡滲之物。

寒熱

抑陰地黃丸

赤芍一兩　生地三兩　柴[2]胡　黃芩　秦艽各五錢　蜜丸，烏梅湯空心下三十丸。

小柴胡湯

柴胡半斤　黃芩　人參　甘草　生薑各三兩　半夏半升，洗　大

---

〔1〕美　原作“羨”，據乾隆本改。

〔2〕柴　原作“扎”，據千頃堂本改。《準繩》亦作“柴”。

棗二十枚　右七味，水一斗，煮取六升，去滓再煎取三升，溫服一升，日三服。

加味小柴胡湯 即前方加山梔、牡丹皮

桂枝麻黄各半湯

桂枝去粗皮，一兩六錢六分羹　芍藥　生薑切　甘草炙　麻黄各一兩，去節　大棗四枚　杏仁二十四枚，湯浸，去皮尖及雙仁者　右七味，以水五升，先煮麻黄一二沸，去上沫，內諸藥煮取一升八合，去滓，溫服六合。

既濟解毒湯

大黄酒煨，大便利勿用　黄連酒炒　黄芩酒炒　甘草炙　桔梗各二錢　柴胡　升麻　連翹當歸身各一錢　右㕮咀，作一服，水二鍾，煎至一鍾，去滓，食後溫服。忌酒濕麵大料物，及生冷硬物。

黄耆丸

黄耆　鱉甲　當歸炒，各一兩　桂心　白芍　續斷　川芎　牛膝　蓯蓉　沉香　柏子仁　枳殼各六錢半　五味子　熟地各半兩　右爲末，蜜丸，桐子大，每服四五十丸，米飲下，食後。

諸中

蘇合香丸

白术　青木香　烏犀角屑[1]　香附子炒，去毛　朱砂研，水飛　訶黎勒煨，取皮　白檀香　安息香另末，無灰酒一升熬膏　沉香　麝香研　丁香　蓽撥各二兩　龍腦研　蘇合香油入安息香膏內，各一兩　薰陸香別研[2]，一兩　右爲細末，入研藥勻，用安息香膏併煉白蜜和劑，每服旋丸如梧桐子大。早朝取井華水，溫冷任意，化服四丸，老人、小兒化服一丸，溫酒化服亦得，併空心服之。

三生飲

南星一兩　川烏去皮　生附子各半兩　木香二錢半　右㕮咀，每

―――――――――

〔1〕屑　原作“炻”，據《準繩》改。
〔2〕研　原作“刑”，據乾隆本改。

服半兩,水二盞,薑十片,煎至六分,去滓溫服。

稀涎散

江子仁六粒,去皮膜,每粒分作兩半　牙皂三錢,切片　明礬一兩　右先將礬化開,却入二味攪勻,待礬枯爲末,每用三分吹入,甚者燈心湯下五分,痰在喉者即吐,在膈者即下。

碧霞丹

石緑研九度,飛十兩　附子尖　烏頭尖　蝎梢各七十個　右三味爲末,入石緑令勻[1],麵糊爲丸,如雞頭實大,每服急用薄荷汁化一丸,更入酒半合,溫暖服之。須臾吐出痰涎,然後隨証治之。如牙關緊急,斡開灌之驗。

三聖散

防風　藜蘆　瓜蒂　右各爲粗末,每服一二錢,以虀汁三茶盞,煎三五沸,去虀澄清,放溫,調末徐徐服之,不必盡劑,以吐爲度。

巴礬丸

巴豆二粒,去皮膜　白礬如拇指大一塊,爲末　同[2]放新瓦上,煅至巴豆焦赤爲度,蜜丸,次實大棉包,放口中近喉處,良久吐痰愈。

中風

小續命湯

麻黃去節　人參去蘆　黃芩去腐　芍藥　甘草炙　川芎　杏仁去皮尖,炒　防己　官桂各一兩　防風一兩半　附子炮,去皮臍,半兩　右除附子、杏仁外,爲粗末,後入二味和勻,每服五錢,水一盞半,生薑五片,煎至一盞,去滓,稍熱服,食前。

烏藥順氣散

麻黃　枳殼[3]　桔[4]梗各一錢　烏藥二錢　殭蠶去絲、嘴,五

---

〔1〕勻　原作"勹",據乾隆本改。
〔2〕同　原作"仝",據乾隆本改。
〔3〕殼　原作"穀",據乾隆本改。
〔4〕桔　原作"枝",據乾隆本改。

分　白芷一錢　陳皮二錢　乾薑炮　甘草炙，各五分　川芎一錢　生薑、大棗煎。

大秦艽湯

秦艽　石膏各二兩　甘草　川芎　當歸　芍藥　羌活　獨活　防風　黃芩　白术　白芷　茯苓　生地黃[1]　熟地黃各一兩　細辛半兩　右十六味㕮咀，每服一兩，水二盞，煎至一盞，去滓溫服。

黃蓍五物湯

黃蓍補衛爲君　桂枝　白芍二味益營爲臣　生薑　大棗二味和營衛爲佐　半身不遂者，右[2]宜倍加黃蓍，左宜加當歸。兩腿兩膝軟者，加牛膝。骨軟不能久立者，加虎骨。筋軟難於屈伸者，加木[3]瓜。周身或左或右，經絡不宣通者，加炮附子，有寒者亦加之。此方屢試屢效者，其功力專於補外，所以不用人參補内，甘草補中也。

三化湯

厚朴薑製　大黃　枳實　羌活各等分　每服三兩，水三升，煎至一升半，終日服，以微利則止。

搜風順氣丸

車前子二兩半　白檳榔　火麻子微炒，去殼，另研　郁李仁湯泡，去皮研[4]　兔絲子酒浸，焙炮晒乾　牛膝酒浸二宿　乾山藥各三兩　枳殼[5]去穰[6]，麩炒　防風去叉[7]　獨活各一兩　錦紋大黃五錢，半生半熟　右爲末，煉蜜丸，桐子大，每服二十丸，酒茶米飲任下，百無所忌，早晨、臨臥各一服。服經一月消食，二月去腸内宿滯，三月無倦少睡，四月精神强勝，五月耳目聰明，六月腰脚輕健，一年百病皆

---

〔1〕生地黃　此下原有"各一兩"，據乾隆本刪。
〔2〕右　原作"石"，據乾隆本改。
〔3〕木　原作"本"，據乾隆本改。
〔4〕研　原作"冴"，據乾隆本改。
〔5〕殼　原作"穀"，據乾隆本改。
〔6〕穰　原作"剗"，據《準繩》改。
〔7〕叉　原作"义"，據乾隆本改。

除，老者返少。如服藥覺藏府微動，以羊肚肺羹補之。久患腸風便血，服之除根。如顫[1]語謇澀及癱瘓，服之隨即平復。酒後一[2]服，宿醒[3]消盡，百病不生。孕婦勿服。

愈風湯即羌活愈風湯

羌活　甘草炙　防風　防己　黃蓍　蔓荊子　川芎　獨活　細辛　枳殼[4]　麻黃去根　地骨皮　人參　知母　甘菊花　薄荷葉　白芷　枸杞子　當歸　杜仲炒　秦艽　柴胡　半夏　厚朴薑製　前胡　熟地黃各二兩　白茯苓　黃芩各三兩　蒼术　生地黃　石膏　芍藥各四兩　官桂一兩　右三十三味，重七十五兩，㕮咀，每服一兩，水二鍾，煎至一鍾，溫服。天陰加生薑三片煎，空心一服，臨再煎滓服。假令一氣之微汗，用愈風湯三兩，加麻黃一兩，勻作四服，每服加生薑五七片，空心服，以粥投之，得微汗則佳。如一旬之通利，用愈風湯三兩，加大黃一兩，亦勻作四服，每服加生薑五七片，臨臥煎服，得利爲度。

至寶丹

人參　天竺黃　生烏犀屑研　朱砂研，飛　雄黃研，飛　生玳瑁[5]屑研　琥珀研[6]，各一兩　麝香研　龍腦研，各二錢半　金箔半入藥，半入衣　銀箔研，各五十片　牛黃研　天南星水煮[7]軟切片，各半兩　安息香一兩半，爲末，以無灰酒攪，澄飛過濾，去沙土，大約得淨數一兩，火熬成膏　右將生犀、玳瑁爲細末，入餘藥研勻，將安息香膏重湯煮烊，入諸藥中和搜成劑，盛不津器中，併旋丸如梧桐子大，用人參湯化下三丸至五丸。又療小兒諸癇，急驚心熱，卒中客忤，不得眠睡，

---

〔1〕顫　原作"加顏"，據乾隆本改。
〔2〕一　原作"二"，據乾隆本改。
〔3〕醒　原作"醍"，據《準繩》改。
〔4〕殼　原作"穀"，據乾隆本改。
〔5〕瑁　原作"瑇"，據乾隆本改。
〔6〕研　原作"冊"，據乾隆本改。
〔7〕煮　原作"煎"，據乾隆本改。

煩躁，風涎[1]搐搦，每二歲兒服二丸，人參湯化下。

活命金丹

貫衆　甘草　板藍根　乾葛　甜硝各一兩　川大黃一兩半　牛黃研　珠子粉　生犀角　薄荷各五錢　辰砂四錢，研，一半爲衣　麝香研　桂　青黛各三錢　龍腦研，二錢　右爲末，與研藥和勻，蜜水浸，蒸餅爲丸，每丸重一錢，朱砂爲衣，就濕用真金箔爲衣。臘月修合，瓷器收貯，多年不壞。如療風毒，茶清化下。解毒藥，新汲水化下。汗後餘熱，勞病及小兒驚熱，併用薄荷湯化下。已上併量人之大小加減服之。

牛黃清心丸

白芍藥　麥門冬去心　黃芩　當歸去苗　防風去苗　白术各一兩半　柴胡　桔梗　芎藭　白茯苓去皮　杏仁去皮尖、雙仁、麩炒黃，別研，各一兩二錢半　神麴研　蒲黃炒　人參去蘆，各二兩半　羚羊角屑　麝香研　龍腦研，各一兩　肉桂去粗皮　大黃豆卷碎炒　阿膠碎炒，各一兩七錢半　白斂　乾薑炮，各七錢半　牛黃研，一兩二錢　犀角屑二兩　雄黃研，飛，八錢　乾山藥七兩　甘草銼，炒，五兩　金箔一千二百片，内四百片爲衣　大棗一百枚，蒸熟，去皮核，研成膏[2]　右除棗、杏仁、金箔、二角屑，及牛黃、雄黃、腦、麝四味外，爲細末，入餘藥和勻，用煉蜜與棗膏爲丸，每兩作十丸，金箔爲衣，每服一丸，溫水化下，食後服。小兒驚癇，酌度多少，以竹葉湯溫化。

參附湯

人參　附子製　水煎服[3]

犀角散

犀角屑　石膏各一兩　羌活去蘆　羚羊角屑各七錢半　人參去蘆　甘菊花　獨活去蘆　黃蓍　芎藭　白术　黃芩　天麻　枳殼去穰，麩炒　當歸　酸棗仁　防風　白芷各半兩　甘草炙，二錢半　右

---

〔1〕涎　原作“延”，據乾隆本改。
〔2〕大棗一百枚，蒸熟，去皮核，研成膏　原無，據乾隆本補。
〔3〕服　原作“湯”，據乾隆本改。

㕮咀，每服五錢，水一盞，生薑五片，煎至六分，去滓溫服，無時。

牛黄散

牛黄另研 麝香另研 犀角屑 羚羊角屑 龍齒另研 防風 天麻 獨活 人參去蘆 沙參 茯神去木 川升麻 甘草炙 白蘚皮 遠志去心 天竹黄另研，各二錢半 龍腦另研，一錢 朱砂水飛 鐵粉另研 麥門冬去心 各半兩 右爲細末，研令勻，每服二錢，煎麥門冬湯調下，不拘時。

防風散

防風去蘆 麻黄去節 人參去蘆 芎藭 附子炮，去皮臍 桂心 黄蓍去蘆 赤茯苓去皮 酸棗仁 白术 獨活去蘆 桑白皮剉 羚羊角屑各七錢半 甘草炙，半兩 右㕮咀，每服四錢，水一中盞，薑五片，煎至六分，去滓溫服，不拘時。

五味子湯

五味子 杏仁炒，去皮尖 桂心各半兩 防風 炙甘草 赤芍藥 川芎各一兩 川椒二錢半 右㕮咀，每服五錢，水二盞，煎至一盞半，去滓溫服，不拘時。

獨活散

獨活去蘆 附子炮，去皮臍 當歸去蘆 防風 天麻 桂心各一兩 川芎 甘菊花 枳殼[1]去瓤，麩炒 山茱萸去核 黄蓍 丹[2]參去蘆 牛膝酒浸 草薢酒浸 甘草炙 細辛去苗 菖蒲 白术各半兩 右㕮咀，每服四錢，水一盞半，生薑五片，煎至一盞，去滓溫服，無時。

地黄飲子

熟地黄 巴戟去心 山茱萸去核 蓯蓉酒浸，焙 石斛 附子炮 五味子 白茯苓 菖蒲 遠志去心 官桂 麥門冬去心，各等分 右爲末，每服三錢，生薑五片，棗一枚，薄[3]荷七葉，水一盞半，

---

〔1〕殼 原作"穀"，據乾隆本改。

〔2〕丹 原作"人"，據乾隆本改。

〔3〕薄 原作"菬"，據乾隆本改。

煎八分服，無時。

清心湯

連翹四兩　大黃酒浸　芒硝[1]　甘草各二兩　梔子炒黑　黃芩酒炒　薄[2]荷各一兩　黃連八錢　麥冬去心，五錢　每服四錢，竹葉、燈心煎。

瀉心湯

黃連　大黃　黃芩各一錢　水煎服。

防風通聖[3]散

此方加人參、地黃、羌活、獨活、天麻、細辛、全[4]蝎、黃栢、黃連，亦名至寶丹，乃中風之專方也。

防風　荊芥　連翹　麻黃　薄[5]荷　川芎　當歸　白芍炒　白术　山梔炮黑　大黃酒蒸　芒硝各五錢　黃芩　石膏　桔梗各一兩　甘草二兩　滑石三兩　加生薑、葱白煎。自利去硝、黃，自汗去麻黃加桂枝，涎嗽加薑製半夏。

秦艽升麻湯

升麻　葛根　甘草炙　芍藥　人參各半兩　秦艽　白芷　防風　桂枝各三錢　每服一兩，水二盞，連鬚葱根白三莖，煎至一盞，去滓稍熱服，食後。服藥畢，避風寒臥，得微汗出則止。

順風勻氣散

白术四錢　人參　天麻各一錢　沉香　白芷　紫蘇　木瓜　青皮　甘草炙，各半錢　烏藥三錢　分作二[6]貼，每貼水二盞，生薑二片，煎八分，溫服，二滓併煎。風氣腰痛，亦宜服之。

虎骨散[7]

當歸二兩　赤芍藥　續斷　白术　藁本　虎骨各一兩　烏蛇肉

---

〔1〕硝　原作“涌”，據乾隆本改。
〔2〕薄　原作“菭”，據乾隆本改。
〔3〕聖　原作“勝”，據千頃堂本改。
〔4〕全　原作“金”，據乾隆本改。
〔5〕薄　原作“蒲”，據乾隆本改。
〔6〕二　原無，據乾隆本補。
〔7〕散　原作“湯”，據乾隆本改。

半兩　爲細末，每服二錢，食後溫酒調下。骨中煩疼，加生地黃一兩。藏寒自利，加天雄半兩。

虎脛骨酒

石斛去根　石楠葉　防風　虎脛骨酥炙　當歸　茵芋葉　杜仲炒　川牛膝　芎藭　狗脊燎去毛　川續斷　巴戟去心，各一兩　右剉如豆，囊藥，以酒一斗，漬十日，每熱服一盞，無時。

正舌散

雄黃研　荊芥穗各等分　右爲末，每服二錢，豆淋酒調下。

茯神散

茯神心一兩　薄[1]荷焙，二兩　蝎梢去毒，五錢　右爲末，每服一二錢，溫酒調下。

藿香正氣散

大腹皮　白芷　茯苓　紫蘇莖、葉　藿香各三兩　厚朴　白术　陳皮去白　桔梗苦者　半夏各二兩　炙甘草一兩　右㕮咀，每服三錢，薑三片，棗一枚，煎熱服。

星香湯

南星八錢　木香一錢　每服四錢，水一盞，薑十片，煎七分，不拘時溫服。

鐵彈丸

乳香另研　沒藥另研，各一兩　川烏頭炮去皮臍，爲末，一兩半　五靈脂酒浸，淘去砂石，晒乾，四兩，爲末　麝香細研，一錢　右先將乳香、沒藥於陰凉處細研，次入麝，次入藥末再研匀，滴水和丸如彈子大，每服一丸，食後、臨臥薄[2]荷酒磨化服。

十味剉散

附子炮，二[3]兩　當歸洗　黃耆炙　白芍藥各二兩　川芎　防風　白术各一兩半　肉桂一兩　茯苓　熟地黃各七錢半　每服四錢，

---

〔1〕薄　原作“菏”，據乾隆本改。
〔2〕薄　校改同〔1〕。
〔3〕二　原作“三”，據乾隆本改。

水一盞，薑八片，棗三枚煎，食後、臨臥服。

至聖保命金丹

貫衆一兩　生地黄七錢　大黄半兩　青黛　板藍根各三錢　硃砂研　牛黄研　蒲黄　薄荷各二錢半　珠子研　龍腦研，各一錢半　麝香研，一錢　右十二味爲末，入研藥和勻，蜜丸，茨實大，金箔爲衣，每用一丸，細嚼[1]，茶清送下，新汲水亦得。如病人嚼不得，用薄[2]荷湯化下，無時。此藥鎮墜痰涎[3]，大有神功。

《三因》白散子

大附子去皮臍，生　滑石桂府者，各半兩　製半夏七錢半　右爲末，每服二錢，水二盞，薑七片，蜜半匙，煎七分，空心冷服。

天麻丸

附子一兩，炮　天麻酒浸三宿，晒乾　牛膝酒浸一宿，焙乾　草薢另研　玄參各六兩　杜仲七兩，炒去絲　當歸十兩，全用　羌活十兩或十五兩　生地黄十六兩　獨活五兩　右爲末，煉蜜丸，桐子大，每服[4]五七十丸，病大者加至百丸，空心食前溫酒或白湯下。平明服藥，日高飢則食，不飢且止。大忌壅塞，失於通利，故服藥半月，稍覺壅塞，以七宣丸見大便不通。疏之。

白薇湯

白薇　當歸各六錢　人參三錢　甘草一錢半　分二貼，水煎服。治產後汗多鬱冒，亡血發厥等証。

倉公散

瓜蒂　藜蘆　白礬　雄黄　各等分，爲末，每用少許吹鼻取嚏。內服白薇湯，治產後血厥而冒。血厥，去血太多而暈倒也。

排風湯

白蘚皮　當歸酒浸一宿　肉桂去粗皮　芍藥白者　甘草炒　杏

---

〔1〕嚼　原作“用”，據乾隆本改。
〔2〕薄　原作“茳”，據乾隆本改。
〔3〕涎　原作“延”，據乾隆本改。
〔4〕服　原作“脹”，據乾隆本改。

仁去皮尖，麩炒　防風　芎藭　白术各二兩　獨活　麻黄去根節　茯苓去皮，各三兩　右爲粗末，每服三錢，水一盞半，薑四片，煎八分，去滓溫服，不拘時。

四生散

黄蓍　川羌活　蒺藜沙菀者　白附子各等分，生用[1]右爲細末，每服二錢，薄荷酒調下。

換骨丹

槐莢子生，即槐角　人參　桑白皮　蒼术　白芷　何首烏　蔓荆子　威靈仙　防風各二兩　五味子　苦參　香附　川[2]芎各一兩　麝香二錢　龍腦二錢，另研，一本無　右十四味爲細末，入麝、腦令匀，又用麻黄十斤去根節，天河水三石三斗，熬至六斗，濾去滓，再煎至二升半，入銀石器内熬成膏，入前藥和匀，杵三五千下，每一兩作十丸，朱砂爲衣。每服一丸，先搗碎，酒一盞，自晨浸至晚，食後臨卧攪匀服之。神清無睡是藥之驗，再服須更隔五日服之。如中風無汗宜服，若體虚自汗服之，是重亡[3]津液也。若風盛之人，當於密室溫卧取汗。

清陽湯

黄蓍　當歸身　升麻各二錢　葛根一錢半　炙甘草　紅花　黄蘖酒炒　桂枝各一錢　蘇木　生甘草各五分　㕮咀作一服，酒三盞，煎至一盞三分，去滓稍熱食前服訖，以火熨摩緊急處即愈。夫口喎筋急者，是經脈血絡中大寒，此藥少代[4]燔針刼刺，破惡血以去凝結，内泄衝脈之火熾。

滌痰湯

南星薑製　半夏湯洗七次，各二錢半　枳實麩炒　茯苓去皮，各二錢　橘紅一錢半　石菖蒲　人參各一錢　竹茹七分　甘草五分　右作

---

〔1〕生用　原無，據乾隆本補。
〔2〕川　原作“用”，據乾隆本改。
〔3〕亡　原作“之”，據乾隆本改。
〔4〕代　原作“伐”，據乾隆本改。

一服，水二鍾，生薑五片，煎一鍾，食後服。

轉舌膏

連翹　遠志　薄荷　柿霜各一兩　石菖蒲六錢　栀子炒　防風　桔梗　黃芩酒炒　玄明粉　甘草　酒大黃各五錢　犀角　川芎各三錢　爲末，煉蜜丸，彈子大，硃砂五錢爲衣，食後臨臥薄[1]荷湯嚼下一丸。

木瓜丸

熟地黃洗，焙　陳皮去白　烏藥各四兩　黑牽牛三兩，炒　石楠藤　杏仁去皮尖　當歸　蓯蓉酒浸，焙乾　乾木瓜　續斷　牛膝酒浸，各二兩　赤芍藥一兩　右爲細末，酒糊爲丸，如桐子大，空心，木瓜[2]湯，吞三五十丸，溫酒亦得。

青州白丸子

半夏生七兩，水浸洗　南星生三兩　白附子生二兩　川烏生半兩，去皮臍　右爲末，以生絹袋盛，於井花水內擺出。如未出者，更以手揉出。如有滓，更研，再入絹袋擺盡爲度。置磁盆中，日晒夜露，至曉撇去舊水，則用井水攪，又晒至來日再換新水攪。如此法春五日，夏三、秋七、冬十日，去水晒乾後如[3]玉片，研細，以糯米粉煎粥清，丸菉[4]豆大，薑湯下二十丸，無時。如癱[5]瘓風[6]，溫酒下。小兒驚風，薄[7]荷湯下三五丸。

活絡丹

川烏炮，去皮臍　草烏炮，去皮臍　地龍去土　天南星炮，各六兩　乳香研　没藥研，各二兩二錢　右爲末，酒麵糊丸，如桐子，每服二十丸，空心，日午冷酒送下，荊芥湯下亦可。

---

〔1〕薄　原作"箈"，據乾隆本改。
〔2〕瓜　此下原衍"瓜"，據乾隆本刪。
〔3〕如　原作"加"，據乾隆本改。
〔4〕菉　原作"菉"，據乾隆本改。
〔5〕癱　原作"癱"，據乾隆本改。
〔6〕風　原作"凰"，據乾隆本改。
〔7〕薄　校改同〔1〕。

中寒

五積散

白芷　茯苓　半夏湯洗七次　當歸　川芎　甘草炙　肉桂　芍藥各三兩　枳殼去穣,麩炒　麻黃去節根　陳皮去白,各六兩　桔梗去蘆,十二兩　厚朴去粗皮,薑[1]製　乾薑各四兩　蒼术[2]泔浸,去皮,二十四兩　右㕮咀,每服四錢,水一盞,薑三片,葱白三根,煎七分,熱服。冒寒用煨薑,挾氣則加茱[3]萸,婦人調經催産則加艾、醋。

薑附湯

乾薑　熟附子各等分　右㕮咀,每服四錢,水一盞半,煎至[4]七分,去滓溫服。

理中湯爲丸,名理中丸。

白术陳壁土炒　人參　乾薑炮　甘草炙,等分　每服四錢。

附子理中湯即前方三兩,加附子一枚,亦作丸。

連理湯即理中湯加黃連、白茯苓。

不換金正氣散

蒼术製　橘皮去白　半夏麴炒　厚朴薑[5]製　藿香各二錢　甘草炙,一錢　右作一服,水二鍾,生薑五片,紅棗二枚,煎至一鍾,去渣,食前稍熱服。忌生冷油膩毒物。若出遠方,不服水土,尤宜服之。

中暑

來復丹

硝石一兩,同硫黃爲末,入磁碟内,以微火炒,用柳棍攪,不可火太過,恐傷藥力,再研極細,名二氣末　太陰玄精石研,飛　舶上硫黃透明者,各一

---

〔1〕薑　原作"羌",據乾隆本改。
〔2〕术　原作"大",據乾隆本改。
〔3〕茱　原作"芙",據乾隆本改。
〔4〕至　原無,據乾隆本補。
〔5〕薑　校改同〔1〕。

兩　五靈脂水澄去砂,晒乾　青皮去白　陳皮去白,各二兩　右用五靈脂、二橘皮爲末,次入玄精石末及前二氣末拌勻,好醋打糊爲丸,豌豆大,每服三十丸,空心米飲下。

邻[1]暑散

赤茯苓云皮　甘草生,各四兩　寒食麵　薑各一斤　右爲細末,每服二錢,不拘時,新汲水或白湯調服。

大順散

甘草剉寸[2]長,三十斤　乾薑　杏仁去皮尖,炒　肉桂去粗皮,各四斤　右先將甘草用白砂炒及八分黃熟,次入乾薑同炒令薑裂,次入杏仁同炒令杏仁不作聲爲度,用篩篩净,後入桂一處搗羅。每服二錢,水一鍾,煎七分溫服。如煩躁,井花水調服,不拘時,以[3]沸湯點服亦得。

枇杷葉散

枇杷葉去毛,炙　陳皮湯浸,去穰,焙　丁香　厚朴去皮,塗薑[4]汁炙,各半兩　白茅根　麥門冬去心　乾木瓜　甘草炙,各一兩　香薷七錢半　右搗羅爲末,每服二錢,水一盞,生薑三[5]片,煎七分,溫服,溫湯調服亦得。如煩躁,用井花水調下。小兒三歲以下可服半錢,更量大小加減。

二氣丹

硝石　硫黃各等分　右爲末,於銀石器內火炒令黃色,再研,用糯米糊丸,如桐子大,每服四十丸,不拘時,新井水送下。

香薷飲

香薷一兩　厚朴薑[6]汁炒　扁豆炒,五錢　冷服。熱盛加黃連。

---

〔1〕邻　原作“欲”,據乾隆本改。

〔2〕寸　原作“才”,據乾隆本改。

〔3〕以　原無,據乾隆本補。

〔4〕薑　原作“差”,據乾隆本改。

〔5〕香薷七錢半,右搗羅爲末,每服二錢,水一盞,生薑三　原無,據乾隆本補。

〔6〕薑　原作“羌”,據乾隆本改。

六味香薷飲即前方加茯苓、甘草、木瓜。

十味香薷飲即六味香薷飲加陳皮、白术、人參、黃耆。

縮脾飲

縮砂仁　烏梅肉净　草果煨[1]，去皮　炙甘草各四兩　乾葛剉　白扁豆去皮炒，各二兩　每服四錢，水一碗，煎八分，水沉冷服以解煩。或欲熱欲溫任意服，代熟水飲之極妙。

香薷湯

白扁豆炒　茯神　厚朴去粗皮，剉，薑[2]汁炒，各一兩　香薷二[3]兩　甘草炙，半兩　右爲細末，每服二錢，不拘時，沸湯點服，鹽湯亦可。

生脈散

人參五錢　五味子　麥門冬各三錢　右水煎服。

中濕

除濕湯

半夏麯[4]炒　厚朴薑製　蒼术米泔製，各二兩　藿香葉　陳皮去白　白茯苓去皮，各一兩　甘草炙，七錢　白术生用，一兩　右㕮咀，每服四錢，水一盞，薑七片，棗一枚，煎七分，食前溫服。

白术酒

白术一兩　酒煎服，不能飲者水煎。

中氣[5]

八味順氣散

白术　白茯苓　青皮去白　香白芷　陳皮去白　天台烏

---

〔1〕煨　原作"炒"，據乾隆本改。
〔2〕薑　原作"羗"，據乾隆本改。
〔3〕二　原作"一"，據乾隆本改。
〔4〕麯　原作"麵"，據乾隆本改。
〔5〕氣　原無，據乾隆本補。

藥　人參各一兩　炙甘草半兩　右爲細[1]末，每服三錢，水一盞，煎七分，溫服。

木香調氣散

白荳蔻仁　丁香　檀香　木香各二兩　藿香葉　炙甘草各八兩　縮砂仁四兩[2]右爲細末，每服二錢，入鹽少許，沸湯不拘時點服。

三和丹

即養正丹氣　黑錫丹呃逆　來復丹中暑

中惡

調氣平胃散

木香　烏藥　白荳蔻仁　檀香　砂仁各一錢　藿香二[3]錢一分　蒼术一錢半　厚朴薑[4]汁炒　陳皮各一錢　甘草五分　水二鍾，生薑三片，煎八分，食前服。

太乙神精丹[5]

雄黃油煎七日　雌黃　硃砂光瑩者　磁石　曾青各一兩　金牙石六錢　右各研細，將二黃、硃砂醋浸三日，曾青用好酒於銅器中浸，紙封曝百日，急用七日亦得，如天陰用火焙乾。六味同研勻，用沙合盛令藥滿得三分許，以此集合子大小，先以赤石脂末固縫，外用六一泥固濟訖，須候透乾，以晴明六合吉日合，別用泥作三個柱子，高五寸，令平穩如鼎足狀，安合子。下置炭火三斤，逐旋添炭，常令及五斤，只在合底，不得過口，煅五日爲度。放冷水中浸合子，候泥透，剝去泥，將合子輕手取開。其藥精英五色，盡在蓋上，亦有三色者，純白爲上。研細，棗肉丸，如粟米大，每服一丸，米飲服之。

---

〔1〕細　原無，據乾隆本補。
〔2〕四兩　原無，據乾隆本補。
〔3〕二　原作"一"，據乾隆本改。
〔4〕薑　原作"羌"，據乾隆本改。
〔5〕丹　原無，據乾隆本補。

如口噤牙緊，斡前兩齒灌下即甦。六一泥法：礬石黃泥裹，火燒一伏時，研細　黃礬遠看如金絲色，精明其色本綠，以黃泥裹，火燒通赤如血，取出研細　蚯蚓糞　鹹土鹽各一兩　黃泥一斤　同爲末，以紙一處，搗和成泥[1]。

傷風

川芎茶調散<small>加殭蠶、菊花，名菊花茶調散，治頭風。</small>

川芎四錢　白芷二錢　薄[2]荷八錢　甘草炙　羌活各二錢　細辛一錢　荊芥四錢　防風一錢半　爲末，濃茶調服。

蒼耳散

蒼耳子炒，去刺，研破，一兩　辛夷三錢　白芷　薄[3]荷各一錢　葱三莖煎。原方白芷一兩，薄[4]、辛各五錢，蒼耳炒、二錢半，爲末，葱、細茶煎湯調，食前服二錢。

破傷風

羌活防風湯

羌活　防風　川芎　藁本　當歸　芍藥　甘草各四兩　地榆　細辛各二錢　右㕮咀，每服五錢，水二盞，煎八分，熱服。

九味羌活湯

羌活　防風　蒼术各一兩半　細辛五錢　川芎　白芷　生地黃　黃芩　甘草各一兩　已上九味㕮咀，每服一兩，水煎，薑、葱引。

白术防風湯

白术　黃蓍各一兩　防風二兩　右㕮咀，每服七錢，水二盞，煎一盞，去滓溫服。

---

〔1〕一斤　同爲末，以紙一處，搗和成泥　原無，據乾隆本補。
〔2〕薄　原作"茚"，據乾隆本改。
〔3〕薄　校改同〔2〕。
〔4〕薄　校改同〔2〕。

羌活湯

羌活去蘆　獨活去蘆　防風去蘆　地榆各一兩　右㕮咀，每服一兩，水二鍾半，煎至一鍾，去粗[1]溫服。

地榆防風散

地榆　防風　地丁香　馬齒莧各一兩　右爲細末，每服三錢，溫米飲調下。

大芎黄湯

川芎五錢　大黄生　黄芩　羌活去蘆，各一兩　右㕮咀，每服五七錢，水煎，以利爲度。

江鰾丸

江鰾半兩，炒　野鴿[2]糞半兩，炒　雄黄一錢，水飛　蜈蚣一對　天麻一兩　白殭蠶半兩，炒　右爲細末，分作三分，先用二分燒飯爲丸，如桐子大，硃砂爲衣。又用一分入巴豆霜二錢五分，亦以燒飯爲丸，不用硃砂爲衣。每服硃砂爲衣丸藥二十丸，入巴豆霜丸藥一丸，次服二丸，漸加至利爲度，再服硃砂爲衣丸藥，病愈止。

白术黄蓍湯

白术二錢　黄蓍三錢　防風一錢半　水煎，食前服。

蠲痙湯

羌活　獨活　防風　地榆各一錢　杏仁七枚，去皮搗碎，蒸令熟，研成膏　右前四味，以水一盞，煎七分，入杏仁和匀服之，兼以搽瘡上瘙[3]。

硃砂指甲散

人手足指甲炒烟起，六錢　獨活　朱砂另研　天南星薑製，各二錢　右製度爲細末，分作三服，酒調下。

玉真散

南星　防風各等分　右爲細末，生薑汁調服。傷處以此貼之。

---

〔1〕粗　原作“粗”，據乾隆本改。
〔2〕鴿　原作“鵒”，據《準繩》改。
〔3〕瘙　原作“癢”，據乾隆本改。

傷暑

益元散

桂府滑石膩白者，六兩　粉草一兩，研爛　辰砂三錢　右爲極細末，每服三錢，白湯調下，新水亦得。

六一散 即益元散去硃砂。

六和湯

香薷二錢　縮砂仁　半夏湯洗七次　杏仁去皮尖　人參去蘆　甘草炙，各五分　赤茯苓去皮　藿香去土　白扁豆薑汁略炒　厚朴薑[1]製　木瓜各一錢　水二鍾，薑五片，紅棗一枚，煎一鍾，不拘時服。

三黃石膏湯

黃連二錢　黃柏　山梔　玄參各一錢　黃芩　知母各一錢五分　石膏三錢　甘草七分　右水煎。

消暑丸

半夏一斤，用醋五，煮乾　甘草生用　茯苓去皮，各半斤　右爲末，薑汁煮糊丸，無見生水，如桐子大，每服五十丸，不拘時，熱湯送下。中暑爲患，藥下即甦。傷暑發熱頭痛，服之尤妙。夏月常服，止渴，利小便，雖飲水多，亦不爲害。凡是暑藥，皆不及此。

黃蓍人參湯

黃蓍一錢，如自汗過多者加一錢　人參去蘆　白术各五分　蒼术半錢，無汗一錢　橘皮不去白　甘草炙　當歸身酒洗　麥門冬去心，各二分　黃柏酒洗　神麯炒，各三分　升麻六分　五味子九粒　水二盞，煎至一盞，去渣稍熱，食遠或空心服之。忌酒、食、麵、大料之物及冷食。

酒煮黃連丸

黃連去鬚，十二兩　好酒五斤　右將黃連以酒煮乾，研爲末，滴水丸，如桐子大，每服三五十丸，空心熟水送下。

清暑益氣湯

黃蓍一錢半，汗少減五分　蒼术一錢半　升麻一錢　人參去蘆　白

---

〔1〕薑　原作“羌”，據乾隆本改。

术　陳皮　神麯　澤瀉各五分　甘草炙　黃栢酒浸　葛根　青皮去穰　當歸身　麥門冬去心,各三分　五味子九粒　加薑、棗,水二盞,煎至一盞,食遠稍熱服。劑之多少,臨時斟酌。

清燥湯

黃耆一錢半　黃連去鬚　蒼术　白术各一錢　陳皮五分　五味子九粒　人參　白茯苓　升麻各三分　當歸一錢二分　澤瀉五分　柴胡　麥門冬　生地黃　神麯炒　豬苓　黃栢酒製　甘草炙,各二分　每服半兩,水二盞,煎一盞,去滓稍熱空心服。

傷濕

腎著湯

乾薑炮　茯苓各四兩　甘草炙　白术各二兩　每服四錢,水一盞,煎七分,空心溫服。

滲濕湯

蒼术　白术　甘草炙,各一兩　茯苓去皮　乾薑炮,各二兩　橘紅　丁香各二錢半　每服四錢,水一盞,棗一枚,薑三片,煎七分,食前去滓溫服。

五苓散

豬苓　茯苓　白术炒,各七錢半　澤瀉一兩二錢　肉桂半兩　每服三錢。

桂枝湯

桂枝　芍藥　生薑各三兩　甘草二兩,炙　大棗十二枚,擘　右咬咀,以水七升,微火煮取三升,去滓,適寒溫服一升。服已須臾[1],歠熱稀粥一升餘,以助藥力,溫覆令一時許,遍身漐漐,微似有汗者益佳,不可令如水淋漓,病必不除。若一服汗出病差,停後服,不必盡劑。

敗毒散

羌活　獨活　前胡　柴胡　芎藭　枳殻[2]　白茯苓　桔梗各

---

〔1〕臾　原作"更",據《傷寒論》改。

〔2〕殻　原作"穀",據乾隆本改。

一兩　薄[1]荷四錢　甘草[2]半兩　右爲細末，每服五錢，水一盞，入生薑二片，煎至七分，溫服，或沸湯點亦得。

人參敗毒散 即上方加人參。

防己黃蓍湯

防己一兩　黃蓍一兩二錢半　白术七錢半　甘草炙，半兩　剉，每服五錢匕，生薑四片，棗一枚，水一盞半，煎八分，去滓溫服，良久再服。腹痛加芍藥。

清熱滲濕湯

黃栢鹽水炒，二錢　黃連　茯苓　澤瀉各一錢　蒼术　白术各一錢半　甘草五分　水二鍾，煎八分服。如單用滲濕，去黃連、黃栢，加橘皮、乾薑。

蒼白二陳湯

陳皮去白，一錢　半夏薑[3]製，二錢　茯苓一錢　甘草五分　蒼术一錢，泔浸　白术一錢，土炒　薑三片，水煎。

羌活勝濕湯

羌活　獨活一錢　川芎　藁本　防風　甘草炙，五分　蔓荆子三分　如身重，腰痛沉沉然，中有寒濕也，加酒洗漢防己、附子。

辰砂五苓散 即五苓散加辰砂等分，減桂三之一。

春澤湯 即五苓散加人參。

四苓散 即五苓散去肉桂。

傷燥

滋燥養榮湯

當歸酒洗，二錢　生地黃　熟地黃　白芍藥　秦艽　黃芩各[4]一錢五分　防風一錢　甘草五分　右水煎服。

---

〔1〕薄　原作“菔”，據乾隆本改。

〔2〕草　原作“萆”，據乾隆本改。

〔3〕薑　原作“羌”，據乾隆本改。

〔4〕各　此下原衍“且”，據乾隆本刪。

大補地黃丸

黃柏鹽、酒[1]炒　熟地黃酒蒸,各四兩　當歸酒洗　山藥　枸杞子甘州者佳,各三兩　知母鹽、酒炒　山茱萸肉　白芍藥各二兩　生地黃二兩五錢　肉蓯蓉酒浸　玄參各二兩五錢　右爲細末,煉蜜丸,如桐子大,每服七八十丸,空心淡鹽湯送下。

清凉飲子

黃芩　黃連各二錢　薄荷　玄參　當歸　芍藥各一[2]錢五分[3]　甘草一錢　水二鍾,煎八分,不拘時服。大便秘結,加大黃二錢。

清燥救肺湯

桑葉三錢,經霜者　石膏二錢五分,煨　甘草一錢　胡麻仁一錢,炒,研　真阿膠八分　人參七分　麥冬一錢二分　杏仁七分,去皮尖,炒黃　枇杷葉一片,去毛蜜炙　右九味,以水一碗,煎六分,頻頻二三次滾熱服。

春温

雙解散

即防風通聖散、見中風。六一散見傷暑。各半,每服一兩,生薑、葱頭、淡豆豉煎湯調服,汗、下兼行。或分兩次服,先服五錢,少頃探吐之則汗出,再服餘半取下。

瘟疫

二聖救苦丹

大黃四兩　皂角二兩　爲末,水爲丸,每服三錢,無根[4]水下。弱者、老者、幼者量減服之。

---

〔1〕酒　原作“水”,據乾隆本改。
〔2〕一　原作“二”,據乾隆本改。
〔3〕五分　原無,據乾隆本補。
〔4〕根　原作“根”,據乾隆本改。

普濟消毒飲

黃芩酒炒　黃連酒炒,各五錢　薄[1]荷一錢　連翹一錢　柴胡二錢　升麻七分　桔梗二錢　殭蠶七分　甘草二錢　陳皮二錢　馬勃一錢　牛蒡子一錢　板藍根一兩[2]　玄參二錢 爲末,湯調服。

瘧[3]疾

小柴胡加桂枝湯

桂枝去皮　黃芩　人參各[4]一兩[5]半　甘草一兩,炙　半夏二合半　芍藥一兩半　大棗六枚　生薑一兩,切　柴胡四兩　右九味,以水七升,煮取三升,去滓溫服。

小柴胡加半夏湯

即小柴胡湯見寒熱　加半夏。

四物[6]柴[7]胡苦楝附子湯

即四物湯見血　加此三味。

桂枝加芍藥湯

桂枝三錢　黃蓍　知母　石膏　芍藥各半兩　右爲粗末,每服五七錢,水煎。

桂枝黃芩湯三陽合病者宜之。

柴胡　黃芩　人參　甘草　半夏　石膏　知母　桂枝　水煎服。此小柴胡合白虎加桂枝也。合白虎以治陽明之熱,加桂枝以解太陽。

芍藥甘草湯

芍藥二兩　甘草一兩　每服五錢,水煎服。

---

〔1〕薄　原作"菏",據乾隆本改。
〔2〕兩　乾隆本作"錢"。
〔3〕瘧　原作"痰",據乾隆本改。
〔4〕各　原無,據乾隆本補。
〔5〕兩　此下原衍"兩",據乾隆本删。
〔6〕物　原無,據乾隆本補。
〔7〕柴　原作"柔",據乾隆本改。

桂枝加當歸芍藥湯

即桂枝湯見傷濕。加此二味。

大柴胡湯

柴胡半斤　黃芩　芍藥各三兩　半夏半升,洗　生薑五兩,切　枳殼四枚,炙　大棗十二枚,擘　大黃二兩　右七味,以水一斗二升,煮取六升,去滓再煎,溫服一升,日三服。

蜀漆散

蜀漆燒去腥　雲母燒三日夜　龍骨等分　右杵爲散末,發前以漿水服半錢匕。如溫瘧,加蜀漆一錢,臨發時服一錢匕。

牡蠣湯

牡[1]蠣四兩,熬　麻黃去節　蜀漆各三兩　甘草二兩　以水八升,先煮蜀漆、麻黃,去上沫,得六升,內諸藥煮取二升,溫服一升[2]。若吐則勿再服。

柴胡薑桂湯 治寒多熱少。

柴[3]胡　黃芩　炙甘草　括蔞根　桂枝　乾薑　牡蠣　薑、棗煎。初服微煩,再服汗出愈。喻嘉言曰:小柴胡本陰陽兩停之方,可從寒熱而進退,寒多者加薑、桂,則熱多者加芩、連,可[4]推矣。

觀音丸

圓白半夏生　烏梅肉　母丁香[5]　川巴豆不去油,每件各十枚[6]　右爲末,薑、麵糊丸,麻子大,上下以厚紙蓋貼,有油又再易[7]紙。每服五丸,臨臥冷水下。此方舟[8]人於海角遇一白衣授之。

---

〔1〕牡　原作“牝”,據乾隆本改。
〔2〕溫服一升　原無,據乾隆本補。
〔3〕柴　原作“采”,據乾隆本改。
〔4〕可　此下原衍“能”,據乾隆本刪。
〔5〕母丁香　原作“常山”,據乾隆本改。
〔6〕枚　原作“灰”,據乾隆本改。
〔7〕易　原作“服”,據乾隆本改。
〔8〕舟　原作“丹”,據乾隆本改。

治瘴木香丸

牽牛一斤，淘去浮者，焙，搗取末四兩，別頓　雞心檳榔　陳橘紅各二兩　青木香　人參　熟附子　厚朴製　官桂去麄皮　京三稜　羌活　獨[1]活　乾薑炮　甘草炙　川芎　川大黃剉，焙　芍藥各半兩　肉荳蔻六個　右爲末，磁器密收，臨用秤牽牛末一兩，諸藥末共一兩研和，煉蜜丸桐子大，每服二十丸，橘皮煎湯下，以通利爲度。

小柴胡去半夏加瓜蔞根湯渴者宜之。亦治勞瘴[2]，勞則氣張，火升津液衰少。

柴胡　黃芩　人參　甘草　瓜蔞根　薑、棗煎。

人參柴胡飲子內熱便結者宜之。

人參　柴胡　黃芩　甘草　大黃　當歸　芍藥　右爲末，每服三錢，水一碗，生薑三片，煎七分，溫服。

柴朴湯挾痰濕及食滯者宜之。

柴胡　獨活　前胡　黃芩　蒼术　厚朴　半夏麴　白茯　藿香　甘草　陳皮　薑三片，水煎。氣弱[3]加參、术，食不化加神麴、山查、麥芽。

柴苓湯挾濕而小[4]便不利者宜[5]之。

猪芩　茯苓　白术　澤瀉　桂枝此名五苓散　合小柴胡湯。

柴平湯有食積、濕痰者宜之。

蒼术　厚朴　陳皮　甘草名平胃散　合小柴胡湯。

柴胡四物湯婦人及血虛者宜之。

當歸　生地　白芍　川芎名四物湯　合小柴胡湯。

分理湯陰陽錯雜者宜之。

柴胡　升麻　葛根　羌活　防風以此五味，升陽達表，使離於陰，則

---

〔1〕獨　原作“濁”，據乾隆本改。
〔2〕瘴　原作“廜”，據乾隆本改。
〔3〕白茯　藿香　甘草　陳皮　薑三片，水煎。氣弱　原無，據乾隆本補。
〔4〕小　原作“水”，據乾隆本改。
〔5〕宜　原無，據乾隆本補。

外不寒　知母　石膏　黃芩以此三味，引陰下降，使離於陽，則內不熱　豬苓以分理陰陽，使不得交併　川山甲以引經　甘草以和之　按此方所指陰陽，俱以本身陰陽之氣言，即《內經》陰氣上入陽中則惡寒，陽氣下入陰中則惡熱之說也。與瘧疾寒熱之理頗異，而意可相通，故分理而效。又豬苓利濕降濁也，濁降則清升，亦有分理陰陽之義。

舉陷湯邪陷陰分者宜之。

用前方上五味升舉下陷之陽，而用桃仁、紅花、四物引此五者[1]入血分取陽以出，而以豬苓分隔之。

交加雙解飲子治瘴瘧

肉荳蔻　草[2]荳蔻各二枚。一枚用水和麵裹煨，一枚生用　厚朴二寸，一半用薑[3]汁浸炙，一[4]半生用　大甘草二[5]兩，一半炙用，一半生用　生薑二[6]塊，如棗大[7]，一塊濕紙裹[8]煨，一塊生用　分兩服，水煎。按治瘴之藥，多冷熱互用，生熟相參者，以病有寒熱，故以此調和陰陽，此義宜知。

清中驅瘧飲

柴胡　黃芩　半夏　生薑　山查　枳實　厚朴　陳皮　草果　蒼术

瘧母丸

青皮　桃仁　紅花　麥芽　神麯各五錢　三稜　蓬术　海[9]粉各七錢　鱉甲醋炒，一兩　香附醋炒，八錢　神麯糊丸，補藥送下。

嘉禾散

白茯苓　砂仁　苡仁炒　枇杷葉去毛，薑炒　桑白皮炒　沉香

---

〔1〕者　此下原衍"此五者"，據乾隆本刪。
〔2〕草　原作"苴"，據《準繩》改。
〔3〕薑　原作"羌"，據乾隆本改。
〔4〕汁浸炙，一　原缺，據乾隆本補。
〔5〕二　原作"三"，據乾隆本改。
〔6〕二　原作"一"，據乾隆本改。
〔7〕棗大　原無，據乾隆本補。
〔8〕裹　原無，據乾隆本補。
〔9〕海　原作"得"，據乾隆本改。

磨汁　丁香　人參　五味子　白荳蔻　甘草炙　白术各五分　青皮　陳皮　大腹皮洗　杜仲薑汁炒　穀芽炒　藿香　半夏麴炒　隨風子　石斛酒炒　神麴炒　檳榔　木香磨汁,各三分　每服三錢,薑、棗煎,食遠服。脾胃不和,胸膈痞悶,氣逆生痰,不進飲食,併皆治之。李待詔曰:嶺南地卑土薄,土[1]薄則陽氣易泄,人居其地,腠疏汗出,氣多上壅。地卑則潮濕特盛,晨夕昏霧,春夏淫雨,人多中濕,肢體重倦,病多上腕鬱悶,胸中虛煩,腰膝疼痛,腿足寒厥。大抵上[2]熱下寒,每發寒熱身必多汗,不宜再發其表。下體既寒,又不宜下。余悉用溫中固下,升降陰陽正氣之藥,十治十愈。或以生薑附子湯冷溫服之,胸膈之痞悶煩躁者忽然清凉。蓋附子得生薑,既能發散,又能導虛熱入下焦也。有用术附湯而病愈甚者,蓋附得术能錮熱,氣不能發散也。或有脈証俱實,面[3]目黃赤者,不可用附子。若証可疑,宜服嘉禾散,能調中氣,升降陰陽,雖陽証熱多者,服之亦解。服之二三日,則寒熱之証自判矣。

截瘧七寶飲治實瘧久不已,脈弦滑浮大者。

常山酒炒　草果[4]煨　檳榔　青皮　厚朴　陳皮　甘草各等分　酒水煎,露一宿。取露氣以清暑邪也,無暑氣者不用露。未發前二時,面東溫服。惡心,以糖拌烏梅肉壓之。壯實人用蜜陀僧爲細末,大人七分,小兒量減,冷燒酒調,面南服之,不愈再服必止。

戒雞、魚、豆、麵、熱粥、熱物、羹湯。

常山飲

常山燒酒炒,二錢　草果煨,一錢　檳榔　知母　川貝母各一錢　烏梅二個　薑、棗煎。一方加川山甲、甘草。趙以德曰:知母性寒清熱,草果性溫勝寒,常山吐痰結,檳榔破滯氣,烏梅生津退熱,甘草扶正和中,川山甲貫穿經絡,以行結邪也。按瘧必三、四發後方可

---

〔1〕土　原作"上",據乾隆本改。

〔2〕抵上　原無,據乾隆本補。

〔3〕面　原作"而",據乾隆本改。

〔4〕果　原作"煨",據乾隆本改。

截，太早則邪未盡，而强止之，必變生他証。

柴常湯新擬。尋常之瘧三、四發後用之甚效。

柴胡酒炒，一錢五分　黃芩炒，一錢　人參五分　甘草五分　草果煨，一錢　檳榔一錢　青皮　厚朴薑汁炒，各一錢　常山酒炒，二錢　何首烏二錢　棗二枚，薑三片同煎。熱痰加川貝母，濕痰加半夏，無汗加羌活、紫蘇，汗多加黃蓍、白术。夜發在陰分者，加白芍、鱉[1]甲、紅花以清熱，加酒炒升麻以提出陽分。挾暑加川黃連、香薷，挾濕加蒼术、茯苓，挾食加山查、麥芽、神麯，胸滿加枳殼，渴加花粉、烏梅、石膏。風熱在胃，津液消耗，加梨汁、蔗漿，或生地、生葛、西瓜等汁，經所謂風淫於內，治以甘寒也。

加味香薷飲

香薷二錢　厚朴製　扁豆炒　白术炒　白芍藥炒　陳皮　白茯苓　黃芩各一錢　黃連薑[2]汁炒　甘草炙　豬苓　澤瀉各五分　木瓜七分　右生薑煎服。

咳嗽

消風寧嗽湯

桔梗　枳殼　半夏　陳皮　前胡　乾葛　茯苓各一錢　蘇葉一錢二分　杏[3]仁　桑白各一錢　甘草四分　薑、葱煎。冬月加麻黃一錢取汗，後再用加味二陳湯一劑愈[4]。二陳加枳殼、桔梗、瓜蔞、黃芩、杏仁[5]、前胡、山梔、南星、貝母。

射干麻黃湯

射干　細辛　紫菀　款[6]冬花各三兩　麻黃　生薑各四兩　五

---

〔1〕鱉　原作“鼈”，據乾隆本改。
〔2〕薑　原作“羌”，據乾隆本改。
〔3〕杏　原作“沓”，據乾隆本改。
〔4〕愈　此下原衍“愈”，據乾隆本刪。
〔5〕仁　原作“亡”，據乾隆本改。
〔6〕款　原作“疑”，據乾隆本改。

味子　半夏各半升[1]　大棗[2]七枚　水一斗二升,先煮麻黃兩沸,去上沫,納諸藥,煮取三升,分溫三服。

越婢加半夏湯

麻黃六兩　石膏半斤　生薑三兩　甘草一兩　半夏半升　大棗十五枚,水六升,煎麻黃去沫,内諸藥,煮取三升,分溫三服。

厚朴麻黃湯

厚朴五兩　麻黃四兩　石膏如雞子大　杏仁　半夏　五味子[3]各半升　乾薑　細辛各二兩　小麥一升　右以水一斗三升,先煮小麥熟,去渣,内諸藥,煮取三升,溫服一升,日三服。

澤漆[4]湯

半夏半升　紫參五兩。一作紫菀　澤漆三升,以東流水五斗,煮取一斗五升　生薑五兩　白前五兩　甘草　黃芩　人參　桂枝各三[5]兩　右同内澤漆汁中,煎取五升,溫服五合,至夜盡。

麻黃桂枝湯

人參　麥冬各三分　桂枝　當歸各五分　麻黃　甘草　黃蓍　白芍各一錢　北味五枚　先煎麻黃,去沫,後入餘藥同煎,熱服。

金沸草散

旋覆花去梗　麻黃去節　前胡去蘆,各一兩七分[6]　荆芥穗一錢　甘草炙　半夏湯洗七次,薑汁浸　赤芍藥各五分　水一鍾半,薑三片,棗一枚,煎八分,不拘時溫服。

款[7]冬花散

知母　桑葉洗,焙　款[8]冬花去梗,各十兩　阿膠炒　麻黃去根

---

〔1〕升　原作“兩”,據乾隆本改。
〔2〕棗　原無,據乾隆本補。
〔3〕子,原作“十”,據乾隆本改。
〔4〕漆　原作“溗”,據乾隆本改。
〔5〕三　原作“一”,據乾隆本改。
〔6〕七分　原無,據乾隆本補。
〔7〕款　原作“疑”,據乾隆本改。
〔8〕款　校改同〔7〕。

節　貝母去心炒　杏仁去皮尖,各四十兩　甘草炙　半夏湯洗,薑[1]製,各二十兩　每服三錢,水一鍾,薑三片,煎七分,食後溫服。

清咽寧肺湯

桔梗二錢　山梔炒　黃芩　桑皮　甘草　前胡　知母　貝母各一錢　水二鍾,煎八分,食後服。

杏仁煎

杏仁去皮尖,三兩,研　生薑汁　白蜜　飴糖各一兩　桑皮　貝母去心　木通各一兩二錢半　紫菀去土　五味子各一兩　右剉碎,用水三升,熬半升,去滓,入前杏仁等四味,再熬成膏,每服一匕含化。一方加款[2]冬花,知母各一兩。

潤肺丸

訶子　五味子　五倍子　甘草各等分　右爲末,蜜丸嚥化。久嗽加罌粟殼。

清音丸

桔梗　訶子各一兩　甘草五錢　硼砂　青黛各三[3]錢　冰片三分　右爲細末,煉蜜丸,如龍眼大,每服一丸,嚥化。

橄欖丸

百藥煎　烏梅　甘草　石膏各等分[4]　冰片三分[5]　右爲細末,煉蜜丸,如彈子大,臨臥嚥化一丸。

透羅丹《丹溪心法附餘》

巴豆去油,一錢,另研　杏仁去皮尖,麩炒　大黃濕紙包煨　黑丑炒　皂角去皮弦,酥炙　半夏製,各一兩　右爲末,生薑自然汁丸,梧子大,每服三十丸,薑湯下。

---

〔1〕薑　原作"羌",據乾隆本改。
〔2〕款　原作"疑",據乾隆本改。
〔3〕三　原作"二",據乾隆本改。
〔4〕等分　原作"二錢",據乾隆本改。
〔5〕冰片三分　乾隆本無。

瀉肺丸

瓜蔞仁　半夏　浙貝母　鬱金　苦葶藶　杏仁　黃連　黃芩　大黃

半夏溫肺湯

旋覆花　人參　細辛　桂心　甘草　陳皮　桔梗　芍藥　半夏製,各半兩　赤茯苓七錢半　右㕮咀,每服四錢,生薑三片,水煎,食後服。

紫菀飲治咳中有血,虛勞肺痿。按此方原名紫菀散。

人參一錢　紫菀五分　知母　貝母各一錢五分　桔梗一錢　甘草五分　五味十粒　茯苓一錢　阿膠五分　水二鍾,煎八分,食後服。

安腎[1]丸

肉桂　川烏頭炮,各一勉　桃仁麩炒　白疾藜炒去刺　山藥　茯苓去皮　巴戟去心　肉蓯蓉酒浸炙　石斛　萆薢　白术　破故紙各四十八兩　為末,煉蜜丸,桐子大,每服三十丸,溫酒或鹽湯下,空心食前。小腸氣,茴香湯下。

保和湯

知母　貝母　天冬　麥冬　款冬各一錢　花粉　苡仁　杏仁各五分　五味二十粒　兜鈴　紫菀　桔梗各六分　百合　阿膠　當歸　百部各六分　甘草炙　紫蘇　薄荷各四分　飴糖一匙　薑三片煎。

滋陰清化丸

天冬一兩六錢　麥冬　生地　熟地　知母各八錢　茯苓　山藥　貝母　花粉各四兩　甘草　五味子各三錢　蜜丸含[2]化。

五汁[3]膏

天冬　麥冬各二[4]錢　生地二錢　貝母一錢　丹皮一錢　茯苓八

---

〔1〕腎　原作"賢",據《準繩》改。
〔2〕含　原作"舍",據乾隆本改。
〔3〕汁　原作"沐",據乾隆本改。
〔4〕二　原作"一",據乾隆本改。

分　阿膠一錢　薄荷二錢　犀角　羚角各五分　梨汁　藕汁　萊菔汁　人乳各二鍾　甘蔗汁一鍾　用水八鍾，煎至三鍾，去滓，入五汁再熬，以入水不散爲度，又入蜜三兩，重湯頓半日用。

一味百部膏

百部根二十斤，搗取汁，煎如飴，加[1]蜜二斤，服方寸匕，日三，雖三十年久嗽可治。

桑枝煎 出《近效方》。

一味嫩桑枝，切細熬香煎飲。一法用花桑枝，切細炒香，瓦器熬[2]煮減半，再入銀器熬減一半，或入少蜜[3]亦可。

必效散

五味四錢　貝母五錢　杏仁一兩　冬花八錢　天冬一兩　瓜蔞五錢　葱白七莖　蘇梗一兩　川椒每歲一粒　共爲末，將猪肺一個，入末於內，荷葉包，蒸熟。五更作一次食，以薄燒酒蘸食盡，另飲陳甜酒少許，安臥至曉。

噙化丸

熟地　阿膠　五味子　貝母　杏仁　欵冬　炙甘草　人參　蜜丸，噙化。

大兔絲子丸

兔絲子浄洗,酒浸　澤瀉　鹿茸去毛,酥炙　石龍芮去土　肉桂去粗皮　附子炮,去皮,各一兩　石斛去根　熟乾地黃　白茯苓去皮　牛膝酒浸一宿,焙乾　續斷　山茱萸　防風去蘆　肉蓯蓉酒洗,切,焙乾　杜仲去麄皮,炒去絲　補骨脂去毛,酒炒　沉香　畢澄茄　巴戟去心　茴香炒,各三兩　五味子　桑螵蛸酒浸,炒　覆盆子去枝、葉、萼　芎藭各半兩　右爲細末，酒煮麪糊丸，如桐子大，每服二十丸，空心，温酒、鹽湯任下。

---

〔1〕加　原作“如”，據乾隆本改。
〔2〕熬　乾隆本無此字。
〔3〕蜜　此下原衍“蜜”，據乾隆本刪。

喘哮

五虎湯

麻黃一錢　杏仁四分　石膏一錢　甘草二分　桑白六分　細茶少許

三拗湯

麻黃不去節　杏仁不去尖　甘草不炙，各等分。一本甘草減半　每服五錢，水一鍾，薑五片煎服，有汗即愈。

定喘湯

麻黃三錢　杏仁一錢半　蘇子二錢　甘草一錢　桑皮蜜炙，二錢　黃芩炒，一錢半　款[1]冬花三錢　半夏法製，三錢　白果二十一枚，炒黃　每服五錢，水煎服。

華蓋散

麻黃去根節　杏仁炒，去皮尖　蘇子炒，各一錢　甘草五分　橘紅　桑白皮炒　赤茯苓去皮，各一錢　薑、棗煎。

陳皮湯

陳皮　半夏　茯苓　甘草　紫蘇　枳殼　桔梗　蒼术　黃芩　天寒加桂枝。

桔枳二陳湯

陳皮　半夏　茯苓　生草　桔梗　枳殼　黃芩　黃連　梔子

神仙住喘湯

黑丑頭末，一錢　明礬三分　皂角四分　木香三分　人參一分　萊菔汁調下，十服愈。

黃連膏

黃連四兩　金、銀各一錠，水九碗，煎二碗。再用水六碗，煎一碗。再用水二碗，煎半碗，共成膏。加人乳、牛乳、童便各一碗，薑汁、韭汁、側柏葉汁、田螺汁各一碗，再煎，入薄蜜收之，漸漸服。

---

〔1〕款　原作"疑"，據乾隆本改。

葶藶大棗湯

葶藶不以多少,炒令黃　右件細研,丸如彈子大,水三盞,棗十枚,煎一盞,去棗入藥,煎七分,食後。服法:令先投小青龍湯三服,乃進此藥。

清金丹

蘿蔔子淘淨,蒸,晒,一兩　豬牙皂角存性,三[1]錢　右以生薑汁浸,蒸餅,丸如小綠豆大,每服三五十丸,咽下。齁喘,以薑汁炒[2],蜜丸,如桐子大,每服七八十丸,嚼下,止之。

木防己湯

木防己三兩　石膏雞子大一塊　桂枝二兩　人參四兩　右四味,以水六升,煮取二升,分溫再服。

呃逆

黑錫丹

沉香　葫蘆巴酒浸,炒　附子炮　陽起石研細,水飛,各一兩　肉桂半兩　破故紙　舶茴香炒　肉荳蔻麵裹煨　木香　金鈴子蒸,去皮核,各一兩　硫黃　黑錫去滓秤,各二兩　右用黑盞或新鐵銚內,如常法結黑錫、硫黃,砂子地上出火毒,研令極細,餘藥併細末,和勻。自朝至暮,以研至黑光色爲度。酒糊丸,如梧子大,陰乾,入布袋內擦令光瑩。每四十丸,空心鹽、薑[3]湯或棗湯下,女人艾棗湯下。

丁香散

丁香　白荳蔻各半兩　伏龍肝一兩　右爲末,煎桃仁、吳茱萸湯調下一錢。

柿錢散

柿錢　丁香　人參各等分　右爲細末,水煎,食後服。

---

〔1〕三　原作“二”,據乾隆本改。
〔2〕炒　乾隆本作“煉”。
〔3〕薑　原作“羗”,據乾隆本改。

丁香柿蒂散

丁香　柿蒂　青皮　陳皮各等分　右爲麄末，每服三錢，水一盞半，煎七分，去滓溫服，無時。

羌活附子湯

羌活　附子炮　木香　茴香炒，各五錢　乾薑一兩　右爲細末，每服二錢，水一盞半，鹽一撮，煎二十沸，和滓熱服。

陳皮竹茹湯

陳皮二升　竹茹二升　大棗三十枚　生薑半斤　甘草五兩　人參一兩　以水一斗，煮取三升，溫服一升，日五服。

參附湯

人參一兩　附子炮，五錢　右薑、棗水煎，徐徐服。

大補陰丸

黃檗鹽、酒拌，新瓦上炒褐色　知母去皮，酒拌濕炒，各四兩　熟地黃懷慶肥大沉水者，酒洗，焙乾用　敗龜板酥炙黃，各六兩　右爲細末，以豬脊髓加煉蜜爲丸，如桐子大，每服五十丸，空心薑、鹽湯下。

傷飲食

葛花解酲[1]湯

青皮去穰，三錢　木香五分　橘紅　人參　豬苓去皮　白茯苓各一錢半　神麴炒　澤瀉　乾薑　白术各二錢　白荳蔻　葛花　砂仁各五錢　爲極細末，每服三錢，白湯調服，但得微汗，則酒病去矣。

冲和湯即發熱門參蘇飲加木香。

枳實半夏湯

枳實　半夏各等分　加麥蘗。每服七錢，水二盞，薑五片，煎八分，溫服，無時。

瓜蒂散

瓜蒂炒　赤小豆煮，等分　右爲細末，每服二錢，溫漿水調下，取吐爲度。

---

〔1〕酲　原作“醒”，據《準繩》改。

小七香丸

甘松八兩　益智仁六兩　香附子炒　丁香皮　甘草炙,各十二兩　蓬术煨　縮砂各二兩　右爲末,蒸餅爲丸,綠豆大,每服二十丸,温酒、薑湯、熟水任下。

感應丸

南木香　肉荳蔻　丁香各二兩半　乾薑炮,一兩　巴豆七十粒,去皮心膜,研[1]去油[2]　杏仁一百四十粒,湯泡,去皮尖,研　百草霜貳兩　右前四味爲末,外入百草霜研,與巴豆、杏仁七味同和勻,用好黄蠟六兩溶化成汁,以重絹濾去滓,更以好酒一升,於砂鍋内煮蠟數沸,傾出候酒冷,其蠟自浮於上,取蠟秤[3]用。春夏修合,用清油一兩,若秋冬則用兩半。銚内熬令香熟,次下蠟四兩,同化成汁,就[4]銚内乘熱拌和前項藥末,捏作錠子,油紙裹放,旋丸如豆大,每服三十丸,空心薑湯下,新舊冷積併治。百草霜《醫貫》作一兩。

備急丸

川大黄末　乾薑末　巴豆去皮心,研,去油用霜　右各等分,和合一處研勻,煉蜜丸,臼内杵千百下,如泥,丸如小豆大,夜卧温水下一丸。如下氣實者加一丸,如卒病,不計時候,婦人有胎不可服。

治中湯

即理中湯見中寒。加陳皮、青皮等分。

紅丸子

京三稜浸軟,切片　蓬莪术煨　青皮去白　陳皮去白,各五斤　乾薑炮　胡椒各三斤　右爲末,用醋、麵糊丸,如梧桐子大,礬紅爲衣,每服三十丸,食後薑湯送下。小兒臨時加減服。

枳术丸

枳實去穰,麩炒,一兩　白术二兩　右爲末,荷葉裹燒飯爲丸,如

---

〔1〕研　原無,據乾隆本補。

〔2〕油　此下原衍“去油”,據乾隆本刪。

〔3〕秤　原作“秤”,據乾隆本改。

〔4〕就　原作“孰”,據乾隆本改。

桐子大，每服五十丸，白术湯下。

半夏枳术丸即上方加半夏一兩。

上二黃丸

黃芩二兩　黃連酒洗，一兩　升麻　柴胡各三錢　甘草二錢　枳實炒，半兩　右爲末，湯浸蒸餅丸，每白湯下五七十丸。

平胃散

蒼术泔浸，二錢　厚朴薑汁炒　陳皮去白　甘草炙，各一錢　薑、棗煎。

木香乾薑枳术丸枳术丸加木香三錢，炮薑五錢也。

丁香爛飯丸

丁香　木香　廣茂炮　京三稜炮　甘草炙，各一錢　丁香皮　甘松净　縮砂仁　益智仁各三錢　香附半兩　爲末，湯浸蒸餅爲丸，綠豆大，每白湯下三十丸，或細嚼。

枳术導滯丸

黃芩　茯苓　白术　黃連各三錢　澤瀉三錢　枳實麩炒，去穰　神麴炒，各五錢　大黃煨，一兩　右爲末，湯浸蒸餅爲丸，食遠，白湯下五十丸。

保和丸

山查肉二兩　半夏薑製　橘紅　神麴　麥芽　白茯苓各一兩　連翹　萊菔子炒，各半兩　右爲末，滴水爲丸。加白术二兩，名大安丸。

麴糵枳术丸枳术加神麴、麥芽各一兩也。

木香枳术丸枳术丸加木香一兩也。

檳榔丸

檳榔三錢　木香　人參各二錢　陳皮五錢　甘草一錢　右爲末，蒸餅丸，每服二三十丸，食前，白湯下。

三黃枳术[1]丸

黃芩二兩　黃連酒炒　大黃煨　神麴炒　白术　陳皮各一[2]

---

〔1〕术　原作"實"，據乾隆本改。

〔2〕一　原無，據乾隆本補。

兩　右爲末[1]，湯浸蒸餅爲丸，如綠豆大，每服五十丸，白湯下。

除濕益氣丸

枳實炒　白术　黃芩生用　神麴炒，各一兩　紅花三錢　蘿蔔子炒，半兩　爲末，荷葉燒飯丸，每服五十丸，白湯下。

白术丸

白术　半夏製　神麴炒　枳實炒，各一兩　橘紅七錢　黃芩半兩[2]　枯白礬三分　右爲末，湯浸蒸餅爲丸，量所傷多少加減服之。

養胃湯

草果　茯苓　人參去蘆[3]，各半兩　甘草炙，七錢　橘紅七錢半　厚朴去麁皮，薑製　蒼术湯洗，炒　半夏湯洗，各一兩　藿香先洗去土，五[4]錢　右㕮咀，每服四錢，水一盞半，薑七片，烏梅一[5]枚，煎七分[6]，去滓熱服。

和解散

厚朴去麁皮[7]，薑汁製　陳皮洗，各四兩　藁本　桔梗　甘草各半斤[8]　蒼术去皮，一斤　右爲麁末，每服三錢，水一盞半，薑三片，棗二枚，煎七分，不拘時熱服。

獨聖[9]散　單用瓜蒂取吐。

茶調散[10]　用瓜蒂散[11]、細茶[12]各一錢取吐。

---

〔1〕右爲末　原無，據乾隆本補。
〔2〕兩　此下原衍“半兩”，據乾隆本删。
〔3〕蘆　原作“芦”，據乾隆本改。
〔4〕洗去土，五　原無，據乾隆本補。
〔5〕一　原作“三”，據乾隆本改。
〔6〕分　原無，據乾隆本補。
〔7〕皮　原作“去”，據乾隆本改。
〔8〕各半斤　原無，據乾隆本補。
〔9〕獨聖　原作“瓜蒂”，據乾隆本改。
〔10〕茶調散　原無，據乾隆本補。
〔11〕散　原無，據乾隆本補。
〔12〕茶　原作“荼”，據乾隆本改。

神保丸

木香　胡椒各二錢半　巴豆十粒,去皮心膜,研　乾蝎七枚　右爲末,湯浸蒸餅丸,麻子大,硃砂三錢爲衣,每服五丸。心膈[1]痛,柿蒂燈心湯下。腹痛,柿蒂煨薑湯下。血痛,炒薑醋湯下。腎氣脇下痛,茴香酒下。大便不通,蜜湯調檳榔一錢下。氣噎,木香湯下。宿食不消,茶、酒、漿任下。

不能食

二神丸

破故紙炒,四兩　肉荳蔻生,二兩　右爲末,用肥[2]棗四十九枚,生[3]薑四兩切片,同煮爛,去薑取棗,剝去皮核,肉研爲膏,入藥末和杵,丸如桐子大,每服三四[4]十丸,鹽湯下。

和中丸

乾薑　甘草炙　陳皮各一錢　木瓜一枚　人參　白术各三錢　右爲末,蒸餅爲丸,食前,白湯下三五十[5]丸。

勞[6]倦

小建中湯加黃耆名黃耆建中湯,加當歸名當歸建中湯。

桂枝　甘草炙　生薑切,各三[7]兩　芍藥六[8]兩　大棗十二枚[9],擘　膠飴一升　右六味,以水七升,煮取三升,去滓,内膠飴,更上微火消解,温服一升,日三服。嘔家不可用,以甜故也。

---

〔1〕膈　原無,據乾隆本補。
〔2〕用肥　原作"加大",據乾隆本改。
〔3〕生　此下原衍"生",據乾隆本刪。
〔4〕四　原作"五",據乾隆本改。
〔5〕十　原作"六",據乾隆本改。
〔6〕勞　原無,據乾隆本補。
〔7〕三　原作"一",據乾隆本改。
〔8〕六　原作"三",據乾隆本改。
〔9〕枚　原無,據乾隆本補。

大建中湯

黃耆　當歸　桂心　芍藥各二^[1]錢　人參　炙甘草各一錢　半夏炮，焙　黑附子炮，去皮，各二錢半　右八味吮咀，每服五錢，水二盞，薑三片，棗二枚，煎至一盞，去滓，食前溫服。

十四味建中湯

即大建中湯加白术　白茯苓　熟地　川芎　麥冬　肉蓯蓉各等分。

白术附子湯

白术　附子炮　陳皮　蒼术製　厚朴製　半夏湯泡　茯苓去皮　澤瀉各一兩　豬苓去皮，半兩　肉桂四錢　每服五錢，水一盞，生薑三片，煎半盞，食前溫服，量虛實加減。

調中益氣湯

黃耆一錢　人參　甘草炙　當歸　白术各半錢　白芍藥　柴胡　升麻各三分　橘皮二分　五味子十五粒　水二鍾，煎一鍾，去滓溫服，食前。

升陽散火湯

柴胡八錢　防風二錢五分　葛根　升麻　羌活　獨活　人參　白芍各五錢　生甘草二錢　炙甘草三錢　每服五錢，加薑、棗煎。

虛損

保元湯

人參二錢　黃耆三錢　炙甘草一錢　水煎服。

地^[2]骨皮飲　即四物湯加丹皮、地骨皮。

十全大補湯

肉桂　甘草　芍藥　黃耆　當歸　川芎　人參　白术　茯苓　熟地黃各等分　爲麄末，每服二大^[3]錢，水一盞，生薑三片，棗

---

〔1〕二　原作“三”，據乾隆本改。
〔2〕地　原作“也”，據千頃堂本改。
〔3〕大　原作“三”，據乾隆本改。

二枚,煎七分,不拘時温服。

人參養榮湯

白芍藥一錢五分　人參　陳皮　黃蓍蜜炙　桂心　白术　當歸　甘草炙,各一錢　熟地黃　五味子炒,杵　茯苓各七分半　遠志五分,去心　薑、棗,水煎服。

桂附八味丸即下方加附子、肉桂。

桂、附能補一切火,得六味引之,則專補命門之火。何則？附子通行諸經,走而不守,肉桂性亦竄發,逢陽藥則爲汗散,逢血藥則爲温行。二者皆難控制,必得六味爲之潴導,乃能下行而無上僭之虞。今人不明此理,動稱桂、附引火歸元,離六味而用之,以致酷烈中上,爍涸三陰,爲禍大矣。火欲少,不欲壯,故桂、附各止一兩。火少則生氣,故《金匱》名此爲腎氣丸。裁八味爲六味,始自錢仲陽之治小兒,以小兒穉陽純氣,故去桂、附也。薛立齋因之悟,大人陰虛火動,用丹溪補陰法不驗者,用此立應。丹溪用四物湯補陰,乃補後天有形之血,此則補先天無形之水,故水虛者非此不可。自是以來,羣推爲滋陰之神方。《醫貫》又推廣其義,觸處旁通,以應無窮之變。而要之皆爲根本虧敗而設,若病不涉腎,固可不用也。今人未達《醫貫》之旨,不論[1]何病,輒令服此,延緩誤事。故張介石謂《醫貫》以六味治傷寒,其言如酖,而醫者病家反謂平穩,亦可哂也。

六味地黃丸

地黃砂仁酒拌,九蒸九晒,八兩　山茱萸酒潤　山藥各四兩　茯苓　丹皮　澤瀉各三兩　蜜丸,空心鹽湯下。冬,酒下。熟地滋腎君藥,然遇氣藥則運用於上,遇血藥則流行於經,不能制其一綫入腎也,故以五者佐之。山藥陰金也,質重屬陰,色白屬金也。能助肺氣之下降;山茱萸陰木也,酸屬木,潤屬陰。能歛肝氣之迅升,水火升降,必由金木爲道路,二者爲左右降下之主,以制其旁軼。且補其母而水出高原,補其子茱萸補肝血也。而不盜母氣。又用丹皮瀉南以補北,降火以滋陰,茯苓之淡泄,以降陰中之陽。腎中之邪,火也。水虛者,火

---

〔1〕論　原作"諭",據乾隆本改。

必上炎。茯苓藏伏地中，爲日最久，沉陰可知，故能降上炎之陰火，用茯苓正取其淡泄。昧者反以乳製之，可笑。澤瀉之鹹泄，以降陰中之陰。膀胱中渾濁之水液也。腎熱則水液渾濁，瀉其腑，正所以安其藏也。補腎水乃滋其潤澤之氣，無形之癸水也。若有形之壬水，須流行不畜，否則泛溢爲災，即不渾濁，亦須導之。或疑澤瀉泄腎，昧矣。五者色色皆降，共挽地黃下趨，所謂治下制以急也。得力尤在苓、瀉二味，常常下泄，則羣藥爲其所導。昧者嫌其滲泄而去之，加入補腎羣品，久服氣積，下泄無路，勢必上湧矣。故曰：六味之苓、瀉，補中之升、柴、流濕就燥，分道揚鑣，皆必不可去者也。補中升也，清升則濁降，故謂補中以升爲降。六味降也，火降則水上升，故謂六味以降爲升。水何以升，水足則上潤也。

七味丸即六味丸加肉桂。

都氣丸即六味丸加五味子。

加減地黃丸即六味丸加五味子、肉桂。

知栢地黃丸即六味丸加知母、黃栢。

濟生腎氣丸

熟地四兩　茯苓三兩　山藥　萸肉　丹皮　澤瀉　肉桂　車前　牛膝各一兩　附子五錢　蜜丸，桐子大，每服八十丸，空心米飲下。

補肝湯

當歸　川芎　白芍　熟地　酸棗仁　炙甘草　木瓜

救肺飲

當歸　白芍　麥冬　五味子　人參　黃蓍　炙甘草　百合　款冬花　紫菀　馬兜鈴

天王補心丹

栢子仁炒，研，去油，一兩　五味子炒，一兩　茯苓五錢　當歸酒洗，一兩　生地酒洗，四兩[1]　桔梗　丹參炒[2]　人參　元參炒，各五錢　天冬炒　麥冬炒，各一兩[3]　遠志炒，五錢　酸棗仁炒，一兩　蜜

---

〔1〕生地酒洗，四兩　原無，據乾隆本補。

〔2〕炒　此下原有"各一兩"，據乾隆本刪。

〔3〕人參　元參炒，各五錢　天冬炒　麥冬炒，各一兩　原無，據乾隆本補。

丸，彈子大，硃砂爲衣，臨臥燈心湯下一丸，或嚥化。

三才丸

天門冬　地黃　人參各等分　爲末，煉蜜丸，空心服。

猪肚丸

牡蠣煅　白术各四兩　苦參三兩　右爲細末，以猪肚一具，煮極爛，剉研如膏，和丸，如桐子大。每服三十丸，米飲送下，日三四服。

大黃䗪蟲丸

大黃二兩半，蒸　黃芩二兩　甘草三兩　桃仁一升　杏仁一升　地黃十兩　芍藥四兩　乾漆一兩　䖟蟲一升　水蛭百枚　蠐螬一升　蘆蟲半升　右十二味，末之，蜜丸，小豆大，酒飲服五丸，日三服。

百勞丸

當歸炒　乳香　没藥各一錢　䖟蟲十四個，去翅足　人參二錢　大黃四錢　水蛭十四個，炒　桃仁十四個，浸，去皮尖　右爲細末，煉蜜爲丸，桐子大。都作一服，可百丸，五更用百勞水下，取惡物爲度，服白粥十日。百勞水，杓揚百遍。乃仲景甘瀾水也。

柴胡飲子

黃芩　甘草炙　大黃　芍藥　柴胡　人參　當歸各等分　剉散，每服四錢，水一盞，薑三片，煎至六分，去滓溫服。

防風當歸飲子

柴胡　人參　黃芩　甘草　防風　大黃　當歸　芍藥各半兩　滑石二錢　右㕮咀，每服五錢，水一盞半，薑三片，煎七分，溫服。

麥煎散

赤茯苓　當歸　乾漆　鱉甲醋炙　常山　大黃煨　柴胡　白术　生地黃　石膏各一兩　甘草半兩　右爲末，每服三錢，小麥五十粒，水煎，食後臨臥服。

傳屍將軍丸

錦紋大黃九蒸，晒，焙　麝香一錢　管仲　牙皂去皮，醋炙　桃仁去皮[1]，炒　檳榔　雷丸　鱉甲醋炙黃，各一兩　蕪荑五錢　右爲末，

---

〔1〕去皮　原作“三個”，據乾隆本改。

先將藥葉二兩，東邊桃柳李桑葉各七[1]片，水一碗，煎熟去渣，入蜜一盞，再熬成膏，入前藥及安息香，搗丸，梧子大，每服三十丸，食前棗湯[2]下。

芎歸血餘散

室女頂門生髮一小團，井水洗去油膩，法醋浸一宿，日中晒乾，紙撚火燒存性　真川芎半兩　當歸三錢　木香　桃仁水浸，去皮，焙，各二錢　安息香　雄黃各一錢　全蝎二枚　江上大鯉魚頭生，截斷一枚，醋炙酥　右爲末，分作四服。每服井水一大碗，淨室中煎七分，入紅硬降真香末半錢，燒北斗符入藥。月初五更，空心向北目天咒曰：療神療神，害我生人，吾奉帝敕，服藥保身。急急如律令，咒五遍，面北服藥畢，南面吸生氣入口腹中，燒降香置床底下。午時又如前服藥。

北斗符　欸　兄念北斗咒，硃砂書符[3]。

鱉甲生犀散

天靈蓋一俱男者，色不赤可用，女者色赤勿用。以檀香煎湯，候冷洗。咒曰：電公靈，雷公聖，逢傳屍，即須應。急急如律令，咒七遍，訖次用酥炙黃　生鱉甲一枚，去裠，酥炙黃　虎長牙二枚，醋炙酥。如無則用牙關骨半兩　安息香　桃仁水浸，去皮尖，焙　檳榔雞心者，各半兩　生犀角　木香　甘遂　降真香　乾漆杵碎，炒烟略盡存性　阿魏酒浸，研，各三錢　雷丸二錢　穿山甲取四趾，醋炙焦　全蝎三個　蚯蚓十條，生研和藥　右件爲末，每服半兩。先用蕺心四十九粒，東向桃李桑梅小稍各二莖，長七寸，生藍青七葉，青蒿一小握，葱白連根洗五莖，石臼內同杵，用井水一碗半，煎取一盞，入童子尿一盞，內藥末，煎取七分，入麝一字。月初旬五更，空心溫服，即以被覆汗，恐汗中有細蟲，軟帛拭之，即焚其帛。少時，必瀉蟲，以淨桶盛，急鉗取蟲付烈火焚之，併收入磁器中，瓦片傅雄黃蓋之，泥和灰扎，埋[4]深山絕人行處。

---

〔1〕七　此下原衍"七"，據乾隆本改。

〔2〕湯　原作"洗"，據乾隆本改。

〔3〕符　原作"等"，據乾隆本改。

〔4〕埋　原作"理"，據《準繩》改。

八物湯

白术炒　茯苓　人参　黃蓍炙　當歸　芍藥炒　川芎　地黃　右爲散，每服五錢，水二盞，煎至一盞，去滓，食後溫服。

大黃青蒿煎

青蒿　大黃　猪膽汁　童便

麥門冬湯[1]

麥門冬去心　遠志甘草煮，去心　人参　黃芩　生地黃洗　茯神　石膏煅[2]，各一兩　甘草炙，半兩

鬱

越鞠丸

香附　蒼术米泔浸一宿，炒　川芎各二兩　山梔炒　神麴各一兩五錢　爲末，滴水丸，綠豆大，每服一百丸，白湯下。亦可作湯。

逍遙散

柴胡　當歸酒拌　白芍酒炒　白术土[3]炒　茯苓各一錢　炙甘草五分　加煨薑、薄[4]調煎。

加味逍遙散 即上方加丹皮、梔子。

氣鬱湯

香附童便浸一宿，焙乾，杵去毛爲麁末，三錢　蒼术　橘紅　製半夏各一錢半　貝母去心　白茯苓　撫芎　紫蘇葉自汗則用子　山梔仁炒，各一錢　甘草　木香　檳榔各五錢[5]　生薑五片煎。

濕鬱湯

蒼术三錢　白术　香附　橘紅　厚朴薑汁炒　白茯苓　撫芎　羌活　獨活各一錢　甘草五分　半夏製，一錢　生薑五片，水煎。

---

〔1〕湯　原無，據乾隆本補。
〔2〕煅　原作“煨”，據乾隆本改。
〔3〕土　原作“酒”，據乾隆本改。
〔4〕薄　《太平惠民和劑局方》作“薄荷葉”。
〔5〕錢　乾隆本作“分”。

血鬱湯

香附童便製,二錢　牡[1]丹皮　赤麯　川通草　穿山甲　真降香　蘇木　山查肉　大麥芽炒,研,各一錢　紅花七分　水酒各一半,煎去滓,入桃仁去皮。泥七分,韭汁半盞,和勻,通口服。

熱鬱湯 此治非陰虛非陽陷,亦不發熱,而常自蒸蒸不解。

連翹四錢　薄荷葉　黃芩各一錢半　山梔仁二錢　麥門冬去心,三錢　甘草五分　鬱金一錢　瓜蔞皮、穰二錢　竹葉七片煎。

痰

水煮金花丸

南星　半夏各一兩,俱生用　天麻五錢　雄黃二錢　白麵三兩　右爲細末,滴水爲丸,每服五十丸至百丸。先煎漿水沸,下藥煮令浮爲度,漉出,淡漿水浸,另用生薑湯下。

川芎丸

川芎　龍腦　薄荷焙乾,各七十五兩　桔梗一百兩　甘草爁,三十五兩　防風去苗,二十五兩　細辛洗,五兩　右爲細末,煉蜜搜和,每丸重三分,每服一丸,臘茶清細嚼下,食後臨臥服。

防風丸

防風洗　川芎　天麻去苗,酒浸一宿　甘草炙,各二兩　硃砂半兩,研,水飛　右爲末,煉蜜爲丸,每兩作十丸,以硃砂爲衣,每服一丸,荆芥湯化服,茶,酒嚼下亦得,無時。

祛風丸

半夏麯　荆芥各四兩　槐角子炒　白礬生　橘紅　硃砂各一兩　右爲末,薑汁糊丸,每服五六十丸,生薑、皂角子仁湯下,日三服。

導痰湯

半夏湯洗七次,四兩　天南星炮,去皮　枳實去穰,麩炒　赤茯苓去皮　橘紅各一兩　甘草炙,半兩　右㕮咀,每服四錢,水一盞,薑十片,

---

〔1〕牡　原作“上”,據乾隆本改。

煎八分，食後溫服。

導痰丸《玄珠》

大半夏六兩，分作三分：一分用白礬一兩爲末浸水，一分用肥皂角一兩爲末浸水，一分用巴豆肉[1]一百粒爲末浸水　右件，餘藥在下，以半夏在上，浸至十日或半月，要常動水，令二藥相透，次相合處，揀去巴豆併皂角，將餘水以慢火煮令水乾，取出半夏切，搗碎，晒乾，或陰乾亦佳，後入：甘遂製　百藥煎各二兩　全蝎　殭蠶各一兩　右爲細末，薄糊丸，如桐子大，每服十丸或十五丸，亦量人虛實，白湯下。

小黃丸

南星湯洗　半夏湯洗　黃芩各一兩　右爲細末，薑汁浸，蒸餅爲丸，桐子大，每服五七十丸，生薑湯下，食後。

滾痰丸

大黃蒸少頃，翻過再蒸少頃，即取出，不可過　黃芩各八兩　青礞石硝煅如金色，一兩　沉香五錢　爲末，水丸，梧子大，白湯，食後空心服。水瀉、孕婦忌服。

清心滾痰丸

熟大黃四錢　黃芩四錢　礞石五分　沉香二分半　牙皂五分　犀角五分　麝香五厘　硃砂五分　水糊丸

控涎丹

甘遂去心　紫大戟去皮　白芥子真者，各等分　右爲末，煮糊丸，如桐子大，晒乾，臨臥淡薑湯或熟水下五七丸至十丸。痰猛氣實，加丸數不妨。

白术丸

南星　半夏各一兩，俱湯洗　白术一兩半　爲細末，湯浸蒸餅爲丸，梧子大，每服五七十丸，食後薑湯下。

小胃丹

芫花好醋拌勻過一宿，於瓦器內不住手攪炒令黑，不可焦　甘遂濕麪裹，長流水浸半日煮，晒乾，各半兩　大黃濕紙裹煨，勿令焦，切，焙乾，再以酒

―――――――――
〔1〕肉　原作“内”，據乾隆本改。

潤炒熟焙乾，一兩半　大戟長流水煮一時，再用水洗，晒乾，半兩　黄檗炒，三兩　右爲末，以白术膏丸，如蘿蔔子大，臨卧津液吞下，或白湯送下。丹溪用粥丸。

玉粉丸

南星　半夏各一兩，俱湯洗　橘皮去白，二兩　右爲細末，湯浸蒸餅爲丸，如桐子大，每服五七十丸，人参生薑湯下，食後。

《局方》桔梗湯

桔梗細剉，微炒　半夏湯洗七次，薑汁製　陳皮去白，各十兩　枳實麸炒赤黄色，五兩　右爲麄末，每服二錢，水一鍾，薑五片，同煎至七分，去滓，不拘時[1]温服。

二陳湯

半夏湯洗七次　橘紅各五兩　白茯苓三兩　炙甘草一兩半　右㕮咀，每服四錢，水一盞，薑七片，烏梅一枚，煎六分，不拘時熱服。

薑桂丸

南星　半夏俱洗　官桂去粗皮，各一兩　爲細末，蒸餅爲丸，桐子大，每服三五十丸，生薑湯下，食後。

胡椒理中丸

款冬花去梗　胡椒　炙草　蓽撥　良薑　細辛去苗　陳皮去白　乾薑各四兩　白术五兩　右爲細末，煉蜜爲丸，如桐子大，每服三十丸，加至五十丸，温湯、温酒、米飲任服，無時，日三服。

妙應丸即控涎丹。

小半夏茯苓湯

半夏　茯苓各等分　每服五錢，水一盞半，薑五片，煎七分服，無時。

五套丸

南星每個切作十數塊，同半夏先用水浸三日，每日易水，次用白礬二兩研碎調[2]入水内，再浸三日，洗净，焙乾　半夏切破，各二兩　乾薑炮　白术　良

---

〔1〕時　原作"待"，據乾隆本改。
〔2〕調　原作"謂"，據乾隆本改。

薑　茯苓各一兩　丁香不見火　木香　青皮　陳皮去白,各半兩　右爲末,用神麴一兩,大麥芽二兩同研,取末,打糊丸,如梧桐子大,每服五十丸,加至七十丸,不拘時,溫熟水送下。

小半夏湯若加白茯苓三兩,名小半夏加茯苓湯。

半夏一升　生薑半斤　右二味,以水七升,煮取一升半,分溫再服。

苓桂术甘湯

茯苓四兩　桂枝　白术各三兩　甘草二兩　右四味,以水六升,煮取三升,分溫三服,小便則利。

甘遂半夏湯

甘遂大者三枚　半夏十二枚,以水一升,煮取半升,去滓　芍藥五枚　甘草如指大一枚,炙　右四味,以水二升,煮取半升,去滓,以蜜半升和藥汁煎,取八合,頓服之。

厚朴大黃湯

厚朴一尺　大黃六兩　枳實四枚　右三味,以水五升,煮取二升,分溫再服。

己椒藶黃丸

防己　椒目　葶藶熬　大黃各一兩　右四味末之,蜜丸,如梧子大,先食飲服十丸,日三服。

八神來復丹

硝石一兩,同硫黃爲末,磁器內以微火炒,用柳篦攪,不可火太過,恐傷藥力,再研極細,名二氣末。太陰玄精石飛,研,一兩　五靈脂水燈清,濾去砂石,晒乾　青皮去白　陳皮去白,各二兩　舶上硫黃透明者　沉香　木香堅實者　天南星粉白者,各一兩　右爲末,飛麵糊丸,如梧桐子大,每服三十丸,空心米飲送下。

大青龍湯

麻黃六兩,去節　桂枝二兩　甘草二兩,炙　杏仁四十個,去皮尖　生薑三兩　大棗十二枚　石膏如雞子大　右七味,以水九升,先煮麻黃,減二升,去上沫,內諸藥,煮取三升,去滓,溫服一升,取微似汗,汗多者溫粉撲之。

小青龍湯

麻黄去節,三兩　芍藥三兩　五味子半升　乾薑三兩　甘草三兩,炙　細辛三兩　桂枝三兩　半夏半升,湯洗　右八味,以水一斗,先煮麻黄減二升,去上沫,内諸藥,煮取三升,去滓温服。

茯苓丸

半夏二兩　茯苓一兩　枳殼[1]去穰,麩炒,半兩　風化朴硝二錢五分。製法:以馬牙硝及芒硝撒在木盤中,少時成水,置當風處即乾如白粉,刮取用之可也　右爲細末,生薑汁煮麵糊爲丸,如桐子大,每服三十丸,薑湯送下。

五飲湯

旋覆花　人參　陳皮去白　枳實　白术　茯苓　厚朴製　半夏製　澤瀉　豬苓　前胡　桂心　白芍藥　炙甘草已上各等分　右每一兩分四服,薑十片,水二盞,煎七分,去滓温服,無時。

痞滿

括蔞薤白白酒湯

括蔞實一枚,搗　薤白半斤　白酒七升　右三味同煮,取二升,分温再服。

括蔞薤白半夏湯

括蔞實一枚,搗　薤白三兩　半夏半升　白酒一斗　右四味同煮,取四升,温服一升,日三服。

烏頭赤石脂丸

蜀椒一兩。一法二分　烏頭一分,炮　附子半兩,炮。一法一分　赤石脂一兩。一法二分　乾薑一兩。一法一分　右五味末之,蜜丸,桐子大,先食服一丸,日三服,不知稍加服。

薏苡附子散

薏苡仁十五兩　大附子十枚,炮　右二味杵爲散,服方寸匕,日三服。

---

〔1〕殼　原作“穀”,據乾隆本改。

茯苓杏仁甘草湯

茯苓三兩　杏仁五十枚　甘草一兩　右三味，以水一斗，煮取五升[1]，溫服一升，日三服。

橘皮枳實生薑湯[2]

橘皮一斤　枳實三兩　生薑半斤　右三味，以水五升，煮取二升，分溫服。

枳實薤白桂枝湯

枳實四枚　厚朴四兩　薤白半斤　桂枝一兩　括蔞實一枚，搗　右五味，以水五升，先煮枳實、厚朴，取三升，去滓，內諸藥，煮數沸，分溫三服。

人參湯

人參　甘草　乾薑　白术各三兩　右四味，以水八升，煮取三升，溫服一升[3]，日三服。

桂枝生薑枳實湯

桂枝三兩　生薑三兩　枳實五枚　右三味，以水六升，煮取三升，分溫三服。

黃蓍補中湯

黃蓍　人參各二錢　甘草　白术　蒼术　陳皮各一錢　澤瀉　豬苓　茯苓各五分[4]　右水一鍾，煎七分，溫服，送下大消痞丸。

大消痞丸

白术　薑黃各一兩　黃芩　黃連炒，各六錢　枳實麩炒，五錢　半夏湯洗七次　陳皮　人參各四錢　澤瀉　厚朴　砂仁各三錢　豬苓二錢五分　乾生薑　神麴炒　炙甘草各二錢　右爲細末，湯浸蒸餅爲丸，如桐子大，每服五七十丸至百丸，食遠白湯下。

---

〔1〕五升　原無，據乾隆本補。
〔2〕湯　此下原衍"橘皮枳實生薑湯"，據乾隆本刪。
〔3〕溫服一升　原無，據乾隆本補。
〔4〕各五分　原無，據乾隆本補。

黃芩利膈丸

黃芩生、炒各一兩　白术　枳殼[1]　陳皮　南星各三錢　半夏　黃連　澤瀉各五錢　白礬五分　爲末，水浸蒸餅丸，每服三五十丸，白湯下，食遠服。或加薄荷葉、玄明粉二錢。

積聚

秘方化滯丸《丹溪心法附餘》

巴豆　三稜　莪术　青皮　陳皮　黃連　半夏　木香　丁香

倒倉法

用肥嫩黃牡牛肉三十斤，切成小塊，去筋膜，長流水煮爛，以布濾去滓，取净汁再入鍋中，慢火熬至琥珀色則成矣。令病人預[2]先斷欲食淡，前[3]一日不食晚飯，設密室令明快而不通風。至日，病人入室飲汁一鍾，少時又飲一鍾，積數十鍾，寒月則重湯溫而飲之，任其吐利。病在上者欲其吐多，病在下者[4]欲其利多，上中下俱有者，欲其吐利俱多，全[5]在活法而爲之緩急多寡也。連進之急則逆上而吐多，緩則順下而利多矣。視其所出之物，必盡病根乃止。吐[6]利後必渴，不得與湯，以所出之溺飲之，名輪迴酒，非惟可以止渴，抑且可以浣濯餘垢。行後倦睡，覺飢先與稠米湯飲，次與淡稀粥，三日後方與少菜羹，次與厚粥軟[7]飯。調養半月或一月，覺精神煥發，形體輕健，沉痾悉安矣。其後忌牛肉數一作五年。夫牛、坤土也，黃、土之色也，以順爲性，而效法乎乾以爲功者，牡之用也。肉者，胃之藥也，熟而爲液，無形之物也。橫散入肉絡，由腸胃而滲透肌膚、皮毛、爪甲，無不入也。積聚久而形質成，依附腸

---

〔1〕殼　原作“穀”，據乾隆本改。
〔2〕預　原作“預”，據乾隆本改。
〔3〕前　原作“煎”，據乾隆本改。
〔4〕者　原作“煮”，據乾隆本改。
〔5〕全　原作“金”，據乾隆本改。
〔6〕吐　原作“咀”，據乾隆本改。
〔7〕軟　原作“輭”，據乾隆本改。

胃回薄曲折處，以爲樓泊之窠臼，阻礙津液氣血，薰蒸燔灼成病，自非刮腸剖骨之神妙，可以銖兩丸散窺犯其藩牆户牖乎？肉液之散溢，腸胃受之，其回薄曲折處肉液充滿流行，有如洪水泛漲，浮槎陳朽，皆推逐蕩漾，順流而下，不可停留，凡屬滯礙，一洗而空。牛肉全重厚和順之性，盎然煥然，潤澤枯槁，補益虛損，寧無精神煥發之樂乎？

桃仁煎

桃仁　大黄各一兩　䗪蟲炒，五錢　朴硝一兩　共[1]爲末，先以醇醋一斤，用砂器慢火煎至多半鍾，下末藥，攪良久，爲小丸[2]。前一日不喫晚飯，五更初酒送下一錢，取下惡物如豆汁、雞肝。未下，次日再服，見鮮血止藥。如無䗪蟲，以蠐蟲代之。

大七氣湯

京三稜　蓬莪术　青皮　陳皮各去白　藿香葉　桔梗去蘆　肉桂不見火　益智仁各一兩半　甘草炙，七錢半[3]　香附炒，去毛，一兩半　㕮咀，每服五錢，水二盞，煎一盞，食前[4]温服。

伏梁丸

黄連去鬚，一兩半　人參去蘆　厚朴去麤皮，薑製，各半兩　黄芩三錢　肉桂　茯神去皮　丹參炒，各一兩　川烏炮，去皮臍　乾薑炮　紅豆　菖蒲　巴豆霜各五分　右除巴豆霜外，爲末，另研巴豆霜旋入和勻，煉蜜爲丸，如桐子大。初服二丸，一日加一丸，二日加二[5]丸，漸加至大便微溏，再從二丸加服。淡黄連湯下，食遠。周而復始，積減大半，勿服。秋冬加厚朴半兩，通前共一兩，減黄連半兩，只用一兩，黄芩全不用。

---

〔1〕共　原作“其”，據乾隆本改。

〔2〕丸　原作“兒”，據乾隆本改。

〔3〕桔梗去蘆　肉桂不見火　益智仁各一兩半　甘草炙，七錢半　此四味原無，據乾隆本補。

〔4〕前　原作“煎”，據乾隆本改。

〔5〕二　原作“三”，據乾隆本改。

《三因》伏梁丸

茯苓去皮　人參去蘆　厚朴去粗皮,薑[1]製,炒　枳殼[2]去穰,麩炒　三稜煨　半夏湯泡七次　白术各等分　爲細末,麪糊丸,如梧子大,每服五十丸,食遠,米湯下。

肥氣丸

柴胡二兩　黃連七錢　厚朴半兩　椒炒去汗去目及閉口者,四錢　甘草炙,三錢　廣茂炮　昆布　人參各二錢半[3]　皂角去皮弦子,煨　白茯苓去皮,各一錢半　川烏炮,去皮臍,一錢二分[4]　乾薑　巴豆霜各五分[5]　右除茯苓、皂角、巴豆外,爲極細末,再另研茯苓、皂角爲細末和勻,方旋入巴豆霜和勻,煉蜜丸,如桐子大。初服二丸,一日加一丸,二日加二丸,漸加至大便微溏,再從兩丸加服,周而復始,積減大半,勿服。在後積藥,依此法服之,春夏秋冬另有加減法在各條下,秋冬加厚朴一半,通前重一兩,減黃連一錢半。若治風癇,於一料中加人參、茯苓、菖蒲各三錢,黃連只依春夏用七錢,雖秋冬不減。淡醋湯送下,空心服。

加減肥氣丸

柴胡[6]　厚朴　人參　乾薑各半兩　川烏　巴豆霜各三錢　肉桂二錢　黃連一兩　川椒　甘草各五分　右除巴豆霜外,同爲細末,旋入巴豆研勻,煉蜜丸,如桐子大。初服二丸,一日加一丸,二日加二丸,漸加至大便微溏,再從二丸加服,淡醋湯下,空心服。秋冬去生薑半錢,加厚朴一倍,減黃連一半。

《三因》肥氣丸

當歸頭　蒼术[7]各一兩半　青皮一兩,炒　蛇含石火煅醋淬,七

---

〔1〕薑　原作“羌”,據乾隆本改。

〔2〕殼　原作“穀”,據乾隆本改。

〔3〕半　原無,據乾隆本補。

〔4〕分　原作“半”,據乾隆本改。

〔5〕巴豆霜各五分　原無,據乾隆本補。

〔6〕柴胡　原缺,據乾隆本補。

〔7〕术　原作“犬”,據乾隆本改。

錢半　三稜　蓬朮　鐵孕粉各三兩，與三稜、蓬朮同入醋煮一伏時　爲末，醋煮米糊丸，如綠豆大，每服四十丸，用當歸浸酒下，食遠服。

息賁丸

厚朴薑製，八錢　黃連炒，一兩三錢　人參去蘆，二錢　乾薑炮　白茯苓去皮，另末　川椒炒去汗　紫菀去苗，各一錢半　桂枝去麁皮　桔梗　京三稜炮　天門冬　陳皮　川烏炮，去皮臍[1]　白豆蔻各一錢　青皮五分　巴豆霜四分　右除茯苓、巴豆霜旋入外，餘藥共爲細末，煉蜜丸，如桐子大。每服二丸，一日加一丸，二日加二丸，加至大便微溏，再從二丸加服。煎淡薑湯送下，食遠。周而復始，積減大半，勿服。秋冬加厚朴五錢，通前一兩三錢，黃連減七錢，用六錢。

加減息賁丸

川烏　乾薑　白豆蔻　桔梗各一錢　紫菀　厚朴　川椒[2]炒去汗　天門冬去心　京三稜　茯苓各一錢半　人參　桂枝各二錢　陳皮八錢　黃連一兩三錢　巴豆霜四分　紅花少許　青皮七分　右爲末，湯泡蒸餅爲丸，如桐子大。初服二丸，一日加一丸，二日加二丸，加至大便微溏爲度，再從二丸加服。煎生薑湯送下，食前忌酒、濕、麵、腥、辣、冷物。

《三因》息賁湯

半夏湯泡　桂心　人參去蘆　吳茱萸湯泡[3]　桑白皮炙　葶藶　炙甘草各二錢半　右作一服，水二鍾，生薑五片，紅棗二枚，煎一鍾，食前服。

痞氣丸

厚朴製，半兩　黃連去鬚，八錢　吳茱萸洗，三錢　黃芩　白朮各二錢　茵陳酒製，炒　縮砂仁　乾薑炮，各一錢半　白茯苓另爲末　人

---

〔1〕去皮臍　原無，據乾隆本補。

〔2〕椒　原作“枝”，據乾隆本改。

〔3〕湯泡　原作“洗三錢”，據乾隆本改。

參　澤瀉各一錢　川烏炮，去皮臍　川椒[1]各五錢　巴豆霜另研[2]　桂各四分[3]　右除茯苓、巴豆霜另研爲末旋入外，餘藥同爲細末，煉蜜丸，桐子大。初服二丸，一日加一丸，二日加二丸[4]，加至大便微溏，再從二丸加服。淡甘草湯下，食遠。周而復始[5]，積減大半，勿服[6]。

加減痞氣丸

厚朴一錢　黃芩酒製　黃連酒製　益智仁　當歸尾　橘皮去白　附子各三分　半夏五分　吳茱萸　青皮　澤瀉　茯苓　神麯炒　廣茂　昆布　熟地黃　人參　甘草　巴豆霜　葛根各二分　紅花半分　右爲細末，蒸餅爲丸，如桐子大，依前服法。

《三因》痞氣丸

赤石脂火煅醋淬　川椒[7]炒去汗　乾薑炮，各二兩　桂心　附子各半兩，炮　大烏頭炮，去皮臍，二錢半　右爲細末，煉蜜和丸，如梧子大，以硃砂爲衣，每服五十丸，食遠，米湯下。

奔豚丸

厚朴薑製，七錢　黃連炒，五錢　苦楝子酒煮，三錢　白茯苓另末　澤瀉　菖蒲各二錢　玄胡索一錢半　附子去臍皮　全蝎　獨活各一錢　川烏頭炮　丁香各五分　巴豆霜四分　肉桂二分　右除巴豆霜、茯苓另爲末旋入外，餘藥爲細末，煉蜜丸，如桐子大。初服二丸，一日加一丸，二日加二丸，漸加至大便微溏，再從二丸加服。淡鹽湯下，食遠。周而復始，積減大半，勿服。秋冬加厚朴半兩，通前一兩二錢。如積勢堅大，先服前藥不減，於一料中加存性牡蠣三錢，疝、帶下勿加。如積滿腹或半腹，先治其所起是何積，當先服本藏

---

〔1〕椒　原作“弓”，據乾隆本改。
〔2〕研　原作“四分”，據乾隆本改。
〔3〕桂各四分　原無，據乾隆本補。
〔4〕二丸　原作“至大”，據乾隆本改。
〔5〕始　原作“如”，據乾隆本改。
〔6〕服　原作“復”，據乾隆本改。
〔7〕椒　原無，據乾隆本補。

積藥，諸病自愈，是治其本也，餘積皆然。如服藥人覺熱，加黃連。如服藥人氣短，加厚朴。如服藥人氣悶亂，減桂。

《三因》奔豚湯

甘李根皮焙　乾葛　川芎　當歸　白芍藥　黃芩　甘草炙，各一錢半　半夏湯泡七次，二錢　右作一服，水二鍾，薑五片，煎至一鍾，食前服。

二腎[1]散

橘紅一斤，净　甘草四兩　鹽半兩　右用水二四碗，從早煮至夜，以爛爲度，水乾則添水。晒乾爲末，淡薑湯調下。有塊者加薑黃[2]半兩，同前藥煮。氣滯加香附二兩，同前藥煮。氣虛者[3]加沉香半兩，另入。噤口痢加蓮肉二兩，去心，另入。

通經散

陳皮去白　當歸各一兩　甘遂以麵包，不令透水，煮百餘沸，取出用冷水浸過，去麵焙乾　右爲細末，每服三錢，温湯調下，臨臥服。

霞天膏

即倒倉法方熬如稀餳，滴水不散，色如琥珀，其膏成矣。此節火候最要小心，不然壞矣。大段每肉十二斤，可煉膏一斤，磁器盛之，用調煎劑，初少漸多，沸熱自然溶化。用和丸劑，則每三分攪白麵一分，同煎爲糊，或同煉蜜。寒天久收，若生黴，用重湯煮過，熱天冷水窨之，可留三日。

蟲

烏梅丸

烏梅三百個，酸以静蟲　細辛六兩，辛熱　乾薑十兩，辛熱　蜀椒四兩，去子，辛熱，三味以伏蟲　黃栢六兩，寒苦　黃連一斤，苦寒，二味以下蟲　附子六兩，炮，辛熱　桂枝六兩，辛熱，二味以濟連、栢之寒　當歸四兩，

---

〔1〕腎　原作“腎”，據乾隆本改。

〔2〕湯調下，有塊者加薑黃　原無，據乾隆本補。

〔3〕者　原作“煮”，據乾隆本改。

辛温　人參六兩,甘温,二味以補血氣　右十味,異搗篩,合治之,以苦酒漬烏梅一宿,去核蒸之,五升米下,飯熟搗成泥,和藥令相得,内臼中與蜜杵二千下,丸如梧桐子大。先食,飲服十丸,日三服,稍加至二十丸。禁生冷滑物臭食等。

化蟲丸

鶴虱　檳榔　苦楝根東引者,各一兩　胡粉炒,一兩　使君子　蕪荑各五錢　枯礬二錢半　麵糊丸,末服亦可。

萬應丸

黑牽牛取頭末　大黃　檳榔各八兩　雷丸醋煮　南木香各一兩　沉香五錢　右將黑牽牛、大黃、檳榔和一處爲末,以大皂角、苦楝皮各四兩煎汁,法水爲丸,如緑豆大,後以雷丸、木香、沉香和一處研末爲衣。每服三四十丸,五更用砂糖水送下,或作末服亦可。

取蟲積方

檳榔　牽牛各半斤　雷丸一兩半　苦楝皮一兩　大黃四兩　皂角半斤　三稜　蓬术各二兩,另研,同醋煮[1]　木香隨意加入　右爲細末,煮皂角膏子煮糊和丸,如黍米大,每服二錢,四更時分冷茶送下。小兒一錢,下蟲後白粥補之。

蠶蛹汁方

右取繰絲蠶蛹兩合研爛,生布絞取汁,空心頓飲之。非繰絲時,預收取蠶蛹,晒,研細末,用時以意斟酌多少,和粥飲服之。

腫脹

疏鑿飲子

澤瀉　商陸　赤小豆炒　羌活　大腹皮　椒目　木通　秦艽　茯苓皮　檳榔各等分　右㕮咀,每服四錢,水一盞,薑五片,煎七分,不拘時温服。

實脾飲

厚朴去皮,薑製　白术　木瓜去穰　大腹皮　附子炮　木香不見

---

〔1〕煮　原作"者",據乾隆本改。

火　草果仁　白茯苓去皮　乾薑炮,各一兩[1]　甘草炙,半兩　每服四錢,薑五片,棗一枚煎,無時溫服。

復元丹

附子炮,二兩　南木香煨　茴香炒　川椒炒出汗　厚朴去麤皮,薑製　獨活　白术炒　陳皮去白　吳茱萸炒　桂心各一兩　澤瀉一兩半　肉豆蔻煨　檳榔各半兩　糊丸,梧子大,每服五十丸,紫蘇湯下。

防己黃蓍湯

防己一兩　黃蓍一兩二錢半　白术七錢半　甘草炙,半兩　每服五錢匕,生薑四片,棗一枚煎,去滓溫服,良久再服。

越婢湯

麻黃六兩　石膏半斤　生薑三兩　棗十五枚　甘草二兩　以水六升,先煮麻黃,去上沬,内諸藥,煮取三升,分溫二服。

防己茯苓湯

防己　黃蓍　桂枝各三兩　茯苓六兩　甘草二兩　水六升,煮取二升,分溫[2]服。

越婢加术湯即越婢湯加白术四兩。

甘草麻黃湯

甘草二兩　麻黃四兩　水五升,先煮麻黃,去上沬,内甘草,煮取三升,溫服一升,重覆汗出,不汗再服,慎風寒。

五皮飲一方去陳皮、桑白,入五加皮、地骨皮。脚腫加五加皮、木瓜、防己,名加味五皮飲。

陳皮　茯苓皮　薑皮　桑白皮炒　大腹皮各等分　水煎服。

十棗湯

蕘花熬　甘遂　大戟各等分　右三味,搗篩,以水一升五合,先煮肥大棗十枚,取八合,去滓,内藥末,強人服一錢匕,羸人服半錢,平旦溫服之。不下者,明日更服半錢,得快利後,糜粥自養。

---

〔1〕草果仁　白茯苓去皮　乾薑炮,各一兩　此三味原無,據乾隆本補。
〔2〕溫　原作“湯”,據乾隆本改。

濬川散

大黃煨　牽牛取頭末　郁李仁各一兩　木香三錢　芒硝三錢　甘遂半錢

神祐丸

甘遂以麵包，不令透水，煮百餘沸取出，用冷水浸過，去麵焙乾　大戟醋浸煮，焙乾用　芫花醋浸煮，各半兩　黑牽牛二兩　大黃一兩　右爲細末，滴水爲丸，小豆大，每服五七十丸，臨臥溫水下。

三花神祐丸

即神祐丸加輕粉五分。

禹功散

黑牽牛四兩　茴香炒，一兩　或加木香一兩　右爲末，薑汁調一二錢服。

舟車丸

即三花神祐丸加青皮五錢　陳皮五錢　木香二錢半　檳榔二錢半

枳實白术湯

枳實七枚　白术二兩　右㕮咀，以水五升，煮取二升，分溫三服。腹中軟，即當散也。

茯苓導水湯

澤瀉　赤茯苓各三兩　桑皮一兩　木香七錢半　木瓜一兩　砂仁七錢半　陳皮七錢半　白术三兩　蘇葉一兩　大腹皮七錢半　麥冬去心，三兩　檳榔一兩　每服五錢，燈心水煎。

寒脹中滿分消湯

人參　川烏　當歸　青皮　黃連　澤瀉　乾薑　柴胡　麻黃留節　生薑　蓽澄茄各二分　益智仁　半夏　茯苓　木香　升麻各三分　黃蓍　吳茱萸　草豆蔻　厚朴　黃柏各五分　水煎服。

熱脹中滿分消丸

薑黃　人參　白术　豬苓去黑皮　炙甘草各一錢　廣皮　澤瀉各三錢　知母炒，四錢　黃連炒　半夏製　枳實炒，各五錢　厚朴薑製，

一兩[1]　黃芩炒,夏用一兩二錢　砂仁　乾薑　白茯苓各二錢　湯浸蒸
餅丸,梧子大,每服百丸,白湯下,食遠。

分心氣飲

紫蘇梗二錢半　青皮　芍藥　大腹皮　陳皮各一錢　木通　半
夏各八分　官桂六分　赤茯苓　桑皮炒,各五分　水二鍾,薑三片,燈
心十莖,煎八分,食前服。

紫蘇子湯

真紫蘇子炒,搥碎,一錢　半夏製　大腹皮　草果仁　厚朴
製　木香　陳皮去白　木通　白术　枳實麩炒,各一錢　人參五
分　甘草炙,三分　水一鍾,薑五片,煎八分,食遠服[2]。

分氣香蘇飲

桑白皮炒　陳皮　茯苓　大腹皮　香附炒,各一錢　紫蘇一錢
半　桔梗　枳殼各八分　草果仁七分　五味子[3]十二粒　水二鍾,薑
三片,煎八分,入鹽少許,食前服。

消導寬中湯

白术一錢五分　枳殼[4]麩炒　厚朴薑製　陳皮　半夏　茯
苓　山查肉[5]　神曲炒　麥芽炒　蘿蔔子炒,各一錢　水二鍾,薑三
片,煎八分服。

大異香散

三稜　蓬术　青皮　半夏麴　陳皮　藿香　桔梗　枳殼[6]
炒　香附炒　益智各一錢半　甘草炙,半錢　分作二貼,每貼用水二
鍾,生薑三片,棗一枚,煎一鍾,去渣,食遠服。

當歸活血散

赤芍藥　生地黃　當歸鬚酒洗,各一錢半　桃仁去皮尖,炒　紅

---

〔1〕兩　此下原衍"厚朴薑製,一兩",據乾隆本刪。
〔2〕服　原無,據乾隆本補。
〔3〕味子　原無,據《準繩》補。
〔4〕殼　原作"穀",據乾隆本改。
〔5〕肉　原無,據乾隆本補。
〔6〕殼　校改同〔4〕。

花酒洗　香附童便浸,各一錢　川芎　牡丹皮　玄胡索　蓬术各八分,炮　三稜炮　青皮各七分　水二鍾,煎七分,空心服。

人參歸芎湯

人參　辣桂去麄皮　五靈脂炒,各二錢五分　烏藥　蓬术　木香　砂仁　炙甘草各半兩　川芎　當歸　半夏湯泡,各七錢五分　右㕮咀,每服一兩五錢,薑五片,紅棗二枚,紫蘇四葉煎,空心服。

加味枳术湯

枳殼[1]麩炒　辣桂　紫蘇莖、葉　陳皮　檳榔　桔梗　白术　五靈脂炒　木香各二錢半　半夏　茯苓　甘草各五錢　㕮咀,每服五錢,水二盞,薑三片,煎一盞,溫服。

椒仁丸

椒仁　甘遂　續隨子去皮,研　附子炮　郁李仁　黑丑炒　五靈脂研　當歸　吳萸　玄胡索各五錢　芫花醋浸　膽礬　信砒各一錢　石膏二錢　虻青　斑蝥各十個,去頭足翅,俱用[2]糯米炒至米黃,去米　麵糊丸,豌豆大,每服一丸,陳皮湯下。勿畏,常治虛弱人亦無害也。

人參大黃湯蜜丸,名人參丸

人參　當歸　大黃炒,各一錢　桂心　瞿麥穗　赤芍　茯苓各一錢　草葶[3]二分　治經脈不利,化水腫脹,皮肉赤紋[4]。

七氣消聚散

香附米一錢半　青皮　蓬术　三稜俱醋炒　枳殼[5]麩炒　木香　砂仁各一錢　厚朴薑製　陳皮各二錢二分　甘草炙,四分　水二鍾,薑三片,煎八分,食前服。

參术健脾湯

人參　白茯苓　陳皮　半夏　縮砂仁　厚朴薑製,各一錢　白术

---

〔1〕殼　原作"穀",據乾隆本改。
〔2〕俱用　原作"其目",據乾隆本改。
〔3〕葶　原作"虋",據乾隆本改。
〔4〕紋　原作"絞",據乾隆本改。
〔5〕殼　校改同〔1〕。

二錢　炙甘草三分　水二鍾,薑三片,煎八分服。加麯糵、山查肉尤佳。

厚朴散

厚朴　檳榔　木香　枳殼[1]　青皮　陳皮　甘遂　大戟

調中健脾丸

黃連　吳萸炒,各二錢[2]　蘇子　萊菔　澤瀉　草蔻各一錢半　沉香六分　黃蓍　人參　茯苓　蒼术各二錢　五加皮二錢　白术六錢　陳皮　半夏　香附　山查　薏苡仁各三錢　白芍二錢　再用瓜蔞挖一孔,入川椒三錢,礆二錢,外用紙糊,再用鹽泥封固晒乾,炭火煨通紅,去泥,取一錢,併入諸藥,共爲末,荷葉、腹皮湯,打黃米糊丸,梧子大,每服數十丸,日三服。

黃蓍芍藥桂枝苦酒湯

黃蓍五兩　芍藥三[3]兩　桂枝三兩　右三味,以苦酒一升,水七升,相和煮取三升,溫服一升。當心煩,服至六七日乃解。苦酒、即醋,歛汗不得出,故心煩。

大橘皮湯

橘皮　厚朴薑製,各一錢半　猪苓　澤瀉　白术各一錢二分　檳榔　赤茯苓　陳皮　半夏　山查肉　蒼术　藿香　白茯苓各一錢　木香五分　滑石三錢　水二鍾,薑三片,煎八分,食前服。

升麻和氣散

乾薑半錢　乾葛一兩　大黃蒸,半兩　熟枳殼五分　桔梗　熟蒼术　升麻各一兩　芍藥七錢半　陳皮　甘草各一[4]兩半　當歸　熟半夏　白芷　茯苓各二錢　每服四錢,水一鍾,薑三片,燈心十莖,煎七分,食前溫服。

導水丸

大黃二兩　黃芩二兩　滑石四兩　黑牽牛四兩,另取頭末　去濕

---

〔1〕殼　原作"穀",據乾隆本改。

〔2〕錢　原無,據乾隆本補。

〔3〕三　原作"二",據乾隆本改。

〔4〕一　原作"二",據乾隆本改。

熱腰痛,泄水濕腫滿,久病加甘遂一兩。去遍身走注疼痛,加白芥
子一兩。退熱散腫毒,止痛,加朴硝一兩。散結滯,通關節,潤腸胃,
行滯氣,通血脈,加郁李仁一兩。去腰腿沉重,加樟柳根一兩。右
爲細末,滴水爲丸,桐子大,每服五十丸,或加至百丸,臨卧溫水下。

神芎丸

即導水丸一料,内加黃連、薄[1]荷、川芎半兩,水丸,桐子大,
水下。

黃疸

茵陳蒿湯

茵陳蒿六兩　梔子十四枚　大黃二兩　右三味,以水一斗,先煮
茵陳,減六升,内二味,煮取三升,去滓,分溫三服。小便尚利,尿如
皂角汁狀,色正赤,一宿腹減,黃從小便去也。

梔子大黃湯

梔子十四枚　大黃一兩　枳實五枚　豆豉一升　右四味,以水六
升,煮取三升,分溫二服。

硝石礬石散

硝石　礬石燒,等分　右二味爲散,以大麥粥汁和服方寸匕,日
三服,病隨大小便去,小便正黃,大便正黑,是其候也[2]。

茵陳五苓散

茵陳蒿末十分　五苓散五分　先食,飲服方寸匕,日二服。

桂枝加黃蓍湯[3]

桂枝　白芍　生薑各一錢五分　黃蓍　甘草各一錢　棗二
個　熱服,須臾飲熱湯即汗,若不汗,更服。

大黃硝石湯

大黃　黃檗　硝石各四兩　梔子十五枚　右四味,以水六升,煮

---

〔1〕薄　原作"茄",據乾隆本改。
〔2〕其候也　原作"也無是",據乾隆本改。
〔3〕湯　原無,據《金匱要略》補。

取二升，去滓，内硝，更煮取一升，頓服。

小溫中丸

針砂一斤　以醋炒爲末，入糯米炒極黃，爲末，亦用一斤，醋糊丸，如桐子大，每米飲下四五十丸。忌口。輕者服五兩，重者七兩愈。

大溫中丸

香附一斤，童便浸　甘草二兩　針砂一斤，炒紅色，醋淬三次　苦參春夏二兩，秋冬一兩　厚朴薑炒黑，五兩　白芍五兩　陳皮三兩　山查五兩　蒼术五兩[1]　青皮六兩　白术三兩　茯苓三兩　醋糊丸，米飲下，弱者白术湯下。忌一切生冷油膩，葷發糙硬之物。服過七日，手心即涼，口唇内有紅暈起，調理半月愈。虛人佐以四君子湯。

棗礬丸

皂礬不拘多少，置砂鍋内炒通赤，用米醋點之，燒用木炭　右爲末，棗肉丸，每服二三十丸，食後，薑湯下。

煖中丸

陳皮　蒼术　厚朴製　三稜　白术　青皮各五錢　香附一斤　甘草二兩　針砂十兩，炒紅，醋淬　右爲末，醋糊丸，空心鹽湯下五十丸，晚食前酒下亦可。忌狗肉。

青龍散

地黃　仙靈脾　防風各二錢半　荆芥穗一兩　何首烏二錢半　食後服，日三服，沸湯下一錢。

《寶鑑》茵陳梔子湯

茵陳葉一錢　茯苓去皮，五分　梔子仁　蒼术去皮，炒　白术各三錢　黃芩生，六分　黃連去鬚　枳殼麩炒　猪苓去皮　澤瀉　陳皮　漢防己各二分　青皮去白，一分　右用長流水煎，食前溫服。

穀疸丸

苦參三兩　龍膽草一兩　牛膽一枚，取汁　右爲末，用牛膽汁入少煉蜜和丸，如桐子大。每服五十丸，空心，熱水或生薑，甘草煎湯

---

〔1〕蒼术五兩　原無，據乾隆本補。

送，兼紅丸子服亦可。方見傷飲食。

藿脾飲

乾葛　枇杷葉去毛　桑白皮　藿香葉　陳皮　白茯苓　枳椇子各等分　水煎，送酒煮黃連丸。丸方見傷暑。

加味四君子湯

人參　白术　茯苓　白芍　黃蓍　扁豆各二錢　炙草一錢　薑、棗煎。

滑石散

滑石一錢半　枯礬一錢　爲末，大麥湯下。

腎疸湯

升麻二錢半　蒼术五分　防風二分半　獨活　白术　柴胡　羌活　乾葛各二分半　茯苓　豬苓　澤瀉各一分半　甘草一分半　黃栢一分　人參　神麴各三分

又方

四苓散合四物湯，去川芎，加茵陳、麥冬、滑石、甘草。

消渴

黃蓍六一湯

黃蓍六錢，半生半炙　甘草一錢，半生半炙　爲末，白湯點服二錢，亦可煎服。

玄兔丹

兔絲子酒浸通軟，乘濕研，焙[1]乾，別取末十兩　五味子酒浸，別爲末七兩　白茯苓　乾蓮肉各三兩　右爲末，別碾乾山藥末六兩，將所浸酒餘者，添酒煮糊，搜和所得，搗數千杵，丸如梧子大，每服五十丸，空心，食前米飲下。

靈砂丸 製法詳《丹溪心法附餘》

水銀一斤　硫黃四兩　右二味，用新銚內炒成砂子，入水，火鼎煅煉爲末，糯米糊丸，如麻子大，每服三丸，空心，棗湯、米飲、井花

---

〔1〕焙　原作“令”，據《準繩》改。

水、人參湯任下。量病輕重，增至五七丸。忌猪羊血、緑豆粉、冷滑之物。

黄連猪肚丸

黄連去鬚　粟米　括蔞根　茯神各四兩　知母　麥冬去心，各二兩　右爲細末，將大猪肚一個洗净，入藥於内，以線[1]縫口，置甑中炊極爛，取出藥别研。以猪肚爲膏，再入煉蜜搜和前藥，杵丸，如梧子大。每服五十丸，參湯下。又方加人參、熟地、乾葛。又方除知母、粟米，用小麥。

忍冬丸

忍冬草不以多少，根莖花葉皆可用之，勿犯鐵器，生者效速　右以米麴酒於瓶内浸，以糠火煨一宿，取出晒乾，入甘草少許，爲末，即以所浸酒煮糊爲丸，如梧桐子大。每服五十丸至百丸，酒飲任下。

參术飲

人參　乾山藥　蓮肉去心　白扁豆去皮，薑汁浸，炒，各一斤半　白术於潔者，二斤　桔梗炒令黄色　砂仁　白茯苓去皮　薏苡仁　炙甘草各一斤　右爲細末，每服二錢，米湯調下，或加薑、棗煎服。或棗肉和藥丸，如桐子大，每服七十丸，空心，用米湯送下。或煉蜜丸，如彈子大，湯化下。

黄蓍飲一方無瓜蔞，有天冬、人參、烏梅。

黄蓍蜜炙　茯苓去皮木　瓜蔞根　麥門冬去心　生地黄　五味子　炙甘草各一錢半　水二鍾，煎一鍾，食遠服。

七珍散

人參　白术　黄蓍蜜炙　山藥　白茯苓　粟米微炒　甘草各等分　右爲細末，每服三錢，薑、棗煎服。如故，不思飲食，加扁豆一兩，名八珍湯。

乾葛飲

乾葛二兩　枳實去白，麩炒　梔子仁　豆豉各一兩　甘草炙，半兩　每服四錢，水煎，不拘時温服。

---

〔1〕線　原作“綿”，據乾隆本改。

瘓

補陰丸

黃檗　知母俱鹽、酒拌炒　熟地黃　敗龜板酥炙,各四兩　白芍藥煨　陳皮　牛膝酒浸,各二兩　虎脛骨酥炙　瑣陽酒浸,酥炙　當歸酒洗,各一兩半　冬月加乾薑五錢半　右爲末,酒煮羭羊肉爲丸,鹽湯下。

健步丸

羌活　柴胡各五錢　防風三錢　川烏一錢　滑石炒,半兩　澤瀉三錢　防己酒洗,一兩　苦參酒洗,一錢　肉桂　甘草炙　瓜蔞根酒製,各半兩　右爲細末,酒糊丸,如桐子大,每服十丸,煎愈風湯送下,空心。愈風湯見中風。

神龜滋陰丸

龜板四兩,酒炙　黃檗炒　知母酒炒,各二兩　枸杞子　五味子　瑣陽各一兩　乾薑炮,半兩　末之,猪脊髓爲丸,如桐子大,每服七十丸,空心,鹽湯下。或滴水丸。

左經丸

草烏白大者,去皮臍　木鱉去殼　白膠香　五靈脂各三兩半　蟞蝥五個,去頭足翅,醋炙　爲末,用黑豆去皮生杵,取粉一升,醋糊共搜杵爲丸,如雞頭大,每服一丸,溫酒磨下。

續骨丹

天麻明淨者,酒浸　白附子　牛膝　木鱉子各半兩　烏頭一錢,炮　川羌活半兩　地龍去土,一分　乳香　没藥各二錢　硃砂一錢　右以生南星末一兩,無灰酒煮糊爲丸,如雞頭大,硃砂爲衣,薄[1]荷湯磨一丸,食前服。

肺癰

桔梗湯

桔梗一兩　甘草二兩　右二味,以水三升,煮取一升,分溫再

---

〔1〕薄　原作“菔”,據乾隆本改。

服，則吐膿血也。

葶藶大棗瀉肺湯

葶藶熬令黃色，搗一丸如彈子大　大棗十二枚　右先以水三升，煮棗取二升，去棗，內葶藶煮取一升，頓服。

甘草乾薑湯

甘草四兩，炙　乾薑二兩，炮　水三升，煮取一升五合，分溫再服。

補遺

瀉青丸

當歸　膽草　羌活　川芎　栀子　大黃煨　防風各等分　爲末，蜜丸，如茨實大，每服一丸，煎竹葉湯入砂糖化下。

清上散

酒黃芩二錢　白芷一錢半　羌活　防風　柴胡各一錢　川芎一錢二分　荊芥八分　甘草五分　水煎，食後服。

諸方門目（下）（删）

痹

行氣開痹飲

羌活　川芎　防風　蒼术　秦艽　紅花　肉桂　細辛　續斷　在上加片薑黃桂枝　威靈仙　在下加牛膝　防己　萆薢　木通　筋痹加木瓜　柴胡　脈痹加菖蒲　茯神　當歸　肉痹加白茯　陳皮　木香　砂仁　皮痹加紫[1]菀　杏[2]仁　麻黃　骨痹加獨活[3]　澤瀉

增味五痹飲

麻黃　桂枝　紅花　白芷　葛根　附子　虎骨　羚羊角　黃蓍　甘草　防風　防己　羌活　水煎服。

加味五痹湯

人參　茯苓　當歸酒洗　白芍煨　川芎各一錢，肝、心、腎痹倍之　五味子十五粒　白术一錢，脾痹倍之　細辛七分　甘草五分　水二鍾，薑一片，煎八分，食遠服。肝痹加棗仁、柴胡，心痹加遠志、茯神、麥冬、犀角，脾痹加厚朴、枳實、砂仁、神麴，肺痹加半夏、紫菀、杏仁、麻黃，腎痹加獨活、官[4]桂、杜[5]仲、牛膝、黃蓍、萆薢。

三痹湯

肉桂　甘草　芍藥　黃蓍　當歸　川芎　人參　茯苓　熟地

---

〔1〕紫　原作“柴”，據千頃堂本改。
〔2〕杏　原作“杳”，據乾隆本改。
〔3〕活　原無，據乾隆本補。
〔4〕官　原缺，據乾隆本補。
〔5〕杜　原作“柱”，據乾隆本改。

黃　牛膝[1]　秦艽　續斷　杜仲　細辛　獨活　防風

獨活寄生湯　即上方加桑寄生，去黃蓍、續斷。

黃蓍益氣湯　即補中益氣湯加紅花、黃栢。秋加五味，夏加黃芩，冬加桂枝。補中益氣湯見氣。

人參益氣湯

黃蓍八錢　人參　生甘草各五錢　炙甘草　升麻各二錢　五味子一百二十粒　柴胡二錢　芍藥三錢　右㕮咀，每服半兩，水二鍾，煎一鍾，空心服。服後少臥，於麻痺處按摩，屈伸少時。午飯前又一服，日二服。

蠲痺湯

當歸酒洗　赤芍藥煨　黃蓍　薑黃　羗活各一錢半　甘草五分　右水二鍾，薑三片，棗二枚，不拘時服。

又方　冷痺者用此

附子　當歸　黃蓍　炙甘草　官桂　羗活　防風

如意通聖散

當歸去蘆　陳皮去白　麻黃去節　甘草炙　川芎　御米榖去蒂、筋膜　丁香各等分　右用慢火炒令黃色，每服五錢，水二盞，煎至一盞，去滓溫服。

虎骨散

虎脛骨醋炙　敗龜醋炙，各二兩　麒麟竭另研　没藥另研　自然銅醋淬　赤芍藥　當歸去蘆　蒼耳子炒　骨碎補去毛　防風去蘆，各七錢半[2]　牛膝酒浸　天麻　檳榔　五加皮　羗活去蘆，各一兩　白附子炮　桂心　白芷各半兩　右爲細末，每服二錢，溫酒調下，不拘時。

桂心散

桂心　漏蘆　威靈仙　芎藭　白芷　當歸去蘆　木香　白殭蠶炒　地龍去土、炒，各半兩　右爲細末，每服二錢，溫酒調下，無時。

---

〔1〕膝　原作“漆”，據千頃堂本改。

〔2〕七錢半　原作“二兩半”，據乾隆本改。

仙靈脾散

仙靈脾　威靈仙　芎藭　蒼耳子炒　桂心各一兩　爲末，每服一錢，溫酒調下，無時。

沒藥散

沒藥二兩，另研　虎骨四兩，醋炙　爲末，每服五錢，溫酒調下，無時。日進二服。

小烏犀丸

烏犀角屑　乾蝎炒　白殭蠶炒　地龍去土　硃砂水飛　天麻　羌活　芎藭　防風　甘菊花　蔓荆子各一兩　乾薑炮　麝香另研　牛黃各半兩，研　虎脛骨醋炙　敗龜醋炙　白花蛇酒浸　天南星薑製　肉桂去麤皮　附子炮，去皮臍　海桐皮　木香　人參　當歸各七錢半　右爲細末，入研令勻，以煉蜜和丸，如彈子大，每服一丸，用溫酒或薄荷湯嚼下。

沒藥丸

沒藥另研　五加皮　山藥　桂心　防風去蘆　羌活　白附子　白芷　骨碎補　蒼耳炒　自然銅醋淬，各五錢　血竭另研，二錢半　虎脛骨醋炙　龜板醋炙，各一兩　酒煮麵糊丸，桐子大，每服二十丸，空心，溫酒下，日二服[1]。

虎骨丸

虎骨四兩，醋炙　五靈脂炒　白殭蠶炒　地龍去土，炒　白膠香另研　威靈仙各一兩　川烏頭二兩，炮，去皮臍　胡桃肉二兩半，去內皮，搗研如泥　爲細末，同研令勻，以酒煮麵糊和丸，如梧桐子大，每服十丸至十五丸，空心，溫酒送下，日進二服。婦人當歸酒下，打撲損傷豆淋酒下。

十生丹

天麻　防風去蘆　羌活　獨活去蘆　川烏　草烏頭去蘆　何首烏　當歸去蘆　川芎　海桐皮各等分，併生用　右爲細末，煉蜜爲丸，

---

〔1〕酒煮麵糊丸，桐子大，每服二十丸，空心，溫酒下，日二服　原無，據乾隆本補。

每丸重一錢，每服一丸，細嚼，冷茶送下。病在上食後服，病在下空心服。忌食熱物一日。

骨碎補丸

骨碎補一兩半　威靈仙　草烏頭各一兩，炒　天南星薑製　木鱉子去殼[1]　楓香脂另研　自然銅煅，醋淬　地龍各一兩，去土，炒　沒藥另研[2]　乳香另研，各半兩　右爲細末，同研令勻，醋煮麵糊爲丸，如梧子大，每服五丸，用溫酒下，不拘時，日進二服。

定痛丸

威靈仙　木鱉子去殼　川烏炮，去皮臍　防風去蘆　香白芷　五靈脂　地龍各半兩，去土，炒　水蛭糯米炒熟　硃砂各三錢，水飛　右搗研爲末，酒煮麵糊丸，如梧子大，以硃砂爲衣，每服十丸，空心，溫酒送，婦人紅花酒下。

八神丹

地龍去土，炒　五靈脂炒　威靈仙　防風去蘆　木鱉子去殼　草烏頭各一兩，炒　白膠香另研　乳香另研，各三錢　爲末，酒煮麵糊丸，桐子大，每服五七丸至十丸，溫酒下，不拘時。

一粒金丹

草烏頭剉，炒　五靈脂各一兩　地龍去土，炒　木鱉子去殼，各半兩　白膠香一兩，另研　細墨煅　乳香各半兩，另研　沒藥另研　當歸各一兩，去蘆　麝香一錢，另研　爲細末，以糯米糊爲丸，如桐子大，每服二三丸，溫酒下，服藥[3]罷，身微汗爲效。

乳香應痛丸

乳香半兩，另研　五靈脂　赤石脂各一兩，研　草烏頭一兩半，炒　沒藥五錢[4]，另研　右爲細末，醋煮糊丸，如小豆大，每服十五[5]

---

〔1〕殼　原作"穀"，據乾隆本改。

〔2〕研　原作"碎"，據乾隆本改。

〔3〕藥　原無，據乾隆本補。

〔4〕五錢　原無，據乾隆本補。

〔5〕五　原作"丸"，據乾隆本改。

丸,空心,温酒送下,日進二服。

烏藥順氣散

麻黄去根節　陳皮　烏藥各二錢　白殭蠶去絲、嘴,炒　乾薑炮,各五分　川芎　枳殼　桔梗　白芷　甘草炒,各一錢　水二鍾,薑三片,棗一枚,煎八分,食遠服。

緩筋湯

羌活　獨活各二錢　藁本　麻黄　柴胡　升麻　草豆蔻　生地黄　當歸身　黄芩　黄柏各三分　炙甘草各[1]三分　生甘草根　熟地黄各一分　蒼米五分　蘇木一分　右粗末,水二盞,煎一盞,去粗,食遠熱服。

立效散

當歸五錢　生地三錢　茯苓三錢　木通三錢　故紙鹽炒,二錢　枸杞四錢　鹿茸炙,五錢　爲末,作四服,酒調下。

甘草附子湯

甘草　白术各二錢　桂枝五錢　炮附二錢　秦艽二錢　水煎服。

犀角湯

犀角二兩　羚羊角一兩　前胡　黄[2]芩　梔子仁　射干　大黄　升麻各四兩　豉一升　右咬[3]咀,每服五錢,水二盞煎服。

茵芋丸

茵芋　硃砂　薏苡仁各一兩　牽牛一兩半[4]　郁李仁半兩　爲末,煉蜜杵丸,桐子大,輕粉滾爲衣,每服十丸至十五丸,五更温水下。到晚未利,可二三服,快利爲度,白粥將息。

大羌活[5]湯

羌活　升麻各一錢　獨活七分　蒼术　防風去蘆　甘草　威靈

---

〔1〕各　疑爲衍文。
〔2〕黄　原作“王”,據乾隆本改。
〔3〕咬　原作“哎”,據乾隆本改。
〔4〕一兩半　原無,據乾隆本補。
〔5〕活　此下原衍“活”,據乾隆本删。

仙去蘆　茯苓去皮　當歸　澤瀉各半錢　剉作一服，水二盞，煎一盞，溫服，食前一服，食後一服，忌酒、麵、生、冷、硬物。

黃蓍酒

黃蓍　獨活　防風　細辛去苗　牛膝[1]　川芎　附子炮，去皮臍　甘草炙　蜀椒去目併合口者，炒出汗，已上各三兩　川烏炮，去皮臍　山茱萸去核　秦艽去苗、土　葛根各一兩　官桂去皮[2]　當歸切，焙，各二兩半　大黃生，剉，一兩　白术　乾薑炮，各一兩半　右剉如麻豆大，用夾絹囊盛貯，以清酒一斗浸之，春夏五日，秋冬七日。初服一合，日二夜一，漸增之，以知爲度。虛弱者加蓯蓉二兩，下利者加女萎[3]三兩，多忘加石斛、菖蒲、紫石英各二兩，心下[4]多水[5]加茯苓、人參各二兩，山藥三兩。酒盡可更以酒二斗[6]，重漬服之。不爾，可曝澤搗下篩，酒服方寸匕，不知，稍增之。服一劑得力，令人耐[7]寒冷，補虛[8]治諸風冷神妙。少壯人服勿熬煉，老弱人微熬之。

痙

葛根湯

葛根四兩　麻黃三兩，去節　桂枝二兩，去皮　芍藥　炙甘[9]草各三兩　生薑三兩　大棗十二枚　右七味㕮咀，以水一斗，先煮麻黃、葛根，減二升，去沫，內諸藥，煮取三升，去滓溫服一升，覆取微汗，不須啜粥，餘如桂枝湯法將息及禁忌。

---

〔1〕膝　原作"膝"，據乾隆本改。

〔2〕皮　此下原衍"官桂去皮"，據乾隆本刪。

〔3〕女萎　屬蔓草類，性辛溫，主治霍亂、泄痢、腸鳴遊氣。

〔4〕下　原無，據乾隆本補。

〔5〕水　此下原衍"水"，據乾隆本刪。

〔6〕斗　原作"斛"，據乾隆本改。

〔7〕耐　原作"內"，據乾隆本改。

〔8〕補虛　原作"虛補"，據乾隆本改。

〔9〕甘　原作"草"，據乾隆本改。

栝蔞桂枝湯

栝蔞根二兩　桂枝三兩　芍藥三兩　甘草二兩　生薑三兩　大棗十二枚　右六味，以水九升，煮取三升，分溫三服，取微汗。汗不出，食頃啜粥發之。

桂枝加葛根湯

芍藥二兩　桂枝三兩　甘草二兩，炙　生薑三兩，切　大棗十二枚，擘　葛根四兩　用水一斗，先煮葛根減二升，去上沫，內諸藥，煮取三升，去滓，溫服一升，覆取微汗，不須啜粥。

桂枝加芍藥防風防己湯

桂枝一兩半　防風　防己各一兩　芍藥二兩　生薑一兩半　大棗六枚　每服一兩，水三盞，煎一盞半，去滓溫服。亦宜小續命湯。見中風。

附子散

桂心三錢　附子一兩，炮　白术二[1]兩　川芎三錢　獨活半兩　每服三錢，水一盞，棗一枚，煎五分，去渣溫服。

桂心白术湯

白术　防風　甘草　桂心　川芎　附子各等分　每服五錢，水二鍾，薑五片，棗二枚，同煎七分，去渣溫服。

汗

當歸六黃湯

當歸　黃連　黃芩　黃栢　黃蓍此味倍用　生地　熟地各一錢　水煎服。

防風湯

防風　荊芥　羌活　桂枝　薄荷　甘草　水煎服。

益胃散

黃連　五味　烏梅　生甘草各五錢[2]　炙草三分　升麻二

---

〔1〕二　乾隆本作“一”。
〔2〕錢　乾隆本作“分”。

分　忌濕、麵、酒、五辛。

漏風湯

黃蓍六錢　甘草一錢　防風　麻黃根　桂枝各五分　水煎服。

蓍附湯

黃蓍去蘆,蜜炙　附子炮,去皮臍,各等分　右㕮咀,每服四錢,水一盞,生薑十片,煎八分,食前溫服。未應,更加之。

白术散

牡蠣煅,三錢　白术一兩二錢半　防風二兩半　右爲末,每服一錢,溫水調下,不拘時候。如惡風,倍防風、白术;如多汗、面腫,倍牡蠣。

酸棗仁湯

酸棗仁　當歸　白芍　生地　知母　黃栢　茯苓　黃蓍　五味子　人參

青蒿散

天仙藤　鱉甲醋炙　香附子　桔梗　柴胡　秦艽　青蒿各一錢　烏藥五分　炙甘草一錢半　川芎二錢半　薑煎。

嘔吐

人參湯

人參　黃芩　知母　葳蕤　茯苓各三錢　蘆根　竹茹　白术　梔子仁　陳皮各半兩　石膏煅,一兩　右剉,每服四錢,水一鍾半,煎七分,去滓溫服。

麥門冬湯

麥門冬去心　生蘆根　竹茹　白术各五兩　甘草炙　茯苓各二兩　人參　陳皮　葳蕤各三兩　右剉散,每服四錢,水一盞半,薑五片,陳米一撮,煎七分,溫服。

平木湯

竹茹　腹[1]皮　蒼术　香附　撫芎　神麴八分[2]　半夏　陳

---

〔1〕腹　原作"服",據乾隆本改。

〔2〕八分　原無,據乾隆本補。

皮　生薑　少用吳萸爲嚮導，水煎服，作丸亦可[1]。

黃連湯

黃連　黃芩各一錢　陳壁土炒　蒼术炒，七分　吳萸炮，炒　陳皮各五分　神曲　山查水煎。

吳茱萸湯

吳茱萸一升，洗，辛熱　人參三兩，甘溫　生薑六兩，切，辛溫　大棗十二枚，擘，甘溫　右四味[2]，以水七升，煮取二升，去滓，溫服七合，日三服。

紅豆丸

丁[3]香　胡椒　砂仁　紅豆各二十一粒　右爲細末，薑汁糊丸，皂角子大，每服一丸，以大棗一枚去核填藥，麵裹，煨熟去麵，細嚼，白湯下，空心，日三服。

靈砂丹

水銀一斤　硫黃四兩　右二味，用新銚內炒成砂子，入水火鼎煨煉爲末，糯米糊丸，如麻子大，每三丸，空[4]心，棗湯、米飲、井花水、人參湯任下。量病輕重，增至五七丸。忌猪羊血、綠豆粉、冷滑物。

大半夏湯

半夏二升，洗完用　人參三兩　白蜜一升　以水一斗三升，和蜜揚之二百四十遍，煮藥，取三升，溫服一升，餘分再服。

大黃甘草湯

大黃四兩　甘草一兩　水三升，煮一升，分溫再服。

八味平胃散

厚朴去皮，薑炒　升麻　射干米泔浸　茯苓各二[5]兩半　大黃

---

〔1〕水煎服，作丸亦可　原無，據乾隆本補。
〔2〕味　原作“末”，據乾隆本改。
〔3〕丁　原作“下”，據乾隆本改。
〔4〕空　原作“穴”，據乾隆本改。
〔5〕二　乾隆本作“一”。

蒸　枳殼[1]去穰，麸炒　甘草炙，各一兩　芍藥半兩　每服四錢，水一[2]盞，煎七分，空心熱服。

反胃噎膈

滋陰清隔飲

當歸　芍藥煨　黃栢鹽水炒　黃連各一錢半　黃芩　山梔　生地黃各一錢　甘草三分　水二鍾，煎七分，入童便、竹瀝各半酒盞，食前服。

秦川剪紅丸

雄黃別研　木香各五錢　檳榔　三稜煨　蓬术煨　貫衆去毛　乾漆炒烟盡　陳皮各一兩　大黃一兩半　爲細末，麵糊爲丸，如梧桐子大，每服五十丸，食前米飲下。

麥昆煎

昆布二兩，洗去鹹　小麥二合　水煎，俟麥熟去渣，不拘時服一小盞。再口中長含昆布兩三片，嚥津[3]極效。

四生丸

北大黃去皮，酒洗，紙包煨香，不可過，存性，一兩　黑牽牛三兩，取頭末一兩　皂角去皮，生用，一兩　芒硝生用，半兩　右爲末，滴水爲丸，梧桐子大，每服二三十丸，白湯送下。

五膈寬中散

白豆蔻去皮，二兩　甘草炙，五兩　木香三兩　厚朴去皮，薑汁炙熟，一斤　縮砂仁　丁香　青皮去白　陳皮去白，各四兩　香附子炒，去净[4]毛，十六兩　爲細末，每服二錢，薑三片，鹽少許，不拘時，沸湯點服。

---

〔1〕殼　原作“穀”，據乾隆本改。

〔2〕一　原無，據《準繩》補。

〔3〕津　原作“淫”，據乾隆本改。

〔4〕净　《準繩》無此字。

霍亂

桂苓白术散

桂枝　人參　白术　白茯苓各半兩　澤瀉　甘草　石膏　寒水石各一兩　滑石二兩　右爲細末，每服三錢，白湯調下，或新汲水、薑湯下亦可。一方有木香、藿香、葛根各半兩。

訶子散

訶子炮，去核　甘草炙　厚朴薑製　乾薑炮　神麯炒　草果去殼　良薑炒　茯苓　麥芽炒　陳皮[1]各等分　右爲細末，每服二錢，候發不可忍時，用水煎，入鹽少許服之。

二香散

藿香　白术　厚朴　陳皮　茯苓　半夏　紫蘇　桔梗　白芷　香薷　黃連　扁豆各一錢　大腹皮　甘草各半錢　水二鍾，薑五片，葱白三根，煎至一鍾，不拘時服。

止渴湯

人參　麥門冬去心　茯苓去皮　桔梗　瓜蔞根　葛根　澤瀉　甘草各五錢，炙　又爲細末，每服三[2]錢，不拘時，蜜湯調下。

增損縮脾飲

草果　烏梅　甘草　砂仁各四兩　乾葛二兩　每服五錢，薑五片同煎，以水浸極冷，旋旋服之，無時。

茯苓澤瀉湯

茯苓八兩　澤瀉四兩　甘草炙　桂心各二兩　白术三兩[3]　每服四錢，薑三片同煎，食前服。一方有小麥五兩。

小麥門冬湯

麥門冬去心　白茯苓去皮　半夏湯泡七次　橘皮　白术各一錢半

---

〔1〕皮　原作"陂"，據乾隆本改。

〔2〕三　乾隆本作"二"。

〔3〕茯苓八兩　澤瀉四兩　甘草炙　桂心各二兩　白术三兩　原無，據乾隆本補。

人參　小麥　甘草炙,各一錢　水二鍾,薑五片,烏梅少許,同煎至一鍾,不拘時服。

黃連丸

黃連去鬚,微炒　黃栢微炒　厚朴去皮,生薑汁塗,炙令香,已上各七錢半　當歸微炒　乾薑炮　木香不見火　地榆各半兩　阿膠搗碎,炒黃燥,一兩　右爲末,煉蜜和搗二三百杵,如桐子大,每服二十丸,不拘時,粥飲下。

止血湯

當歸　桂心　續斷各三兩　生地　炮薑各四兩　蒲黃　阿膠炒　炙草各二兩　共[1]爲末,每服三錢,水煎,溫服三服。

赤石脂湯

赤石脂四兩　升麻　白术各一兩半　烏梅去核[2],炒乾　乾薑炮製,各一兩　陳廩米微炒　梔子仁各半兩　右搗篩,每服五錢,水一盞半,煎八分,去滓,空心溫服。

七氣湯

半夏湯泡　厚朴　白芍藥　茯苓各二錢　桂心　紫蘇　橘紅　人參各一錢　右作一服,水二鍾,薑七片,紅棗一枚,煎一鍾服。

建中加柴胡木瓜湯

桂枝二兩半　芍藥二兩　甘草一兩　膠餳半升　生薑一兩半　大棗六枚　木瓜　柴胡各五錢　每服一兩,水三盞,煎一盞半,去渣,下膠餳兩匙服。

吳茱萸湯

吳茱萸　木瓜　食鹽各半兩　右同[3]炒令焦,先用磁瓶盛水三升,煮令百沸,入藥煎至二升已下,傾一盞,冷熱隨病人服之。

桂苓甘露散 此張子和方。劉河間則合五苓、六一,而加石膏、寒水石,内滑石四兩,二石各二兩,白术、茯苓、澤瀉各一兩,餘各五錢。

---

[1] 共　原作“其”,據乾隆本改。
[2] 核　原作“梅”,據乾隆本改。
[3] 同　原作“四”,據乾隆本改。

　　肉桂　藿香　人參各半兩　木香二錢半　白茯苓去皮　白
术　甘草炙　澤瀉　葛根　石膏　寒水石各一兩　滑石二兩　右爲
末，每服二錢，白湯、冷水任調下。

甘露飲一方加犀角

　　生地黃　熟地黃　天冬　麥冬　石斛　茵陳　黃芩　枳
殼　枇杷葉　甘草　等分，每服五錢。

參术調中湯

　　黃蓍炙，四分　桑白皮五分　人參　炙甘草　白茯各二分　五味
子二十粒　白术三分　地骨皮　麥冬　陳皮各二分　青皮一分　水
煎，大溫服，早飯後。忌多言語、勞役。

厚朴湯

　　厚朴去皮，生薑汁塗，炙令香　枳殼去穰，麨炒　高良薑　檳榔　朴
硝各七錢半　大黃炒，二兩　右搗篩[1]，每服三錢，水一盞半，煎一盞，
溫服。

活命散

　　丁香七粒　菖蒲根半兩　甘草炙，一兩　生薑半兩　鹽一合　右
剉碎，用童便一盞半，煎一盞，分二次溫服。

冬葵子湯

　　冬葵子　滑石　香薷　木瓜各二錢　日四五服。

陰陽水

　　沸湯　井水　各半鍾，和服。

泄瀉

漿水散

　　半夏二兩　良薑二錢半　乾薑　肉桂　甘草　附子炮，各五
錢　爲細末，每服三五錢，水二盞，煎一盞，熱服，甚者三四服。

止瀉湯

　　白术　茯苓　炙甘草　白芍　陳皮　車前　木通　水煎服。

---

〔1〕篩　原作“節”，據乾隆本改。

玉龍丸

硫黃　硝石　滑石　明礬各一兩　用無根水滴爲丸[1]。

胃苓湯

平胃散見傷飲食　五苓散見傷濕。各等分　右剉，水煎服，極效。

升陽除濕湯

蒼术一錢　柴胡　羌活　防風　神麯　澤瀉　猪苓各半錢　陳皮　大麥蘖　炙甘草各三分　升麻五分　水二盞，煎一盞，空心服。

戊己丸

黃連去鬚　吳茱萸去梗，炒　白芍[2]藥各五兩　爲末，麵糊丸，如梧桐子大，每服三十丸，空心，米飲下。

白术調中湯

白术　茯苓　橘皮去白　澤瀉各半兩　甘草一兩　乾薑炒　官桂　縮砂仁　藿香各二錢半　爲末，白湯化蜜少許，調下二錢，無時。煉蜜每兩十丸，名白术調中丸。

快脾丸

生薑六兩，淨洗，切片，以飛麵四兩和勻，就日中晒乾　橘皮一兩　甘草炙　丁香不見火，各二兩　縮砂仁三兩　右爲末，煉蜜丸，如彈子大，每服二丸，食前薑湯送下。

四神丸

肉豆蔻二兩　補骨脂四兩　五味子二兩　吳茱萸浸炒，一兩　右爲末，生薑八兩，紅棗一百枚煮熟，取棗肉和末，丸如桐子大，每服五七十丸，空心，食前白湯送下。

瀉心導赤散

生地　木通　黃連　甘草梢　等分煎。

參苓白术散

人參　乾山藥　蓮肉[3]去心　白扁豆去皮，薑汁浸，炒，各一

---

〔1〕水滴爲丸　原無，據乾隆本補。

〔2〕芍　此下原衍芍，據乾隆本刪。

〔3〕肉　原作“內”，據乾隆本改。

斤半　白术於潛者，二斤　桔梗炒令黄色　砂仁　白茯苓去皮　陳皮　薏苡仁　炙甘草各一斤　右爲細末，每服二錢，米湯調下。或薑、棗煎，或棗肉和丸，或煉蜜丸亦可。

八柱[1]散

即附子理中湯見中寒。加罌粟殻[2]、烏梅、訶子、肉蔲。

赤石脂禹餘糧湯

赤石脂　禹餘糧各一兩　右分三服，水一盞半，煎八分，去滓服。

附：赤石脂丸

赤石脂　乾薑各一兩　黄連　當歸各二兩　右爲細末，煉蜜丸，梧子大，每服三十丸，米飲下。

厚朴枳實湯

厚朴　枳實　訶子半生半熟，各一兩　木香半兩　黄連　炙甘草各二錢　大黄三錢　爲末，每服三錢或五錢，水一盞半，煎一盞，去滓温服。

固腸丸

樗皮四兩　滑石二兩　爲末，粥丸。此丸性燥，若滯氣未盡者，不可遽用。

訶子散

訶子一兩，半生半熟　木香半兩　甘草二錢　黄連三錢　爲末，每服二錢，以白术、芍藥湯調下。

扶脾丸

白术　茯苓　橘皮　半夏　甘草炙　訶黎勒皮　烏梅肉各二錢　紅豆　乾薑　藿香各一錢　肉桂半錢　麥蘖　神麯炒，各四錢　爲末，荷葉裹燒飯爲丸，桐子大，每服五十丸，温水食前下。

桃花丸

赤石脂　乾薑炮，各等分　爲末，麵糊丸，桐子大，每服二十丸，

---

〔1〕柱　原作“桂”，據乾隆本改。
〔2〕殻　原作“穀”，據乾隆本改。

空心，食前米飲送下，日三服。

訶子丸

訶子皮　川薑　肉豆蔻　龍骨　木香　赤石脂　附子各等分　爲末，米糊丸，桐子大，每服四十丸，米飲下。

腸鳴

河間葶藶丸

葶藶隔紙炒　澤瀉　椒目　杏仁　桑白皮　猪苓去黑皮，各五錢　爲末，蜜丸，桐子大，每服二十丸，葱白湯下，以利爲度。

痢

木香檳榔丸

木香　檳榔　青皮醋炒　陳皮　枳殼炒　黃[1]栢酒炒　黃連吳黃湯炒　三稜醋炒　蓬莪醋炒，各五錢　大黃酒浸，一兩　香附　牽牛各二兩　芒硝水丸。

香連丸

黃連去蘆，二十兩，用吳茱萸十兩同炒令赤，揀去茱萸不用　木香四兩八錢八分，不見火　爲細末，醋糊丸，如桐子大，每服三十丸，空心飯飲下。

白頭翁湯

白頭翁二兩　黃連　黃栢　秦皮各三兩　右四味，以水七升，煮取二升，去滓，溫服一升，不愈更服。

芍藥湯

芍藥一兩　當歸　黃連　黃芩各半兩　大黃三錢　桂枝[2]二錢半　甘草炙　檳榔各二錢　木香一錢　右九味㕮咀，每服五錢，水二盞，煎一䀞，去滓溫服。如痢不減，漸加大黃，食後。如便後藏毒

---

〔1〕黃　原作“橫”，據乾隆本改。
〔2〕枝　乾隆本無此字。

加^{〔1〕}黄栢半兩。

利積丸

黄連四兩　六一散八兩　當歸二兩　蘿蔔子炒　巴豆去油，同黄連炒　乳香各一兩　爲末，醋糊丸，如^{〔2〕}桐子大，弱者服十五丸，實者二十五丸。

導氣湯

木香　檳榔　黄連各六分　大黄　黄芩各一錢半　枳殼一錢，麩炒　芍藥六錢　當歸三錢　㕮咀，作二服，水二鍾，煎一鍾，食前^{〔3〕}溫服。

黄連阿膠丸

黄連去鬚，三兩　阿膠碎炒，一兩　茯苓去皮，二^{〔4〕}兩　以連、苓爲末，水熬阿膠膏，搜和丸，桐子大，每服三十丸，空心米飲下。

紫參^{〔5〕}湯

紫參半斤　甘草二^{〔6〕}兩　右二味，以水五升，先煮紫參取三升，内^{〔7〕}甘草，煮取一升半，分溫三服。

茯苓湯

茯苓六分　澤瀉一錢　當歸身四分　芍藥一錢半　蒼术二分　生薑二分　肉桂五分　生芩三分　猪苓六分　升麻一錢　炙草五分　柴胡一錢　作二服，水煎，稍熱服。

升消散甚者加川芎、羌活、柴胡、黄芩各一錢。

蒼术三錢　防風一錢半　黄連　木香各五分　厚朴　陳皮　枳殼各一錢　甘草四分

桃花湯

赤石脂一升，一半剉，一半篩末　乾薑一兩　粳米一升　右三味，以

---

〔1〕加　原作"如"，據乾隆本改。
〔2〕如　原作"加"，據乾隆本改。
〔3〕前　原作"煎"，據乾隆本改。
〔4〕二　原作"云"，據乾隆本改。
〔5〕參　原作"蘇"，據《金匱要略》改。
〔6〕二　《金匱要略》作"三"。
〔7〕内　原作"肉"，據乾隆本改。

水七升，煮至米熟，去滓，每服七合，内赤石脂末方寸匕，日三服。

斷下湯

白术 茯苓各一錢 甘草五分 草果連皮，一枚 右咬咀，用罌粟殼十四枚，去筋膜併蔕蒂，剪碎，用醋淹，爲麄末用，作一服，水一大碗，薑七片、棗子、烏梅各七枚，煎一大盞，分二服服之。

養藏湯

人參 白术 當歸各六錢 白芍藥 木香各一兩六錢 甘草 肉桂各八錢 肉豆蔻麵裹煨，半兩 御米殼蜜炙，三兩 訶子肉一兩二錢 右咬咀，每服四錢，水一盞半，煎八分，去滓，食前溫服。忌酒、麵、生冷、魚腥、油膩之物。

白术安胃散

御米殼三兩，去頂蒂，醋煮[1]一宿 茯苓 車前 白术 烏梅肉各一兩 五味子半兩 爲末，每服五錢，水二盞，煎一盞，空心溫服。

鴉膽丸

鴉膽去殼，槌去皮，一錢 文蛤醋炒 枯礬 川連炒，各三分 糊丸，硃砂爲衣。或鴉膽霜、黃丹各一錢，加木香二分，亦可烏梅肉丸，硃砂爲衣。二方俱丸綠豆大，粥皮、或鹽梅皮、或圓眼乾肉、或芭蕉子肉包吞十一、二丸，立止。

訶子皮散

御米殼五分，去花萼，蜜炒[2] 乾薑炮，六分 陳皮五分 訶子皮七分，煨，去核 水煎服，或爲末，白湯調服亦可。

葛根湯

葛根 枳殼 半夏 生地 杏仁去皮尖 茯苓各二錢四分 黃芩一錢二分 炙甘草五分 分二貼，水二盞，黑豆百粒，生薑五片，白梅一個煎，食前溫服。

駐車丸

阿膠搗碎，蛤粉炒成珠，爲末，以醋四升熬成膏，十五兩 當歸去蘆，十五

---

〔1〕煮 原作“主”，據《準繩》改。

〔2〕炒 原無，據《準繩》補。

兩　黃連去鬚，二十兩　乾薑炮，十兩　右爲末，醋煮阿膠膏，丸如桐子大，每服三十丸，食前米飮下，日三服。小兒，丸麻子大，更量歲數加減服之。

神效參香散

白扁豆炒　木香　人參去蘆，各二兩　茯苓去皮　肉豆蔻煨，各四兩　罌粟殼去蒂　陳皮去白，各十兩　右爲細末，每服三錢，用溫米飮調下，無時。

六柱散去下二味，名四柱散，治寒瀉。

白茯苓　附子炮　人參　木香各一兩　肉蔻　訶子　每服三錢，薑五片，鹽少許煎，一方有白术，無訶子。

大防風湯治鶴膝風

川芎一錢五分　辣桂　黃蓍各五分　白芍藥[1]　附子　牛膝各一錢　白术　羌活　人參　防風各二錢　杜仲　熟地黃　甘草炙，各五分　水煎服。

潛行散治痛風，腰以下濕熱流注。

黃柏　不拘多少，酒浸，焙乾，爲末。生薑汁和酒調服，必兼四物等湯相間服乃妙。

青六丸

六一散三兩　紅麴炒，半兩，活血　右飯爲丸。一方酒糊丸。

澤漆湯

澤漆葉微炒，五兩　桑根白皮炙黃　郁李仁湯浸，去皮尖，炒熟，各三兩　陳皮去白[2]　白术炒，各一兩　人參一兩半　杏仁湯浸，去皮尖、雙仁，炒，一兩　右咬咀，每服五錢，水二盞，薑三片，煎八分，溫服。候半時辰再服，取下黃水數升，或小便利爲度。

倉廩湯

人參　茯苓　甘草炙　前胡　川芎　羌活　獨活　桔梗　柴胡　枳殼　陳蒼米各等分　每服五錢，水一盞半，薑三片，煎七分，

---

〔1〕藥　原無，據乾隆本補。
〔2〕白　原作“皮”，據乾隆本改。

去滓熱服，無時。

大便不通

麻仁丸

麻仁另研,五兩　大黃一斤,蒸,焙　厚朴去麁皮,薑製炒　枳實麩炒　芍藥各八兩　杏仁去皮尖,炒,五兩半　蜜丸,桐子大,每服二十丸,臨睡溫白湯下。

四順飲子

大黃蒸　甘草炙　當歸酒洗　芍藥各等分　右㕮咀,每服五錢,水盞半,薄荷十葉,同煎七分,溫服。

潤腸丸

歸尾　羌活　大黃煨,各五錢　麻仁　桃仁去皮尖,各一兩　蜜丸,梧子大,每服三五十丸,空心白湯下。風秘加皂角仁、防風、秦艽。脈濇、身癢、氣濇,加郁李仁。若欲益血,宜熟地[1]、杏仁、麻仁、枳殼、橘紅、阿膠、蓯蓉、蘇子、荊芥、當歸。

大承氣湯

大黃四兩,苦寒,酒洗　厚朴半斤,苦溫,炙去皮　枳實五枚,炙,苦寒　芒硝二合,鹹寒　右四味,以水一斗,先煮二物取五升,去滓,內大黃,煮取二升,去滓,內芒硝,更上火微煮一二沸,分溫再服,得下勿服。

小[2]承氣湯

大黃四兩　厚朴二兩,炙,去皮　枳實三枚　右三味,以水四升,煮取一升二合,去滓,分溫三服。初服湯,當更衣[3],不爾者盡飲之,若更衣者勿服之。

調胃承氣湯

大黃三兩,清酒浸,去皮　甘草二兩,炙　芒硝半斤,鹹苦大寒　右三味㕮咀,以水三升,煮取一升,去滓,內芒硝,更上火微煮令沸,少少

---

〔1〕地　原作"泡",據乾隆本改。
〔2〕小　原作"水",據乾隆本改。
〔3〕衣　原作"文",據乾隆本改。

温服。

三一承氣湯即大承氣四味各五錢，加甘草一兩，薑三片。

當歸承氣湯即調胃承氣大黃用一兩，芒硝用七錢，甘草用五錢，加當歸一兩也。引用薑五片，棗十枚。

温脾湯

人參　附子　甘草　芒硝各一兩　大黃五兩　當歸　乾薑各三兩　水煎服。

半硫丸

半夏湯洗七次，焙乾，爲細末　硫黃明净好者，研用柳木槌子　右以生薑自然汁同熬，入乾蒸餅末，攪和勻，入臼内杵數百下，丸如梧子大，每服十五丸至二十丸，無灰酒或生薑湯任下，婦人醋湯下，俱空心服。

握藥法此即《儒門事親》之握宣丸去桂附也。

巴豆仁　乾薑　韭子　良薑　硫黃　甘遂　白檳榔各五分　爲末，合均，飲和，分二粒，先花椒湯洗手，麻油塗手心握藥，移時便瀉，欲止則以冷水洗手。

人參利膈丸

枳殼　厚朴　大黃　人參　甘草　木香　藿香　當歸　檳榔　桃仁　火麻仁　蜜爲丸。

蓯蓉潤腸丸

肉蓯蓉酒浸，焙，二兩　沉香另研，一兩　爲末，麻子仁汁打糊丸，梧子大，每服七十丸，空心米飲下。

滋燥養榮湯

生地　熟地　大[1]黃　白芍　秦艽各一錢　當歸二錢　防風五分　甘草五分　水煎服。

穿結藥

蟾酥　輕粉　麝香等分　巴豆少許，另研　右研極細，乳汁爲丸，如黍[2]米大，每服二三丸，薑湯下。治大滿大實，心胸高起，氣

---

〔1〕大　原作“黃”，據千頃堂本改。

〔2〕黍　原作“麥”，據乾隆本改。

塞不通，結實之証。

七宣丸

桃仁去皮尖,六兩　柴胡　訶子皮　枳實麸炒　木香各五兩　炙甘草四兩　大黃麵裹煨,十五兩　蜜丸,桐子大,每服二十丸。

更衣丸

生蘆薈　硃砂各等分　飯丸,酒服。

導滯通幽湯

當歸身　升麻稍　桃仁泥　甘草炙,各一錢　熟地黃　生地黃　紅花各五分　水二大盞,煎一盞,調檳榔細末五分,稍熱服。一方加麻仁、大黃各等分,唯紅花少許,名潤燥湯。

大小便不通

導氣清利湯

豬苓　澤瀉　白术　人參　藿香　栢子仁　半夏薑製　陳皮　白茯苓　甘草　木通　梔子　黑牽牛　檳榔　枳殼　大黃　厚朴薑製　麝香少許　右生薑煎服,兼服木香和中丸。吐不止,灸氣海、天樞。如又不通,用蜜導。

小便不通

滋腎丸

黃柏酒洗,焙　知母酒洗,焙,各二兩　肉桂二錢　爲細末,熟水爲丸,茨[1]實大,每服百丸,加至二百丸,沸湯空心下。

木通湯

木通　滑石各半兩　牽牛取頭末,二錢半　作一服,燈心、葱白煎,食前服。

紅秫散

萹蓄一兩半　燈心一百根　紅术黍根二兩　右河水煎,空心,食前熱服。

---

〔1〕茨　原作"茨",據乾隆本改。

桃仁煎

桃仁　大黃　朴硝各一兩　䗪蟲半兩，炒黑　右爲末，以醇醋二升半，銀石器內慢火煎一升五合，下大黃、䗪蟲、桃仁等，不住手攪，良久出之，丸如梧子大。前一日晚不[1]食，五更初溫酒吞五丸，日午取下如赤豆汁，或如雞肝、蝦蟆衣狀，未下再服[2]。如見鮮血即止，續以調血氣藥補之。此方出《千金》，藥峻，不可輕用。

瓜蔞瞿麥丸

瓜蔞根二兩　茯苓　薯蕷各三兩　附子炮，一枚　瞿麥一兩　爲末，蜜丸，如桐子大，每服三丸，日三服。不知，增至七八丸。小便利，腹中溫，爲之知。

滑石散 治水氣迫胞。

寒水石二兩　葵子一合　白滑石　亂髮灰　車前子　木通去皮節，各一兩　右剉散，水一斗，煮取五升，時時服，一升即利。

淋

火府丹

黃芩一兩　生乾地黃二兩　木通三兩　爲末，蜜丸，桐子大，每服五十丸，木通煎湯下。

石葦散

芍藥　白术　滑石　葵子　瞿麥　石葦去毛　木通各二兩　當歸去蘆　甘草炙　王不留行各一兩　爲末，每服二錢，煎小麥湯調下，日三服，空心。

八正散

瞿麥　萹蓄　車前子　滑石　甘草炙　山梔子仁　木通　大黃麵裹煨，去麵切、焙，各一斤　爲末，每服二錢，水一觥，入燈心煎七分，去滓，食後、臨臥溫服。

---

〔1〕晚不　乾隆本作“不晚”。
〔2〕服　乾隆本作“作”。

加味八正散即上方加石葦、木香、冬[1]葵子、沉香。

鹿角霜丸

鹿角霜　白茯　秋石各等分　爲末，糊丸，如桐子大，每服五十丸，米飮下。

海金沙散

海金沙　滑石各一兩，爲末　甘草二錢半，爲末　右研勻，每服二錢，食前，煎麥門冬湯調服，燈心湯[2]亦可。

兔絲子丸

兔絲子去塵土，水淘净，酒浸，控乾蒸，搗，焙　桑螵蛸炙，各半兩　澤瀉二錢半　爲末，蜜丸，桐子大，每服二十丸，空心，清米飮送下。

神效琥珀散

琥珀　桂心　滑石　川大黄微炒　葵子　膩粉　木通　木香　磁石火煅，酒淬七次，細研，水飛，各半兩　右爲細末，每服二錢，用燈心、葱白湯調下。

如聖散

馬蘭花　麥門冬去心　白茅根　車前子　甜葶藶炒　苦葶藶炒　檀香　連翹各等分　爲末，每服四錢，水煎。渴加黄芩，入燒鹽少許。

石燕丸

石燕火燒令通赤，水中淬三次，研極細，水飛，焙乾　石葦去毛　瞿麥穗　滑石各一兩　右爲細末，麵糊丸，梧桐子大，每服十丸，用瞿麥、燈心煎湯送下，日三服。

獨聖散

黄蜀葵花、子俱用，炒，一兩　爲末，每服一錢，米飮下，食前服。

牛膝膏

桃仁去皮，炒　歸尾酒洗，各一兩　牛膝四兩，去蘆，酒浸一宿　赤芍

---

〔1〕冬　原作“各”，據乾隆本改。
〔2〕湯　原作“河”，據乾隆本改。

藥　生地黃酒洗,各一兩五錢　川芎五錢　俱[1]剉片,用甜水十鍾,炭火慢慢煎至二鍾,入麝香少許,分作[2]四次,空心服。如夏月,用涼水換此膏,不壞。

立效散

瞿麥穗　山栀子炒　甘草各三錢　右作一服,水二鍾,煎一鍾,食前服。

瞿麥散

瞿麥穗[3]七錢五分[4]　冬瓜子　茅根　黃芩各一錢二分　木通二錢半[5]　竹葉一把　滑石四錢　葵子二錢

五淋散

山茵陳　淡竹葉各一錢　木通　滑石　甘草炙,各錢半　山栀仁[6]炒　赤芍藥　赤茯苓各一錢　右作一服,水二鍾,煎一鍾,食前服。

榆白皮散

榆白皮　赤茯苓　甘遂煨　瞿麥　犀角屑　山栀子　木通　子芩　滑石各半兩　川芒硝一兩　爲散,每服三錢,水一盞,煎至[7]五分,去滓溫服,食前[8]。

地髓湯

牛膝一[9]合洗净[10],以水五盞,煎耗其四留其一,去[11]滓,加麝

---

〔1〕俱　原作"者",據乾隆本改。
〔2〕分作　原無,據《準繩》補。
〔3〕穗　乾隆本無此字。
〔4〕七錢五分　乾隆本作"一錢四分"。
〔5〕二錢半　乾隆本作"五分"。
〔6〕仁　原作"子",據乾隆本改。
〔7〕至　乾隆本無此字。
〔8〕溫服,食前　原作"食前服",據乾隆本改。
〔9〕一　原作"壺",據乾隆本改。
〔10〕洗净　乾隆本作"净洗"。
〔11〕去　原作"法",據乾隆本改。

香少許，研調服，無時。

肉蓯蓉丸

肉蓯蓉酒浸，切焙　熟地黃　山藥　石斛去根　牛膝酒浸，切焙　官桂去麄皮　檳榔各半兩　附子去皮臍，炮　黃蓍各一兩　黃連去鬚，七錢半　細辛去苗葉[1]　甘草炙，各[2]二錢半　右爲末[3]，蜜丸，桐子大，每服[4]二十丸，鹽酒下。

澤瀉散

澤瀉　雞蘇　石葦[5]去毛，炙　赤茯苓去皮　蒲黃　當歸　琥珀另研　檳榔各一兩　枳殼麩炒　桑螵蛸炒，各半兩　官桂七錢半　右爲末，每服二錢，冬葵煎湯調服，或木通湯亦可。

沉香散

沉香　石葦去毛　滑石　當歸　王不留行　瞿麥各半兩[6]　葵子　赤芍藥　白术各七錢半[7]　甘草炙，二[8]錢半　爲末，每服二錢，用大麥湯調服，以利爲度。

巴戟丸

巴戟去心，一兩半　桑螵蛸切破，麩炒　杜仲去麄皮，酥炙　生地黃　附子炮，去皮臍　肉蓯蓉酒浸，去皮，切焙　續斷　山藥各一兩　遠志去心，三錢[9]　山茱萸去核　石斛去根　鹿茸酥炙　兔絲子酒浸一宿，

---

〔1〕黃連去鬚，七錢半　細辛去苗葉　原作“葵子　赤芍藥　白术各七錢半”，據乾隆本及《準繩》改。

〔2〕各　原無，據《準繩》補。

〔3〕右爲末　原無，據《準繩》補。

〔4〕服　原無，據《準繩》補。

〔5〕葦　原作“違”，據乾隆本改。

〔6〕兩　原無，據《準繩》補。

〔7〕葵子　赤芍藥　白术各七錢半　原作“黃連去鬚，七錢半　細辛去苗葉”，據乾隆本及《準繩》改。

〔8〕二　此上原有“各”，據乾隆本刪。

〔9〕遠志去心，三錢　原無，據乾隆本補。

別搗　五味子　龍骨　官桂各七錢[1]半　右爲細末，入別搗藥研和令匀，煉蜜爲丸，如桐子大，每服三十丸，空心，用溫酒下。

小便數

茯苓琥珀湯

茯苓去皮　白术　琥珀各兩半　炙甘草　桂心各三錢　澤瀉一兩　滑石七錢　木猪苓半兩　爲細末，每服五錢，煎長流甘瀾水一盞調下，空心食前，待少時，以美膳壓之。

兔絲子丸

兔絲子酒蒸，二兩　牡蠣煅取粉　附子炮　五味子　鹿茸酒炙，各一兩　肉蓯蓉酒浸，二兩　雞䏶胵炙　桑螵蛸酒炙，各半兩　爲細末，酒糊丸，如桐子大，每服七十丸，空心，鹽酒、鹽湯任下。

蓯蓉丸

肉蓯蓉八兩　熟地黃六兩　五味子四兩　兔絲子搗研，二兩　爲細末，酒煮山藥糊和丸，如桐子大，每服七十丸，空心，鹽酒下。

遺尿不禁

韭子丸

家韭子炒，六兩　鹿茸四兩，酥炙　肉蓯蓉酒浸　牛膝酒浸　熟地黃　當歸各二兩　兔絲子酒浸　巴戟去心，各一兩半　杜仲炒　石斛去苗　桂心　乾薑各一兩　爲末，酒糊丸，如桐子大，每服五十丸，加至百丸，空心，食前鹽湯、溫酒任下。小兒遺尿者，多因胞寒，亦禀受陽氣不足也，別作小丸服。

茯苓丸

赤茯苓　白茯苓　等分，爲細末，以新汲水挼洗，澄去筋[2]脈，控乾，復研爲末，別取地黃汁與好酒，同於銀石器內熬成膏，搜和，丸如桐子大，每服一丸，細嚼，空心，用鹽酒送下。

---

〔1〕錢　原無，據《準繩》補。
〔2〕筋　原作“根”，據乾隆本及《準繩》改。

關格

栢子仁湯

人參　半夏　白茯苓　陳皮　栢子仁　甘草炙　麝香少許，別研　生薑煎，入麝香調勻和服，加郁李仁更妙。

人參散

人參　麝香　片腦各少許　右末，甘草湯調服。

既濟丸

熟附子童便浸　人參各一錢　麝香少許　右末之，糊丸，如桐[1]子大，麝香爲衣，每服七丸，燈心湯下。

頭痛

順氣和中湯

黃耆一錢半　人參一錢　白术　陳皮　當歸　芍藥各五分　甘草炙　升麻　柴胡各三分　蔓荆子　川芎　細辛各二分　水煎服。

清空膏

羌活　防風各一兩　柴胡七錢　川芎五錢　甘草炙，一兩半　黃連炒，一兩　黃芩三兩，一半酒製，一半炒　爲細末，每服二錢，熱盞內入茶少許，湯調如膏，抹在口內，少用白湯，臨臥送下。

清上瀉火湯

羌活三錢　酒知母　酒黃芩各二[2]錢半　黃耆　酒黃栢各一錢　防風　升麻各七分　柴胡　藁本　酒黃連　生地黃　甘草各五分　川芎　荆芥　蔓荆子各二分　蒼术　當歸各三分　細辛　紅花各少許　分作二服，每服水二盞，煎一盞，去渣，稍熱服，食遠。

補氣湯

黃耆八分　甘草炙　當歸身各二錢　柴胡　升麻各二分　細辛少許　麻黃炒　苦丁香各半錢　右水煎服。

---

〔1〕桐　乾隆本作"橦"。
〔2〕二　乾隆本作"一"。

川芎散

川芎　細辛　羌活　槐花　甘草炙　香附子　石膏各半兩　荆芥　薄荷　菊花　防風去叉　茵陳各一兩　爲末,每服二錢,食後茶清調下,日三服。忌動風物。

又方

青黛二錢半　蔓荆子　川芎各一錢二分　鬱金　芒硝　細辛根各一錢　石膏一錢三分　薄荷葉二錢　紅豆一粒　右爲末,搐鼻。

又方

川芎　柴胡各二錢　細辛　半夏麯　人參　前胡　防風　甘菊花　甘草炙,各一錢　薄荷少許　作一服,水二鍾,薑三片,煎一鍾,食後服。

又方

甘菊花　石膏[1]　川芎　白殭蠶生,各六錢　右爲極細末,每服三錢,茶清調下。

細辛散

細辛二分　川芎七分　柴胡二錢　黃芩酒炒,一錢　生黃芩五分　瓦粉二分　甘草炙,一錢半　黃連酒炒,七分　芍藥五分　每服三錢,水煎,食後溫服。

清震湯

升麻[2]　蒼术泔浸一宿,各一兩　荷葉一個全[3]者　爲末,每服五錢,用水二鍾,煎八分,食後溫服。升麻湯,河間云是《局方》。

愈風餅子

川烏炮,半兩　川芎　甘菊　白芷　防風　細辛　天麻　羌活　荆芥　薄荷　甘草炙,各一兩　右爲細末,水浸蒸餅爲劑,揑作餅子,每服三五餅,細嚼,茶、酒送下,不計[4]時候。

---

〔1〕膏　原作“賣”,據乾隆本改。
〔2〕麻　乾隆本此下有“湯”字。
〔3〕全　原作“金”,據乾隆本改。
〔4〕計　原作“許”,據乾隆本改。

人參消風散

芎藭　羌活　防風　人參　茯苓去皮　白殭蠶炒　藿香葉　荊芥穗　甘草炙　蟬殼去土,各二兩　厚朴去皮,薑製　陳皮去白,各半兩　爲細末,每服二錢,茶清調下。

選奇湯

防風　羌活各三錢　酒黃芩一錢,冬不用,如能食,熱痛者[1]加之。　甘草三錢,夏生、冬炙用　每服三錢,水煎,稍熱服,食後,時時。

生熟地黃丸

生地　熟地　玄參　石斛　蜜

羌烏散

川烏　草烏各一錢,此二味俱用童便浸二宿　細辛　羌活　片芩酒拌炒　甘草炙,各五分　爲末,分二服,清茶調下。

小芎辛湯

川芎三錢　細辛洗去土　白术各二錢　甘草一錢　水二鍾,薑二片,煎八分,食遠服。

透頂散

細辛表白者,三莖　瓜蒂一個　丁香三粒　糯米七粒　腦子　麝香各一黑豆大　右將麝、腦乳鉢內研極細,却將前四味研勻,另自治爲末,然後入乳鉢內盞[2]起腦、麝令勻,用瓦罐子盛之,謹[3]閉罐口。患人隨左右搐之一大豆許,良久出涎一升許則安。

紅豆搐鼻散

麻黃根炒,半錢　苦丁香半錢[4]　紅豆十粒　羌活燒　連翹各三錢　右五味爲末,鼻內搐之。

---

〔1〕者　原無,據乾隆本補。

〔2〕盞　原作“湯”,據《準繩》改。

〔3〕謹　原作“調”,據乾隆本改。

〔4〕錢　原作“前”,據乾隆本改。

眩暈

補肝養榮湯

當歸　川芎各二錢　芍藥　熟地黃　陳皮各一錢半　甘菊花一錢　甘草五分　水二鍾，煎八分，食前服。

旋覆花湯

旋覆花　半夏　橘紅　乾薑各一兩　檳榔　人參　甘草　白术各半兩　剉，每服一兩，薑水煎。

青黛散

豬牙皂角一個　玄胡索一分　青黛少許　右爲末，水調豆許，鼻內灌之，其涎自出。先仰臥灌鼻，俟喉中酸味，即起身，涎出口，咬銅錢一文任流下。

三五七散

天雄炮，去皮　細辛洗去土，各三錢[1]　山茱萸去核　乾薑炮，各五兩　防風　山藥炒，各七兩　爲末，每服二錢，食前溫酒下。

正元飲

紅豆炒　乾薑炮　陳皮去白，各三錢　人參　白术　甘草炙　茯苓去皮，各二兩　肉桂去粗皮　川烏炮，去皮，各兩半　附子炮，去皮尖　山藥薑汁浸炒　川芎　烏藥去木　乾葛各一兩　黃蓍炙，一兩半　右爲末，每服三錢，水煎，加生薑三片，棗一枚，鹽少許，食前溫服。

茸珠丸

好辰砂　草烏　瞿麥　黃藥子各一兩　右爲粗末，甆碗一個，以薑汁塗炙數次，入砂在内，上鋪諸藥，復以盞蓋了，掘一小坑，安碗在内，用熟炭五斤，煅令火盡，吹去草藥灰，取辰砂研細，或只獨用辰砂末。每服一錢半，淡薑湯下。或加用鹿茸，燎去毛，切片酒浸，爲末，三兩，和黃棗肉，丸如桐子大，每服三四十丸，人參湯調下，空心服。熟砂有毒，更宜[2]斟酌。

---

〔1〕錢　原作“前”，據乾隆本改。
〔2〕宜　原作“而”，據乾隆本改。

半夏白术天麻湯

天麻五分　半夏湯洗,一錢半　白术一錢　人參　蒼术　橘皮　黃耆　澤瀉　白茯苓各五分　神麯一錢,炒　大麥蘖一錢半　乾薑三分　黃栢二分　右㕮咀,每服半兩,水二鍾,煎一鍾,去渣熱服,食前。

項强痛

驅邪湯

麻黃　桂枝　杏仁　甘草　防風　羌活　獨活　川芎　藁本　柴胡　家葛　白芷　升麻　右生薑、薄荷水煎服。又方:多加紫金藤。

消風豁痰湯

黃芩酒炒　羌活　紅花　半夏薑製　陳皮　白茯苓　甘草　獨活　防風　白芷　家葛　柴胡　升麻　右生薑煎服。又方:多加紫金藤。

加味勝濕湯

羌活　獨活　藁本　防風　蔓荆子　川芎　蒼术泔浸炒　黃栢酒炒　荆芥　甘草炙　右生薑煎服。又方:多加紫金藤。

疏風滋血湯

當歸　川芎　白芍藥　熟地黃　羌活　獨活　紅花　牛膝[1]　防風　白芷　家葛　升麻　甘草　柴胡　桃仁　右生薑煎服。又方:多加紫金藤。

胸痛

小陷胸湯

黃連一兩　半夏半升,洗　栝蔞實大者一枚　以水六升,先煮蔞取三升,去滓,内諸藥取二升,去滓,分溫三服。

大陷胸丸

大黃半斤,苦寒　葶藶半升,熬,苦寒　芒硝半斤,鹹寒　杏仁半斤,去

─────────────

〔1〕膝　原作"膝",據乾隆本改。

皮尖，熬黑，苦甘温　右四味，揚篩二味，内杏仁、芒硝，合研如脂和散，取如彈丸一枚，別搗甘遂末一錢匕，白蜜二合，水二升，煮取一升，温頓服之，一宿乃下，更服取下爲效。

心痛

九痛丸

附子炮，二兩　生狼牙炙香　巴豆去皮心，炒，研如脂，各半兩　人參　乾薑　吳茱萸各一兩　爲末，蜜丸，如桐子大，酒下，初服三丸，日三服，弱者二丸。

煮黃丸

雄黃研，一兩　巴豆五錢，去皮心，研如泥　右入白麵二兩，同研匀，滴水丸，如桐子大，滾漿水煮十二丸，濾，入冷漿水内令沉冷，每用時用浸藥冷漿水下一丸，一日十二時盡十二丸，以微利爲度不必盡劑。

扶陽助胃湯

附子炮，去皮臍，二錢　乾薑炮，一錢半　草豆蔻　益智仁　楝參　甘草炙　官桂　白芍藥各一錢　吳茱萸　陳皮　白术各五分　薑棗煎。

草豆蔻丸

草豆蔻一錢四分，麵裏煨熟，去皮　吳茱萸湯泡去苦味　益智仁　殭蠶炒，各八分　當歸身　青皮各六分　神麴　薑黃各四分　生甘草三分　桃仁去皮，七個　半[1]夏湯泡七次，一錢　澤瀉一錢，小便利減半　甘草六分　柴胡四分，詳脅下痛，多少與之　人參　黃蓍　陳皮各八分　麥穗炒黃，一錢半　右除桃仁另研如泥外，爲極細末，同碾匀，湯浸炊餅爲丸，桐子大，每服三十丸，熟白湯送下，食遠。旋斟酌多少用之。

清中湯

黃連　山梔子炒，各二錢　陳皮　茯苓各一錢半　半夏一錢，薑湯泡七次　草豆蔻仁搥碎　甘草炙，各七分　水二鍾，薑三片，煎八分，

---

〔1〕半　原作“米”，據乾隆本改。

食前[1]服。

星半安中湯

南星　半[2]夏各一錢半,俱薑湯泡　滑石　香附　枳殼[3]麩[4]
炒　青皮醋炒　木香　蒼术米泔浸一宿炒　砂仁　山梔炒黑　茯
苓　橘紅各一錢　甘草炙,五分　水二鍾,薑三片,煎八分服。

海蛤丸

海蛤燒爲灰,研極細,過數日火毒散用之　瓜蔞仁帶穰同研　右以海
蛤入瓜蔞内,乾濕得所,爲丸,每服五十丸。

加味七氣湯

蓬术　青皮　香附俱米醋炒,各一錢半　玄胡索二錢　薑黄一
錢　草豆蔻仁八分　三棱泡,七分　桂心五分　益智仁七分　陳皮八
分　藿香七分　炙甘草四分　水二鍾,煎八分服。

失笑散

五靈脂净好者　蒲黄等分　爲末,每二錢用黄醋一杓熬成膏,再
入水一盞,煎七分,熱服。

妙香散

山藥薑汁炙　茯苓去皮　茯神去皮　遠志去心,炒　黄蓍各一[5]
兩　人參　桔梗去蘆　甘草炙,各半兩　木香煨,二錢　辰砂三錢,另
研　麝香一錢,另研　爲細末,每服二錢,温酒調下。

煨腎散

甘遂麵包不令透水,煮百餘沸,取出用冷水浸過,去麵焙乾　爲末,三
錢,獖猪腰子細批破,以鹽椒淹透,糝藥末在内,荷葉包裹燒熟,温
酒嚼服。治腰胯痛欲瀉,止則飲新汲水,寒痰所滯者宜之。

---

〔1〕前　原作“煎”,據《準繩》改。
〔2〕半　此下原衍“半”,據乾隆本删。
〔3〕殼　原作“穀”,據乾隆本改。
〔4〕麩　原作“穀”,據乾隆本改。
〔5〕一　原無,據乾隆本補。

腹痛

木香順氣散

木香　附子　檳榔　青皮醋炒　陳皮　厚朴薑汁炒　蒼术米泔浸一宿炒　枳殼[1]麩[2]炒　砂仁各一錢　甘草五分　水二鍾，薑三片，煎[3]八分，食前服。

真武湯

茯苓　芍藥　生薑各三兩　白术二兩　附子一枚，炮，去皮，破八片　右五味，以水八升，煮取三升，去滓[4]，溫服七合，日三服。

正陽散

麝香一錢，細研　乾薑炮　甘草炙，各二錢半　附子一兩，炮，去皮臍　皂莢一兩，酥炙，去皮弦　右爲細末，每服二錢，白湯調，溫服。

回陽丹

硫黃　附子炮　木香　全蝎　蓽澄茄　吳茱萸洗，炒，各半兩　乾薑炮，二錢半　右爲末，酒糊爲丸，如桐子大，生薑湯下三五十丸，併二三服，熱投之，衣被取汗。

威靈散

靈仙　當歸　没藥　木香　肉桂　爲末，熱酒下。

當歸散

當歸　赤芍　劉寄奴　没藥　玄胡　枳實　爲末，熱酒下。

神聖復氣湯

柴胡　羌活各一錢　藁本　甘草各八分　半夏泡　升麻各七分　白葵花五朵，去心　歸身酒洗浸，六分　人參　防風　桃仁湯浸，去皮，研　郁李仁湯浸，去皮，各五分　乾薑炮　黑附子炮，去皮臍，各三分　右作一服，水五盞，煎至二盞，入黃蓍　草豆蔻麪煨，去皮秤，各一

---

〔1〕殼　原作“穀”，據乾隆本改。
〔2〕麩　原作“麵”，據乾隆本改。
〔3〕煎　原作“前”，據乾隆本改。
〔4〕滓　原缺，據乾隆本補。

錢　陳皮五分　右伴入在[1]内，再煎至一盞，再入下項藥：黃栢五分，
酒浸　黃連三分,酒浸　枳殼[2]三分　生地黃三分,酒浸　已上四味，預
一日另用新水浸，又次入：細辛二分　川芎　蔓荆子各三分　預一日
用水半大盞，分作二處浸。此三味併黃栢等藥，前正藥作一大盞，
不去渣，入此浸藥，再上火煎至一大盞，去渣，稍熱空心服。忌
肉食。

芍藥甘草湯

芍藥二兩　甘草一兩　㕮咀，每服五錢，水煎。

腰痛

橘香丸

橘核炒　茴香炒　葫蘆巴炒　荸薺子炒　破故紙炒　附子炮，
各等分　為末，酒煮麵糊和丸，梧子大，每服三四十丸，食前鹽湯
送下。

摩腰膏

附子尖　烏頭尖　南星各二錢半　硃砂　雄黃　樟腦　丁香各
一錢半　乾薑一錢　麝香大者五粒,小者加之　為末，蜜丸，龍眼大，每
一丸用薑汁化開如厚粥，火上烘[3]熱，放掌上摩腰中，候藥盡貼腰
上，即烘綿衣縛定，腰熱如火，間二日用一丸。

獨活寄生湯

獨活　桑寄生如無,以川續斷代之　杜仲去皮切,炒去絲　牛
膝　細辛　秦艽　茯苓　桂心　防風　芎藭　人參各一錢半　甘
草　當歸　芍藥　乾地黃各一[4]錢　水二盞,薑五片,同煎七分,食
前服。

---

〔1〕在　原無,據乾隆本補。
〔2〕殼　原作"穀",據乾隆本改。
〔3〕烘　原作"共",據乾隆本改。
〔4〕一　原無,據乾隆本補。

蒼术湯

蒼术五錢　柴胡三錢　防風一錢[1]半[2]　黃栢一錢半　水煎，空心，食前服。

獨活湯

羌活一錢　防風　獨活　肉桂各三錢　甘草炙，二錢　當歸尾五錢　桃仁五十粒　連翹五錢　漢防己　黃栢酒浸，各一兩　澤瀉　大黃煨，各三錢　每服五錢，酒半盞，水一盞，同煎，熱服。

羌活湯

羌活二錢　防風一錢半　甘草生、熟各半錢　草豆蔻　黃栢　葛根各五分　砂仁一錢　陳皮六分　知母二錢半　黃蓍二錢　蒼术　升麻　獨活　柴胡各一錢　爲麤末，作二服，水煎。

乳香趁痛散

虎脛骨酒炙黃　敗龜酒炙，各二兩　騏驎竭　赤芍藥　當歸　沒藥　防風　自然銅煅，醋淬，細研　白附子炮　辣桂去粗皮　白芷　蒼耳子微炒　骨碎補炒，去毛，各三兩　牛膝[3]　天麻　檳榔　五加皮　羌活各一兩　爲末，每服一錢，溫酒調下，加全[4]蝎妙[5]。

普賢正氣散

陳皮　半夏　蒼术　厚朴　藿香　甘草　生薑各等分　每服五錢，水二錢，葱二段，黑豆百粒，煎服。

人參順氣散

人參　川芎　桔梗　白术　白芷　陳皮　枳殼　麻黃去節　烏藥　白薑炮　甘草炙，一錢　水二鍾，煎一鍾，或爲細末，以甘草湯調服[6]。一方有五加皮一錢。

---

〔1〕錢　原無，據乾隆本補。

〔2〕半　此下原有“芎”，據乾隆本刪。

〔3〕膝　原作“膝”，據乾隆本改。

〔4〕全　原作“金”，據乾隆本改。

〔5〕妙　原作“如”，據乾隆本改。

〔6〕調服　原無，據乾隆本補。

調肝散

半夏製,三分　辣桂　宣木瓜　當歸　川芎　牛膝　細辛各二分　石菖蒲　酸棗仁盞去皮,微炒　甘草炙,各一分　每服三錢,薑五片,棗二枚,煎服。

無比[1]山藥丸

赤石脂煅　茯神　山茱萸去核　熟地黃酒浸　巴戟去心　牛膝去苗,酒浸　澤瀉已上各一兩　杜仲去皮切,薑汁炒　兔絲子酒浸　山藥已上各三兩　五味子揀,六兩　肉蓯蓉酒浸,四兩　爲末,蜜丸,桐子大,每服三十丸,空心,温酒或鹽湯送下。

脇肋痛

當歸龍薈丸

當歸酒洗　草龍膽酒浸　山梔炒黑　黃連酒炒　黃栢酒炒　黃芩酒炒,各一兩　大黃酒浸　蘆薈　青黛水飛,各半兩　木香二錢半　麝香半錢,別研　爲細末,煉蜜丸,如小豆大,小兒如麻子大,薑湯下二三十丸。忌發熱諸物,兼服防風通聖散。見中風。

枳殼煮散

枳殼麩炒,四兩,先煎　細辛　川芎　桔梗　防風各二兩　葛根一兩半　甘草二兩　爲麄末,每服四錢,水一盞半,薑、棗同煎七分,去滓温服。

補肝湯

山茱萸　當歸　五味子炒,杵　山藥　黃蓍炒　川芎　木瓜各半兩　熟地　白术炒,各一錢　獨活　酸棗仁炒,各四錢　每服五錢,棗引。

臂痛

琥珀散

赤芍藥　蓬莪术　京三稜　牡丹皮去木　劉寄奴去梗[2]　玄

---

〔1〕比　原作"此",據乾隆本改。
〔2〕梗　原作"足",據乾隆本改。

胡索炒,去皮　烏藥　當歸去蘆,酒浸　熟地黃酒浸　官桂不見火,各一兩　右前五味,用烏豆一升,生薑半斤切片,米醋四升同煮,豆爛爲度,焙乾,入後五味同爲細末,每服二錢,溫酒調服。

刦勞散

人參　甘草　黃蓍　當歸　芍藥　熟地黃　阿膠　紫菀各等分　每服五錢,水二盞,薑三片,棗二枚,煎八分,溫服。又方有五味子。

舒筋湯

片薑黃二錢,如無則以嫩莪术代之　赤芍藥　當歸　海桐皮去粗[1]皮　白术已上各一錢半　羌活　甘草炙,各一錢　作一服,水一鍾,薑三片,煎一鍾,去滓,磨沉香汁少許,食前[2]服。

身體痛

甘草附子湯

甘草　白术各一兩　桂枝二兩　附子炮,一枚　右㕮咀,作四劑,水煎[3],溫服。

當歸拈痛湯

羌活　甘草炙　黃芩酒炒　茵陳酒炒,各半兩　人參　苦參酒洗　升麻　葛根　蒼术　當歸身各二錢　白术一錢半　澤瀉　猪苓　防風　知母[4]酒洗,各三錢　水煎,不拘時服。

麻黃復煎湯

麻黃去節,用水五盞[5],先煮令沸,去沫渣,再煎至三盞,方入下藥　黃蓍各二錢半　白术　人參　柴胡根　防風　生地黃各五分　甘草三分　羌活　黃栢各一錢　杏仁三個,去皮尖　右入麻黃湯內,煎至一

---

〔1〕去粗　原作“皮粗”,據乾隆本改。

〔2〕前　原作“煎”,據乾隆本改。

〔3〕煎　原作“前”,據乾隆本改。

〔4〕母　原作“每”,據乾隆本改。

〔5〕盞　原作“盜”,據乾隆本改。

盞,臨臥勿飽服。

活血丹

熟地黃三兩　當歸　白术　白芍藥　續斷　人參各一兩　末
之,酒糊丸,如桐子大,每服百丸。

四物蒼术各半湯即四物湯與蒼术各半兩煎服,下活血丹。

面

升麻加黃連湯

升麻　葛根各一錢　白芷七分　甘草炙,五分　白芍藥五
分　酒黃連四分　生犀末　川芎　荊芥穗　薄荷各三分　右剉如
麻豆大,用水半盞,當[1]先浸川芎、荊芥穗、薄荷外,都作一服,
水二盞,煎一盞,入先浸三味煎七分,去渣,食後溫服。忌酒、濕、
麵、五辛。

升麻加附子湯

升麻　葛根　白芷　黃蓍各七分　甘草炙,五分　黑附子炮,七
分　人參　草豆蔻各五分　益智仁三分　右剉如麻豆大,都作一服,
水三盞,連鬚白葱頭二莖,同煎一盞,去渣溫服[2],食前。

清肺飲

連翹　川芎　白芷　黃連[3]　黃芩　荊芥　桑皮　苦參　山
梔　貝母　甘草

耳

犀角飲子

犀角鎊　木通　石菖蒲　甘菊花去根枝　玄參　赤芍藥　赤
小豆炒,各二錢　甘草炙,一錢　水二鍾,薑五片,煎一鍾,無時服。

---

〔1〕當　乾隆本無此字。
〔2〕服　原無,據乾隆本補。
〔3〕連　此下原衍"黃連",據乾隆本刪。

犀角散

犀角屑　甘菊花　前胡　枳殻[1]麩炒黃　石菖蒲　羌活　澤
瀉　木通　生地黃各半兩　麥門冬去心，二兩　甘草炙，二錢半　爲
末，每服三錢，水煎，去滓溫服。

《本事》地黃湯[2]

生地黃一兩半　枳殻[3]　羌活　桑白皮各一兩　磁石搗碎，水淘
三二十次，去盡赤汁爲度，二兩　甘草　防風　黃芩　木通各半兩　爲麤
末，每服四錢，水煎，去滓，日二三服。

益腎散

磁石製　巴戟　川椒開口[4]者，各一兩　石菖蒲　沉香各半
兩　右爲細末，每服二錢，用猪腎一隻細切，和以葱白、少鹽、幷藥，
濕紙十重裹煨，令香熟，空心，細嚼，溫酒送下。

桂星散

辣桂　川芎　當歸　石菖蒲　細辛　木通　木香　白蒺
藜炒，去刺　麻黃去節　甘草炙，一錢　白芷梢　天南星煨，製各一錢
半　水二鍾，葱白二根，紫蘇[5]五葉，薑五片，煎一鍾，食後服。一
方加全蝎去毒一錢。

磁石丸

磁石火煨，醋淬七次　防風　羌活　黃蓍鹽水浸，焙　木通去
皮　白芍藥　桂心不見火，各一兩　人參半兩　爲細末，用羊腎一對，
去脂膜搗爛，打酒糊爲丸，桐子大，每服五十丸，空心，溫酒、鹽
湯下。

清神散

甘菊花　白殭蠶炒，各半兩　羌活　荊芥穗　木通　川芎　防

---

〔1〕殻　原作“穀”，據乾隆本改。
〔2〕湯　原作“丸”，據乾隆本改。
〔3〕殻　校改同〔1〕。
〔4〕口　原作“日”，據乾隆本改。
〔5〕蘇　原作“㦯”，據乾隆本改。

風各四錢　木香一錢　石菖蒲　甘草各一錢半　爲末，每服二錢，食後茶清調服。

通氣散

茴香　木香　全蝎　玄胡索　陳皮　菖蒲各一錢　羌活　殭蠶　川芎　蟬蛻各半錢　穿山甲二錢　甘草一錢半　爲末，每服三錢，温酒調下。

通神散

全蝎一枚　地龍　土狗各二個　明礬半生半煆　雄黃各半兩　麝香一字　右爲末，每用少許，葱白蘸入耳中，閉氣，面壁坐一時。三日一次。

通耳法

磁石用緊者，如豆大一塊　穿山甲燒存性，爲末，一字　右二味，用新綿花裹了，塞所患耳内，口中銜少生鐵，覺耳内如風雨聲即愈。

追風散

藜蘆　雄黃　川芎　石菖蒲　全蝎　白芷　藿香　鵝不食草　薄荷　苦丁香各等分　麝香少許　右爲細末，每用些少吹鼻中。如無鵝不食草，加片腦少許。

蓖麻子丸

蓖麻子三十一個，去油用　皂角煨，取肉半錠　生地龍中者一條　全蝎二個，焙　遠志去心　磁石火煆，醋淬七次，研細，水飛　乳香各二錢　右爲細末，以黃蠟熔和爲丸塞[1]耳中。

勝金透關散

川烏頭一個，炮　細辛各二錢　膽礬半錢　鼠膽一具　右爲細末，用鼠膽調和勻，再焙令乾，研細，却入麝香半字，用鵝毛管吹入耳中，吹[2]時口含茶清，待少時。

龍齒散

龍齒　人參　白茯苓　麥門冬去心　遠志去心，各半兩　丹

---

〔1〕塞　原作“寒”，據乾隆本改。
〔2〕吹　原無，據乾隆本補。

砂　鐵粉　龍腦　牛黄　麝香各二錢半,俱另研　爲細末,研匀,每服
半錢匕,食後,用沸湯調服,日三服。

芎歸飲

川芎　當歸　細辛各半兩　石菖蒲　官桂　白芷各三錢　每服
三錢,水二盞,入紫蘇、薑、棗,煎至一盞服。

黄蓍丸

黄蓍一兩　沙苑蒺藜炒　羌活各半兩　黑附子大者一個　羖羊[1]
腎一對,焙乾　爲末,酒糊丸,桐子大,每服四十丸,煨葱、鹽湯下。

黍黏子湯

桔梗半兩　桃仁一錢　柴胡　黄蓍各三分　連翹　黄芩　黍黏
子　當歸梢　生地黄　黄連各二分　蒲黄　炙甘草　草龍膽　昆
布　蘇木　生甘草各一分　紅花少許　水煎,稍熱服,食後。忌寒藥。

柴胡清肝[2]飲

川芎　當歸　白芍　生地　柴胡　黄芩　山梔　花粉　防
風　牛蒡　連翹　甘草　作癰亦可服。

柴胡聰耳湯

柴胡三錢　連翹四錢　水蛭半錢,炒,另研　䖟蟲三個,去翅足,
研　麝香少許,研　當歸身　人參　炙甘草各一錢　右除另研外,以
水二盞,薑三片,煎至一盞,下水蛭等末,再煎一二沸,食遠,稍
熱服。

蔓荆子散

蔓荆子　赤芍藥　生地黄　桑白皮　甘菊花　赤茯苓　川升
麻　麥門冬去心　木通　前胡　炙甘草各一錢　水二盞,薑三片,
棗[3]二枚,煎一盞服。

紅綿散

白礬二錢　臙脂二字　研匀,先用綿杖子展去膿及黄水盡,用

---

〔1〕羊　原作“血”,據乾隆本改。
〔2〕肝　原作“服”,據乾隆本改。
〔3〕棗　原作“窭”,據乾隆本改。

別綿杖子引藥入耳中，令到底摻之，即乾。

透冰丹治一切風疾。

川大黃_{去麤皮}　山梔　蔓荆子_{去白皮}　白茯苓_{去皮}　益智仁_{去皮}　威靈仙_{去蘆頭，洗，焙乾}　白芷_{各半兩}　香墨_{燒，醋淬，乾，研細}　麝香_{研，各一錢}　茯神_{去木，半兩}　川烏_{二兩，用河水浸半月，切作片，焙乾，用鹽炒}　天麻_{去苗}　仙靈脾葉_{洗，焙}　爲細末，煉蜜和如麥飯[1]相似，以真酥塗杵臼，搗萬杵。如乾，旋入蜜令得所，和成劑。每服旋丸如桐子大，用薄荷自然汁同溫酒化下兩丸。中風涎潮，皂莢、白礬湯化四丸。小兒驚風，薄[2]荷汁化下一丸。

益氣聰明湯

黃蓍　人參_{各五錢}　升麻_{一錢半}　葛根_{二錢}　蔓荆子_{三錢}　芍藥　黃栢_{酒炒，各二錢}　炙甘草_{一錢}　每服四錢，水二盞，煎一盞，臨睡熱服，五[3]更再煎服。

鼻

防風湯

防風_{半兩}　梔子_{七枚}　升麻_{一兩}　石膏_{研，三兩}　桂_{去皮，半兩}　麻黃_{去節，七錢半}　木通_{一兩二錢半}　右㕮咀，每服三錢，水煎，空心溫服，日再[4]。

清肺飲

辛夷_{六分}　黃芩[5]　山梔　麥冬　百合　石膏　知母_{各一錢}　甘草_{五分}　枇杷葉_{三片}　升麻_{三分}

辛夷膏

辛夷葉_{二兩}　細辛　木通　木香　白芷　杏仁_{湯浸，去皮尖，研，}

---

〔1〕飰　"飯"的俗字。

〔2〕薄　原無，據乾隆本補。

〔3〕五　原無，據乾隆本補。

〔4〕右㕮咀，每服三錢，水煎，空心溫服，日再　原無，據乾隆本補。

〔5〕芩　原作"荃"，據乾隆本改。

各半兩　右用羊髓、猪脂二兩和藥，於石器内慢火熬成膏，取赤黄色，放冷，入龍腦、麝香各一錢，爲丸，綿裹塞鼻中，數日内脱落即愈。

烏犀丸

烏犀鎊　羚羊角鎊　牛黄研　柴胡净,各一[1]兩　丹砂研　天門冬去心　貝母去心,炒　胡黄連　人參各半兩　麥門冬去心,焙　知母各七錢　黄芩　炙甘草各二錢半　爲細末，研匀，煉蜜丸，如梧子大，每服二十丸，空心，温酒送下。

犀角散

犀角屑　木通　升麻　赤茯苓　黄蓍　馬牙硝　杏仁去皮尖、雙仁,炒黄,各半兩　麥門冬去心,一兩　硃砂研　龍腦研　炙甘草各二錢半　爲末，每服一錢，食後，竹葉湯調下。

桑根白皮散

桑根白皮　木通　大黄剉,炒[2],各二兩　升麻一兩半　石膏　葛根各三兩　甘草炙[3]赤,一[4]兩　每服三錢，水一盞，煎六分，食後温服。

宣腦散

川鬱金　川芎　青黛　薄荷[5]　小黄米各二分　右爲細末，每用少許，口噙冷水，搐鼻中。

口

生津方

兜鈴　水芹　旋覆花　醬瓣草俱鮮者,取汁　薄荷葉　五倍子各四兩　搗作餅，盦七日，出白毛，又采前四種取汁拌搗，待干，又泮

---

〔1〕一　原作"十"，據乾隆本改。
〔2〕炒　原作"各"，據乾隆本改。
〔3〕炙　原作"夬"，據乾隆本改。
〔4〕一　原作"兩"，據乾隆本改。
〔5〕荷　此下原有"小黄"，據乾隆本删。

汁搗，不拘通數。每用五厘，入口津液湧溢。

金花丸

黃連　黃栢　黃芩　梔子　大黃便秘加之　等分，末之，水丸，每服三十丸，白湯下。

升麻飲

升麻　玄參　黃連　羚羊角鎊　黃芩　葛根　大黃　麥門冬去心　羌活　防風　甘菊花各半兩　人參　知母　炙甘草各二錢半　右㕮咀，每服三錢，水一盞，煎七分，去滓溫服，食後。一方無人參，有牛蒡子。

黃連散

黃連　朴硝　白礬各半兩　薄荷一兩　右爲麄末，用臘月黃牛膽，將藥入膽內，風頭掛兩月取下。如有口瘡，旋將藥研細，入於口瘡上，去其熱涎[1]即愈。

赴筵散

黃連　黃芩　黃栢　梔子　乾薑　細辛　等分，爲末，搽之。

滋陰四物湯即四物湯加黃栢、知母、丹皮、肉桂。

柳花散

黃栢一錢　青黛二錢　肉桂一錢　冰片二分　爲末，敷之。

玄參散

玄參　升麻　獨活　麥冬　黃芩　黃栢　大黃　梔仁　前胡　犀角　炙草

冰硼散

冰片五分　硃砂六分　玄明粉　硼砂各五錢　爲末，搽之。

口疳藥

薄[2]荷末三分　兒茶一分半　黃栢一厘　龍骨醋煅，二厘　白芷二厘半，腫痛倍用　生甘草五厘　珍珠五厘　冰片三[3]厘　研細末，口疳

---

〔1〕涎　原作“延”，據乾隆本改。

〔2〕薄　原作“蒲”，據乾隆本改。

〔3〕三　原作“五”，據乾隆本改。

吹之即愈。初起熱甚倍薄荷。久病多加兒茶、龍骨、珍珠即長肉。
瘀痘後,去黃栢、龍骨,加牛黃。疳重加滴乳石、硃砂各少許。

清熱補氣湯

人參　白术　茯苓　當歸　白芍各一錢　升麻　五味　麥
冬　玄參　炙甘草各五分　如不應,加薑、附。

加减甘露飲

熟地黃　生地黃　天門冬去心　黃芩　枇杷葉去毛　山茵
陳　枳殼　金釵石斛各一兩　甘草　犀角各五錢　爲末,每服二錢,
水一盞,煎七分,臨臥溫服。小[1]兒量减。

唇

濟陰地黃丸

五味子　熟地黃杵膏　麥門冬　當歸　肉蓯蓉　山茱萸去
核　乾山藥　枸杞子　甘州菊花　巴戟肉各等分　爲末,蜜丸,桐
子大,每服七八十丸,空心,食前,白湯送下。

柴胡清肝散

柴胡　黃芩炒,各一錢　黃連炒　山梔炒,各七分　當歸一錢　川
芎六分　生地黃一錢　升麻八分　牡丹皮一錢　甘草三分　右水
煎服。

瀉黃飲子

白芷　升麻　枳殼麩炒　黃芩　防風各一錢半　半夏薑湯泡七
次,一錢　石斛一錢二分　甘草七分　水二鍾[2],薑三片,煎八分,飯
後服。

梔子金花湯

黃連　黃芩　黃栢　梔子　大黃

---

〔1〕小　原作"水",據乾隆本改。
〔2〕鍾　原作"錢",據乾隆本改。

齒

羌活附子湯

麻黃去節　黑附子炮,各三分　羌活　蒼朮各五分　黃耆一分　防風　甘草　升麻　白殭蠶炒去絲　黃栢　白芷各三分　佛耳草有寒嗽者用之,如無不用　右水煎服。

白芷散

麻黃去節　草豆蔻各一錢半　黃耆　桂枝[1]各二錢　吳茱萸　白芷各四分　藁本三分　羌活八分　當歸身　熟地黃各五分　升麻一錢　右爲細末,先[2]用水漱洗,以藥擦之。

立效散

防風一錢　升麻七分　炙甘草三分　細辛二分　草龍膽酒洗,四分　右水一盞,煎五分,去滓,以匙抄在口中滯痛處,少時立止。

清胃散

生地黃酒洗,三分　升麻　牡丹皮半錢　當歸身三分　揀黃連三分,如連不好,更加二分,夏倍之　右五味,同爲細末,水煎至一半,候冷呷之。

獨活散

羌活　防風　川芎　獨活　石膏　荊芥　升麻　乾葛　生地黃　細辛　白芷　赤芍藥　黃芩　甘草　右加薄[3]荷煎服。

茵陳散

茵陳　連翹　半夏　荊芥穗　麻黃　升麻　黃芩　牡丹皮　射干　羌活　獨活　大黃炮　薄荷　殭蠶各二錢半　細辛半兩　牽牛一兩　爲細末,每服三錢,水一盞,先煎湯熟,下藥末攪一攪,急瀉出,食後,連滓熱服。

---

〔1〕枝　原作“桂”,據乾隆本改。
〔2〕先　原作“朱”,據千頃堂本改。
〔3〕薄　原作“蒲”,據乾隆本改。

當歸龍膽散

升麻一錢[1]　麻黃　生地黃　當歸梢　白芷　草豆蔻　羊脛骨灰　草龍膽　黃連各等分　右爲末，擦之。

益智木律散

草豆蔻二錢二分　益智仁　當歸身　熟地黃　羊脛骨灰各五分　木律二分　升麻一錢半　黃連四分　右爲細末，擦之。如寒牙痛，去木律。

草豆蔻散

草豆蔻一錢二分　黃連　升麻各二錢半　細辛葉　防風各二分　熟地黃　羊脛骨灰各五分　當歸身六分　爲細末，痛處擦之。

麝香散

麝香少許　升麻一錢[2]　黃連　草豆蔻各二[3]錢半　熟地黃　麻黃各一分　益智仁二分半　羊脛骨灰二錢　人參　生地黃　當歸　漢防己酒製，各三分　爲細末，每用少許擦牙疼處，噙良久，有涎吐去。

升麻散

細辛焙　黃栢　知母　防己　黃連　升麻　白芷，蔓荆子　牛蒡子　薄荷　右薄荷湯調服及擦牙根，或煎服亦可。

牢牙散

升麻　生地黃　石膏各一錢　白茯苓　玄參各二分　羊脛骨灰　梧桐律各三分　黃連一錢三分　麝香少許，另研　右爲細末，研勻，每用少許，臨臥擦牙，復以溫水漱去。

又方

槐枝　柳枝各長四寸，四十九枝　皂角不蛀者，七莖　鹽四十文重　右同入磁瓶內，黃泥固濟，糠火燒一夜，候冷取出，研細，用如常法。

---

〔1〕一錢　原無，據乾隆本補。
〔2〕一錢　原作"二麻"，據乾隆本改。
〔3〕二　乾隆本作"一"。

白牙散

升麻一錢　羊脛骨灰二錢　白芷七分　石膏一錢半　麝香少許　右爲細末，先用温水漱口，擦之妙。

羊脛散

地骨五錢　羊脛燒灰，五錢　石膏五錢　升麻五錢　爲末，擦牙。

還少丹

熟地二兩　山藥　牛膝酒浸　枸杞酒浸，各兩半　萸肉　茯苓　杜仲薑汁炒　遠志去心　五味子炒　楮實酒炒　小茴香炒　巴戟酒浸　肉蓯蓉酒浸，各一兩　石菖蒲五錢　加棗肉，蜜丸，鹽湯或酒下。

甘露飲

枇杷葉刷去毛　熟地黄　天門冬去心、焙　枳殼去穰、麸炒　山茵陳去梗　生地黄　麥門冬去心、焙　石斛[1]去蘆　炙甘草　黄芩　右等分，爲末，每服二錢，水一盞，煎七分，去滓，食後臨卧。小兒量減與之。

露蜂房散

露蜂房炙　荆芥　川椒去目及合口者，炒出汗　地骨皮　松節　青鹽　白礬枯，各一兩　爲細末，每用半錢，綿裹於患處咬之，有涎吐之。

川升麻散

川升麻　白附子炮，各一兩　爲細末，研匀，於八月內取生地黄四斤，洗去土，絞取汁二大盞，即下藥攪，令匀，放磁器中。每用以柳枝綿裹，一頭點藥，炙令熱，烙齒根下縫中，更塗膏少許即驗。

蕪荑消疳湯

雄黄　蕪荑　生大黄　蘆薈　川黄連　胡黄連　黄芩

蘆薈消疳飲

蘆薈　柴胡　黄連　胡連　牛蒡　玄參　桔梗　梔子　石膏　薄荷　羚羊角各五分　甘草　升麻各三分　竹葉十片

---

〔1〕斛　原作"解"，據乾隆本改。

人中白散

人中白二錢　兒茶一錢　黃栢　薄荷　青黛各六分　冰片五
厘　搽之，使涎流出。

清陽散火湯

升麻　白芷　黃芩　牛蒡　連翹　石膏　防風　當歸　荊
芥　蒺藜各一錢　甘草五分　煎服。

舌

玄參升麻湯

玄參　升麻　犀角　赤芍藥　桔梗　貫衆　黃芩　甘草各等
分　每服四錢，水煎。

清熱化痰湯

貝母　天花粉　枳實炒　桔梗各一錢　黃芩　黃連各一錢二
分　玄參　升麻各七分　甘草五分　右[1]水煎服。

牛黃散

牛黃研　漢防己各七錢半　犀角二錢半　羚羊角屑[2]　人
參　桂心　牛蒡子炒　生地黃　炙甘草各半兩　爲細末，研勻，每
服三錢，水一中盞，煎六分，連滓溫服，不時。

升麻湯

升麻　赤芍藥　人參　桔梗　乾葛　甘草　右㕮咀，薑煎，溫
服。一方有黃連、黃芩、大黃、玄參、麥門冬。

碧雪

芒硝　青黛　寒水石　石膏煅，各飛、研　朴硝　硝石　馬牙
硝各等分　甘草煎湯二升，入諸藥再煎，用柳枝不住[3]攪令溶，方入
青黛和勻，傾入砂盆內，冷即成霜，研末。每用少許，以津含化。如

---

〔1〕右　此上原有"一"，據乾隆本刪。
〔2〕屑　原作"犀"，據乾隆本改。
〔3〕住　原作"生"，據乾隆本改。

喉[1]閉，以竹管吹入喉中[2]。

花粉散

花粉　胡連　黃芩各八分　殭蠶　蘚皮各五分　大黃五分　牛黃　滑石各二分五厘　爲末，竹葉湯服二錢。

瀉心湯

當歸　白芍　生地　麥冬　犀角　山梔　黃連[3]各一錢　甘草　薄荷各五分

甘露飲

枇杷葉　石斛　黃芩　麥門冬去心　生地黃　炙甘草等分　右咬咀，每服五錢，水二盞，煎八分，去滓，無時，溫服。

清熱補血湯

當歸酒洗　川芎　芍藥　熟地黃酒洗，各一錢　玄參七分　知母　五味子　黃栢　麥門冬去心　柴胡　牡丹皮各五分　右水煎服。

咽喉

清咽利膈湯

牛蒡子炒，研　連翹去心　荊芥　防風　梔子生，研　桔梗　玄參　黃連　金銀花　黃芩　薄[4]荷　甘草各一錢，生　大黃　朴硝各一錢　水二鍾，淡竹葉二錢，煎八分，食遠服。

桐油餞

溫水半碗，加桐油四匙，攪勻，用硬雞翎蘸入喉肉撚之，連探四、五次，其痰壅出，再探再吐，以人醒聲高爲度。

益氣清金湯

苦桔梗三錢　黃芩二錢　浙貝母去心，研　麥冬去心　牛蒡子各

---

〔1〕喉　原作"㗋"，據乾隆本改。

〔2〕喉中　原無，據《準繩》補。

〔3〕連　原無，據乾隆本補。

〔4〕薄　原作"蒲"，據乾隆本改。

一錢五分,炒,研　人參　白茯苓　陳皮　生梔子研　薄[1]荷　甘草各一錢,生　紫蘇五分　竹葉三十片,水三鍾,煎一鍾,食遠服,渣再煎服。

消瘤碧玉散

硼砂三錢　冰片　膽礬各三分　共研細末,用時以觔頭蘸藥點患處。

解毒雄黃丸《局方》《準繩》巴豆十四粒,餘各一兩。

雄黃二錢五分　鬱金二錢五分　巴豆二十粒,去[2]皮、油　共爲細末,醋糊爲丸,如綠豆大,熱茶清下七丸,吐出頑痰立甦,未吐再服。已死,心頭猶熱,斡[3]開口灌之,無有不活。小兒驚風、痰壅,二、三丸。

金丹消腫出痰,性迅利,善走內,輕症不宜用。

鎗硝一錢八分　蒲黃四分,生　殭蠶一錢　牙[4]皂一分半　冰片一分　研細,共爲末,吹入。

碧丹清熱祛風,解毒,出痰涎,輕症用之。重症與金丹合用,痰壅金六碧四,因病輕重,定藥多寡。

玉丹三分　百草霜半茶匙　玄丹一粒　甘草灰三茶匙　冰片五厘　薄荷去根,春夏四分,秋冬二分　共爲末吹。欲出痰,加製牙皂少許。

玄丹[5]吹喉用。

白肥燈草水濕透,用竹管浸濕,以溼紙塞緊一頭,將燈草納管內,以觔築實口,用溼紙封塞,入炭煨烟絕,管通紅,取出,先濕一磚,將管放磚上,以碗覆之,待冷取起,剝去外管灰、兩頭紙灰,內燈草灰黑色成團者佳。

---

〔1〕薄　原作"蒲",據乾隆本改。

〔2〕去　原作"皮",據乾隆本改。

〔3〕斡　原作"幹",據乾隆本改。

〔4〕牙　原作"无",據乾隆本改。

〔5〕丹　原作"參",據乾隆本改。

甘桔湯

苦桔梗一兩　炙甘草二兩　每服三錢，水一盞，煎七分，食後溫服。

牛黃清心丸

九轉膽星一兩　雄黃　黃連末各二錢　茯神　元參　天竺黃　五倍末　荊芥　防風　桔梗　犀角末　當歸各一錢　冰片　麝香　珍珠各五分,豆腐煮　京牛黃　輕粉各三分　各研極細，共和一處，再研勻，甘草熬膏和丸，如龍眼大，硃砂爲衣，日中晒乾，收入磁瓶內，將瓶口堵嚴，勿令出氣，臨服時[1]一丸，薄荷湯磨服。

喉痹飲

桔梗　玄參　牛蒡　貝母[2]　薄荷　殭蠶　甘草　前胡　忍冬花　花粉　燈心

紫雪散

犀角鎊　羚羊角鎊　石膏　寒水石　升麻各一兩　元參二兩　甘草八錢,生　沉香剉　木香剉,各五錢　水五碗煎藥，剩湯一碗，將渣用絹濾去，將湯再煎滾，投提淨朴硝三兩六錢，文火慢煎，水氣將盡，欲凝結之時，傾入碗內，下硃砂、冰片各三錢，金鉑一百張，各預研細和勻，將藥碗安入涼水盆中，候冷，凝如雪爲度。大人每用一錢，小兒二分，十歲者五分，徐徐嚥之即效。或用淡竹葉、燈心煎湯化服亦可。咽喉腫痛等証，吹之亦效。

八寶珍珠散

兒茶　川連末　川貝母去心,研　青黛各一錢五分　紅褐燒灰存性　官粉　黃栢末　魚腦石微煆　琥珀末各一錢　人中白二錢,煆　硼砂八分　冰片六分　京牛黃　珍珠各五分,豆腐內煮半炷香時,取出研末　麝香三分　各研極細末,共兌一處,再研勻,以細筆管吹入喉內爛肉處。

---

〔1〕臨服時　似應作“臨臥時服”。

〔2〕母　此下原衍“荊”，據乾隆本刪。

廣筆鼠黏湯

生地黃　浙貝母各三錢，去心，研　元參　甘草各二錢五分，生　鼠黏子酒炒，研　花粉　射干　連翹各二錢，去心　白殭蠶一錢，炒，研　苦竹葉二十片，水二鍾，煎八分，飢時服。

礬精散

白礬不拘多少研末，用方磚一塊，以火燒紅，洒水於磚上，將礬末布於磚上，以磁盤覆蓋，四面灰壅一日夜，礬飛盤上，掃下用，二錢　白霜梅二個，去核　真明雄黃　穿山甲各一錢，炙　共研細末，以細筆管吹入喉內。

清凉散

硼砂三錢　人中白二錢，煆　黃連末一錢　南薄荷六分　冰片五分　青黛四分　共爲極細末，吹入喉癬腐處。

清靈膏

薄荷三錢　貝母二錢　甘草六分　百草霜六分　冰片三分　玉丹二錢　玄丹八分　右細末，蜜調，噙化，隨津嚥入。

甘桔射干湯

桔梗二錢　甘草　射干　連翹　山豆根　牛蒡　玄參　荊芥　防風各一錢　竹葉煎。

木香四七丸

木香五分　射干　羚羊角　犀角　檳榔各一錢　玄參　桑白皮　升麻各一錢五分　半夏　厚朴　陳皮各一錢　赤茯苓　生薑煎服。

清咽屑

半夏製，一兩　橘紅　川大黃酒製，各五錢　茯苓　紫蘇葉　風化硝　真殭蠶炒　桔梗各二錢　連翹　訶子肉　杏仁　甘草各一錢二分　右爲末，薑汁、韭汁和捏成餅，晒乾，築碎，如小米粒[1]大，每用少許，置舌上乾嚥之，食後、臨卧爲佳。

玉丹吹喉用。

明礬碎如豆大，入傾銀罐內，以木炭火煆，不住手攪，無塊爲

---

〔1〕粒　原無，據乾隆本補。

度。再用好硝打碎^[1]，徐徐投下十分之三。再用官硼打碎，亦投下十分之三。少頃，再投入生礬，俟癢，再入前投硝、硼，如是漸增，直待鋪起罐口，高發如饅頭樣方止。然後駕生炭火燒至乾枯，用瓦一片覆罐上，待片時取出，將牛黃末少許，用水五六匙和之，即以匙抄滴丹上，將罐仍入火烘乾，取下，連罐并瓦覆在净地上，用紙蓋之，再用瓦覆之，過七日收用。留輕鬆無堅紋者用。

雪梅丹 吹喉用。

大青梅破開去核，將明礬入內，竹簽釘住，武火煨梅爐，勿用，止用白礬，輕白如膩粉，用出涎清痰甚捷，此秘方也。

玉屑無憂散

玄參 去蘆　貫衆 去蘆　滑石 研　砂仁　黄連 去鬚　甘草 炙　茯苓　山豆根　荊芥穗各半兩　寒水石煅，一兩　硼砂一錢　爲細末，每服一錢，乾摻舌上，以清水嚥下。

瘖

七珍散

人參　石菖蒲　生地　川芎各一兩　細辛　防風　辰砂另研，各半兩　右爲細末，每服一錢，薄荷湯下。

發聲散

栝蔞皮剉　白殭蠶去頭　甘草各等分，各炒黄　右爲細末，每服三錢，温酒或生薑自然汁調下。用五分，綿裹嚥化，嚥津亦得，日兩三服。

玉粉丸

半夏五錢　草烏二錢半，炒　桂二分半　薑汁糊丸，芡實大，每夜含化一丸。

蛤蚧丸

蛤蚧一對，去嘴足，温水浸去膜，刮了血脈，醋炒　訶子煨，去核　阿膠炒　生地　麥冬去心　細辛去苗　炙甘草各五錢　蜜丸，棗大，食遠，

---

〔1〕碎　原作"碎"，據乾隆本改。

含化。

杏仁煎

杏仁　薑汁　砂糖　白蜜各一兩　五味子　紫菀各四[1]錢　通草　貝母各四錢　桑皮五錢　水煎，時服。

訶子湯

訶子四個，半生半炮　桔梗一兩，半生半炙　甘草二寸，半生半炙　爲細末，每服二錢，童便一盞，水一盞，煎五七沸，溫服。甚者不過三服愈。

又方

大訶子四個　桔梗三兩　甘草二兩，製法同上　每服一錢匕，入沙糖一小塊，水五盞，煎至三盞，時時細呷，一日服盡，其效甚捷。

皮毛鬚髮肌肉筋骨四支二陰

葦莖湯

葦莖[2]二升　薏苡仁炒　瓜瓣各半升，即冬[3]瓜仁　桃仁五十粒，去皮尖，炒，研　水煎服。

八仙湯

當歸　茯苓各一錢　川芎　熟地　陳皮　半夏　羌活各七分　白芍八分　人參　秦艽　牛膝各六分　白术四錢　桂枝三分　柴胡　甘草各四分　防風五分

三青膏染鬚。

生胡桃皮，生酸石榴皮，生柿子皮，先將石榴剜去子，入丁香裝滿，共秤過分兩，然後將胡桃皮、柿子皮秤等分，晒乾，同爲細末，用牛乳和勻，盛於錫瓶中，封口，埋馬糞內，十日取出，將線一條扯緊，點藥於中試之，如走至兩頭皆黑者，藥即中用，如不然，再埋馬糞中數日，即照此法染鬚髮。

---

〔1〕四　乾隆本作"七"。

〔2〕葦莖　原作"莖葦"，據乾隆本改。

〔3〕冬　原作"各"，據乾隆本改。

厥

人參固本丸

人參二兩　熟地　生地　麥冬炒　天冬炒,各四兩　蜜丸。

蒲黃湯

蒲黃二兩,炒褐色　清酒十六盞,熱沃之　溫服。

二十四味流氣飲

丁香　肉桂　草果　麥門冬　赤茯苓　木通　檳榔　枳
殼　厚朴　木瓜　青皮　陳皮　木香　人參　白术　大腹皮　甘
草　紫蘇　香附　菖蒲　蓬莪术

四逆湯

甘草二兩,炙　乾薑一兩半　附子一枚,生用,去皮,破八片　水三
升,煮一升二合,去滓溫服[1]再服。強人可附子一枚,乾薑三兩。

六物附子湯

附子　肉桂　防己各四錢　炙甘草二錢　白术　茯苓各三錢

通脈四逆湯

甘草炙,三兩　乾薑三兩,強人可四兩　附子大者一枚,生用,去皮,破
八片　右三味,以水三升,煮取一升二合,去滓,分溫再服。加減法：
面色赤者,加葱九莖,葱味辛,以通陽氣。腹中痛者,去葱,加芍藥
二兩,芍藥之酸,通塞利腹中,痛爲氣不通也。嘔者加生薑二兩,辛
以散之,嘔爲氣不散也。咽痛者,去芍藥,加桔梗一兩,咽中如結,
加桔梗則能散之。利止脈不出者,去桔梗,加人參一個,利止脈不
出者亡血也,加人參以補之。經曰：脈微而利,亡血也,四逆加人參
湯主之。脈病皆與方相應者,乃可服也。

當歸四逆湯

當歸三兩,辛溫　桂枝三兩,辛熱　芍藥三兩,酸鹹　細辛二兩,辛
熱　大棗二十五個　甘草二兩,炙,甘平　通草二兩,甘平　右七味,以水
八升,煮取三升,去滓,溫服一升,日三服。

---

〔1〕溫服　《準繩》作"分溫"。

439

抽搐

涼驚丸

龍膽末　防風末　青黛研,各三錢匕　鈎鈎藤末,二錢匕　牛黃　麝香各一字匕　黃連末,五錢匕　龍腦研,一錢匕　同研,麵糊丸,粟米大,每服三五丸至一二十丸,煎金銀湯下。

續斷丸

續斷酒浸　川芎[1]　當歸酒浸　半夏薑製　橘紅　乾薑炮,各一兩　桂心　甘草炙,各半兩　右爲細末,蜜丸,桐子大,每服百丸,白湯下。

續命煮散

防風　獨活　當歸　人參　細辛　葛根　芍藥　川芎　甘草　熟地黃　遠志　荊芥　半夏各五錢　桂心十錢半　每服一兩,水二盞,生薑三片,煎八分,通口服。汗多者加牡蠣粉一錢半。

獨活湯

獨活　羌活　人參　防風　當歸　細辛　茯苓　遠志　半夏　桂心　白薇　菖蒲　川芎各五錢　甘草炙,二錢半　每服一兩,水二盞,薑五片,煎八分,食後溫服。

顫振

摧肝丸

生膽南星　鈎鈎藤　黃連酒炒　滑石水飛　鐵華粉各一兩　青黛三錢　殭蠶炒,五錢　天麻酒洗,二兩　辰砂飛,五錢　大[2]甘草二錢　爲末,以竹瀝一碗,薑汁少許,打糊丸,綠豆大,食後及夜,茶下一錢五分。忌雞、羊肉。

參术湯

人參　白术　黃蓍各一錢　白茯苓　炙甘草　陳皮各一錢　水

---

〔1〕芎　原作“芐”,據乾隆本改。

〔2〕大　原作“炙”,據乾隆本改。《準繩》亦作“大”。

煎，食前服。甚者加附子。童便製，一錢。

補心丸

當歸酒洗，一兩半　川芎　粉甘草[1]各一兩　生地黃一兩半　遠志去心，二兩半　酸棗仁炒　栢子仁各三兩，去油　人參一兩　硃砂五錢，另研　金箔二十片　麝香一[2]錢　琥珀三錢　茯神七錢　牛膽南星五錢　石菖蒲六錢　右爲細末，蒸餅糊丸，如綠豆大，硃砂爲衣，每服七八十丸，津嚥下，或薑湯送下。

定振丸

天麻蒸熟　秦艽去蘆　全[3]蝎去頭尾　細辛各一兩　熟地黃　生地黃　當歸酒洗　川芎　芍藥煨，各二兩　防風去蘆　荆芥各七錢　白术　黃蓍各一兩五錢　威靈仙酒洗，五錢　爲末，酒糊丸，桐子大，每服七八十丸，食遠，白湯下或温酒送下。

脚氣

苡仁酒

薏苡仁　牛膝各二兩　海桐皮　五加皮　獨活　防風　杜仲各一兩　熟地黃一兩半　白术半兩　右爲麄末，入生絹袋內[4]，用好酒五升浸，春秋冬二七日，夏月盛熱，分作數貼，逐貼浸酒。每日空心温服一盞或半盞，日三、四服，常令酒氣醺醺不絕。久服覺皮膚下如數百條蟲行，即風濕氣散。

羌活導滯湯

羌活　獨活各半兩　防己三錢　大黃酒煨，一兩　當歸三錢　枳實麩炒，二錢　每服五錢或七錢，水二盞，煎至七分，温服。微利則已，量虛實加減。

---

〔1〕草　原無，據乾隆本補。
〔2〕一　原作“五”，據乾隆本改。
〔3〕全　原作“金”，據乾隆本改。
〔4〕內　原作“肉”，據乾隆本改。

加味敗[1]毒散

人參去蘆　赤茯苓去皮　甘草炙　芎藭　前胡去蘆　柴胡去
蘆　羌活去蘆　獨活去蘆　枳殼去穰，麩炒　桔梗去蘆　大黃　蒼术
米泔浸，各等分　每服五七錢，水一盞半，薑五片，薄荷五葉，煎至一
盞，熱服。皮膚搔癢、赤疹，加蟬蛻。

加味二妙丸

蒼术一兩　酒黃柏一兩　牛膝[2]鹽、酒炒　酒當歸　川萆薢　防
己　龜板酥炙，各五錢　酒糊丸。

茱萸丸

吳茱萸　木瓜各等分　爲細末，酒糊丸，如桐子大，每服五十丸
至百丸，溫酒送下。或以木瓜蒸爛研膏爲丸尤佳。

茱萸木瓜湯

吳茱萸半兩　乾木瓜一兩　檳榔一兩　右㕮咀，每服八錢，以水
一鍾半，生薑五片，煎至一鍾，去滓溫服，不拘時候。

大腹子散

大腹子　紫蘇　木通　桑白皮　羌活　木瓜　荊芥　赤芍
藥　青皮　獨活各一兩　枳殼二兩　每服四錢，水一盞，薑五片，葱
白七寸煎，去渣，空心，溫服。

三脘散

獨活　白术　木瓜焙乾　大腹皮炙黃　紫蘇各一兩　甘草炙，
半兩　陳皮湯浸，去白　沉香　木香　川芎　檳榔麩裹煨熱，各七錢
半　右共杵爲粗散，每服二錢半，水二盞，同煎至一盞，去渣，分三
服，熱服，取便利爲效。

桑白皮散

桑白皮　赤茯苓去皮　柴胡去蘆，各一兩　生乾地黃一兩半　甘
草炙，半兩　射干　枳殼去穰，麩炒　貝母　前胡去蘆　赤芍藥　天
門冬去心　百合　檳榔各七錢半　每服八錢，水一盞半，生薑五片，

---

〔1〕敗　原作“散”，據乾隆本改。
〔2〕膝　原無，據乾隆本補。

煎六分,去渣溫服,無時。

犀角散

犀角屑　枳殼去穰,麩炒　沉香各七錢半　檳榔　紫蘇莖葉　麥門冬去心　赤茯苓去皮,各一兩　木香　防風各半兩　石膏研細,一兩　右㕮咀,每服八錢,以水一中盞半,煎至一大盞,去粗[1],入淡竹瀝一合,更煎一二沸,溫服,不拘時候。

沉香散

沉香　赤芍藥　木通　紫蘇莖葉　訶梨勒皮　檳榔各一兩　吳茱萸半兩　右㕮咀,每服八錢,水一中盞半,入生薑五片,煎一大盞,去渣溫服,不拘時。

半夏散

半夏湯洗七次,切片　桂心各七錢半　赤茯苓去皮　人參去蘆　陳橘皮去白　前胡去蘆　檳榔各一兩　紫蘇葉[2]一兩半　右㕮咀,每服五錢,水一鍾半,薑七片,淡竹茹二錢,煎至七分,去渣溫服,無時。

橘皮湯

陳橘皮去白　人參去蘆　紫蘇葉各一兩　右㕮咀,每服八錢,薑五片,清水一盞半,煎八分,溫服。

芎芷香蘇飲

川芎七錢　甘草二錢　紫蘇葉　乾葛　白茯苓　柴胡各半兩　半夏六錢　枳殼炒,三錢　桔梗生,二錢半　陳皮三錢半　每服三錢,水一盞,薑三片,棗一枚,煎八分,溫服,無時。

虎骨四斤丸

宣州木瓜去穰　天麻去蘆　肉蓯蓉洗淨　牛膝去蘆,各焙乾,秤一斤　附子炮,去皮尖,二兩　虎骨酥塗炙,一兩　以上各如法修製,先將前四味,用無灰酒五升浸,春秋各五日,夏三日,冬十日,取出焙乾,入附子、虎骨共細研末,用浸藥酒打麵糊丸,如桐子大,每服五十丸,食前,鹽湯下。

---

〔1〕粗　原作"粗",據乾隆本改。
〔2〕葉　原無,據乾隆本補。

赤白濁

清心蓮子飲

黃芩　麥門冬　地骨皮　車前子　甘草炙,各一錢　石蓮肉　白茯苓　黃蓍蜜炒　人參各七分半　右另用麥門冬二十粒,水二盞,煎一鍾,水中沉冷,空心,溫服。發熱加柴胡、薄荷。一方加遠志、菖蒲各一錢。

萆薢分清飲

益智仁　川萆薢　石菖蒲　烏藥各等分　右㕮咀,每服四錢,水一盞,入鹽一捻,煎七分,食前。一方加茯苓、甘草。

妙香散

山藥薑汁炒,二兩　黃蓍　人參各一兩　白茯苓去皮　遠志去心　茯神去木,各一兩　硃砂二錢　炙草二錢　桔梗三錢　木香一錢半　麝一錢　共爲末,酒調服二錢。

清濁飲

石蓮　茯神　山藥　茯苓　芡實　熟地　枸[1]杞　蓮鬚　牡蠣　椿根　用萹蓄二兩煎汁,入前藥再煎。

便濁飲

白茯苓　半夏　甘草梢　澤瀉　車前　土牛膝　萆薢

小兔絲子丸

石蓮肉二兩　白茯苓焙乾,一兩　兔絲子酒浸,研,五兩　山藥二兩,內七錢半打糊　右爲細末,用山藥糊搜和爲丸,如梧子大,每用五十丸,溫酒或鹽湯下,空心服。如脚膝無力,木瓜湯下,晚食前再服。

遺精

鎖精丸

破故紙炒　青鹽各四兩　白茯苓　五倍子各一兩　爲末,酒煮

---

[1] 枸　原作“枹”,據乾隆本改。

糊丸，梧子大，每服三十丸，空心，温酒或鹽湯下。

固本丸

山藥　枸杞　五味　山萸　鎖陽　酒黄栢　酒知母各一兩　人參　黄蓍　石蓮　蛤粉各一兩二錢　白术三兩　山藥打糊丸。

金櫻丸

枸杞　金櫻　蓮鬚　芡實　蓮肉　山萸各一兩　當歸　熟地　茯苓各一兩　酒糊丸。

鳳髓丹

黄栢二錢　砂仁一兩　甘草五錢　猪苓　茯苓　蓮蕊　半夏　益智仁各二錢半　芡實打糊丸。

固真散

龍骨　韭子各一錢　爲末，酒調下。

遠志丸

茯神去木　白茯苓去皮　人參　龍齒各一兩　遠志去心，薑汁浸　石菖蒲各一兩　爲末，蜜丸，桐子大，以辰砂爲衣，每服七十丸，空心，熱薑湯下。

交感湯

茯神四兩，香附一斤[1]，蜜丸，彈子大，名交感丹。若用此方加甘草少許，爲末，熱湯調服，則名交感湯。治心腎不交，遺泄，能益氣清神，降火升水。

玉華白丹

鍾乳粉煉成者，一兩　白石脂净瓦閣起煅紅，研細，水飛　陽起石用甘鍋於大火中煅令通紅取出，酒淬，放陰地令乾，各半兩　左顧牡蠣七錢，洗，用韭子搗汁，鹽泥[2]固濟，火煅，取白者　右四味，各研，令細如粉，方拌和作一處令研匀，一二日，以糯米粉煮糊爲丸，如芡實大，入地坑出火毒一宿，每服一粒，空心，濃煎人參湯，放冷送下，熟水亦得。

---

〔1〕斤　原作“片”，據乾隆本改。
〔2〕泥　此下原衍“泥”，據乾隆本删。

固陽丸

黑附子炮，三兩　川烏頭炮，二兩　白龍骨一兩　補骨脂　舶上茴香　川楝子各一兩七錢　爲末，酒糊丸，如桐子大，每服五十丸，空心，溫酒送下。

猪苓丸

用半夏一兩，破如豆大，猪苓末二兩，先將一半炒半夏，色黃不令焦，出火毒，取半夏爲末，糊丸，桐子大，候乾。更用前猪苓末一半同炒，微裂，入砂瓶內養之，空心，溫酒、鹽湯[1]下三四十丸。常服，於申未間溫[2]酒下。半夏有利性，而猪苓導水，蓋腎閉，導氣使通之意也。

茯神湯

茯神去皮，一錢半　遠志去心　酸棗仁炒，各一錢二分　石菖蒲　人參　白茯苓各一錢　黃連　生地黃各八分　當歸一錢，酒洗　甘草四分　水二鍾，蓮子七枚，搥碎，煎八分，食前服。

黃栢丸

川黃栢炒褐色　水丸。

清心丸

黃栢一兩　冰片一錢　蜜丸，每十丸麥冬湯下。

珍珠粉丸

黃栢皮新瓦上炒赤　真蛤粉各一斤　爲末，滴水丸，桐子大，每服百丸，溫酒下。一方加知母、牡蠣各等分，黃栢鹽酒製。

秘真丸

龍骨一兩　大訶子皮五枚　縮砂仁半兩　硃砂一兩，研細，留一分爲衣　麵糊丸，綠豆大，每服一二十丸，溫酒、熟水任下，不可多服。

八仙丹

伏火硃砂　真磁石　赤石脂　代赭石　石中黃　禹餘糧石　乳香　没藥各一兩　右爲末，研勻極細，糯米濃飲丸，桐子大或豆大，每服一粒，空心，鹽湯下。

---

〔1〕湯　原作“溫”，據乾隆本改。
〔2〕溫　此下原衍“溫”，據乾隆本删。

金鎖正元丹

五倍子八兩　補骨脂酒浸,炒,十兩　肉蓯蓉洗　紫巴戟去心　胡蘆巴炒,各一斤　茯苓去皮,六兩　龍骨二兩　硃砂三兩,別研　右爲末,入研藥令勻,酒糊丸,梧子大,每二十丸,空心,鹽、酒任下。

龍膽瀉[1]肝湯

柴胡梢　澤瀉各一錢　車前子　木通各五分　當歸梢　龍膽草　生地黄各三分　右咬咀,水三大盞,煎一盞,空心,稍熱服,更以美饌壓之。

封髓丹

黄栢　甘草　縮砂仁

陽痿

固真湯

升麻　柴胡　羌活各一錢　炙甘草　澤瀉各一錢半　草龍膽炒　知母炒　黄栢各二錢　剉如麻豆大,水三盞,煎一盞,稍熱,空腹服[2],更以美饌壓之。

柴胡勝濕湯

澤瀉　升麻各一錢半　生甘草　黄栢酒製,各二錢　草龍膽　當歸梢　羌活　柴胡　麻黄根　漢防己　茯苓各一錢　紅花少許　五味子二十粒　右水三大盞,煎一盞,稍熱服,食前。忌酒、濕、麪、房事。

疝

當歸溫疝湯

當歸　白芍　附子　肉桂　延胡索　小茴香　川楝子　澤瀉　吳茱萸　白茯苓　水煎服。

烏桂湯

川烏　蜂蜜　肉桂　白芍　炙甘草　生薑　大棗　水煎服。

---

〔1〕瀉　原無,據乾隆本補。
〔2〕服　原作“腹”,據乾隆本改。

十味蒼栢散

蒼术　黄栢　香附　青皮　益智　甘草　小茴香　南山查　元胡索　桃仁　附子

茴楝五苓散

茴香　川楝子　五苓散見傷濕　鹽　蔥

大黄皂刺湯

大黄　皂刺各三錢　酒煎服。

奪命湯

吳茱萸君　肉桂　澤瀉　白茯苓

青木香丸

青木香五錢,酒、醋浸,炒　吳茱萸一兩　香附一兩,醋炒　蓽澄茄　烏藥　小茴香各五錢　川楝肉五錢,用巴豆二十一枚,研碎拌炒黄赤,去巴豆　爲末合均,蔥涎爲小丸,每服三錢,酒、鹽任下立效,能治一切疝痛。

茴香楝實丸

川楝肉　小茴香　馬蘭花　芫花醋炒變焦色　山茱萸　吳茱萸　食茱萸　青皮　陳皮各一兩　爲末,醋糊爲小丸,酒送二錢。

羊肉湯

羊肉一斤　薑五兩　當歸三兩　水八升,煎三升,服七合,日二服。

喝起湯

杜仲炒去絲　蘆巴芝麻炒　破故紙炒　小茴鹽水浸　萆薢各一錢　胡桃一個　鹽少[1]許

救痛散

肉蔻　木香各五分　三稜　馬蘭花醋炒　金鈴子　茴香各一錢　痛時熱酒煎服。

木香神效散

川楝三個　巴豆二個,同炒黄赤色,去巴豆　萆薢五分　石菖

---

〔1〕少　原作"炒",據乾隆本改。

蒲　青木香各一錢　荔枝核二個　麝香少許　茴香炒,六分　鹽少許　水酒各半煎。

茹[1]神散

猪苓　澤瀉　赤苓　赤芍　青皮　小茴　故紙　川楝　木通　車前　石葦　腹皮　官桂　檳榔　香附　急性子　紅花子

七治金鈴丸

川楝子四十九個,以斑猫、巴豆肉各二十四個,萊菔子二錢半,各炒楝子七個,去斑猫、巴豆、萊菔不用。又以鹽一錢,小茴、故紙、黑丑各二錢,各炒楝子七個,鹽、小茴、故紙、黑丑留用。外加大茴、青木香、廣木香、辣桂各二錢五分,酒糊丸,鹽湯下三十丸。

脱肛

凉血清腸散

生地黄　當歸　芍藥各一錢二分　防風　升麻　荆芥各一錢　黄芩炒　黄連　香附炒　川芎　甘草各五分　右水煎服。

槐花散

槐花　槐角炒香黄,各等分　右爲末,用羊血蘸藥,炙熱食之,以酒送下。

薄荷散

薄荷　骨碎補　金櫻根　甘草　右水煎,入酒一匙,空心服。

收腸養血和氣丸

白术炒　當歸　白芍藥炒　川芎　槐角炒　山藥　蓮肉各一兩　人參七錢　龍骨煨　五倍子炒　赤石脂各五錢　右末之,米糊丸,如梧桐子大,每服七十丸,米飲送下。

龍骨散

龍骨　訶子各二錢半　没石子二枚　粟殼　赤石脂各二錢　右末之,每服一錢,米飲調下。

---

〔1〕茹　原作“茄”,據乾隆本改。

澇腸散

訶子　赤石脂　龍骨各等分　右末之，臘茶少許，和藥糝腸頭上，絹帛揉入，又以鱉頭骨煅，少入枯礬爲末，入藥同上。

磁石散

磁石半兩，火煅，醋淬七次　爲末，每服一錢，空心，米飲調下。

喜笑不休

黃連解毒湯

黃連　黃栢　黃芩　山栀

驚

黃連安神丸

硃砂二[1]錢半　黃連三錢　炙草　當歸各一錢三分　生地八分　蜜丸，燈心湯下。

十味温膽湯

半夏湯泡　枳實麩炒　陳皮去白，各二錢，白茯苓去皮一錢半　酸棗仁炒　遠志去心，甘草汁煮　五味子　熟地黃酒洗，焙　人參去蘆，各一錢　粉草炙，五分　水二鍾，生薑五片，紅棗一枚，煎一鍾，不時服。

養心湯

黃耆　茯神　茯苓　半夏　當歸　川芎各一錢半　遠志　棗仁　辣桂　柏仁　五味　人參各一錢　炙草五分　水煎服。如覺胸中有痰，是停水。加檳榔、赤茯苓。

寒水石散

寒水石煅　滑石水飛，各一兩　生甘草二錢半　右爲末，每服二錢，熱則新汲水下，寒則薑、棗湯下，加龍膽少許尤佳。

加味四七湯

半夏薑製，二錢半　蘇葉　茯神各一錢　白茯苓去皮，一錢半　厚朴薑製，一錢半　遠志去心，甘草汁煮　粉草炙　石菖蒲各五分　生薑二

---

〔1〕二　原作“三”，據乾隆本改。

片，紅棗一枚，水煎，不時服。

温膽湯

半夏　枳實　竹茹各一錢　陳皮一錢五分　炙草四分　茯苓七分　水煎服。

十四友丸

栢子仁另研　遠志湯浸，去心，酒洒[1]蒸　酸棗仁炒香　紫石英明亮者　乾熟地黄　當歸酒洗　白茯苓去皮　茯神去木　人參去蘆　黄蓍蜜炙　阿膠蛤粉炒　肉桂去粗皮，各一兩　龍齒二兩　辰砂另研，二錢半　右爲末，煉蜜丸，如桐子大，每服三四十丸，食[2]後，棗湯送下。

鎮心丹

熟地黄　生地黄　山藥　天冬　麥冬去心　栢子仁　茯神各四兩，一方七兩　辰砂另研，爲衣　桔梗炒，各三兩　遠志去心，甘草煮三四沸，七兩　石菖蒲節密者，十六兩　當歸去蘆，六兩　龍骨一兩　右爲細末，煉蜜爲丸，如梧子大，每服三四十丸，空心，米飲吞下，温酒亦得，漸加至五十丸，宜常服。

又方

酸棗仁去皮，炒，二錢半　車前子去土　白茯苓去皮　麥門冬去心　五味子　茯[3]神去木　肉桂去皮，不見火，各一兩二錢半　龍齒　熟地黄酒浸，蒸　天門冬去心　遠志去心，甘草水煮　山藥薑汁製，各一兩半　人參去蘆　硃砂細研，爲衣，各半兩　右爲末，煉蜜丸，如桐子大，每服三十丸，空心，米湯、温酒任下。

遠志丸

遠志去心，薑汁淹　石菖蒲各五錢　茯神去皮、木　茯苓　人參　龍齒各一兩　右爲末，煉蜜丸，如桐子大，辰砂爲衣，每服七十丸，食後、臨臥，熟水下。

---

〔1〕酒　原作“洗”，據乾隆本改。
〔2〕食　原作“全”，據乾隆本改。
〔3〕茯　此下原衍“茯”，據乾隆本删。

悸

定志丸

人參一兩五錢　菖蒲　遠志　茯苓　茯神各一兩　硃砂一
錢　白术　麥冬各五錢　蜜丸。

恐

人參散

人參　枳殼　五味子　桂心　甘菊花　茯神　山茱萸　枸杞
子各七錢半　栢子仁　熟地黃各一兩　右爲細末，每服二錢，溫酒
調下。

茯神散

茯神一兩　遠志　防風　細辛　白术　前胡　人參　桂
心　熟地黃　甘菊花各七錢半　枳殼半兩　右爲末，每服三錢，水一
盞，薑三片，煎六分，溫服。

補膽防風湯

防風一錢　人參七分　細辛　芎藭　甘草　茯苓　獨活　前胡各
八分　右爲粗末，每服四大[1]錢，水一盞半，棗二枚，煎八分，食前服。

健忘

朱雀丸

茯神四兩　沉香香附可代，一兩　蜜丸，人參湯下。

安神定志丸

人參一兩五錢　白术　茯苓　茯神　遠志　石菖蒲　棗
仁　麥冬各一兩　牛黃一錢　辰砂二錢五分　圓眼四兩　熬膏，加煉
蜜四兩爲丸，辰砂爲衣，每三十丸，日三服。

孔聖枕中丹

敗龜板酥炙　龍骨研末，入雞腹煮一宿　遠志　菖蒲各等分　右爲

---

〔1〕大　原作“六”，據乾隆本改。

末,每服酒調一錢,日三服。

茯苓湯

半夏　陳[1]皮　茯苓　益智　香附　人參各一錢　炙草五分　烏梅二個　竹瀝薑汁

煩躁

梔子豉湯

梔子十四枚,擘　香豉四合　右二味,以水四升,先煮梔子得二升半,内豉取一升半,去滓,分二服,温進一服,得吐者止後服。

竹葉石膏湯

竹葉二把　石膏一斤　人參三兩　炙草二兩　麥冬一升　半夏　粳米各半升　加薑煎。

竹茹湯

淡竹茹一兩　水煎服。

硃砂安神丸

硃砂一錢,研[2],水飛　黃連净酒炒,一錢半　甘草炙,五分　生地黃　當歸頭各一錢　右爲極細末,蒸餅爲丸,如黃米大,每服十丸,津下。

麥門冬湯

麥冬去心,七升　甘草炙,二兩　粳米三合　半夏一升　人參三兩　大棗十二枚　水一斗二升,煎六升,温服一升,日三夜一。

妙香丸

巴豆三百十五粒,去皮心膜,炒熟　冰片　牛黃　膩粉　麝香各三兩　辰砂飛,九兩　金箔九十片　各研匀,煉黃蠟六兩,入白蜜三分,同煉匀爲丸,每重一兩,分作三十丸。如治潮熱積熱,傷寒結胸,發黃狂走,躁熱口干,面赤,大小便不通,煎大黃、炙甘草湯下一丸。毒利下血,煎黃連湯,調膩粉少許下。酒毒、食毒、茶毒、氣毒、風痰、

---

〔1〕陳　原作“陂”,據乾隆本改。
〔2〕研　原作“砂”,據乾隆本改。

伏瘕、吐利等，併用膩粉、龍腦、米飲下。中毒吐血，悶亂，煩躁欲死者，用生人血即乳汁下。小兒百病，驚癇涎潮搐搦，用龍腦、膩粉、蜜湯下綠豆大二丸。諸積食積熱，煩赤煩躁，睡臥不寧，驚哭瀉利，併用金銀薄荷湯下，更量歲數加減。大人及婦人，因病傷寒時疾，陰陽氣變，結伏毒氣胃中，喘躁，眼赤潮發不定，七八日已上至半月未安，醫所不明，証候脈息交亂者，可服一丸。或分作二丸，併用龍腦、膩粉、米飲調半盞下。下後仍將此丸拾起，水洗净，以油單紙裹，埋入地中，五日取出，可再與。一丸可用三次。如要藥速行，用針刺一孔子，冷水浸少時服。

三物黃芩湯

黃芩五錢　苦參一兩　生地黃二兩　水四升，煮取一升，溫服，多吐下虫。

不得臥

酸棗仁湯

棗仁二升　甘草一兩　知母　茯苓　川芎各一兩

狂癲癇

生鐵落飲

生鐵四十斤[1]，燒紅，砧上鍜之，有花墜[2]地，名鐵落。用水二斗，煮取一斗，入後藥：石膏三兩　龍齒研　白茯苓去皮　防風去蘆，各一兩半　玄參　秦艽各一兩　右爲粗散，入鐵汁中煮取五升，去渣，入竹瀝一升和匀，溫服二合，無時，日五服。

抱膽丸

水銀二兩　硃砂二兩，細研　黑鉛一兩半　乳香一兩，研細　右將黑鉛入銚子內，下水銀結成砂子，次下硃砂、乳香，乘熱用柳木槌研

---

〔1〕斤　原作“片”，據乾隆本改。
〔2〕墜　原作“隨”，據乾隆本改。

匀，丸雞頭大。每服一丸，空心，井花水吞下。病者睡[1]時，切莫驚動，覺來即安，再一丸可除根。

寧志膏

人參　酸棗仁各一兩　辰砂五錢　乳香二錢半　爲細末，煉蜜和丸，如彈子大，每服一丸，薄荷湯送下。

一醉膏

用無灰酒二碗，香油四兩和匀，用楊柳枝二十條，攪一、二百下，候油與酒相入成膏，煎至八分，灌之熟睡，則醒或吐下即安矣。

靈苑辰砂散

辰砂一兩，須光明有墻壁者　酸棗仁半兩，微炒　乳香半兩，光瑩者　右量所患人飲酒幾何，先令恣飲沉醉，但勿令吐。至靜室中，以前藥都作一服，温酒調一盞，令頓飲。如飲酒素少人，但令隨量取醉，服藥訖便令卧。病淺者半日至一日，病深者三兩日，令家人潛伺之，鼻息調匀，且勿唤覺，亦不可驚觸使覺，待其自醒，即神魂定矣。萬一驚寤，不可復治。吳正肅公少時心病，服此一劑，五日方寤，遂瘥。

壽星丸

天南星一斤　掘坑深二尺，用炭火五斤，於坑内燒紅，取出炭掃净，用酒一升澆之，將南星趂熱下坑，内用盆急蓋訖，泥甕合，經一宿取出，再焙乾爲末。琥珀四兩，另研　硃砂一兩，研，飛，以一半爲衣　右和匀，猪心血三個，生薑汁打麵糊，攪令稠粘，將心血和入藥末，丸如桐子大，每服五十丸，煎人參湯，空心送下，日三服。

天門冬地黃膏

天門冬十斤，湯浸二日，去心　生地黃肥净者，三十斤　右二味，安木臼内搗一、二千杵，取其汁，再入温湯更搗，又取其汁，不論幾次，直待二藥無味方止。以文、武火熬成膏子，盛磁器内，每服一匙，温酒化下，無時，日進三服。

---

[1]睡　原作"得"，據乾隆本改。

妙功丸

丁香　木香　沉香各半兩　乳香研　麝香另研　熊膽各二錢半　白丁香三百粒　輕粉四錢半　雄黃研　青皮去白　黃芩　胡黃連各半兩　黃連　黑牽牛炒　荆三稜煨　甘草炙　蓬莪蒁　陳皮去白　雷丸　鶴虱各一兩　大黃一兩半　赤小豆三百粒　巴豆七粒,去皮心膜油　右爲細末,蕎麵一兩半作糊和勻,每兩作十丸,硃砂飛過一兩爲衣,陰乾。每服一丸,用溫水浸一宿,去水,再用溫水化開,空心服之。小兒量減服。十年病一服即愈,若未愈,三五日再服,重者不過三服。

牛黃丸

牛黃研　麝香各半兩,研　虎睛一對　蛜蝛去頭足翅　犀角屑　安息香　獨活去蘆　茯神去木　遠志去心　甘草炙,各一兩　防風去蘆,一兩半　人參去蘆　鐵粉研　硃砂水飛　龍齒各二兩,研　右爲細末,同研令勻,煉蜜和丸,搗五七百下,丸如梧子大,每服三十丸,荆芥湯下,無時。

楊氏五癎丸

白附子半兩,炮　半夏二兩,湯洗　皂角二兩,搥碎用,水半升,揉汁去粗,與白礬一處熬乾爲度,研　天南星薑製　白礬生　烏蛇酒浸,各一兩　全蝎炒,二錢　蜈蚣半條　白殭蠶炒,一兩半　麝香三字,研　硃砂二錢半,水飛　雄黃水飛,一錢半[1]　爲細末,生薑汁煮麵糊丸,如桐子[2]大,每服三十丸,溫生薑湯送下,食後服。

五癎通明丸

用羊肝一具　肥牙皂一斤,去筋皮,水三碗,同羊肝煮乾,去肝,將牙皂焙乾爲末　半夏六兩,每個切四塊　箭頭硃砂一兩五錢,同半夏炒黃色,去硃砂　南星生,二兩　黑牽牛二兩,微炒　共爲末,薑汁丸,硃砂爲衣,每七十丸,薑湯下。忌魚、雞、母豬、牛、羊等肉。

---

〔1〕雄黃水飛,一錢半　原無,據乾隆本補。
〔2〕桐子　乾隆本作"梧桐"。

方後附録

七方

大方　有君一臣三佐九之大方。病勢大而邪不一，不可以一二味治者宜之。有分兩大而頓服之大方。肝、腎及下部病者宜之。肝、腎下部位遠，若小劑徐呷，則力微勢緩，才到下部即散，故必大劑急啜，乃能及下也。

小方　有君一臣二之小方。病小無兼証者宜之。有分兩少而徐呷之小方。心肺及上肺病者宜之。

緩方　有甘以緩之之緩方。甘草、飴、蜜之屬。有以丸緩之之緩方。丸之行，比湯、散爲遲。有品味衆多之緩方。品衆則遞相拘制，不得各騁其性。有無毒治病之緩方。無毒則性純而功緩。有氣味俱薄之緩方。氣味俱薄則力弱，故功緩。

急方　有急病急攻之急方。如中風卒厥，用通關散之類。有湯、散盪除之急方。湯、散之行比丸爲速。有毒藥之急方。毒性上通下瀉，以奪病勢。有氣味俱厚之急方。氣味俱厚，則力猛[1]行急。

按小而兼緩，病在上部而緩者宜之。大而兼急，病在下部而急者宜之。小而兼急，病在上部而急者宜之。大而兼緩，病在下部而緩者宜之。又病大者宜大，小者宜小，治主宜緩，治客宜急，各有攸當。

奇方　有獨用一物之奇方。有合奇數一三五七九之奇方。

偶方　有二味相配之偶方。有合偶數二四六八十之偶方。有二方相合之偶方。

按王太僕云：汗須以偶氣乃足以外發，下須以奇乃不至攻伐太過。其意蓋以奇爲小方，偶爲大方。小方治近在藏府，大方治遠在皮毛也。然則奇偶即大小二方耳，而復立此者，蓋亦有奇大於偶者，故又立此二方，以見治法之變動不居耳，然不必泥。觀仲景桂枝湯汗以五味，大承氣湯下以四味，可見矣。

複方　王太僕以複方即偶方，謬也。當依後人二方相合爲偶，

---

〔1〕猛　此下原衍"猛"，據乾隆本刪。

數方相合爲複之説。又張子和引《内經》"奇之不去則偶之,偶之不去則反佐以取之",之説,以解複方。謂"複"乃"反覆"之義,蓋奇之不去,則反用偶方,偶之不去,則覆用反佐,反覆重叠,以治其病也,亦通。

十劑徐之才所定。

宣可去壅。壅,上壅也。病在膈上,如氣上壅。而嘔噦用薑、橘、藿香,以宣散之。痰壅上膈,用瓜蒂等以宣吐之。中風口噤,胸膈迷悶,用通關散以嚏之皆是。

通可去滯。但滯[1]耳,未至上壅也。如氣滯用木香、檳榔,水滯用木通、防己,鬱滯用香附、撫芎之類。汪訒菴以宣與通相類,改通爲行水,不知宣單就上部言,通則兼中下二部言也。

補可去弱。精弱以熟地、苁蓉、羊肉補之。氣弱以人參之屬補之。

泄可去閉。滯[1],但行之滯耳。閉,則竟不行矣。如小[2]便閉用葶藶,大便閉用硝、黄之類。

輕可去實。如表邪實用麻黄湯、香蘇散輕揚之劑是也。

重可去怯。如氣怯神浮,用硃砂鎮之之類。

滑可去着。着,粘着也。因藏府乾濇,有所粘着而不行,惟滑可以去之。如大腸着,用麻仁、郁李[3],小腸着,用葵子、滑石之類。

濇可去脱。如汗脱用牡蠣、五味,腸脱用肉果、訶皮、粟殼,津脱用五味、烏梅,精脱用蓮蕊,血脱用地榆之類。

燥可去濕。如濕勝用桑皮、茯苓,寒濕薑、附、胡椒,氣濕蒼术、白术,濕痰半夏、南星、蛤粉,濕熱黄連、黄柏、山梔之類。

濕可去枯。濕則潤,故枯燥可去。

服藥法則

急服　有通口直飲。重劑,治下部宜之。有趂熱連飲。輕劑、偶劑,發汗宜之。

---

〔1〕滯　原作"泄",據乾隆本改。
〔2〕小　原作"半",據乾隆本改。
〔3〕李　原作"季",據乾隆本改。

緩服　有趁熱徐徐小飲。治肺病宜。有不用氣隨津自下。治咽喉病宜。

冷服　有寒劑冷服。治大熱病宜。有熱劑冷服。治假熱病宜。

熱服　有熱劑熱服。治大寒病宜。有寒劑熱服。治假寒病宜。

溫服　有補藥溫服。取溫補氣。有平藥溫服。病不犯大寒熱者宜。

空心服　有五更空心服。病在腎、肝，宜取其再睡一番，藥入腎、肝。有早起空心服。補下，治下宜。有空心服後即壓以食。治腎恐妨心，治命門恐妨肺者宜。

食後服　有食後即服。病在胸膈者宜。有食遠方服。病在中脘者宜，或病在胸膈用峻下藥，恐飲食方在胃口，下早致胸結者亦宜。

臨臥服　有服後正臥。病在胸膈，素有積者宜。有服後左右側臥。病在左右肋，使藥直至病所。有服去枕臥。病在肺及在膈以上者宜。

一二滾服　發散，治上病者宜。百十滾服。溫補，治中脘病者宜。濃煎服。治下部病者宜。已未午初服。於陰中引提陽氣，宜補中益氣湯、提瘰湯皆是。

煎藥用水歌

急流性速堪通便，宣吐迴瀾水即逆流水。最宜。百沸氣騰能取汗，甘瀾勞水意同之。流水杓揚萬遍，名甘瀾水，又名勞水。黃虀水吐痰和食，霍亂陰陽水可醫。見霍亂。新汲無根皆取井，將旦首汲曰井[1]華水，無時首汲曰新汲水，出甕未放曰無根水。除煩去熱補陰施。地漿解毒兼清暑，掘墙陰黃土，以水入坎中，攪取漿，澄清用。臘雪寒冰治疫奇。更有一般蒸汗水，如蒸酒法蒸水，以管接取，倒汗用之。奇功千古少人知。功堪汗吐何須說，滋水清金理更微。肺熱而腎潤，清金則津液下澤，此氣化爲水，天氣下爲雨也。腎潤而肺熱，滋陰則津液上升，此水化爲氣，地氣上爲雲也。蒸水使水化爲氣，氣復化水，有循環相生之妙，用之最精。

---

〔1〕井　原作“升”，據乾隆本改。

方名索引

461